U0395729

现代常见病护理技术规范

张丽君 等 主编

上海科学普及出版社

图书在版编目（CIP）数据

现代常见病护理技术规范／张丽君等主编.—上海：上海科学普及出版社，2023.8
ISBN 978-7-5427-8524-4

Ⅰ.①现… Ⅱ.①张… Ⅲ.①常见病-护理-技术操作规程 Ⅳ.①R472-65

中国国家版本馆CIP数据核字（2023）第139476号

统　　筹　张善涛
责任编辑　郝梓涵
整体设计　宗　宁

现代常见病护理技术规范
主编　张丽君　等
上海科学普及出版社出版发行
（上海中山北路832号　邮政编码200070）
http://www.pspsh.com

各地新华书店经销　山东麦德森文化传媒有限公司印刷
开本 787×1092 1/16　印张 28.75　插页 2　字数 736 000
2023年8月第1版　2023年8月第1次印刷

ISBN 978-7-5427-8524-4　定价：198.00元
本书如有缺页、错装或坏损等严重质量问题
请向工厂联系调换
联系电话：0531-82601513

前言

　　我国护理学科体系从刚开始的产生萌芽到逐步建立,护理学科发展经历了漫长而曲折的过程。护理学科的发展是促进我国护理高等教育发展的强大引擎,是推动护理事业乃至医学事业进步的内部动因。随着我国医学模式的转变、疾病谱的变化,医学理念从既往以"治疗为中心"转向"预防为中心",原有护理学科的内容在不断拓展和更新,学科内涵也在不断向外延伸。

　　在护理学科蓬勃发展的趋势下,我们意识到影响护理学科体系发展的重点因素在于人才培养、学术交流和人文教育。因为,人才培养是学科发展的基础,重视护理人才培养、提高护理人才素质是我国护理高等教育发展的重要基石;促进护理知识创新和科技创新是护理学科发展的核心内容;学习护理人文社会科学知识,可以提升护理人员的职业精神和人文素养,指引他们了解学科本质。考虑到上述因素,我们认为有必要编写一本书来指导广大护理人员进行日常的护理工作,由此,特邀请一批护理学专家编写了《现代常见病护理技术规范》一书。

　　本书旨在指导、规范护士的护理操作,以便更好地同医师合作,有效地执行治疗计划,抢救患者的生命,并对患者进行专业的生活照顾、人文关怀和心理支持。首先,我们简要地叙述了护理学的概念、性质、任务、范畴,护理程序和临床护理技术,使读者对护理工作有一个较为全面的认识;然后,将近年来的护理进展与编者临床经验相结合,详细讲解了临床各科室常见疾病的护理操作要点,强调了个体化护理的重要性。本书内容丰富,讲解通俗易懂,适合各级医院的护理人员阅读参考。

　　临床护理涉及的学科范围较广,内容和要求也不断变化,需要在实际工作中不断完善。鉴于编者的编写能力和水平,书中难免存在疏漏之处,敬请读者批评指正。

《现代常见病护理技术规范》编委会

2023 年 5 月

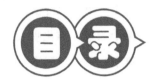

第一章

护理学概论

第一节 护理学的概念

护理学是一门以自然科学和社会科学为理论基础的综合性应用科学,它从出现到发展成为一个独立学科走过了一百多年的历程,也就是英国人弗罗伦斯·南丁格尔创建护理教育、开办护理事业以来的历史过程。在这较长的历史进程中,随着医学科学与相关科学的发展和在某个特定时期人们对健康定义的认识和需求的不断提高,护理概念的演变大致经历了以疾病护理为中心、以患者护理为中心、以人的健康护理为中心的三个历史阶段。这些理论认识的进步,是在护理实践的积累和对护理学总体研究的基础上发展形成的。

一、以疾病护理为中心阶段

这个阶段的初期护理,仅作为一种劳务为患者提供一些生活、卫生处置方面的服务。随着护理教育的开展,护理人员能将简单的护理知识与技术应用于临床,如为患者进行口腔护理、皮肤护理等。在人们心目中,护理只是一种操作或一种技艺,是医疗工作中的辅助性劳动。随着自然科学的不断发展及各种科学学说的创立,医学科学理论和临床实践逐渐摆脱了宗教和神学的束缚,人们开始用生物医学模式的观点来解释疾病,即疾病是由细菌感染或外来因素袭击导致的损伤和/或脏器与组织的功能障碍,此阶段,人们仅以机体是否有损伤作为健康与不健康的界定标准。在这种健康概念的指导下,医疗行为着眼于对躯体或患病部位疾病的诊断和治疗,从而形成了以疾病为中心的指导思想。在这种思想的影响下,人们认为护理是依附于医疗的,因此,护士扮演着医嘱执行人的角色,把协助医师对疾病进行检查、诊断、治疗看成是护理工作的主要内容;把认真执行医疗计划、协助医师除去患者躯体上的"病灶"和修复脏器、恢复组织功能作为护理工作的根本任务、目标和职责。护理工作处在附属、被动的地位,这在相当程度上影响了护理学的理论发展,护理学没有自己完整的理论体系,护理学教程基本上是套用医疗专业基础医学、临床医学理论外加疾病护理常规和技术操作规程的内容。因此,以疾病护理为中心的护理模式,决定了护理人员是医师助手的附属地位,造成了护理人员被动执行医嘱的局面。

事物都是在不断实践中发展,又在发展中加以验证的。以疾病为中心的护理模式是护理学发展过程的第一个历史阶段,这一时期的护理实践及其发挥的作用具有以下特点:①护理工作虽处于从属地位,但与医疗工作分工比较明确,责任界定比较清楚,护理工作在整个生命科学中占有重要的地位;②在一个较长时期的护理实践中,经过前辈们的努力,总结、建立了一整套护理制度、疾病护理常规、技术操作规程等,为护理学的发展提供了理论依据和实践基础;③以基础医学、临床医学、疾病护理为主的课程的开办,为完善现代护理学科的理论体系奠定了良好的基础;④以疾病为中心的护理,因对疾病的发生、发展、转归与患者的心理、情绪、精神,以及社会等因素的关系不了解,使护理过程只局限在患者躯体、局部病灶上,而忽略了对患者心理及其他因素的护理。这个阶段延续到了 20 世纪 60 年代。

二、以患者护理为中心阶段

一般认为,以患者护理为中心的理论来源于美国籍奥地利理论生物学家贝塔朗菲的系统论、玛莎·罗杰斯的护理概念理论、美国心理学家马斯洛的需求层次论、生态学家纽曼的人和环境的相互关系的学说等。这些学说的研究和确立,为人们提供了重新认识健康与心理、情绪、精神、社会环境等关系的理论依据。例如,马斯洛认为,对人合理的基本需要的满足可以预防疾病,不能满足需要就孕育着疾病,而恢复这些需要可以治疗疾病。也就是根据人体的整体系统性和需要层次性来对患者进行身心护理,就能更好地帮助患者提高健康水平。1948 年,世界卫生组织(WHO)对人的健康作出了新的定义,"健康不仅仅是没有躯体上的疾病和缺陷,还要有完整的心理和社会适应状态",这一健康观念的更新使护理内容、护理范畴得到了充实和延伸,为护理学的研究开辟了新领域。1955 年,美国的莉迪亚·霍尔提出在护理工作中应用护理程序这一概念。程序是事物向一定目标进行的系列活动,护理程序则是以恢复或促进人的健康为目标,进行的一系列前后连贯、相互影响的护理活动。护理程序的提出,是第一次将系统的、科学的方法具体用于护理实践,使护理工作有了转折性的发展。随着高等教育的设立及一些护理理论的相继问世,护理专业跨入了一个新的高度。

20 世纪 60 年代,美国护士玛莎·罗杰斯首次提出:"应重视人是一个整体,除生物因素外,心理、精神、社会、经济等方面的因素都会影响人的健康状态和康复程度。"70 年代,美国罗彻斯特大学医学家恩格尔提出了生物、心理社会这一新的模式,引起了健康科学领域认识观的根本改变,在护理学领域产生了深刻的影响。这一模式强化了身心是一元的,形神是合一的,两者是不可分割的整体,身心疾病和心身疾病是交互的,既可"因病致郁"又可"因郁致病",只不过主次、先后转化不同而已,进一步阐明了人是一个整体的概念。在这种新要领的指导下,护理工作由对疾病护理为中心转向了以患者护理为中心的护理方式。应用护理程序全面收集患者生理、心理、社会等方面的资料,制订相应的护理计划,实施身心整体护理。新的医学模式给护理学注入了新的活力,使护理理论、护理内容、活动领域拓宽到了心理、行为、社会、环境、伦理等范畴。护理概念、护理研究任务和研究内容、学科知识体系等发生了根本性变化,并肩负起了特定的任务和目标,护理学得到了充实和发展。这一阶段是护理学开始形成独立的、较完整的理论体系和实践内容的重要历史时期,对未来护理事业的发展产生了深远的影响,给现实护理工作带来了诸多变化。

(一)护理内容、护理范畴的转化和延伸

(1)从单纯的医院内床边护理转向医院外为社区、家庭提供多种服务。

(2)从单纯的治疗疾病护理转向对一个完整的人的护理,也就是根据人的整体系统性和需要层次性来满足患者各种合理的需要,并进行健康咨询、保健指导。

(3)护士由单纯执行医嘱、实施医疗措施转向卫生宣教、心理护理、改变环境条件等,独立完成诸多促进和维护患者康复、战胜病痛、减轻痛苦的护理工作。

（二）护患关系由主动和被动向指导合作及共同参与的方向转化

以疾病护理为中心阶段,由于生物医学模式观念的影响,护士主动做的是协助医师解决患者躯体上的病,而不是护理患病的人,在这种情况下,患者也只能被动地接受治疗和护理。其心理、精神、情绪、家庭等方面的问题,得不到护理人员的帮助和照顾,更不可能参与疾病治疗、护理方案的决策。由于护患之间缺乏交流和沟通,导致彼此关系冷漠,患者无法起到在恢复健康、预防疾病方面的主观能动作用。在以患者护理为中心阶段,由于健康概念的更新,医护人员认识到患者是一个系统的整体,故在护理过程中除完成一般诊疗护理计划,更多的是对患者进行心理疏导、康复教育以及满足患者的需求。在制订医疗护理计划时,重视对患者的意见和要求的采纳,这样可以提高患者的参与意识,取得更好的治疗效果。

（三）护理人员的知识结构发生了根本性变化

随着医学模式的转变,健康定义的更新和护理学的体系化,护理人员所掌握的知识内容必须发生相应的变化,否则就不能适应新的护理模式的要求。如护理学教育的课程设置由原来单纯以疾病为中心的医学知识,转向以医学知识为基础,增加了一些自然科学、心理学、人际关系学、行为学、伦理学、美学、管理学等知识,开始建立起以人的健康为中心的护理学教育模式,并为护理学的进一步发展奠定了理论基础。

（四）护理管理指导思想的转变

以疾病护理为中心阶段,护理管理尤其病房管理多以方便护理工作为出发点。因此,规章制度中限制患者活动的内容占有一定的比重,给患者带来诸多不便;而在以患者护理为中心阶段制定的护理制度、护理措施是以把患者看成一个统一的整体为出发点,处处以患者需要为准则,重视患者的个体差异,因人施护。在病房管理工作中,积极争取患者的参与并尊重他（她）们的意见。对护理人员工作质量的评价中,除了需要具有娴熟的专业知识和技术,还要考查其对患者的服务是否具有系统性和全面性。

（五）护理学的研究方向、研究范围、研究内容发生了很大变化

随着医学模式的转变、健康定义的更新,护理学的功能面临新的挑战,为完成新时期的护理任务,促进护理学科的发展,除了要对基础护理、专科护理、新业务、新技术的理论进行研究,还要开展对人整体系统性的研究,如人的心理、精神、情绪、社会状况与健康的关系;医院环境对患者康复的影响,以及护理过程中人际关系的研究,如医师与护士、护士与患者之间的关系,这是护理过程中基本的人际关系;未来社会人们的健康状况及对护理学的要求,疾病谱的变化给护理学带来的影响等。

三、以整体人的健康护理为中心阶段

随着健康定义的更新,人们的保健意识也发生了相应的变化,健康保健已成为每个公民的迫切需求。在以疾病护理为中心阶段,人们在患病后才感到健康受到损害并寻求治疗,在局部病灶治愈后则认为自己完全恢复了健康。在这种观念的影响下,医疗保健的重点是面向急、危、重症的少数患者。另外,随着医学科学的进步和新药物的问世,传统的疾病谱发生了很大的变化,由细菌所致的疾病得到了很好的控制,但与心理、情绪、行为、环境等因素有关的疾病却大为增加,如心脑血管病、恶性肿瘤、糖尿病等,这再次说明了疾病具有整体性。

1978 年,世界卫生组织正式公布了在人类健康保健方面的战略目标,即"2000 年人人享有卫生保健"。这一目标的提出,促使世界各国政府不得不重新考虑本国的卫生工作方向,以及将财政开支、人力资源转移至农村、社区、家庭的问题。1980 年,美国护士协会(AMA)根据护理学的发展和人类对健康保健的需求,对护理实践的性质、任务和范畴下了一个科学性的定义,即"护理是诊断和治疗人类对现存的和潜在的健康问题的反应",这一定义再次反映了护理的整体概念。从定义中可以看出护理的着重点是人类对健康问题的"反应",而不是健康问题和疾病本身,这就限定了护理是为人类健康服务的专业,也是与医疗专业相区别之处。

定义指出,护理是诊断和治疗人类对健康问题反应的活动过程。"诊断"是找出问题或确定问题的过程;"治疗"是解决问题的过程;"反应"是多方面的,如生理的、病理的、心理的、行为的反应等,这些反应均发生在整体的人身上。因此,护理的对象是整体的人,而不是单纯某局部的病,定义还提到护理对象是有"现存的和潜存的健康问题"的人,"健康问题"是指与人类健康有关的各种问题,也就是对维持或恢复人类健康状态有损害作用的各种因素,这些因素或问题现存于或潜在于人们的机体、生理、心理、自然环境及社会环境中。这就意味着,护理对象不仅是已经生病的患者,还包括尚未生病但有潜在致病因素或存在健康问题的人。定义中指出的"人类对健康问题的反应",是针对健康问题的,即患者在康复过程中也会存在影响健康的问题,这就不难看出"问题"和"疾病"是两个不同的概念。因此,护士比医师需要解决的问题更多。定义中的"健康问题"及"人类对健康问题的反应",适应了新的健康定义和医学模式的转变,护理学开始涉及人类学、哲学、心理学、自然科学等学科领域。这不仅有助于护理学成为一门专业,延伸了护理学的活动范畴,提高了护理实践的深度,还在理论上使护理人员获得了前所未有的自主决策权。护理学在理论和实践的发展中又进入了一个新的历史时期。这一时期的护理任务是促进健康、预防疾病、帮助康复、减轻痛苦,提高全人类的健康水平。为此,要加强护理学教育,调整护理学教育,调整护理人员的知识结构,提高护理队伍的整体素质,使护理人员能更好地完成时代赋予的护理任务。

AMA 对护理的定义对护理工作的影响是广泛的、深刻的,它使护理学成了现代科学体系中的一门综合自然科学,为人类健康服务的应用科学;使护理工作任务由原来对患者的护理,拓宽了到从人类健康至疾病护理的全过程;使工作范畴从医院延伸到了社区、家庭,从个体延伸到了群体。护理的工作方法是收集资料、制定护理方案、落实护理计划、评价护理效果。进行护理诊断和治疗是一个自主性、独立性很强的活动过程,与传统的被动执行医嘱形成了明显的反差。这种护理模式解决了以往传统护理中被忽略却又客观存在的大量健康问题,使护理成为人类健康有力的科学保证。

(赵利利)

第二节　护理学的性质、任务和范畴

一、护理学的性质

护理学是一种什么性质的科学,不同的护理概念会有不同的解释。随着护理概念的更新,护理学有了新的内涵。我国著名研究者周培源认为,"护理学是社会科学、自然科学理论指导下的一门综合性的应用科学","护理学是医学科学中分出来的一个独立学科,它不仅有自己完整的理论体系,而且在应用新技术方面有许多新的发展。护理学在医学中越来越占有重要地位"。我国护理专家林菊英认为,"护理学是一门新兴的独立学科","护理理论逐渐自成体系,有其独立的学说与理论,有明确的为人民保健服务的职责"。顾英奇曾说过,"护理学是一门独立的学科,它在整个生命科学中占有重要的地位"。著名护理专家安之璧也曾对护理的性质下过定义,"护理学是医学科学领域中的一项专门的学科,是医学科学的重要组成部分,又是临床医学的一个重要方面(因为它属于医学领域中的一门学科,涉及临床医学内容较多,但又不完全属于临床医学的内容)。正因为它与其他科学有一定的横向联系,因此,它又是社会科学、自然科学相互渗透的一门综合性的应用科学"。

国外护理界一些知名人士对护理学的性质也有各种各样的见解。伊莫金·金认为,"护理是行动、反应相互作用和处理的过程,护士帮助各种年龄和社会经济地位的人在日常生活中满足他们的基本需要,并在生命的某些特殊时期应付健康和疾病的问题"。美国《Journal of Aduanced Nursing》的一篇《关于四种护理理论的提法的比较》,认为护理是一门科学,它可帮助人们达到最完善的健康状态。英国人弗罗伦斯·南丁格尔对护理学虽未予以明确定义,但她认为,"人是各种各样的,由于社会、职业、地位、民族、信仰、生活习惯、文化程度的不同,所得的疾病和病情也不同,要使千差万别的人都能达到治疗和康复所需要的最佳身心状态,本身就是一项最精细的艺术"。

虽然国内外研究者对护理学的性质看法不一,概括词句和角度不尽相同,但均涉及关于护理学性质的三个问题:护理学是不是一门科学?护理学是不是一门独立的学科?护理学是不是一门自然科学、社会科学的综合性应用科学?

(一)护理学是一门科学

在说明护理学是一门科学之前,首先要明确什么是科学。概括地讲,科学是自然、社会和思维的知识体系,它是通过人们的生产、社会实践发展起来的。科学的任务是揭示事物发展的规律,是对实践经验的总结和升华,是实践经验的结晶。每一门科学都只是研究客观世界发展过程中的某一阶段或某种运动方式。这就说明科学有经验科学与理论科学的区别,科学与科学理论有密切的联系,有内涵的重叠。护理学是一个实践性、技术性很强的专业,是以一定的科学原理为依据,又在活动中不断总结经验,促进理论升华的。如以疾病护理为中心、以患者护理为中心、以整体人的健康护理为中心的护理模式的演变,是在新的护理理论指导下完成,又在实践中不断总结经验,不断完善的。这就是说明在护理学的整体活动中,既要有理论科学又要有经验科学,才能完成护理任务。

鉴于以上客观现实和理论,护理学就是一门科学。但由于护理学尚属一门新兴科学,它的兴起与发展只经历了一百余年的历史,前八九十年的发展比较缓慢,后四五十年发展虽较快,但它的理论才刚刚形成,学科建设还在起步中,大量的护理实践还未能被更好地总结,护理模式尚需要进一步验证。尽管如此,护理学是一门科学的信念是不可动摇的。只有树立护理学是一门科学的观念,才能振奋护理人员的精神,推动护理事业的发展。

(二)护理学是一门独立学科

在论证护理学是一门科学的同时,还应讨论护理学是不是一门独立学科,这对确定护理学的性质是至关重要的。护理学是不是一门独立学科,不同的研究者持有不同的理论和观点。有人认为护理学既不完全依赖其他学科,也不是完全独立的学科;有人则认定根据护理学的知识体系、服务对象和任务,可以说护理学是一门独立的学科。我们认为后一种说法是有道理的。论证护理学是不是独立学科,首先要对"独立"有个正确的概念。所谓"独立",其含义只能是相对的,而不是绝对的。在新发明、新发现并应用到实际工作中去的周期日益缩短,科学知识急剧增加的今天,学科相互渗透是必然的。不与其他学科发生任何关系,不借用其他学科的成就来充实自己的情况是不存在的。把护理学理解为如此的"独立"是不恰当的,对任何一个独立学科采取如此的看法,也是不符合客观现实的。

那么为什么有的人对护理学是不是一门独立学科会产生疑问呢,原因首先是将"独立"理解得太绝对,没有认真地分析"独立"的含义;其次是因为临床护理和预防保健工作的理论支持多以医学的若干学科为基础。因此,有人认为护理学既然运用的是医学理论,就应该是附属于医学的,而不是独立的。诚然,护理工作中的基础护理、专业护理等,这是根据基础医学和有关临床医学的理论延伸、发展而来的,但在运用过程中不是简单的重复,而是在护理学领域中通过实践形成了自身的特定内容、目标和任务,旨在为治疗患者的身心疾病、减轻患者的痛苦、满足患者的需要、促进人类的健康创造优良的环境和条件。由此看来,护理学要完成本学科的既定任务,除了需要医学理论外还要借助自然科学、社会科学、行为科学及心理学等理论的支持,这些理论既丰富了护理学的知识体系,又构成了护理学的特定内容体系。这就说明,护理学有自己的理论与观点,有自己的活动领域与活动范围,有自己的研究任务与研究内容,因此护理学已自成体系,完全有理由认定护理学是一门独立学科。

在论证护理学是一门独立学科的同时,还应明确其属性问题,这对确定护理学的性质是有意义的。要认识护理学的属性,必须对其承担的任务和达到目标所采取的手段进行分析。前面已经讲过"护理是诊断和治疗人类对现存的和潜在的健康问题的反应",这是护理与医疗专业相区别之处。但是在完成本学科任务时,除了需要借助社会学、心理学、行为学等理论外,在很大程度上还要以医学理论和方法为基础,来满足患者恢复健康和帮助健康人提高健康水平的各种需求。另外,为做好上述工作,护理人员须为患者创造良好的心理环境和周围环境,也就是说护理任务的完成不仅需要运用医学知识提供的手段,而且需要运用心理学、社会学和行为学方面的知识提供的手段。再有,从"人是一个整体"这一观念出发,护理的对象不仅是生病的人,还包括尚未生病但有潜在致病因素或存在健康问题的人。这就说明健康不仅意味着人体生物学变量的偏离被纠正,而且也包括建立心理和社会状态的平衡。综上所述,护理学是自然科学、社会科学理论指导下的综合性应用科学,它具有自然科学和社会科学的双重性。

二、护理学的任务和范畴

(一)护理学的任务

随着护理事业的发展,护理概念的更新,护理的任务和职能正经历着深刻的变化。如美国研究者卡伦·克瑞桑·索伦森和茹安·拉克曼合著的《基础护理》一书,在"护士作用的变化"一节中提道:"早在1948年,护士埃丝特·露西尔·布朗(Esther Lncille Brown)就告诉护士们要把她们的作用看成是变化的,是朝气蓬勃的,而不是固定不变的。当代护理正处在变化和适应时期,对扩大或护士作用扩大这种词正开展着讨论"。国内外研究者对护理学的任务给予了充分的关注,纷纷阐述了各自的看法和观点。1965年,德国法兰克福会议上讨论修订的《护士伦理学国际法》规定,护理学任务是"护士护理患者,担负着建立有助康复的、物理的、社会的和精神的环境,并着重用教授和示范的方法预防疾病、促进健康。他们为个人、家庭和居民提供保健服务,并与其他行业合作"。1978年,世界卫生组织在德国斯图加特召开的关于护理服务、提高护理学理论水准的专题讨论会上议定："护士作为护理学这门学科的专业工作者的唯一任务就是帮助患者恢复健康，并帮助健康人提高健康水平"。1980年，美国护士协会提出了现代护理学定义，"护理是诊断和治疗人类对现存的和潜在的健康问题的反应"。1986年，我国在南京召开的全国首届护理工作会议上，原卫生部副部长顾英奇在讲话中指出，"护理工作除配合医疗执行医嘱外，更多更主要的是对患者的全面照顾，促进其身心恢复健康……护理学就是要研究社会条件、环境变化、情绪影响与疾病发生、发展的关系，对每个患者的具体情况进行具体分析，寻求正确的护理方式，消除各种不利的社会、家庭、环境、心理等因素，以促进患者康复……随着科学技术的进步，社会的发展，人民生活水平的提高，护士将逐步由医院走向社会，更多地参与防病保健。因此护理学有其明确的研究目标和领域，在卫生保健事业中与医疗有着同等重要的地位"。

以上这些论述表明，随着时代的进步和在某个特定时期人们对健康定义的认识和对保健需求的提高，护理学的任务、功能、作用和服务对象发生了很大的变化。这些变化是传统护理学向现代护理学过渡的重要标志，是护理概念更新的重要依据。主要变化有以下几个方面：①护理不再是一项附属于医疗的、技术性的职业，而是独立、平等地与医师共同为人类健康服务的专业。美国研究者卡伦·克瑞桑·索伦森和茹安·拉克曼认为"护士的独特作用是帮助患者或健康人进行有益于健康的活动或使之恢复健康"。②新的护理的任务，已经不只是对患者的护理，而是扩展到了对人的保健服务。护理人员除了需要完成对疾病的护理，还担负着心理、社会方面的治疗任务。护理的目标除了谋求纠正患者局部或脏器的功能变异外，还要致力于保证患者心理的平衡。这就说明护理对象既包括在生理方面有疾病的人，也包括未患疾病但有健康问题的人或既有现存的也有潜在的健康问题的人。这就使得护理任务由对患者的护理扩展到了从健康到疾病的全过程。③由于护理学是为人类健康服务的专业，就要设法消除各种不利健康的社会、家庭、心理等因素，创造一个使人愉快和有利于治疗疾病及恢复健康的环境。这就说明，护理工作的场所不再限定在医院床边，而要拓宽至社会、家庭和所有有人群的地方，开展卫生教育，进行健康咨询和防病治病。

（二）护理学的范畴

随着护理观念的更新，护理任务及作用的改变，护理学的研究方向、研究任务、研究内容也发生了相应的转变。在以疾病护理为中心阶段，护理学的研究主要围绕疾病护理和技术护理开展，因此，在疾病专科护理、常规护理、技术操作方面积累了较丰富的经验，形成了较系统的内容，为现代护理学研究奠定了理论和实践的基础。随着健康定义的更新，为更好地实现人类健康这一总目标，护理任务、活动领域、服务对象都在发生着相应的变化。因此，护理学的研究方向、研究内容必须发生改变，人们需要用科学的理论、实践来适应和促进护理学的发展。护理学研究应充实以下主要方面。

（1）更新传统的研究内容。疾病护理、护理技术等方面的研究，过去有较好的基础，现今面临的任务是进一步总结、创新、引进各种先进的经验和方法，使之更加科学、严谨和规范，引导护理技术现代化。不断发现各新病种的护理理论和护理技术并应用于临床，特别是与心理、行为、精神、环境密切相关的疾病，如心脑血管病、恶性肿瘤、糖尿病及老年病等，应加强研究，攻克护理中的难点。

（2）充实关于人的研究。人是生理、心理、精神、文化的统一体，是动态的，又是独特的。随着健康观念的更新，如何开展人的心理（包括患者心理）、精神、社会状况、医院环境（包括护患关系）对疾病发生、发展、转归，以及对健康影响的研究，是现代护理学研究的核心问题。只有对这些问题进行深入的研究，才能引导护理人员全面地为整体的动态的健康人、有潜在健康问题的人和患者提供高质量的护理。

（3）新的护理定义决定了护理学是为人的健康服务的专业。因此，以患者护理为中心必须向以整体人健康护理为中心的方向转化。这就要求护理人员在工作中既要重视人类现存的健康问题，还要顾及潜在的影响健康的因素，更要做好预防保健和卫生宣教工作。这就不难看出，护理工作的对象不仅是患者，还有存在致病因素的人和健康的人；护理工作的活动领域从医院延伸至社区、家庭和有人群的地方。这就很自然地改变了传统的工作程序、内容和模式。为使护理工作适应变化的情况，面对新问题提出的挑战，护理人员必须履行新的职责，进行新的研究和探索。①成立什么样的管理机构，组织协调财政开支、转移人力资源，使护理人员从医院走向社区、家庭和有人群的地方；用什么方法激励护理人员自身的积极性，培养其责任心，使其能主动开展卫生教育，做好健康咨询和防病治病工作；根据人群的文化素养、生活条件、地理条件和周围环境的不同应制订些什么计划和措施，怎样组织实施。②要使护理人员适应变化的工作环境和内容，更好地承担起为人类健康服务的职责，必须进行专业培训或护理学继续教育。对于采取什么方式和进行哪些教育，应进行研究和探索。在这方面不仅需要理论研究，还要在实践中不断探索，尽快总结出一套符合中国国情的护理模式。③对一些特殊领域的人群，如长时间位于水下和地层深处作业、宇航人员等，健康保健怎样开展；由于环境特殊，对护理提出哪些新的要求。这些都是需要研究的新领域、新课题。

（4）新的护理定义反映了护理的整体观念。在实施中遇到的具体问题，如医疗诊断与护理诊断是一种什么关系、护理诊断与护理问题是一个什么概念、护理程序与护理过程有什么区别、整体护理与心身疾病护理有什么差异，这些均属概念性问题。只有概念明确了，才能做好工作。因此，必须进行理论和实践方面的研究，求得正确的答案。

（5）护理学是医学领域里的一门独立学科，已被社会所承认，其任务和服务范围在不断向纵深延伸，传统的知识体系（学科群）不再适应新形势的要求，因此，必须加以充实、补充和调整。从我国护理教育现状来看，虽然一些护理专家努力进行了探索和改革的尝试，护理学发生了一些可喜的变化，但仍未完全摆脱传统的知识体系模式。设置一个什么样的学科群才能适应现代护理学的要求，是值得大家思考的问题。著名护理专家林菊英认为："在各类护士学校的课程内，既有加强护士基本素质的人文科学，如文学、美学、音乐、伦理学科，也有社会科学，如社会学、行为科学等，还有为护理学提供基础的医学基础课。但这些课的安排不是按医学生需要的内容和学时，而是按护理学的要求，从人的生老病死全过程讲起。同时结合社会保健组织中护士的作用、对不同人群所需的护理保健知识，其中包括对患者的护理技术"。正确认识这些问题并解决这些问题，对建设护理学科、开拓护理事业、培养护理人才是十分重要的。

（张丽君）

第三节　护理人员的职业道德

一、护理职业道德的概念

道德是一种社会意识形态，属上层建筑的范畴。它是依靠社会舆论、内心信念和传统习惯力量，来调整人们相互之间关系的行为规范的总和，作为一种精神力量，调动着人们生产或工作的积极性,影响着人们之间的关系。

职业道德是从事一定职业的人,在特定的工作或劳动中的行为规范,是一般社会道德在职业生活中的特殊表现。职业道德主要包括对职业价值的认识、职业情感的培养、敬业精神的树立、职业意志的锻炼,以及良好职业行为的形成。职业道德是促进人们自我修养、自我完善的重要保证,它可影响从事这一职业的人的道德理想、道德行为和职业的发展方向,影响和促进整个社会道德的进步。我国广泛开展的精神文明建设,实际上就是对各行各业的工作者或劳动者进行的职业道德教育。职业道德可影响和决定本职业对社会的作用。

职业道德是人类社会所特有的道德现象,这种现象包括两方面的内容,即职业道德意识和职业道德行为。职业道德意识是职业道德的主要方面,包括职业道德的观念、态度、情感、信念、意志、理想及善恶概念等。职业道德行为是在道德意识指导下进行的职业活动。护理人员的职业道德是一种特殊的意识,是护理人员在履行自己职责的过程中,调整个人与他人、个人与社会之间关系的行为准则和规范的总和。在护理实践中,这些行为标准和规范又可作为对护理人员及其行为进行评价的一种标准存在,影响着护理人员的心理意识,以至形成护理人员独特的、与职业相关的内心信念,从而构成护理人员的个人品质和职业道德境界。因此,也可以说,护理职业道德是护理人员在实施护理工作中,以好坏进行评价的原则规范、心理意识和行为活动的总和。

随着医学模式的转变,护理概念和健康定义的更新,以及护理学作为独立学科的确立(原为附属专业),规定了护理学是为人的健康服务的专业。护理工作任务和目标发生了根本性转变,由单纯以疾病护理、以患者护理为中心,转变为以整体人的健康护理为中心。护理对象既包括有心理又有生理问题的人,还有未患疾病但有潜在健康问题的人。护理工作范畴由单纯的医院内护理,拓宽至社区、家庭和有人群地方的防病治病和卫生保健。为更好地适应这些转变,完成护理任务,护理人员的职业道德也应从调整个体人际关系,扩大到包括调整护理事业与社会关系在内的更广阔的领域。因此,护理人员职业道德的内涵和外延,正在向着更深入更广泛的范畴发展。

强调护理人员的职业道德是事业的需要,是促进人类健康的需要。其意义体现在预防和治疗患者的疾病,以及促进人类健康。根据"护理是诊断和治疗人类对现存的和潜在的健康问题的反应"的定义,不难看出现代护理学的根本任务有着新的内涵和外延,由此,也决定了新的护理内容和方法。基于这种情况,护理已不再是一种单纯的应用性操作技术,而是一门完整独立的科学体系。护理也绝非生物医学护理与心理医学护理的简单相加,而是要做到心身是一元的、形神是合一的,两者必须有机结合形成系统的整体护理,因此,护理必须具有更高的要求和囊括更丰富的内容。为此,护理人员必须有独特的角色、责任和任务,而这角色、责任的体现和任务的完成,直接取决于护理人员的专业能力和道德水平。也就要求护理人员既要有高深的专业知识和技术,又要有高度的责任心、同情心、事业心和使命感,才能不断提高护理质量,满足患者不同层次的需求。为促进人类健康提供专科护理、健康咨询、膳食营养,以及安全舒适环境等,这些工作的完成质量都与护理人员的道德水准有关,而道德水准差、对人类健康事业漠不关心、缺乏敬业精神和责任感、工作马虎、作风懒散的护理人员,护理质量自然下降,甚至会因为工作失误给患者造成严重后果。衡量护理人员职业道德水准的标准,就是护理质量和效果,就是在护理全过程中能否尽职尽责地履行职业道德责任,达到保护生命、减轻痛苦、促进人类健康的目的。

二、护理人员的职业道德要求

护理工作的服务对象是人,包括患者、有潜在健康问题的人和健康人。要最大限度地满足这些人的卫生保健需要,主要限制因素是护理人员的专业理论、专业技术和道德水平,这些因素是相互促进、相互转化的。其中护士的道德理想、道德信念和道德品行,影响和决定着护士对待服务对象的根本态度,促进着护士的护理行为。通过护理人员的自觉意识,并借助社会舆论的支持,促进护士业务技能的发挥和对服务对象的同情心和责任感,使护理工作得以正常进行并能保持优良的质量。另外,护理工作的全过程充分体现着科学性和服务性的特点,科学性表现在护理学已形成了理论体系和新概念,每项专业护理、基础护理、技术操作均有理论依据,每项措施均有严格的时间性、连续性、准确性,而且有规范的工作程序和标准要求。服务性表现在对服务对象全面的照顾,包括提供理想的生活、治疗、休养环境、膳食营养、防病治病知识、临终关怀等。在完成上述任务的过程中,往往会发生患者病情危重、昏迷和无人监督的情况,因此,只有靠护理人员高尚的职业良心,牢固树立社会主义的人道主义思想,遵循全心全意为人类健康服务的宗旨,才能做好护理工作。

(一)热爱护理事业

热爱护理事业要求护士有敬业精神,具有一生献身护理事业的愿望和情感,树立在护理岗位上全心全意为促进人类健康贡献毕生的决心。热爱护理事业来源于对护理工作正确与深刻的认识,来源于对护理工作价值与作用的体验。护理是促进人类健康的专业,保护劳动力重要因素的医学科学的组成部分,通过保护生命、减轻痛苦、预防疾病、促进健康的间接形式促进社会的发展,护士是不可缺少的社会角色。在我们国家,在现实生活中,人人都是被服务对象,人人又都为他人服务,而且每个人只有在为他人、为社会服务中才能实现个人的价值,才能取得生存的物质基础。护理工作虽然具体而又繁忙,但正是这种平凡的工作在为社会做贡献,为人类谋幸福。在中外护理史上有不少护理工作者,由于热爱护理事业,在自己的工作岗位上留下了可歌可泣的事迹,受到了人们的颂扬和爱戴。

(二)热爱服务对象

护理服务对象是有生理功能、思维能力和情感的人。不仅有健康人,更有躯体上、精神上、心理上受疾病折磨的人,甚至有在死亡线上挣扎的人。这些人寄希望于医护人员,护士的职业行为直接关系到人们的生老病死,关系到千家万户的悲欢离合。因此,护理人员一定要满腔热忱地关心患者的疾苦,爱护患者,把患者利益放在第一位。要做到这一点,必须树立高度的同情心和责任感。同情心、责任感是护理人员的一种道德感情,是心灵的表露,是护理人员必须具备的道德品行。对患者深切的同情和认真负责的精神是一切高尚行为的基础,同情患者就要设身处地体察患者的痛苦,帮助患者;同情患者就不能对患者的痛苦麻木不仁,司空见惯,习以为常;同情患者就应该以患者为中心,就应该认真负责地做好患者的整体护理。

热爱服务对象,就应该与服务对象心心相印,对他们不能爱搭不理,不能嫌烦怕乱,更不能不尊重他们,应做到有问必答,有事必帮,尊重他们维护健康的权利,采纳他们的建议,欢迎他们积极参与防病治病和卫生宣教工作,以提高全民族的健康水平,这些都是护理人员应遵守的职业道德规范。

(三)严格遵守护理制度

护理制度是护理人员在长期的护理实践中,根据护理工作的性质、任务、特点、工作程序、技术标准、信息传递,以及与这些内容有关的人力、物力、设备、人际关系等的管理,经过反复实践与验证制定出来的确保患者安全和护理质量的有关规定,经卫生行政部门按照组织程序确定下来的制度。

由此可见,护理制度是护理工作规律的客观反映,是各项护理工作的保证。因为护理工作除了具有分工细、内容多、范围广、人际接触广的特点,全程护理工作还要严格遵循科学性、技术性、服务性的要求。如何使护理工作正常运转,做到护理人员坚守岗位、忠于职守,确保医疗、护理计划准确,保证患者在接受治疗、检查、护理过程中的安全,以及更好地为患者提供生活、心理、休养环境和膳食营养护理等,必须有一套完整、系统、科学、有效的制度作保证。例如,交接班制度、查对制度、分级护理制度、岗位责任制度、预防院内感染制度、差错事故管理制度、膳食管理制度,以及物品管理制度等。有了护理制度才能保证护理教学、护理科研和继续护理学教育等的贯彻执行。因此,护理人员必须严格遵守各项护理制度,这不仅是护士的基本职业要求,也是制约护理人员履行职责的重要保证。

1.严密细致地观察患者病情变化

观察患者病情变化是护理人员的一项重要职责,是护理人员必须具备的道德要求。护理人员必须以高度的责任感,耐心细致地观察病情,及时准确地捕捉每一个瞬息变化。观察病情及时准确对患者的康复是至关重要的,可根据病情制定有针对性的医疗、护理计划,可为危重患者赢得抢救时间,挽救生命,还可发现和预防并发症的发生。观察病情时,夜班护理人员更要加强责任心,因为病情变化发生在夜间的机会相对较多,但夜班人员少,工作忙,容易忽略病情变化,再加上夜间缺乏监督,思想容易松懈,护理人员如不保持警惕,可能会忽略患者的病情变化,在这种情况下,道德责任、道德信念、道德良心就会起着主导作用。

2.严格遵守操作规程

护理工作是为人类健康服务的,要求护理人员对每项操作都持审慎的态度。"审",即详细、周密、明查;"慎",即小心、谨慎、精确。"审慎"就是要求护理人员对操作认真负责,一丝不苟,严查细对,并以这种严肃认真的负责态度,给患者以安全感,保证操作质量,取得患者的信任。"审慎"是护士责任的一个重要心理素质,也是高尚道德的一种表现。哲学家伊壁鸠鲁认为:"最大的善乃是审慎,一切美德乃由它产生"。这就说明,一个人对待工作持审慎态度是重要的,护理工作更是如此。在医院里,绝大部分的医疗、护理措施都要护理人员执行,如口服给药、肌内给药、静脉给药、灌肠、导尿、气管插管、人工呼吸、心外按压、呼吸机应用、正压给氧、心脏电击复律等,这些操作均有严格的规程要求。护理工作中出现的打错针、服错药、输错血、灌错肠、插错胃管等,无一不是违反操作规程造成的。就查对程序来说,操作中如不按程序查对,或不按要求全部查对,或不认真查对,就可能发生差错事故,给患者造成痛苦、残疾甚至死亡,这方面的教训是极其深刻的。因此,护理人员在进行工作时必须严格执行操作规程,实行医疗、护理措施时,必须做到严禁工作马虎、草率从事,对患者要有高度的同情心、责任心、细心和耐心,才能做到一丝不苟地遵守操作规程,这也是职业道德的要求。

(四)努力钻研专业理论和技术,提高自身专业水平

一个职业道德良好的护理人员,不仅要有热爱护理事业、忠于患者利益、自觉遵守各项护理制度的优秀品质,还必须具有扎实的护理医学理论基础、精湛的护理技术水平和解决护理疑难问题的能力,才能很好地完成工作任务。现代科学技术发展迅速,不断出现新学科、新理论、新技术、新领域。据有关资料介绍,近年来科学技术的新发明、新发现比过去两千多年的总和还要多,而且科学技术的发明、发现被应用至实际工作中的周期日趋缩短。有人分析医学知识量大约每10年翻一番,这样,知识更新的周期必然缩短。18世纪,科学技术更新的周期约为80年,而现代只有5～10年,自然,知识废旧率相应提高。一个人一生的工龄为30～40年,在这漫长的时间里,仅靠在学校学习的知识,不进行知识更新、不钻研专业知识显然跟不上科学技术发展的步伐,适应不了工作的需要。有人统计,一个人在工作岗位上获得的知识占全部知识的80%～90%,这就说明护理人员在职钻研业务知识对提高自身素质是何等重要。随着护理观念的更新、独立学科的建立、服务领域的拓宽,以及健康教育的开展等,不提高自身的专业水平,就不可能更好地完成保护生命、减轻痛苦、促进健康的任务。

(五)认真做好心理护理

随着医学模式的转变,人们逐渐认识到疾病和健康不仅与先天因素、理化因素及生物因素有关,与社会环境、地理因素、工作条件、人际关系、心境状态有密切关系。因此,不仅通过药物和医疗手段能治病,健康的情绪和良好的心境更有利于健康和疾病的康复。有些疾病需要心理和药物治疗同时进行才能痊愈,甚至在某些情况下心理治疗可起到药物治疗所起不到的作用。因此,护理人员要从"人是一元的""形神是合一的"观念出发,认真、细致地做好心理护理。弗罗伦斯·南丁格尔认为:"护理工作的对象不是冷冰冰的石块、木头和纸片,而是有热血和生命的人类。"因此,护理人员在进行心理护理时,必须以高度的同情心、责任感,从心理学的角度了解、分析患者的综合情况,在制订心理护理计划时应掌握以下原则。

1.对患者的心理需求要有预见性

这就是要求护理人员全面了解患者所受社会、心理、生理因素的相互影响,以敏锐的观察力发现患者情绪的波动、语言语调的变化、饭量的增减、睡眠的好坏,预测每个患者可能出现的心理问题和心理需求,以便及时、准确地为患者解除痛苦,满足需求。

2.心理护理要体现个体差异

由于服务对象的年龄、性格特征、文化修养、民族习惯、社会地位、经济状况、所患疾病种类等的不同,所产生的心理问题或心理需求亦不一样,故在进行心理护理时一定要有针对性,充分体现个体差异,对患者进行区别对待,才能获得好的效果。

3.心理护理要着眼于消除患者的消极情绪和有碍健康的心境

通过对患者进行心理疏导、安慰、解释、鼓励、启发、劝解,以及努力创造良好的治疗、休养环境(柔和充足的光线、适宜的温度和湿度、清新的空气、和谐的色彩、悦耳的音响等)和膳食条件,提高患者生活质量、树立其信心,使其主动配合治疗。临床实践证明,情绪能影响机体的免疫功能,恐惧、紧张、抑郁、悲观等情绪可使机体免疫功能低下,而欢快、乐观等情绪可提高机体的免疫功能,起到防病治病的作用。进行心理护理,就是使患者能够保持最佳心理状态,起到保持健康、预防疾病和治疗疾病的目的。

4.心理护理需要良好的语言修养

语言不仅是表达思维、表达感情的工具,也是交流思想、传递意志的工具。语言疏导是护理人员做好心理护理的重要手段,护理人员必须加强语言修养,亲切的语言可给服务对象以安慰、鼓舞和信任;能调动患者战胜自身疾病的勇气和信心;能给同事间以协调、合作、和谐的感受,增强友善、团结和理解。职业语言应有以下原则和要求。

(1)说话要文明礼貌。说话文明礼貌能给服务对象以信任感和安全感。询问病情、解答问题、卫生宣教、指导自我护理及进行某些检查时,说话要耐心、诚恳、准确,且忌粗犷。对患者要有称呼,如同志、大爷、大娘、先生、小姐等,患者配合检查、治疗后应道声谢谢。

(2)说话语调要温和,避免生硬。护理艺术也和其他艺术一样,有情才能感人。护理人员对服务对象要有高度的同情心,说话自然就会有感情,就能做到说话亲切、语调温和,患者愿意与之交流。一个好的护理人员应该通过语言激励患者振奋精神,坚定其与病魔做斗争的信心,切忌生硬的刺激性语言,任何缺乏感情的语言都会使患者感到伤心、不安和丧失战胜疾病的信心。

(3)要注意保守秘密。患者是带着痛苦和期望来医院就诊的,为了解除身心的痛苦,因为信任医护人员,会把不给父母、亲人说的话或隐私都给医护人员倾吐,如生理上的缺陷、心理上的痛苦等。医护人员应怀着高度的同情心和责任感,帮助患者解除身心的痛苦,不应任意传播,对一些预后不良的患者,应根据其心理承受能力,与医师共同协商如何对其作恰如其分的解释,必要时需保守秘密。

(4)说话要看对象,不能千篇一律。患者来自四面八方,他们所受的教育、文化素养、社会地位、民族习惯、经济状况、性格特征、病情轻重,均有一定差异。因此,为使心理护理能有针对性,说话方式和分寸不能千篇一律,用什么词、什么口气说话需要斟酌。对性格豁达、开朗的患者就可以随便一点,甚至幽默一点;对性格内向的人,说话就要谨慎,避免发生误会;对农民或文化水平低的患者,特别是老年人,说话要通俗易懂或用方言;对病情重或预后不好的患者,视具体情况而定。

总之,护理人员在运用语言进行护理时,要坚持保护性、科学性、艺术性、灵活性相统一的原则,根据不同对象和具体情况灵活运用语言,表达意志要清楚贴切,防止恶性、刺激性语言,以获得理想的心理护理效果。

(六)团结友善通力合作

护理工作任务重、内容多、分工细,活动领域宽,独立性小,适应性大。在对服务对象实施医疗、护理计划,进行系统性整体护理时,不是孤立、封闭的,而是要与多方面相互联系、相互制约、相互支持才能完成。特别是在当今社会,医院由传统的管理转入经济核算,所提供的服务和应用的卫生材料,均向着以质论价或以价论质的方向进行转变,这本身就增加了护理工作的复杂性,而且在完成护理任务的全过程中,要与医疗、医技、总务后勤、器械设备、行政、财会等部门发生联系,需要得到他们的帮助和支持。为做好护理工作,最大限度地满足患者身心的需求,应主动与有关部门联系,调节关系,形成团结协作、相互理解、共同促进的工作气氛,使得大家都能心情舒畅地完成各自的任务,这也是职业道德的重要标志。

(李伟伟)

第四节　护理工作模式

护理工作模式是指为了满足患者的护理要求,提高护理工作的质量和效率,根据护理人员的数量和工作能力,设计出各种结构的工作分配方式。同时,应根据不同的工作环境、工作条件、工作量等因素来选择适合本院、本地区,符合国情的护理工作制度。随着时代的变迁、人类文明程度的提高,以及医学科学的发展,医学经历了由神灵医学模式、自然哲学医学模式、生物医学模式,到 20 世纪 70 年代以来的生物-心理、社会医学模式的漫长发展历程。而在这个漫长的过程中,对医学科学影响较大的模式为生物医学模式和生物-心理、社会医学模式,护理学科深受其影响,相应出现了个案护理、功能制护理、责任制护理和现代的系统化整体护理等一系列工作模式。

一、护理模式与护理工作模式

(一)模式、护理模式与护理工作模式

模式是一组关于陈述概念之间关系的语言,说明各概念间的关联性,初步提出如何应用这些内容解释、预测和评价各种不同行为的后果;模式被认为是理论的雏形,因此,护理学中有关的"护理模式"是指用一组概念或假设来阐述与护理活动有关的现象,以及护理的目标和工作范围。而"护理工作模式"是指为了满足患者的护理要求,提高护理工作的质量和效率,根据护理人员的数量和工作能力,设计出的各种结构的工作分配方式。

模式有两种含义:一种是作为抽象的概念,指对事物简化与抽象的描述,对一类事物总的看法,具有对这类事物的指导作用,是一种思想,如自理模式、系统模式及人际关系模式等都属于此类;另一种含义是指某种事物的标准形式或样式,如模板病房、试点病房。在一个时期一般只有一种指导思想,而其形式可以有许多种,例如,功能制护理不是理论,也不是指导思想,只是一种临床护理工作的组织形式,而整体护理是一种理论,是一种指导思想。因此,功能制护理就属于护理工作模式,与它处于同一水平的概念还有责任制护理、小组制护理等。明确护理工作模式这一概念利于护理学的发展。

(二)护理模式与护理工作模式间的关系

护理模式与护理工作模式间存在的关系:护理模式是护理工作模式的核心,是护理理论,对护理工作模式起指导作用;护理工作模式是为实现护理模式所采取的一种组织管理形式,是方法论,只有通过一定的护理工作模式,护理模式才能得以实现,且护理工作模式能直接影响护理模式的实现程度。合理、适当的护理工作模式可以使护理模式得以有效地实现,反之则会阻碍它的完成。

护理工作模式的提出与应用不仅可以解释在护理学中存在的关于护理模式的一些模糊认识,而且有利于临床整体护理的实施。护理模式属于纯理论研究范畴,是院校护理教育人员研究的重点;而护理工作模式则属于方法论,当新的护理模式理论出现后,临床就应该有相应的护理工作模式与之相对应,这是临床护理管理者研究的重点。这样既澄清了概念又丰富了护理学理论,同时也利于消除目前临床工作中出现的形式主义导向,使临床护理管理者能更加有的放矢地开展工作。

二、护理工作模式转变的背景

护理工作模式的转变主要受护理人员护理观的影响。护理观是护理人员在护理实践中应确立的指导思想、价值观和信念。保护患者的合法权益已成为护理人员帮助他们维护生命的重要内容。自第二次世界大战以来,随着医学模式的转变,护理学科受到了来自各方面的冲击,逐步形成了当代的护理观,即以患者为中心的护理理念,由此带来了护理工作模式的一系列改革。

(一)护士角色的转变

无论是融资、支付、医疗技术、住院时间、老年慢性疾病的发病率,还是卫生保健等各方面正经历着急剧的变化,由此所导致的健康保健管理和实施系统也经历了一系列的改革。卫生专业委员会指出"在过去的 50 年中,护士在卫生保健实施系统中,已逐渐从一个支持性群体转变成一

个承担许多独立、复杂责任的角色"。由于卫生保健人员(包括护士)的不足、医疗资源的短缺及对医疗护理质量的关注,使得护士的角色转变更加复杂。的确,经济的发展驱使着医疗护理的改变,比如,由以往的"健康照护"转变为现今的"健康管理",护理人员的工作实践内容大大增加,然而患者对于护理服务及安全的需求才是医疗护理改革的关键。

(二)护理价值的转变

健康保健领域的领导者们越发觉得真正的改革应加强患者的安全。2006 年,亨里克森(Henricksen)等人将卫生保健方面的改革定义为组成或完善一个组织或工作单元的过程,并根据外界环境的改变不断改变自身,使之成为更完善的整体。可以发现,一些新的技术和设备都要求临床护士能熟练掌握其使用方法,另外还包括临床护理质量的持续改进,护士们需要参与患者护理计划的制定与实施等,这些已变得日益重要。以往,医院提供的医疗照护通常是为了方便自己的员工,每位员工都有不同的分工,实施功能制的照护,比如,门诊和住院部是合并在一起的,如果一位患者需要到门诊看病,必须走过许多个住院病房。为了满足患者不断变化的需求、护士自身及医院对护理事业的要求,护理经历了极大的改变,其中,护士角色的重新定义是针对护士短缺、其他医疗专业改革及护理人员薪金所制定的最普遍的措施。

(三)以患者为中心的理念

根据以患者为中心的理念,护理工作的计划和实施应以患者的需求为主要出发点,实施健康照护。作为健康照护者,护士和其他医务人员认为有必要制定一个照护系统,并保证这一系统以患者、家庭和社区为中心运作。护理人员可以针对每一位患者制定一个跨学科的护理计划,并与患者共同探讨计划的合理性和可行性,最后根据此计划实施护理措施,使患者满意。护理过程中,以患者为中心、安全和质量三者达到了空前的一致。

(四)不同护理工作模式的产生

20 世纪 50 年代以后的短短几十年中,一批护理理论家们通过积极尝试和不断探索,相继建立了许多护理模式/理论,如奥瑞姆的自理理论、罗伊的适应模式、纽曼的健康系统模式、华生的关怀照护理论、金的达标理论、佩皮劳的人际关系模式、莱宁格的多元文化护理模式等。随着护理概念由以疾病护理为中心向以人的健康为中心演变,以上护理理论/模式也不断完善,以人为中心的护理,由这些理论/模式指导的护理工作模式的发展也经历了同样的变化,即由功能制护理过渡至小组制护理,并进一步向责任制护理及整体护理过渡,并依次出现了个案护理、功能制护理、小组制护理、责任制护理、"按职称上岗-责任制-学分制"三位一体的护理综合护理模式,以及适应整体护理为指导思想的各种护理工作模式等。

(李伟伟)

第二章

护 理 程 序

第一节 概　　述

护理程序是一种系统而科学地安排护理活动的工作方法,目的是确认和解决护理对象对现存或潜在健康问题的反应,是指在护理服务活动中,通过一系列有目的、有计划、有步骤的行动,为护理对象提供生理、心理、社会、文化及发展的整体护理。

一、护理程序的特征

护理程序作为护理人员照顾护理对象的独特工作方法,具有以下几个方面的特征。

(一)个体性

根据患者的具体情况和需求设计护理活动,满足不同的需求。

(二)目标性

以识别及解决护理对象的健康问题,以及对健康问题的反应为特定目标,全面计划及组织护理活动。

(三)系统性

以系统论为理论框架,指导护理工作的各个步骤系统而有序地进行,每一项护理活动都是系统中的一个环节,保证了护理活动的连续性。

(四)连续性

不限于某特定时间,而是随着护理对象反应的变化随时进行。

(五)科学性

综合了现代护理学的理论观点和其他学科的相关理论,如控制论、需要论等学说为理论基础。

(六)互动性

在整个过程中,护理人员与护理对象、同事、医师及其他人员密切合作,以全面满足服务对象的需要。

(七)普遍性

护理程序适合在任何场所、为任何护理服务对象安排护理活动。

二、护理程序的理论基础

护理程序在现代护理理论基础上产生,通过一系列目标明确的护理活动为服务对象的健康服务,可作为框架运用到面向个体、家庭和社区的护理工作中。相关的理论基础主要包括系统论、需要层次论、生长发展理论、应激适应理论、沟通理论等,具体见表 2-1。

表 2-1　护理程序的理论基础与应用

理论	应用
一般系统论	理论框架、思维方法、工作方法
需要层次论	指导分析资料、提出护理问题
生长发展理论	制订计划
应激适应理论	确定护理目标、评估实施效果
沟通理论	收集资料、实施计划、解决问题过程

三、护理程序的步骤

护理程序由评估、诊断、计划、实施和评价 5 个步骤组成,这 5 个步骤之间相互联系,互为影响(图 2-1)。

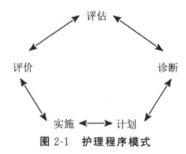

图 2-1　护理程序模式

(一)护理评估

护理评估是护理程序的第一步,收集护理对象生理、心理、社会方面的健康资料并进行整理,以发现和确认服务对象的健康问题。

(二)护理诊断

在评估基础上确定护理诊断,以描述护理对象的健康问题。

(三)护理计划

对如何解决护理诊断涉及的健康问题作出决策,包括排列护理诊断顺序、确定预期目标、制订护理措施和书写护理计划。

(四)护理实施

护理实施即按照护理计划执行护理措施的活动。

(五)护理评价

护理评价即将护理对象对护理的反应与预期目标进行比较,根据预期目标达到与否,评定护理计划实施后的效果。必要时,应重新评估服务对象的健康状况,引入护理程序的下一个循环。

(张丽君)

第二节 护理评估

护理评估是有目的、有计划、有步骤地收集有关护理对象生理、心理、社会文化和经济等方面的资料,对此进行整理与分析,以判断服务对象的健康问题,为护理活动提供可靠的依据。具体包括收集资料、整理资料和分析资料三部分。

一、收集资料

(一)资料的来源

1.直接来源

护理对象本人,是第一资料来源也是主要来源。

2.间接来源

(1)护理对象的重要关系人,也就是社会支持性群体,包括亲属、关系亲密的朋友、同事等。

(2)医疗活动资料,如既往实验室报告、出院小结等健康记录。

(3)其他医护人员,放射医师、化验师、药剂师、营养师、康复师等。

(4)护理学及其他相关学科的文献等。

(二)资料的内容

在收集资料的过程中,各个医院均有自己设计的收集资料表,无论依据何种框架,基本内容主要包括一般资料、生活状况及自理程度、健康检查及心理社会状况等。

1.一般资料

一般资料包括患者姓名、性别、出生日期、出生地、职业、民族、婚姻、文化程度、住址等。

2.现在的健康状况

现在的健康状况包括主诉、现病史、入院方式、医疗诊断及目前用药情况。目前的饮食、睡眠、排泄、活动、健康管理等日常生活型态。

3.既往健康状况

既往健康状况包括既往史、创伤史、手术史、家族史、有无过敏史、有无传染病。既往的日常生活型态、烟酒嗜好、女性还包括月经史和婚育史。

4.护理体检

护理体检包括体温、脉搏、呼吸、血压、身高、体重、生命体征、各系统的生理功能及有无疼痛、眩晕、麻木、瘙痒等,有无感觉(视觉、听觉、嗅觉、味觉、触觉)异常,有无思维活动、记忆能力等障碍等认知感受形态。

5.实验室及其他辅助检查结果

实验室及其他辅助检查结果包括最近进行的辅助检查的客观资料,如实验室检查、X线、病理检查等。

6.心理方面的资料

心理方面的资料包括对疾病的认知和态度、康复的信心,病后情绪、心理感受、应对能力等变化。

7.社会方面的资料

社会方面的资料包括就业状态、角色问题和社交状况；有无重大生活事件，支持系统状况等；有无宗教信仰；享受的医疗保健待遇等。

(三)资料的分类

1.按照资料的来源划分

按照资料的来源包括主观资料和客观资料。主观资料指患者对自己健康问题的体验和认识。包括患者的知觉、情感、价值、信念、态度、对个人健康状态和生活状况的感知。主观资料的来源可以是患者本人，也可以是患者家属或对患者健康有重要影响的人。客观资料指检查者通过观察、会谈、体格检查和实验等方法得到或被检测出的有关患者健康状态的资料。客观资料获取是否全面和准确主要取决于检查者是否具有敏锐的观察能力及丰富的临床经验。

当护士收集到主观资料和客观资料后，应将两方面的资料加以比较和分析，可互相证实资料的准确性。

2.按照资料的时间划分

按照资料的时间划分包括既往资料和现时资料。既往资料是指与服务对象过去健康状况有关的资料，包括既往病史、治疗史、过敏史等。现时资料是指与服务对象现在发生疾病有关的状况，如现在的体温、脉搏、呼吸、血压、睡眠状况等。

护士在收集资料时，需要将既往资料和现时资料结合起来分析。

(四)收集资料的方法

1.观察

观察是指护理人员运用视、触、叩、听、嗅等感官获得患者、家属及患者所处环境的信息并进行分析判断，是收集有关服务对象护理资料的重要方法之一。观察贯穿在整个评估过程中，可以与交谈同时进行。护士应及时、敏锐、连续的对服务对象进行观察，如果患者出现面容痛苦、呈强迫体位，就提示患者可能有疼痛，由此进一步询问持续时间、部位、性质等。观察作为一种技能，护理人员在实践中需要不断培养和锻炼，以期得到发展和提高。

2.交谈

护患之间的交谈是一种有目的的医疗活动，使护理人员获得有关患者的资料和信息。一般可分为以下两种。

(1)正式交谈：是指事先通知患者，有目的、有计划的交谈，如入院后的采集病史。

(2)非正式交谈：是指护士在日常护理工作中与患者随意自然的交谈，不明确目的，不规定主题、时间，是一种"开放式交流"，以便及时了解到服务对象的真实想法和心理反应。交谈时护士应注意沟通技巧的运用，对一些敏感性话题应注意保护患者的隐私。

3.护理体检

护理人员运用体检技能，为护理对象进行系统的身体评估，获取与护理有关的生命体征、身高、体重等，以便收集与护理诊断、护理计划有关的患者方面的资料，及时了解病情变化和发现护理对象的健康问题。

4.阅读

阅读包括查阅护理对象的医疗病历(门诊和住院)、各种护理记录及实验室和辅助检查结果，以及有关文献等。也可以用心理测量及评定量表对服务对象进行心理社会评估。

二、整理资料

为了避免遗漏和疏忽相关和有价值的资料,得到完整全面的资料,常依据某个护理理论模式设计评估表格,护理人员依据表格全面评估,整理资料。

(一)按戈登的功能性健康形态整理分类

1.健康感知-健康管理形态

健康感知-健康管理形态指服务对象对自己健康状态的认识和维持健康的方法。

2.营养代谢形态

营养代谢形态包括食物的利用和摄入情况。如营养、液体、组织完整性、体温调节以及生长发育等的需求。

3.排泄形态

排泄形态主要指肠道、膀胱的排泄状况。

4.活动-运动形态

活动-运动形态包括运动、活动、休闲与娱乐状况。

5.睡眠-休息形态

睡眠-休息形态指睡眠、休息以及精神放松的状况。

6.认知-感受形态

认知-感受形态包括与认知有关的记忆、思维、解决问题和决策以及与感知有关的视、听、触、嗅等功能。

7.角色-关系形态

家庭关系、社会中角色任务及人际关系的互动情况。

8.自我感受-自我概念形态

自我感受-自我概念形态指服务对象对于自我价值与情绪状态的信念与评价。

9.性-生殖形态

性-生殖形态主要指性发育、生殖器官功能及对性的认识。

10.应对-压力耐受形态

应对-压力耐受形态指服务对象压力程度、应对与调节压力的状况。

11.价值-信念形态

价值-信念形态指服务对象的思考与行为的价值取向和信念。

(二)按马斯洛需要层次进行整理分类

1.生理需要

体温 39 ℃,心率 120 次/分,呼吸 32 次/分,腹痛等。

2.安全的需要

对医院环境不熟悉,夜间睡眠需开灯,手术前精神紧张,走路易摔倒等。

3.爱与归属的需要

患者害怕孤独,希望有亲友来探望等。

4.尊重与被尊重的需要

如患者说:"我现在什么事都不能干了""你们应该征求我的意见"等。

5.自我实现的需要

担心住院会影响工作、学习,有病不能实现自己的理想等。

(三)按北美护理诊断协会的人类反应形态分类

1.交换

交换包括营养、排泄、呼吸、循环、体温、组织的完整性等。

2.沟通

沟通主要指与人沟通交往的能力。

3.关系

关系指社交活动、角色作用和性生活形态。

4.价值

价值包括个人的价值观、信念、宗教信仰、人生观及精神状况。

5.选择

选择包括应对能力、判断能力及寻求健康所表现的行为。

6.移动

移动包括活动能力、休息、睡眠、娱乐及休闲状况,日常生活自理能力等。

7.感知

感知包括感知能力等。

8.知识

知识包括自我概念,感知和意念;包括对健康的认知能力、学习状况及思考过程。

9.感觉

感觉包括个人的舒适、情感和情绪状况。

三、分析资料

(一)检查有无遗漏

将资料进行整理分类之后,应仔细检查有无遗漏,并及时补充,以保证资料的完整性及准确性。

(二)与正常值比较

收集资料的目的在于发现护理对象的健康问题。因此护士应掌握常用的正常值,将所收集到的资料与正常值进行比较,并在此基础上进行综合分析,以发现异常情况。

(三)评估危险因素

有些资料虽然目前还在正常范围,但是由于存在危险因素,若不及时采取预防措施,以后很可能会出现异常,损害服务对象的健康。因此,护士应及时收集资料评估这些危险因素。

护理评估通过收集服务对象的健康资料,对资料进行组织、核实和分析,确认服务对象对现存的或潜在的健康问题或生命过程的反应,为作出护理诊断和进一步制订护理计划奠定了基础。

四、资料的记录

(一)原则

书写全面、整洁、简练、流畅,客观资料运用医学术语,避免使用笼统、模糊的词,主观资料尽量引用护理对象的原话。

(二)记录格式

根据资料的分类方法,根据各医院,甚至各病区的特点自行设计,多采用表格式记录。与患者第一次见面收集到的资料记录称入院评估,要求详细、全面,是制订护理计划的依据,一般要求入院后 24 小时内完成。住院期间根据患者病情天数,每天或每班记录,反映了患者的动态变化,用以指导护理计划的制订、实施、评价和修订。

(张丽君)

第三节　护理诊断

护理诊断是护理程序的第二个步骤,是在评估的基础上对所收集的健康资料进行分析,从而确定服务对象的健康问题及引起健康问题的原因。护理诊断是一个人生命过程中的生理、心理、社会文化发展及精神方面健康状况或问题的一个简洁、明确的说明,这些问题都是属于护理职责范围之内,能够用护理的方法解决的问题。

一、护理诊断的概念

1990 年,北美护理诊断协会提出并通过了护理诊断的定义:护理诊断是关于个人、家庭、社区对现存或潜在的健康问题及生命过程反应的一种临床判断,是护士为达到预期的结果选择护理措施的基础,这些预期结果应能通过护理职能达到。

二、护理诊断的组成部分

护理诊断有 4 个组成部分:名称、定义、诊断依据和相关因素。

(一)名称

名称是对服务对象健康状况的概括性的描述。应尽量使用按北美护理诊断协会认可的护理诊断名称,以有利于护士之间的交流和护理教学的规范。常用改变、受损、缺陷、无效或低效等特定描述语。例如,排便异常:便秘;有皮肤完整性受损的危险。

(二)定义

定义是对名称的一种清晰的、正确的表达,并以此与其他诊断相鉴别。一个诊断的成立必须符合其定义特征。有些护理诊断的名称虽然十分相似,但仍可从定义中发现彼此的差异。例如,"压力性尿失禁"的定义是"个人在腹内压增加时立即无意识地排尿的一种状态""反射性尿失禁"的定义是"个体在没有要排泄或膀胱满胀的感觉下可以预见的不自觉地排尿的一种状态"。虽然二者都是尿失禁,但前者的原因是腹内压增高,后者的原因是无法抑制的膀胱收缩。因此,确定诊断时必须认真区别。

(三)诊断依据

诊断依据是作出护理诊断的临床判断标准。诊断依据常常是患者所具有的一组症状和体征,以及有关病史,也可以是危险因素。对于潜在的护理诊断,其诊断依据则是原因本身(危险因素)。

诊断依据根据其在特定诊断中的重要程度分为主要依据和次要依据。

1.主要依据

主要依据是指形成某一特定诊断所应具有的一组症状和体征及有关病史,是诊断成立的必要条件。

2.次要依据

次要依据是指在形成诊断时,多数情况下会出现的症状、体征及病史,对诊断的形成起支持作用,是诊断成立的辅助条件。

例如,便秘的主要依据是"粪便干硬,每周排大便不到 3 次",次要依据是"肠鸣音减少,自述肛门部有压力和涨满感,排大便时极度费力并感到疼痛,可触到肠内嵌塞粪块,并感觉不能排空"。

(四)相关因素

相关因素是指造成服务对象健康状况改变或引起问题产生的情况。常见的相关因素包括以下几个方面。

1.病理生理方面的因素

病理生理方面的因素指与病理生理改变有关的因素。例如,"体液过多"的相关因素可能是右心衰竭。

2.心理方面的因素

心理方面的因素指与服务对象的心理状况有关的因素。例如,"活动无耐力"可能是由疾病后服务对象处于较严重的抑郁状态引起。

3.治疗方面的因素

治疗方面的因素指与治疗措施有关的因素(用药、手术创伤等)。例如,"语言沟通障碍"的相关因素可能是使用呼吸机时行气管插管。

4.情景方面的因素

情景方面的因素指环境、情景等方面的因素(陌生环境、压力刺激等)。例如,"睡眠型态紊乱"可能与住院后环境改变有关。

5.年龄因素

年龄因素指在生长发育或成熟过程中与年龄有关的因素。如婴儿、青少年、中年、老年各有不同的生理、心理特征。

三、护理诊断与合作性问题及医疗诊断的区别

(一)合作性问题——潜在并发症

在临床护理实践中,护士常遇到一些无法完全包含在按北美护理诊断协会制订的护理诊断中的问题,而这些问题也确实需要护士提供护理措施,因此,1983 年 Lynda Juall Carpenito 提出了合作性问题的概念。她把护士需要解决的问题分为两类:一类经护士直接采取措施可以解决,属于护理诊断;另一类需要护士与其他健康保健人员尤其是医师共同合作解决,属于合作性问题。

合作性问题需要护士承担监测职责,以及时发现服务对象身体并发症的发生和情况的变化,但并非所有并发症都是合作性问题。有些可通过护理措施预防和处理,属于护理诊断;只有护士不能预防和独立处理的并发症才是合作性问题。合作性问题的陈述方式是"潜在并发症:XXXX"。如"潜在并发症:脑出血"。

（二）护理诊断与合作性问题及医疗诊断的区别

1.护理诊断与合作性问题的区别

护理诊断是护士独立采取措施能够解决的问题；合作性问题需要医师、护士共同干预处理，处理决定来自医护双方。对合作性问题，护理措施的重点是监测。

2.护理诊断与医疗诊断的区别

明确护理诊断和医疗诊断的区别对区分护理和医疗两个专业、确定各自的工作范畴和应负的法律责任非常重要。二者主要区别见表2-2。

表 2-2　护理诊断与医疗诊断的区别

项目	护理诊断	医疗诊断
临床判断的对象	对个体、家庭、社会的健康问题/生命过程反应的一种临床判断	对个体病理生理变化的一种临床判断
描述的内容	描述的是个体对健康问题的反应	描述的是一种疾病
决策者	护士	医疗人员
职责范围	在护理职责范围内进行	在医疗职责范围内进行
适应范围	适用于个体、家庭、社会的健康问题	适用于个体的疾病
数量	往往有多个	一般情况下只有一个
是否变化	随病情的变化而改变	一旦确诊则不会改变

四、护理诊断的陈述

戈登主张护理诊断的陈述应包括三部分：健康问题、症状或体征、原因。

（一）健康问题

健康问题包括服务对象现存的和潜在的健康问题。

（二）症状或体征

症状或体征是指与健康问题有关的症状或体征。临床症状或体征往往提示服务对象有健康问题存在，如急性心肌梗死时心前区疼痛是此人健康问题的重要特征。

（三）原因

原因是指影响服务对象健康状况的直接因素、促发因素或危险因素。疾病的原因往往是比较明确的，而健康问题的原因往往因人而异，如失眠，其原因可能有焦虑、饥饿、环境改变、体位不舒适等，而且不同的疾病可能有相同的健康问题。

一个完整的护理诊断通常由三部分构成，即：①健康问题（problem）；②原因（etiology）；③症状或体征（symptoms or signs）。又称 PES 公式，如营养失调：高于机体需要量（P），肥胖（S），与进食过多有关（E）。

但目前临床上趋向于将护理诊断简化为两部分，即 P＋E 或 S＋E。如皮肤完整性受损（P），与局部组织长期受压有关（E）。便秘（S），与生活方式改变有关（E）。

无论三部分陈述还是两部分陈述，原因的陈述不可或缺，只有明确原因才能为制订护理计划指明方向，而且原因的陈述常用"与……有关"来连接，准确表述健康问题与原因之间的关系，有助于护士确定该诊断是否成立。

五、陈述护理诊断的注意事项

(1)名称清楚:护理诊断所列名称应明确、简单易懂。

(2)护理诊断并非医疗诊断,应是由护理措施能够解决的问题。

(3)勿将医学诊断当作导致问题的相关因素,如"潜在性皮肤受损:与糖尿病有关"。

(4)勿将护理对象的症状或体征当作问题,如"尿少:与水的摄入不足有关"。

(5)勿将护理诊断的问题与相关因素相混淆,如"糖尿病知识不足:与缺乏糖尿病知识有关"。

(6)全面诊断:列出的护理诊断应贯彻整体的观点,做全面的诊断。故一个患者可有多个护理诊断,并随病情发展而变化。

(7)避免作出带有价值判断的护理诊断,如"卫生不良与懒惰有关""社交障碍与缺乏道德有关"。

(8)避免使用可能引起法律纠纷的语句,如"有受伤的危险与护士未加床档有关"。

护理诊断对服务对象的健康状况进行了准确的描述,界定了护理工作的范畴,指出了护理的方向,为护理计划的制订提供了依据。

(张丽君)

第四节　护　理　计　划

护理计划是护理程序的第三个步骤,是制订护理对策的过程。护理人员在评估及诊断的基础上,对患者的健康问题、护理目标及护士所要采取的护理措施的一种书面说明,通过护理计划,可以使护理活动有组织、有系统地满足患者的具体需要。

一、护理计划的种类

护理计划从与服务对象刚接触开始,直到因服务对象离开医疗机构终止护患关系而结束。计划的类型可分为入院护理计划、住院护理计划和出院护理计划。

(一)入院护理计划

入院护理计划指护士经入院评估后制订的综合护理计划。评估资料不仅来源于书面数据,而且来源于服务对象的身体语言和直觉信息。由于住院期有逐渐缩短的趋势,因此计划应在入院评估后尽早开始,并根据情况及时修改。

(二)住院护理计划

护士根据获取的新评估资料和服务对象对护理的反应,制订较入院计划更为个体化的住院护理计划。住院护理计划也可在护士接班后制订,主要确定本班为服务对象所提供的护理项目。根据住院评估资料,护士每天制订护理计划,以达到以下目的:①确定服务对象的健康状况是否发生改变。②排列本班护理活动的优先顺序。③决定本班需要解决的核心问题。④协调护理活动,通过一次护理活动解决服务对象多个问题。

(三)出院护理计划

随着平均住院期的缩短,患者出院后仍然需要护理。因此,出院护理计划是总体护理计划的重要组成部分。有效出院护理计划的制定从第一次与服务对象接触开始,护士以全面而及时的满足服务对象需要的信息为基础,根据服务对象住院和出院时的评估资料,推测如何满足服务对象出院后的需要而制定。

二、护理计划的过程

护理计划包括四方面的内容:①排列护理诊断的顺序;②制定预期目标;③制定护理措施;④书写护理计划。

(一)排列护理诊断的顺序

由于护理诊断往往不只是一个,因此,在拟定计划时首先应明确处理护理诊断提出问题的先后次序。一般对护理诊断的排序按首优、中优、次优进行排列,分出轻重缓急,先解决主要问题或以主要问题为重点,再依次解决所有问题,做到有条不紊。

1.首优问题

涉及的问题是直接威胁生命,需要立即采取行动予以解决的问题。如心排血量减少、气体交换受损、清理呼吸道无效、不能维持自主呼吸、严重体液不足、组织灌流量改变等问题。

2.中优问题

涉及的问题不直接威胁生命,但对护理对象的身心造成痛苦并严重影响健康的问题。如急性疼痛、组织或皮肤完整性受损、体温过高、睡眠形态紊乱、有受伤的危险、有感染的危险、焦虑、恐惧等。

3.次优问题

涉及的问题需要护理人员的少量支持就可以解决或可以考虑暂时放后面的问题,虽然不如生理需要和安全需要问题迫切,但并非不重要,同样需要护士给予帮助,使问题得到解决,以便对象达到最佳健康状态。如社交孤立、家庭作用改变、角色冲突、精神困扰等。

首优、中优、次优的顺序在护理的过程中不是固定不变的,随着病情的变化,威胁生命的问题得以解决,生理需要获得一定程度的满足后,中优或次优的问题可以上升为“首优问题”。

(二)排列护理诊断顺序应遵循的原则

1.结合护理理论模式

常用的有马斯洛的人类基本需要层次论。先考虑满足基本生活的需要,再考虑高水平的需要。即将对生理功能平衡状态威胁最大的问题排在最前面。如对氧气的需要优先于对水的需要,对水的需要优先于对食物的需要。

2.紧急情况

危及生命的问题始终摆在护理行动的首位。

3.与治疗计划相一致

要考虑不与医疗措施相抵触。

4.取得护理对象的信任与合作

注重服务对象的个人需求,尊重护理对象的意愿,共同讨论达成一致,即服务对象认为最为迫切的问题,如果与治疗、护理原则无冲突,可考虑优先解决。

5.尊重服务对象的健康价值观和信仰

根据服务对象的健康价值观和信仰排列护理诊断顺序。

6.考虑设备资源及所需的时间

一定要考虑在现有的条件下能否实施,否则计划形同虚设,措施无法实施,问题也就得不到解决。

7.潜在的问题要全面评估

一般认为现存问题应优先解决,但有时潜在的和需协同处理的问题并非首优问题,有时后者比前者更重要。护士应根据理论知识和临床经验对潜在的问题全面评估。例如,大面积烧伤处于休克期时,有体液不足的危险,如果不及时预防,就会危及服务对象生命,应列为首优问题。

(三)制定预期目标

预期目标也称预期结果,是期望的护理结果。指在护理措施实施之后,期望能够达到的健康状态或行为的改变,其目的是为制定的护理措施提供方向及为护理效果评价提供标准。

1.分类

根据实现目标所需的时间分为短期目标和长期目标。

(1)短期目标:是指在较短的时间内(几天、几小时)能够达到的目标,适合于住院时间较短、病情变化快者。例如,"3 天后,服务对象下床行走 50 米""用药 2 小时后服务对象自述疼痛消失"等都是短期目标。

(2)长期目标:是指需要相对较长时间(数周、数月)才能够达到的目标。可以分为两类,一类是需要护士针对一个长期存在的问题采取连续性行动才能达到的长期目标,例如,一个长期卧床的服务对象需要护士在整个卧床期间给予精心的皮肤护理以预防发生压疮,长期目标可以描述为"卧床期间皮肤完整无破损";另一类是需要一系列短期目标的实现才能达到的长期目标,例如,"半年内体重减轻 12 kg",最好通过一系列短期目标来实现,可以定为"每周体重减轻0.5 kg"。短期目标的实现使人看到进步,增强实现长期目标的信心。

2.陈述

目标的陈述方式:主语＋谓语＋行为标准＋条件状语。

(1)主语:是指服务对象或服务对象的一部分或与服务对象有关的因素。如护理对象的血压、脉搏、体重等。主语为护理对象本人时可以省略。

(2)谓语:是指主语将要完成且能被观察到的行为,用行为动词陈述。如说明、解释、走、喝等。

(3)行为标准:是指主语完成该行为将要达到的程度。如时间、距离、速度、次数、重量、计量单位(个、件等)、容量等。

(4)条件状语:是指服务对象完成该行为所必须具备的条件状况,即在什么样的条件下达到目标,并非所有目标陈述都包括此项。如在护士的帮助下、在学习后、在借助扶手后等。

3.制定预期目标的注意事项

(1)目标应以服务对象为中心:目标陈述的是服务对象的行为,而非护理活动本身。目标应说明服务对象将要做什么、怎么做、什么时候做、做到什么程度,而不是描述护士的行为或护士采取的护理措施。

(2)目标应切实可行:既应在护理对象的能力范围之内,又要能激发服务对象的能动性,且与医疗条件相匹配。

(3)目标应有明确的针对性:一个预期目标只能针对一个护理诊断,一个护理诊断可有多个预期目标。

（4）目标应具体：预期目标应是可观察、可测量的，避免使用含糊不清、不明确的词，如活动适量、饮酒量减少等，不易被观察和测量，难以进行评价。

（5）目标应有时间限制：预期目标应注明具体时间，如3天后、2小时内、出院时等，为确定何时评价提供依据。

（6）目标必须有据可依：护士应根据医学、护理知识、个人临床经验及服务对象的实际情况制定目标，以保证目标的可行性。

（7）关于潜在并发症的目标：潜在并发症是合作性问题，仅通过护理往往无法阻止，护士只能监测并发症的发生与发展。因此，潜在并发症的目标可这样书写——并发症被及时发现并得到及时处理。

（四）制定护理措施

护理措施是有助于实现预期目标的护理活动及其具体实施方法。护理措施的制定必须围绕已明确的护理诊断和拟定的护理目标，针对护理诊断提出的原因，结合服务对象的具体情况，运用护理知识和经验作出决策。

1.护理措施的分类

（1）独立性护理措施：是指护士运用护理知识和技能可独立完成的护理活动，即护嘱。

（2）合作性护理措施：是指护士与其他医护人员共同合作完成的护理活动。例如，与营养师一起制定符合服务对象病情的饮食计划。

（3）依赖性护理措施：是指护士执行医嘱的护理活动，例如，给药。然而护士不是盲目地执行医嘱，应能够判别医嘱的正确与否。

2.制定护理措施的原则

（1）护理措施必须具有一定的理论依据，对护理对象是安全的。

（2）护理措施针对护理诊断提出的原因而制订，其目的是为了达到预期的护理目标。

（3）应用现有资源，护理措施切实可行、因人而异，与个体情况相适应，与护理对象的价值观和信仰不相违背。

（4）与其他医护人员的处理方法不冲突，相辅相成。

（5）护理措施的描述应准确、明了。一项完整的护理措施应包括日期、具体做什么、怎样做、执行时间和签名。

（6）鼓励服务对象参与制订护理措施，保证护理措施的最佳效果。

（五）护理计划的书写

护理计划的书写就是将已明确的护理诊断、目标、措施书写成文，以便指导和评价护理活动。各个医疗机构护理计划的书写格式不尽相同，一般都有护理诊断、预期目标、护理措施和评价4个栏目。

书写时注意应用标准医学术语，包括护理活动的合作者，包括出院和家庭护理的内容，制定日期和责任护士要书写完整。

标准护理计划的出现，简化了护理计划的书写工作。标准护理计划是根据临床经验。推测出在一个特定的护理诊断或健康状态下，服务对象所具有的共同的护理需要，根据需要预先印刷好的护理计划表格。护士只需在一系列护理诊断中勾画出与服务对象有关的护理诊断，按标准计划去执行。对于标准护理计划上没有列出，而服务对象却具备的护理诊断，须按护理计划格式填写附加护理计划单，补充服务对象特殊的护理诊断、预期目标、护理措施和评价。

随着计算机在病历管理中的应用,护理计划也逐渐趋向计算机化。标准护理计划被输入存储器后,护士可以随时调阅标准护理计划或符合服务对象实际情况的护理计划。制定某服务对象具体的护理计划,步骤如下:①将护理评估资料输入计算机,计算机将会显示相应的护理诊断。②选定护理诊断后,计算机即可显示与护理诊断相对应的原因、预期目标。③在预期目标后,计算机即提示可行的护理措施。④选择护理措施,制定出一份个体化的护理计划。⑤打印护理计划。

护理计划明确了服务对象健康问题的轻重缓急及护理工作的重点,确定了护理工作的目标,制定了实现预期目标的护理措施,为护士解决服务对象健康问题,满足服务对象健康需要的护理活动提供了行动指南。

（张丽君）

第五节 护 理 实 施

护理实施是护理程序的第四个步骤,是将护理计划付诸实施的过程。通过实施,可以解决护理问题,并可以验证护理措施是否切实可行。其工作内容包括:实施措施、写出记录、继续收集资料。这一步不仅要求护士具备丰富的专业知识,还要具备熟练的操作技能和良好的人际沟通能力,才能保证患者得到高质量的护理。

一、实施的过程

(一)实施前思考
要求护士在护理实施前思考以下问题。

1.做什么(what)

回顾已制订好的护理计划,保证计划内容是合适的、科学的、安全的、符合患者目前情况。然后,组织所要实施的护理措施。这样一次接触患者时可以根据计划有顺序地执行数个护理措施。

2.谁去做(who)

确定哪些护理措施是护士自己做,哪些是由辅助护士执行,哪些是由其他医护人员共同完成,需要多少人。一旦护士为患者制订好了护理计划,计划可由下列几种人员完成。①护士本人:由制订护理计划的护理人员将计划付诸行动。②其他医护人员:包括其他护理人员、医师和营养师。③患者及其家属:有些护理措施,需要患者及其家属参与或直接完成。

3.怎么做(how)

实施时将采取哪些技术和技巧,并回顾技术操作、仪器操作的过程。如果需要运用沟通交流,则应考虑在沟通中可能遇到的问题,可以使用的沟通技巧。

4.何时做(when)

根据患者的具体情况、健康状态,选择执行护理措施的时间。

(二)实施过程
1.落实

将所计划的护理活动加以组织,任务落实。

2.执行

执行医嘱,保持医疗和护理有机结合。

3.解答

解答服务对象及家属的咨询问题。

4.评价

及时评价实施的质量、效果,观察病情,处理突发急症。

5.收集资料

继续收集资料,及时、准确地完成护理记录,不断补充和修正护理计划。

6.协作

与其他医护人员保持良好关系,做好交班工作。

二、实施护理计划的常用方法

(一)提供专业护理

护士运用各种相应的护理技巧来执行护理计划,直接给护理对象提供护理服务。

(二)管理

将护理计划的先后次序进行安排、排序,并委托其他护士、其他人员执行护理措施,使护理活动能够最大限度地发挥护士的作用,使患者最大限度地受益。

(三)健康教育

对患者及其家属进行疾病的预防、治疗、护理等方面的知识教育。

(四)咨询指导

提供有助于健康的信息,指导患者进行自我护理或家属、辅助护士对患者的护理。

(五)记录

记录护理计划的执行情况。

(六)报告

及时向医师报告患者出现的身心反应、病情的进展情况。

三、护理实施的记录

护理记录是护理实施阶段的重要内容,是交流护理活动的重要形式。做好护理记录可以保存重要资料,为下一步治疗护理提供可靠依据。护理记录要求及时、准确、可靠地反映患者的健康问题及其进展状况;描述确切客观、简明扼要、重点突出;体现动态性和连续性。

(一)护理记录的内容

护理记录的主要内容包括实施护理措施后服务对象、家属的反应及护士观察到的效果,服务对象出现的新的健康问题与病情变化,所采取的临时性治疗、护理措施,服务对象的身心需要及其满足情况,各种症状、体征,器官功能的评价,服务对象的心理状态等。

(二)护理记录的方法

护理文件记录与护理程序的实施同样重要。护理管理者提倡在临床实践中使用具体而统一的护理实践及程序表格,护士只需记录护理中所遇到的特殊问题。然而,这种方法有一定的法律争议,认为如果在表格中没有相应的记录,就证明护士没有做相应的工作。因此,医院及其他的健康机构要求护士认真、详细、完整地记录护理过程。

临床护理记录的方式很多,目前在以患者为中心的整体护理实践中,多采用 PIO 护理记录格式,这是一种简明而又能体现护理程序的记录法(表 2-3)。

表 2-3　护理病程记录单

科别	病区		床号	姓名	年龄	住院号	
日期	护理诊断/问题(P)	护理目标(G)	护理措施(I)	签名		护理评价(O)	日期/签名

(1)P(problem,问题),指护理诊断或护理问题。

(2)I(intervention,措施),是针对患者的问题进行的护理活动。

(3)O(outcome,结果),护理措施完成后的结果。

在护理实践中,护士需准确及时记录护理程序的实施过程,我国护理界也根据有关法律规定及护理专业组织的具体要求建立相应的记录标准。在执行护理措施的过程中,需要随时观察,继续收集资料,评估服务对象的变化,以便根据服务对象的动态变化修改护理计划。

护理实施是落实护理计划的实际行动,计划实施以后服务对象的健康状况是否达到了预期结果,下一步的护理活动应如何进行,还需要护理评价来完成。

（张丽君）

第六节　护理评价

护理评价是护理程序的最后一个步骤,是确定护理目标是否实现或判断实现的程度。护理评价按预期目标所规定的时间,将护理后服务对象的健康状况与预期目标进行比较并做出评定和修改,了解服务对象对健康问题的反应,验证护理效果,调控护理质量,积累护理经验。

一、列出已制定的护理目标

计划阶段所确定的预期目标可作为护理效果评价的标准。预期目标对评价的作用有以下两个方面。

(1)确定评价阶段所需收集资料的类型。

(2)提供判断服务对象健康资料的标准。

例如,预期结果:①每天液体摄入量不少于 2 500 mL;②尿液排出量与液体摄入量保持平衡;③残余尿量低于 100 mL。根据以上预期目标,任何一名护士都能明确护理评价时所应收集资料的类型。

二、收集与目标有关的资料

为评价预期目标是否达到,护士应收集服务对象的相关主客观资料。有些主客观资料需要证实,如确认主观资料恶心或疼痛时,护士需依据服务对象的主诉,或该主观资料的客观指标(如脉搏、呼吸频率减慢,面部肌肉放松等可作为疼痛缓解的客观指标)。所收集资料应简明、准确地记录,以备与计划中的预期目标进行比较。

三、比较收集到的资料和预期目标

评价预期目标是否实现,即评价通过实施护理措施后,原定计划中的预期目标是否已经达到。评价分两步进行。

(一)服务对象实际行为的变化

列出实施护理措施后服务对象的反应。

(二)将服务对象的反应与预期目标比较,了解目标是否实现

预期目标实现的程度可分为3种:①预期目标完全实现;②预期目标部分实现;③预期目标未实现。为便于护士之间的合作与交流,护士在对预期目标实现与否作出评价后,应记录结论。记录内容为结论及支持资料,然后签名并注明评价的时间。结论即预期目标达到的情况,支持资料是支持评价结论的服务对象的反应。

四、重审护理计划

(一)分析原因

在评价的基础上,对目标部分实现或未实现的原因进行分析,找出问题之所在,可询问的问题包括:①所收集的基础资料是否欠准确;②护理诊断是否正确;③预期目标是否合适;④护理措施是否适当,是否得到了有效落实;⑤服务对象的态度是否积极,配合良好;⑥病情是否已经改变或有新的问题发生,原定计划是否失去了有效性。

(二)全面决定

对健康问题重新估计后,做出全面决定,一般有以下4种可能。①继续:问题仍然存在,目标与措施恰当,计划继续进行。②停止:问题已经解决,停止采取措施。③确认或排除:对可能的问题,通过进一步的收集资料,给予确认或排除。④修订:对诊断、目标、措施中不适当之处加以修改。

护理程序是护士通过科学的解决问题的方法确定服务对象的健康状态,明确健康问题的身心反应,并以此为依据,制定适合护理对象的护理计划,采取适当的护理措施以解决确认的问题的过程。其目的是帮助护理对象满足其各种需要,恢复或达到最佳的健康状态。运用护理程序不仅能提高护理质量,促进服务对象健康得到恢复,而且能培养护士的逻辑思维,增强其发现问题和解决问题的能力,使业务知识和技能水平得以提高,护患关系也会因此得到改善,同时运用护理程序中完整的护理记录将为护理科研与护理理论的发展奠定基础。

(张丽君)

第三章

临床护理技术

第一节 铺 床 法

病床是病室的主要设备,是患者睡眠与休息的必须用具。患者,尤其是卧床患者与病床朝夕相伴,因此,床铺的清洁、平整和舒适,可使患者心情舒畅,增强治愈疾病的自信心,并可预防并发症的发生。

铺床总的要求为舒适、平整、安全、实用、节时、节力。常用的病床有3种。①钢丝床:有的可通过支起床头、床尾(二截或三截摇床)而调节体位,有的床脚下装有小轮,便于移动。②木板床:为骨科患者所用。③电动控制多功能床:患者可自己控制升降或改变体位。

病床及被服类规格要求具体为以下几点。①一般病床:高 60 cm,长 200 cm,宽 90 cm。②床垫:长宽与床规格同,厚 9 cm。以棕丝制作垫芯为好,也可用橡胶泡沫、塑料泡沫制作垫芯;垫面选帆布制作。③床褥:长宽同床垫,一般以棉花制作褥芯,棉布制作褥面。④棉胎:长 210 cm,宽 160 cm。⑤大单:长 250 cm,宽 180 cm。⑥被套:长 230 cm,宽 170 cm,尾端开口缝四对带。⑦枕芯:长 60 cm,宽 40 cm,内装木棉或高弹棉、锦纶丝绵,以棉布制作枕面。⑧枕套:长 65 cm,宽 45 cm。⑨橡胶单:长 85 cm,宽 65 cm,两端各加白布 40 cm。⑩中单:长 85 cm,宽 170 cm。以上各类被服均以棉布制作。

一、备用床

(一)目的
铺备用床为准备接受新患者和保持病室整洁美观。

(二)用物准备
床、床垫、床褥、枕芯、棉胎或毛毯、大单、被套或衬单及罩单、枕套。

(三)操作方法
1.被套法

(1)将上述物品置于护理车上,推至床前。

(2)移开床旁桌,距床 20 cm,并移开床旁椅置床尾正中,距床 15 cm。

(3)将用物按铺床操作的顺序放于椅上。

(4)翻床垫,自床尾翻向床头或反之,上缘紧靠床头。床褥铺于床垫上。

(5)铺大单,取折叠好的大单放于床褥上,使中线与床的中线对齐,并展开拉平,先铺床头后铺床尾。①铺床头:一手托起床头的床垫,一手伸过床的中线将大单塞于床垫下,将大单边缘向上提起呈等边三角形,下半三角平整塞于床垫下,再将上半三角翻下塞于床垫下。②铺床尾:至床尾拉紧大单,一手托起床垫,一手握住大单,同法铺好床角。③铺中段:沿床沿边拉紧大单中部边沿,然后,双手掌心向上,将大单塞于床垫下。④至对侧:同法铺大单。

(6)套被套。①S形式套被套法(图3-1):被套正面向外使被套中线与床中线对齐,平铺于床上,开口端的被套上层倒转向上约1/3。棉胎或毛毯竖向三折,再按S形横向三折。将折好的棉胎置于被套开口处,底边与被套开口边平齐。拉棉胎上边至被套封口处,并将竖折的棉胎两边展开与被套平齐(先近侧后对侧)。盖被上缘距床头15 cm,至床尾逐层拉平盖被,系好带子。边缘向内折叠与床沿平齐,尾端掖于床垫下。同上法将另一侧盖被理好。②卷筒式套被套法(图3-2):被套正面向内平铺于床上,开口端向床尾,棉胎或毛毯平铺在被套上,上缘与被套封口边齐,将棉胎与被套上层一并由床尾卷至床头(也可由床头卷向床尾),自开口处翻转,拉平各层,系带,余同S形式。

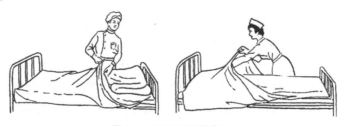

图 3-1　S形式套被套法

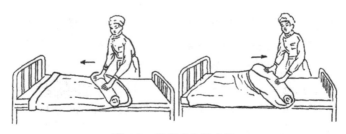

图 3-2　卷筒式套被套法

(7)套枕套,于椅上套枕套,使四角充实,系带子,平放于床头,开口背门。

(8)移回桌椅,检查床单,保持整洁。

2.被单法

(1)移开床旁桌、椅,翻转床垫、铺大单,同被套法。

(2)将反折的大单(衬单)铺于床上,上端反折10 cm,与床头齐,床尾按铺大单法铺好。

(3)棉胎或毛毯平铺于衬单上,上端距床头15 cm,将床头衬单反折于棉胎或毛毯上,床尾同大单铺法。

(4)铺罩单,正面向上对准床中线,上端与床头齐,床尾处则折成斜45°,沿床边垂下。转至对侧,先后将衬单、棉胎及罩单同上法铺好。

(5)余同被套法。

(四)注意事项

(1)铺床前先了解病室情况,若患者进餐或做无菌治疗时暂不铺床。

(2)铺床前要检查床各部分有无损坏,若有则修理后再用。

(3)操作中要使身体靠近床边,上身保持直立,两腿前后分开稍屈膝以扩大支持面增加身体稳定性,既省力又能适应不同方向操作。同时手和臂的动作要协调配合,尽量用连续动作,以节省体力消耗,并缩短铺床时间。

(4)铺床后应整理床单及周围环境,以保持病室整齐。

二、暂空床

(一)目的

铺暂空床供新入院的患者或暂离床活动的患者使用,保持病室整洁美观。

(二)用物准备

同备用床,必要时备橡胶中单、中单。

(三)操作方法

(1)将备用床的盖被四折叠于床尾。若被单式,在床头将罩单向下包过棉胎上端,再翻上衬单做 25 cm 的反折,包在棉胎及罩单外面。然后将罩单、棉胎、衬单一并四折,叠于床尾。

(2)根据病情需要铺橡胶中单、中单。中单上缘距床头 50 cm,中线与床中线对齐,床沿的下垂部分一并塞床垫下。至对侧同上法铺好。

三、麻醉床

(一)目的

(1)铺麻醉床便于接受和护理手术后患者。

(2)使患者安全、舒适和预防并发症。

(3)防止被褥被污染,并便于更换。

(二)用物准备

1.被服类

同备用床,另加橡胶中单、中单两条。弯盘、纱布数块、血压计、听诊器、护理记录单、笔。根据手术情况备麻醉护理盘或急救车上备麻醉护理用物。

2.麻醉护理盘用物

治疗巾内置张口器、压舌板、舌钳、牙垫、通气导管、治疗碗、镊子、输氧导管、吸痰导管、纱布数块。治疗巾外放电筒、胶布等。必要时备输液架、吸痰器、氧气筒、胃肠减压器等。天冷时无空调设备应备热水袋及布套各 2 只、毯子。

(三)操作方法

(1)拆去原有枕套、被套、大单等。

(2)按使用顺序备齐用物至床边,放于床尾。

(3)移开床旁桌椅等同备用床。

(4)同暂空床铺好一侧大单、中段橡胶中单、中单及上段橡胶中单、中单,上段中单与床头齐。转至对侧,按上法铺大单、橡胶中单、中单。

(5)铺盖被。①被套式:盖被头端两侧同备用床,尾端系带后向内或向上折叠与床尾齐,将向门口一侧的盖被三折叠于对侧床边。②被单式：头端铺法同暂空床，下端向上反折和床尾齐，两侧边缘向上反折同床沿齐，然后将盖被折叠于一侧床边。

（6）套枕套后将枕头横立于床头，以防患者躁动时头部碰撞床栏而受伤（图3-3）。

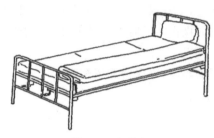

图3-3 麻醉床

（7）移回床旁桌，椅子放于接受患者对侧床尾。

（8）麻醉护理盘置于床旁桌上，其他用物放于妥善处。

（四）注意事项

（1）铺麻醉床时，必须更换各类清洁被服。

（2）床头一块橡胶中单、中单可根据病情和手术部位需要铺于床头或床尾。若下肢手术者将床单铺于床尾，头胸部手术者铺于床头。全麻手术者为防止呕吐物污染床单则铺于床头。一般手术者，只铺床中部中单即可。

（3）患者的盖被根据医院条件增减。冬季必要时可置热水袋两只加布套，分别放于床中部及床尾的盖被内。

（4）输液架、胃肠减压器等物放于妥善处。

四、卧有患者床

（一）扫床法

1.目的

（1）使病床平整无皱褶，患者睡卧舒适，保持病室整洁美观。

（2）随扫床操作协助患者变换卧位，又可预防压疮及坠积性肺炎。

2.用物准备

护理车上置浸有消毒液的半湿扫床巾的盆，扫床巾每床一块。

3.操作方法

（1）备齐用物，推护理车至患者床旁，向患者解释，以取得合作。

（2）移开床旁桌椅，半卧位患者，若病情许可，暂将床头、床尾支架放平，以便操作。若床垫已下滑，须上移与床头齐。

（3）松开床尾盖被，助患者翻身侧卧背向护士，枕头随患者翻身移向对侧。松开近侧各层被单，取扫床巾分别扫净中单、橡胶中单后搭在患者身上。然后自床头至床尾扫净大单上碎屑，注意枕下及患者身下部分各层应彻底扫净，最后将各单逐层拉平铺好。

（4）助患者翻身侧卧于扫净一侧，枕头也随之移向近侧。转至对侧，以上法逐层扫净拉平铺好。

（5）助患者平卧，整理盖被，将棉胎与被套拉平，掖成被筒，为患者盖好。

（6）取出枕头，揉松，放于患者头下，支起床上支架。

（7）移回床旁桌椅，整理床单位，保持病室整洁美观，向患者致谢意。

（8）清理用物，归回原处。

（二）更换床单法

1.目的

（1）使病床平整无皱褶，患者睡卧舒适，保持病室整洁美观。

（2）随扫床操作协助患者变换卧位，又可预防压疮及坠积性肺炎。

2.用物准备

清洁的大单、中单、被套、枕套，需要时备患者衣裤。护理车上置浸有消毒液的半湿扫床巾的盆，扫床巾每床一块。

3.操作方法

（1）适用于卧床不起，病情允许翻身者（图3-4）。①备齐用物推护理车至患者床旁，向患者解释，以取得合作。移开床旁桌椅，半卧位患者，若病情许可，暂将床头、床尾支架放平，以便操作。若床垫已下滑，须上移与床头齐。清洁的被服按更换顺序放于床尾椅上。②松开床尾盖被，助患者侧卧，背向护士，枕头随之移向对侧。③松开近侧各单，将中单卷入患者身下，用扫床巾扫净橡胶中单上的碎屑，搭在患者身上再将大单卷入患者身下，扫净床上碎屑。④取清洁大单，使中线与床中线对齐。将对侧半幅卷紧塞于患者身近侧，半幅自床头、床尾、中部先后展平拉紧铺好，放下橡胶中单，铺上中单（另一半卷紧塞于患者身下），两层一并塞入床垫下铺平。移枕头并助患者翻身面向护士。转至对侧，松开各单，将中单卷至床尾大单上，扫净橡胶中单上的碎屑后搭于患者身上，然后将污大单从床头卷至床尾与污中单一并丢入护理车污衣袋或护理车下层。⑤扫净床上碎屑，依次将清洁大单、橡胶中单、中单逐层拉平，同上法铺好。助患者平卧。⑥解开污被套尾端带子，取出棉胎盖在污被套上，并展平。将清洁被套铺于棉胎上（反面在外），两手伸入清洁被套内，抓住棉胎上端两角，翻转清洁被套，整理床头棉被，一手抓棉被下端，一手将清洁被套往下拉平，同时顺手将污棉套撤出放入护理车污衣袋或护理车下层。棉被上端可压在枕下或请患者抓住，然后至床尾逐层拉平后系好带子，掖成被筒为患者盖好。⑦一手托起头颈部，一手迅速取出枕头，更换枕套，助患者枕好枕头。⑧清理用物，归回原处。

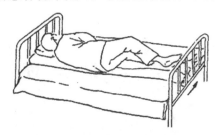

图3-4　卧有允许翻身患者床换床单法

（2）适用于病情不允许翻身的侧卧患者（图3-5）。①备齐用物推护理车至患者床旁，向患者解释，以取得合作。移开床旁桌椅，半卧位患者，若病情许可，暂将床头、床尾支架放平，以便操作。若床垫已下滑，需上移与床头齐。清洁的被服按更换顺序放于床尾椅上。②2人操作。一人一手托起患者头颈部，另一人一手迅速取出枕头，放于床尾椅上。松开床尾盖被，大单、中单及橡胶中单。从床头将大单横卷成筒式至肩部。③将清洁大单横卷成筒式铺于床头，大单中线与床中线对齐,铺好床头大单。一人抬起患者上半身(骨科患者可利用牵引架上拉手,自己抬起身躯),将污大单、橡胶中单、中单一起从床头卷至患者臀下,同时另一人将清洁大单也随着污单拉至臀部。④放下上半身,一人托起臀部,一人迅速撤出污单,同时将清洁大单拉至床尾,橡胶中单放在床尾椅背上,污单丢入护理车污衣袋或护理车下层,展平大单铺好。⑤一人套枕套为患者枕好。一人备橡胶中单、中单,并先铺好一侧,余半幅塞患者身下至对侧,另一人展平铺好。⑥更换被套、枕套同方法一,两人合作更换。

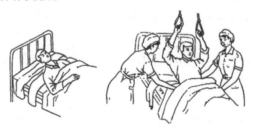

图 3-5　卧有不允许翻身患者床换床单法

(3)盖被为被单式更换衬单和罩单的方法:①将床头污衬单反折部分翻至被下,取下污罩单丢入污衣袋或护理车下层。②铺大单(衬单)于棉胎上,反面向上,上端反折 10 cm,与床头齐。③将棉胎在衬单下由床尾退出,铺于衬单上,上端距床头 15 cm。④铺罩单,正面向上,对准中线,上端和床头齐。⑤在床头将罩单向下包过棉胎上端,再翻上衬单做 25 cm 的反折,包在棉胎和罩单的外面。⑥盖被上缘压于枕下或请患者抓住,在床尾撤出衬单,并逐层拉平铺好床尾,注意松紧,以防压迫足趾。

4.注意事项

(1)更换床单或扫床前,应先评估患者及病室环境是否适宜操作。需要时应关闭门窗。

(2)更换床单时注意保暖,动作敏捷,勿过多翻动和暴露患者,以免患者过劳和受凉。

(3)操作时要随时注意观察病情。

(4)患者若有输液管或引流管,更换床单时可从无管一侧开始,操作较为方便。

(5)撤下的污单切勿丢在地上或他人床上。

(王桂芳)

第二节　清　洁　护　理

清洁是患者的基本需求之一,是维持和获得健康的重要保证。清洁可以清除微生物及污垢,防止细菌繁殖,促进血液循环,有利于体内废物排泄,同时清洁使人感到愉快、舒适。

一、口腔护理

口腔护理的目的有以下几方面。

(1)保持口腔的清洁、湿润,使患者舒适,预防口腔感染等并发症。

(2)防止口臭、口垢,促进食欲,保持口腔的正常功能。

(3)观察口腔黏膜和舌苔的变化、特殊的口腔气味,可提供病情的动态信息,如肝功能不全患者出现肝臭,常是肝昏迷的先兆。

常用的漱口液有生理盐水、朵贝尔溶液(复方硼酸溶液)、1%～3%过氧化氢溶液、2%～3%硼酸溶液、1%～4%碳酸氢钠溶液、0.02%呋喃西林溶液、0.1%醋酸溶液。

(一)协助口腔冲洗

1.目的

协助口腔手术后使用固定器,或对有口腔病变的患者清洁口腔。

2.用物准备

治疗碗、治疗巾、弯盘、生理盐水、朵贝尔溶液、口镜、抽吸设备、压舌板、手电筒、20 mL空针及冲洗针头。

3.操作步骤

(1)洗手。

(2)准备用物携至患者床旁。

(3)向患者解释。协助患者采取半坐位式,并于胸前铺治疗巾及放置弯盘。①装生理盐水及朵贝尔溶液于溶液盘内,并接上,用20 mL注射器抽吸并连接针头。②协助医师冲洗。③冲洗毕,擦干患者嘴巴。④整理用物后洗手。⑤记录。

4.注意事项

为了避免冲洗中弄湿患者,必要时给予手电筒照光,冲洗时须特别注意齿缝、前庭外,若有舌苔,可用压舌板外包纱布予以机械性刮除,冲洗中予以持续性的低压抽吸,必要时协助更换湿衣服。

(二)特殊口腔冲洗

1.用物准备

(1)治疗盘:治疗碗(内盛含有漱口液的棉球12～16个,棉球湿度以不能挤出液体为宜;弯血管钳、镊子)、压舌板、弯盘、吸水管、杯子、治疗巾、手电筒,需要时备张口器。

(2)外用药:按需准备,如液状石蜡、冰硼散、西瓜霜、金霉素甘油、制霉菌素甘油等,酌情使用。

2.操作步骤

(1)将用物携至床旁,向患者解释以取得合作。

(2)协助患者侧卧,面向护士,取治疗巾,围于颌下,置弯盘于口角边。

(3)先湿润口唇、口角,观察口腔黏膜有无出血、溃疡等现象。对长期应用抗生素、激素者应注意观察有无真菌感染。有活动义齿者,应取下,一般先取上面义齿,后取下面义齿,并放置容器内,用冷开水冲洗刷净,待患者漱口后戴上或浸入清水中备用(昏迷患者的义齿应浸于清水中保存)。浸义齿的清水应每天更换。义齿不可浸在乙醇或热水中,以免变色、变形和老化。

(4)协助患者用温开水漱口后,嘱患者咬合上下齿,用压舌板轻轻撑开一侧颊部,以弯血管钳夹有漱口液的棉球由内向门齿纵向擦洗。同法擦洗对侧。

(5)嘱患者张口,依次擦洗一侧牙齿内侧面、上颌面、下内侧面、下颌面,再弧形擦洗一侧颊部。同法擦洗另一侧。洗舌面及硬腭部(勿触及咽部,以免引起恶心)。

(6)擦洗完毕,帮助患者用洗水管以漱口水漱口,漱口后用治疗巾拭去患者口角处水。

(7)口腔黏膜如有溃疡,酌情涂药于溃疡处。口唇干裂可涂擦液状石蜡。

(8)撤去治疗巾,清理用物,整理床单。

3.注意事项

(1)擦洗时动作要轻,特别是对凝血功能差的患者要防止碰伤黏膜及牙龈。

(2)昏迷患者禁忌漱口,需用张口器时,应从臼齿放入(牙关紧闭者不可用暴力张口),擦洗时须用血管钳夹紧棉球,每次一个,防止棉球遗留在口腔内,棉球蘸漱口水不可过湿,以防患者将溶液吸入呼吸道。

(3)传染病患者的用物按隔离消毒原则处理。

二、头发护理

(一)床上梳发

1.目的

梳发、按摩头皮,可促进血液循环,除去污垢和脱落的头发、头屑,使患者清洁舒适和美观。

2.用物准备

治疗巾、梳子、30%乙醇溶液、纸袋(放脱落头发)。

3.操作步骤

(1)铺治疗巾于枕头上,协助患者把头转向一侧。

(2)将头发从中间梳向两边,左手握住一股头发,由发梢逐渐梳到发根。长发或遇有打结时,可将头发绕在示指上慢慢梳理。避免强行梳拉,造成患者疼痛。如头发纠集成团,可用30%乙醇湿润后,再小心梳理,同法梳理另一边。

(3)长发酌情编辫或扎成束,发型尽可能符合患者所好。

(4)将脱落头发置于纸袋中,撤下治疗巾。

(5)整理床单,清理用物。

(二)床上洗发(橡胶马蹄形垫法)

1.目的

同床上梳发、预防头虱及头皮感染。

2.用物准备

治疗车上备一只橡胶马蹄形垫,治疗盘内放小橡胶单,大、中毛巾各一条,眼罩或纱布,别针,棉球两只(以不吸水棉花为宜),纸袋,洗发液或肥皂,梳子,小镜子,护肤霜,水壶内盛 40~45 ℃热水,水桶(接污水)。必要时备电吹风。

3.操作步骤

(1)备齐用物携至床旁,向患者解释,以取得合作,根据季节关窗或开窗,室温以 24 ℃ 为宜。按需要给予便盆。移开床旁桌椅。

(2)垫小橡胶单及大毛巾于枕上,松开患者衣领向内反折,将中毛巾围于颈部,以别针固定。

(3)协助患者斜角仰卧,移枕于肩下,患者屈膝,可垫膝枕于两膝下,使患者体位安全舒适。

(4)置马蹄形垫垫于患者后颈部,使患者颈部枕于突起处,头在槽中,槽形下部接污水桶。

(5)用棉球塞两耳,用眼罩或纱布遮盖双眼或嘱患者闭上眼。

(6)洗发时先用两手掬少许水于患者头部试温,询问患者感觉,以确定水温是否合适;然后用水壶倒热水充分湿润头发,倒洗发液于手掌上,涂遍头发,用指尖揉搓头皮和头发。用力要适中,揉搓方向由发际向头顶部,使用梳子除去落发,置于纸袋中,用热水冲洗头发,直到冲净为止。观察患者的一般情况,注意保暖,洗发完毕,解下颈部毛巾,包住头发,一手托头,一手撤去橡胶马蹄垫。除去耳内棉球及眼罩,用患者自备的毛巾擦干脸部,酌情使用护肤霜。

(7)帮助患者卧于床正中,将枕、橡胶单、浴巾一起自肩下移至头部,用包头的毛巾揉搓头发,再用大毛巾擦干或电吹风吹干。梳理成患者习惯的发型,撤去上述用物。

(8)整理床单,清理用物。

4.注意事项

(1)要随时观察患者的病情变化,如脉搏、呼吸、血压有异常时应立即停止操作。

(2)注意室温和水温,及时擦干头发,防止患者受凉。

(3)防止水流入眼及耳内,避免沾湿衣服和床单。

(4)衰弱患者不宜洗发。

三、皮肤清洁与护理

(一)床上擦浴

1.用物准备

治疗车上备:面盆两只、水桶两只(一桶盛热水,水温在 50～52 ℃,并按年龄、季节、习惯,增减水温,另一桶接污水)、治疗盘(内置小毛巾两条、大毛巾、浴皂、梳子、小剪刀、50%乙醇、爽身粉)、清洁衣裤、被服。另备便盆、便盆布和屏风。

2.操作步骤

(1)推治疗车至床边,向患者解释,以取得合作。

(2)将用物放在便于操作处,关好门窗调节室温,用屏风或拉布遮挡患者,按需给予便盆。

(3)将脸盆放于床边桌上,倒入热水 2/3 满,测试水温。根据病情放平床头及床尾支架,松开床尾盖被。

(4)将微湿小毛巾包在右手上,为患者洗脸及颈部,左手扶患者头顶部,先擦眼,然后像写"3"字样,依次擦洗一侧额部、颊部、鼻翼部、人中、耳后下颌,直至颈部。另一侧同法。用较干毛巾依次擦洗一遍,注意擦净耳郭,耳后及颈部皮肤。

(5)为患者脱下衣服,在擦洗部位下面铺上浴巾,按顺序擦洗两上肢、胸腹部。协助患者侧卧,背向护士依次擦洗后颈部、背臀部,为患者换上清洁裤子。擦洗中,根据情况更换热水,注意擦净腋窝及腹股沟等处。

(6)擦洗的方法为先用涂肥皂的小毛巾擦洗,再用湿毛巾擦去皂液,清洗毛巾后再擦洗,最后用浴巾边按摩边擦干。动作要敏捷,为取得按摩效果,可适当用力。

(7)擦洗过程中,如患者出现寒战、面色苍白等病情变化时,应立即停止擦浴,给予适当的处理,同时注意观察皮肤有无异常。擦洗完毕,可在骨突处用 50%乙醇做按摩,扑上爽身粉。

(8)整理床单,必要时梳发、剪指甲及更换床单。

(9)如有特殊情况,需做记录。

3.注意事项

护士操作时,要站在擦浴的一边,擦洗完一边后再转至另一边。站立时两脚要分开,重心应在身体中央或稍低处,拿水盆时,盆要靠近身边,减少体力消耗。操作时要体贴患者,保护患者自尊,动作要敏捷、轻柔,减少翻动和暴露,防止受凉。

(二)压疮的预防及护理

压疮是指机体局部组织由于长期受压,血液循环障碍,造成组织缺氧、缺血、营养不良而致的溃烂和坏死。导致活动受限的因素一般都会增加压疮的发生。常见的因素有压力、剪力、摩擦力、潮湿等。好发部位为枕部、耳郭、肩胛部、肘部、骶尾部、髋部、膝关节内外侧、外踝、足跟。

1.预防措施

预防压疮在于消除其发生的原因。因此,要求做到勤翻身、勤按摩、勤整理、勤更换。交班时要严格细致地交接局部皮肤情况及护理措施。

(1)避免局部长期受压:①鼓励和协助卧床患者经常更换卧位,使骨骼突出部位交替地受压,翻身间隔时间应根据病情及局部受压情况而定。一般2小时翻身1次,必要时1小时翻身1次,建立床头翻身记录卡。②保护骨隆突处和支持身体空隙处,将患者体位安置妥当后,可在身体空隙处垫软枕、海绵垫。需要时可垫海绵垫、气垫褥、水褥等,使支持体重的面积宽而均匀,使作用于患者身上的正压及作用力分布在一个较大的面积上,从而降低在隆突部位皮肤上所受的压强。③对使用石膏、夹板、牵引的患者,衬垫应平整、松软适度,尤其要注意骨骼突起部位的衬垫,要仔细观察局部皮肤和肢端皮肤颜色改变的情况,认真听取患者反映,适当给予调节,如发现石膏绷带凹凸不平,应立即报告医师,及时纠正。

(2)避免潮湿、摩擦及排泄物的刺激:①保持皮肤清洁、干燥。大小便失禁、出汗及分泌物多的患者应及时擦干,以保护皮肤免受刺激,床铺要经常保持清洁、干燥、平整无碎屑,被服污染要随时更换。不可让患者直接卧于橡胶单上。小儿要勤换尿布;②不可使用破损的便盆,以防擦伤皮肤。

(3)增进局部血液循环:对易发生压疮的患者,要常检查,用温水擦澡、擦背或用湿毛巾行局部按摩。

手法按摩。①全背按摩:协助患者俯卧或侧卧,露出背部,先以热水进行擦洗,再以两手或一手沾上少许50%乙醇按摩。按摩者斜站在患者右侧,左腿弯曲在前,右腿伸直在后,从患者骶尾部开始,沿脊柱两侧边缘向上按摩(力量要能够刺激肌肉组织)至肩部时用环状动作。按摩后,手再轻轻滑至尾骨处。此时,左腿伸直,右腿弯曲,如此有节奏地按摩数次,再用拇指指腹由骶尾部开始沿脊柱按摩至第7颈椎。②受压处局部按摩:沾少许50%乙醇,以手掌大、小鱼际紧贴皮肤,压力均匀向心方向按摩,由轻至重,由重至轻,每次3~5分钟。

电动按摩器按摩:电动按摩器是依靠电磁作用,引导治疗器头震动,以代替各种手法按摩。操作者持按摩器根据不同部位选择合适的按摩头,紧贴皮肤,进行按摩。

(4)增进营养的摄入:营养不良是导致压疮的内因之一,又可影响压疮的愈合。蛋白质是身体修补组织所必需的物质,维生素也可促进伤口愈合,因此在病情允许时可给予高蛋白、高维生素膳食,以增进机体抵抗力和组织修复能力。此外,适当补充矿物质,可促进慢性溃疡的愈合。

2.压疮的分期及护理

(1)淤血红润期:为压疮初期,局部皮肤受压或受到潮湿刺激后,开始出现红、肿、热、麻木或有触痛。此期要及时除去致病原因,加强预防措施,如增加翻身次数以及防止局部继续受压、受潮。

(2)炎性浸润期:红肿部位如果继续受压,血液循环仍得不到改善,静脉回流受阻,局部静脉淤血,受压表面呈紫红色,皮下产生硬结,表面有水疱形成。对未破小水泡要减少摩擦,防破裂感染,让其自行吸收,大水疱用无菌注射器抽出泡内液体,涂以消毒液,用无菌敷料包扎。

(3)溃疡期:静脉血液回流受到严重障碍,局部淤血致血栓形成,组织缺血缺氧。轻者,浅层组织感染,脓液流出,溃疡形成;重者,坏死组织发黑,脓性分泌物增多,有臭味,感染向周围及深部扩展,可达骨骼,甚至可引起败血症。

四、会阴部清洁卫生的实施

(一)目的

保持清洁,清除异味,预防或减轻感染、增进舒适、促进伤口愈合。

(二)用物准备

便盆、屏风、橡胶单、中单、清洁棉球、大量杯、镊子、浴巾、毛巾、水壶(内盛 50～52 ℃的温水)、清洁剂或呋喃西林棉球。

(三)操作方法

1.男患者会阴的护理

(1)携用物至患者床旁,核对后解释。

(2)患者取仰卧位,为遮挡患者可将浴巾折成扇形盖在患者的会阴部及腿部。

(3)带上清洁手套,一手提起阴茎,一手取毛巾或用呋喃西林棉球擦洗阴茎头部、下部和阴囊。擦洗肛门时,患者可取侧卧位,护士一手将臀部分开,一手用浴巾将肛门擦洗干净。

(4)为患者穿好衣裤,根据情况更换衣、裤、床单。整理床单,患者取舒适卧位。

(5)整理用物,清洁整齐,记录。

2.女患者会阴部护理

(1)携用物至患者床旁,核对后解释。

(2)患者取仰卧位,为遮挡患者可将浴巾折成扇形盖在患者的会阴部及腿部。

(3)先将橡胶单及中单置于患者臀下,再置便盆于患者臀下。

(4)护士一手持装有温水的大量杯,一手持夹有棉球的大镊子,边冲水边用棉球擦洗。

(5)冲洗后擦干各部位。撤去便盆及橡胶单和中单。

(6)为患者穿好衣裤,根据情况更换衣、裤、床单。整理床单,患者取舒适卧位。

(7)整理用物,清洁整齐,记录。

(四)注意事项

(1)操作前应向患者说明目的,以取得患者的合作。

(2)在执行操作的原则上,尽可能尊重患者习惯。

(3)注意遮挡患者,保护患者隐私。

(4)冲洗时从上至下。

(5)操作完毕应及时记录所观察到的情况。

(赵利利)

第三节 血压的测量

一、正常血压及生理性变化

(一)正常血压

血压是指血液在血管内流动时对血管壁的侧压力。一般指动脉血压,如无特别注明均指肱动脉的血压。

当心脏收缩时,主动脉压急剧升高,至收缩中期达最高值,此时的动脉血压称收缩压。当心室舒张时,主动脉压下降,至心舒末期达动脉血压的最低值,此时的动脉血压称舒张压。血压的计量单位,过去多用 mmHg(毫米汞柱),后改用国际统一单位 kPa(千帕)。目前仍用 mmHg(毫米汞柱)。以下为两者换算公式。

$$1\ kPa = 7.5\ mmHg$$
$$1\ mmHg = 0.133\ kPa$$

在安静状态下,正常成人的血压范围为(12.0~18.5)/(8.0~11.9) kPa[(90~139)/(60~89) mmHg],脉压为 4.0~5.3 kPa(30~40 mmHg)。

(二)生理性变化

在各种生理情况下,动脉血压可发生各种变化,影响血压的生理因素有以下几点。

1.年龄

随着年龄的增长血压逐渐升高,以收缩压升高较明显。以下为儿童血压的计算公式。

$$收缩压(mmHg) = 80 + 年龄 \times 2$$
$$舒张压 = 收缩压 \times 2/3$$

2.性别

青春期前的男女血压差别不明显。成年男子的血压比女性高 0.7 kPa(5 mmHg);绝经期后的女性血压又逐渐升高,与男性差不多。

3.昼夜和睡眠

血压在上午 8~10 时达全天最高峰,之后逐渐降低;午饭后又逐渐升高,下午 16~18 时出现全天次高值,然后又逐渐降低;至入睡后 2 小时,血压降至全天最低值;早晨醒来又迅速升高。睡眠欠佳时,血压稍升高。

4.环境

寒冷时血管收缩,血压升高;气温高时血管扩张,血压下降。

5.部位

一般右上肢血压常高于左上肢,下肢血压高于上肢。

6.情绪

紧张、恐惧、兴奋及疼痛均可引起血压升高。

7.体重

正常人发生高血压的危险性与体重增加成正比。

8.其他

吸烟、劳累、饮酒、药物等都对血压有一定的影响。

二、异常血压的观察

(一)高血压

目前基本上采用世界卫生组织(WHO)和国际高血压联盟(ISH)高血压治疗指南的高血压定义:在未服抗高血压药的情况下,成人收缩压≥18.7 kPa(140 mmHg)和/或舒张压≥12.0 kPa(90 mmHg)。95%的患者为病因不明的原发性高血压,多见于动脉硬化、肾炎、颅内压增高等,最易受损的部位是心、脑、肾、视网膜。

(二)低血压

一般认为血压低于正常范围且有明显的血容量不足表现如脉搏细速、心悸、头晕等,即可诊断为低血压。常见于休克、大出血等。

(三)脉压异常

脉压增大多见于主动脉瓣关闭不全、主动脉硬化等;脉压减小多见于心包积液、缩窄性心包炎等。

三、血压的测量

(一)血压计的种类和构造

1.水银血压计

分立式和台式两种,其基本结构都包括输气球、调节空气的阀门、袖带、能充水银的玻璃管、水银槽几部分。袖带的长度和宽度应符合标准:宽度比被测肢体的直径宽20%,长度应能包绕整个肢体。能充水银的玻璃管上标有刻度,范围为0～40.0 kPa(0～300 mmHg),每小格表示0.3 kPa(2 mmHg);玻璃管上端和大气相通,下端和水银槽相通。当输气球送入空气后,水银由玻璃管底部上升,水银柱顶端的中央凸起可指出压力的刻度。水银血压计测得的数值相当准确。

2.弹簧表式血压计

由一袖带与有刻度2.7～4.0 kPa(20～30 mmHg)的圆盘表相连而成,表上的指针指示压力。此种血压计携带方便,但欠准确。

3.电子血压计

袖带内有一换能器,可将信号经数字处理,在显示屏上直接显示收缩压、舒张压和脉搏的数值。此种血压计操作方便,清晰直观,不需听诊器,使用方便、简单,但欠准确。

(二)测血压的方法

1.目的

通过测量血压,了解循环系统的功能状况,为诊断、治疗提供依据。

2.准备

听诊器、血压计、记录纸、笔。

3.操作步骤

(1)测量前,让患者休息片刻,以消除活动或紧张因素对血压的影响。检查血压计,如袖带的宽窄是否适合患者,玻璃管有无裂缝,橡胶管和输气球是否漏气等。

(2)向患者解释,以取得合作。患者取坐位或仰卧,被测肢体的肘臂伸直、掌心向上,肱动脉与心脏在同一水平。坐位时,肱动脉平第4软骨;卧位时,肱动脉平腋中线。如手臂低于心脏水平,血压会偏高,手臂高于心脏水平,血压会偏低。

(3)放平血压计于上臂旁,打开水银槽开关,将袖带平整地缠于上臂中部,袖带的松紧以能放入一指为宜,袖带下缘距肘窝2～3 cm。如测下肢血压,袖带下缘距腘窝3～5 cm,将听诊器胸件置于腘动脉搏动处,记录时注明下肢血压。

(4)戴上听诊器,关闭输气球气门,触及肱动脉搏动。将听诊器胸件放在肱动脉搏动最明显的地方,但勿塞入袖带内,以一手稍加固定。

(5)挤压输气球,打气至肱动脉搏动音消失,水银柱又升高2.7～4.0 kPa(20～30 mmHg)后,以每秒0.5 kPa(4 mmHg)左右的速度放气,使水银柱缓慢下降,视线与水银柱所指刻度平行。

(6)在听诊器中听到第一声动脉音时,水银柱所指刻度即为收缩压;当搏动音突然变弱或消失时,水银柱所指的刻度即为舒张压。当变音与消失音之间有差异时,或危重者应记录两个读数。

(7)测量后,驱尽袖带内的空气,解开袖带。安置患者于舒适卧位。

(8)血压计右倾45°,关闭气门,气球放在固定的位置,以免压碎玻璃管,关闭血压计盒盖。

(9)用分数式,即收缩压/舒张压记录测得的血压值,如14.7/9.3 kPa(110/70 mmHg)。

4.注意事项

(1)测血压前,要求安静休息20~30分钟,如运动、情绪激动、吸烟、进食等可导致血压偏高。

(2)血压计要定期检查和校正,以保证其准确性,切勿倒置或震动。

(3)打气不可过猛、过高,如水银柱里出现气泡,应调节或检修,不可带着气泡测量。

(4)如所测血压异常或血压搏动音听不清时,需重复测量。先将袖带内气体排尽,使水银柱降至"0",稍等片刻再行第二次测量。

(5)对偏瘫、一侧肢体外伤或手术后患者,应在健侧手臂上测量。

(6)排除影响血压值的外界因素,如袖带太窄、袖带过松、放气速度太慢测得的血压值偏高,反之则测得的血压值偏低。

(7)长期测血压应做到四定:定部位、定体位、定血压计、定时间。

(赵利利)

第四节 脉搏的测量

一、正常脉搏及生理性变化

(一)正常脉搏

随着心脏节律性收缩和舒张,动脉内的压力也发生周期性的波动,这种周期性的压力变化可引起动脉血管发生扩张与回缩的搏动,这种搏动在浅表的动脉可触摸到,临床简称为脉搏。正常人的脉搏节律均匀、规则,间隔时间相等,每搏强弱相同且有一定的弹性,每分钟搏动的次数为60~100次(即脉率)。脉搏通常与心率一致,是心率的指标。

(二)生理性变化

脉率受许多生理性因素影响而发生一定范围的波动。

1.年龄

一般新生儿、幼儿的脉率较成人快。

2.性别

同龄女性比男性快。

3.情绪

兴奋、恐惧、发怒时脉率增快,忧郁时则慢。

4.活动

一般人运动、进食后脉率会加快;休息、禁食则相反。

5.药物

兴奋剂可使脉搏增快,镇静剂、洋地黄类药物可使脉搏减慢。

二、异常脉搏的观察

(一)脉率异常

1.速脉

成人脉率在安静状态下高于 100 次/分,称为心动过速。见于高热、甲状腺功能亢进(由于代谢率增加而使脉率增快)、贫血或失血等患者。正常人可有窦性心动过速,为一过性的生理现象。

2.缓脉

成人脉率在安静状态下低于 60 次/分,称为心动过缓。颅内压升高、病态窦房结综合征、二度以上房室传导阻滞,或服用某些药物如地高辛、普尼拉明、利舍平、普萘洛尔等可出现缓脉。正常人可有生理性窦性心动过缓,多见于运动员。

(二)脉律异常

脉搏的搏动不规则,间隔时间时长时短,称为脉律异常。

1.间歇脉

在一系列正常均匀的脉搏中出现一次提前而较弱的脉搏,其后有一较正常延长的间歇(即代偿性间歇),称期前收缩。见于各种心脏病或洋地黄中毒的患者,正常人在过度疲劳、精神兴奋、体位改变时也偶尔出现间歇脉。

2.脉搏短绌

脉搏短绌是指同一单位时间内脉率少于心率。由于心肌收缩力强弱不等,有些心排血量少的搏动可发出心音,但不能引起周围血管搏动,导致脉率慢于心率。特点是脉律完全不规则,心率快慢不一、心音强弱不等。多见于心房颤动者。

(三)强弱异常

1.洪脉

当心排血量增加,血管充盈度和脉压较大时,脉搏强大有力,称洪脉。见于高热、甲状腺功能亢进、主动脉关闭不全等患者,运动后、情绪激动时也常触到洪脉。

2.细脉

当心排血量减少,动脉充盈度降低时,脉搏细弱无力,扪之如细丝,称细脉或丝脉。见于大出血、主动脉瓣狭窄和休克、全身衰竭的患者,是一种危险的脉象。

3.交替脉

交替脉指节律正常而强弱交替出现的脉搏,称为交替脉。交替脉是左心室衰竭的重要体征。常见于高血压性心脏病、急性心肌梗死、主动脉关闭不全等患者。

4.水冲脉

脉搏骤起骤落,有如洪水冲涌,故名水冲脉。主要见于主动脉关闭不全、动脉导管未闭、甲状腺功能亢进、严重贫血患者。检查方法是将患者前臂抬高过头,检查者用手紧握患者手腕掌面,可明显感知。

5.奇脉

在吸气时脉搏明显减弱或消失为奇脉。其产生主要与吸气时左心室的排血量减少有关。常见于心包腔积液、缩窄性心包炎等患者,是心脏压塞的重要体征之一。

(四)动脉壁异常

由于动脉壁弹性减弱,动脉变得迁曲不光滑,有条索感,如按在琴弦上,多见于动脉硬化的患者。

三、测量脉搏的技术

(一)部位

临床上常在浅在、靠近骨骼的动脉测量脉搏,最常用、最方便的是桡动脉,患者也乐于接受。其次为颞动脉、颈动脉、肱动脉、腘动脉、足背动脉、胫后动脉和股动脉等。如怀疑患者心搏骤停或休克时,应选择大动脉为诊脉点,如颈动脉、股动脉。

(二)测脉搏的方法

1.目的

通过测量脉搏,可间接了解心脏的情况,观察相关疾病发生、发展规律,为诊断、治疗提供依据。

2.准备

治疗盘内备带秒钟的表、笔、记录本及听诊器。

3.操作步骤

(1)洗手,戴口罩,备齐用物,携至床旁。

(2)核对患者,解释目的。

(3)协助患者取坐位或半坐卧位,手臂放在舒适位置,腕部伸展。

(4)以示指、中指、无名指的指端按在桡动脉表面,压力大小以能清楚地触及脉搏为宜,注意脉律、强弱、动脉壁的弹性。

(5)一般情况下测 30 秒,所测得的数值乘以 2,心脏病患者、脉率异常者、危重患者则应以 1 分钟记录。

(6)协助患者取舒适体位。

(7)将脉搏绘制在体温单上。

4.注意事项

(1)诊脉前患者应保持安静,剧烈运动后应休息 20 分钟后再测。

(2)偏瘫患者应选择健侧肢体测量。

(3)脉搏细、弱难以测量时,用听诊器测心率。

(4)脉搏短绌的患者,应由两人同时测量,一人听心率,另一人测脉率,由听心率者发出"开始"和"停止"的口令,计数 1 分钟,以分数式记录:心率/脉率。若心率 120 次,脉率 90 次,即应写成 120/90 次/分。

(赵利利)

第五节　肌　内　注　射

肌内注射法是将一定量药液注入肌肉组织内的方法。自肌内注射的药物可通过毛细血管壁到达血液内,吸收较完全而生效迅速。

一、目的

(1)不宜或不能做静脉注射,要求比皮下注射更迅速发生疗效时采用。

(2)用于注射刺激性较强或药量较大的药物。

二、准备

(一)操作者准备

穿戴整齐,修剪指甲,洗手,戴口罩。

(二)用物准备

皮肤消毒液、无菌棉签、2 mL 或 5 mL 注射器、按医嘱准备的药物、弯盘、医嘱本、手消毒液等。

(三)患者准备

了解注射的目的、方法及注意事项,能主动配合。

(四)环境准备

清洁、安静、光线适宜或有足够的照明。

三、操作程序

(1)查对,并向患者解释操作的目的和过程。

(2)协助患者取合适的体位,确定注射部位。如选用臀大肌肌内注射时,用"十字法"或"连线法"定位。①"十字法":从臀裂顶点向左或向右划一水平线,再从髂嵴最高点作一垂直线,将一侧臀部分为四个象限,外上象限避开内角为注射部位;②"连线法":髂前上棘与尾骨连线的外上1/3处为注射部位。

(3)取出无菌棉签,蘸取消毒液。

(4)常规分别消毒安瓿和注射部位皮肤。

(5)用无菌纱布包住安瓿的瓶颈及以上部分,折断安瓿。

(6)检查注射器包装,取出注射器,吸取药液,排尽空气,二次查对。

(7)左手的拇指和示指绷紧皮肤,右手持注射器并固定针栓,针头与皮肤垂直,用手臂带动腕部的力量,快速刺入肌肉(切勿将针头全部刺入),左手放松绷紧的皮肤,抽动活塞观察无回血后,固定针栓并缓慢推注药物。

(8)注射完毕,用无菌棉签轻压进针处,快速拔出针头,按压片刻。

(9)再次核对,观察患者有无不良反应。

(10)整理床单位,协助患者取舒适体位。

(11)清理用物,洗手,记录。

四、注意事项

(1)严格执行查对制度和无菌操作原则。

(2)两种药物同时注射时,应注意配伍禁忌。

(3)对 2 岁以下婴幼儿不宜选用臀大肌肌内注射,因其臀大肌尚未发育好,注射时有损伤坐骨神经的危险,最好选择臀中肌和臀小肌肌内注射。

（4）对需长期注射者,应交替更换注射部位,并选用细长针头,以避免或减少硬结的发生。

（5）注意职业防护,用后的针头及时放入锐器盒。

（王婷婷）

第六节　皮下注射

皮下注射法是将少量药液或生物制剂注入皮下组织的方法。常用的部位有上臂三角肌下缘、前臂外侧、腹部、后背和大腿外侧方。

一、目的

（1）注入小剂量药物,用于不宜口服给药而需在一定时间内发生药效时。

（2）局部麻醉用药。

（3）预防接种。

二、准备

（一）操作者准备
穿戴整齐,修剪指甲,洗手,戴口罩。

（二）用物准备
皮肤消毒液、无菌棉签、2 mL 注射器、按医嘱准备药液、医嘱本、弯盘、手消毒液等。

（三）患者准备
了解注射的目的、方法及注意事项,能主动配合。

（四）环境准备
清洁、安静、光线适宜或有足够的照明。

三、操作程序

（1）查对无误后,解释操作的目的和过程,选择注射部位。

（2）将安瓿尖端的药液弹至体部。

（3）按无菌操作法取出棉签,蘸取消毒液,常规消毒安瓿。

（4）常规消毒注射部位皮肤,待干。

（5）用无菌纱布包住安瓿瓶颈及以上部分,折断安瓿。

（6）检查注射器,取出并接好针头。

（7）抽吸药液,排尽空气,二次查对。

（8）左手绷紧注射部位皮肤,右手持注射器,示指固定针栓,使针头与皮肤呈 $30°\sim40°$ 角,迅速将针梗 $1/2\sim2/3$ 刺入皮下。

（9）固定针栓,左手抽吸活塞,如无回血即可缓慢推药。

（10）注射完毕,用棉签轻压在针刺处,迅速拔针,再次查对。

（11）处理用物,洗手、记录。

四、注意事项

(1)严格执行查对制度和无菌操作原则。

(2)对皮肤有刺激的药物一般不做皮下注射。

(3)对过度消瘦者,可捏起局部组织,适当减少穿刺角度。

(4)进针角度不宜超过45°,以免刺入肌层。

(5)注意职业防护,用后的针头及时放入锐器盒。

(李吉华)

第七节　皮　内　注　射

皮内注射法是将少量药液注入表皮和真皮之间的方法。

一、目的

(1)药物的皮肤敏感试验。

(2)预防接种。

(3)局部麻醉的起始步骤。

二、准备

(一)操作者准备

穿戴整齐,修剪指甲,洗手,戴口罩。

(二)用物准备

消毒溶液、无菌棉签、1 mL注射器、弯盘、注射用药液(过敏试验时需备急救药物和注射器)、医嘱本等。

(三)患者准备

了解注射的目的、方法及注意事项。

(四)环境准备

清洁、安静、光线适宜或有足够的照明。

三、操作程序

(1)严格执行查对制度和无菌操作原则,按医嘱抽吸药液。

(2)备齐用物,携至患者床旁,仔细查对患者的姓名、床号、药名、浓度、剂量、方法、时间并解释。如做药物过敏试验,应先询问患者有无过敏史。

(3)选择注射部位,药物过敏试验一般为前臂掌侧下段。

(4)用75%乙醇常规消毒皮肤,待干。

(5)二次查对,排尽注射器内空气。

(6)针尖斜面向上与皮肤呈5°角刺入皮内,推注药液0.1 mL,局部隆起呈皮丘,皮丘变白并显露毛孔,随即拔出针头。再次查对。

(7)若为药物过敏试验,应告知患者勿离开病室(或注射室),若有不适应立即告知医师。在20分钟后观察试验结果。

(8)帮助患者取舒适体位,清理用物。

(9)洗手,记录。

四、注意事项

(1)严格执行查对制度和无菌操作原则。

(2)药物过敏试验前,应询问患者的用药史、过敏史及家族史,如患者对需要注射的药物有过敏史,应及时与医师联系,更换其他药物。

(3)药物过敏试验消毒皮肤时忌用碘伏,以免影响对局部反应的观察。

(4)在药物过敏试验前,皮试液应现配现用,剂量准确,同时应备好急救药品,以防发生意外。

(5)进针角度为针尖斜面全部进入皮内为宜,进针角度过大易将药液注入皮下,影响结果的观察和判断。

(6)药物过敏试验结果为阳性,应告知医师、患者和家属,并记录在病历上。

(赵丛丛)

第八节 静 脉 输 液

一、准备

(一)仪表

着装整洁,佩戴胸牌,洗手,戴口罩。

(二)用物

注射盘内放干棉球缸、一次性输液器、网套、止血带、橡皮小枕及一次性垫巾、弯盘、0.75%碘伏、棉签、胶布、启盖器、药液瓶外贴输液标签(上写患者姓名、床号、输液药品、剂量、用法、日期、时间、输液架)。

二、操作步骤

(1)根据医嘱备齐用物,携至床旁查对床号、姓名、剂量、用法、时间、药液瓶和面貌,并摇动药瓶对光检查。

(2)做好解释工作,询问大小便,备胶布。

(3)开启铝盖中心部分(如备物时加完药可省去)套网套,消毒瓶塞中心及瓶颈,挂于输液架上,检查输液器并打开,插入瓶塞至针头根部。

(4)排气,排液3~5 mL至弯盘内。

(5)选择血管,置小枕及垫巾,扎止血带、消毒皮肤,待干。

(6)再次查对床号、姓名、剂量、用法、时间、药液瓶。

(7)再次检查空气是否排尽,夹紧,穿刺时左手绷紧皮肤并用拇指固定静脉,见回血,松止血带及螺旋夹。

(8)胶布固定,干棉球遮盖针眼,调节滴速,开始15分钟应慢,无异常可调节至正常速度。

(9)交代注意事项,整理床及用物。

(10)爱护体贴患者,协助卧舒适体位。

(11)洗手、消毒用物。

三、临床应用

(一)静脉输液注意事项

(1)严格执行无菌操作和查对制度。

(2)根据病情需要,有计划地安排轮流顺序,如需加入药物,应合理安排,以尽快达到输液目的,注意配伍禁忌。

(3)需长期输液者,要注意保护和合理使用静脉,一般从远端小静脉开始。

(4)输液前应排尽输液管及针头内空气,药液滴尽前要按需及时更换溶液瓶或拔针,严防造成空气栓塞。

(5)输液过程中应加强巡视,耐心听取患者的主诉,严密观察注射部位皮肤有无肿胀,针头有无脱出,阻塞或移位,针头和输液器衔接是否紧密,输液管有无扭曲受压,输液滴速是否适宜及输液瓶内溶液量等,及时记录在输液卡或护理记录单上。

(6)需24小时连续输液者,应每天更换输液器。

(7)颈外静脉穿刺置管,如硅胶管内有回血,须及时用稀释肝素溶液冲注,以免硅胶管被血块堵塞;如遇输液不畅,须注意是否存在硅胶管弯曲或滑出血管外等情况。

(二)常见输液反应及防治

1.发热反应

(1)减慢滴注速度或停止输液,及时与医师联系。

(2)对症处理,寒战时适当增加盖被或用热水袋保暖,高热时给予物理降温。

(3)按医嘱给抗过敏药物或激素治疗。

(4)保留余液和输液器,必要时送检验室做细菌培养。

(5)严格检查药液质量、输液用具的包装及灭菌有效期等,防止致热物质进入体内。

2.循环负荷过重(肺水肿)

(1)立即停止输液,及时与医师联系,积极配合抢救,安慰患者,使者有安全感和信任感。

(2)为患者安置端坐位,使其两腿下垂,以减少静脉回流,减轻心脏负担。

(3)加压给氧,可使肺泡内压力升高,减少肺泡内毛细血管渗出液的产生,同时给予20%～30%乙醇湿化吸氧。因乙醇能降低肺泡内泡沫的表面张力,使泡沫破裂消散,从而改善肺部气体交换,迅速缓解缺氧症状。

(4)按医嘱给用镇静剂、扩血管药物和强心剂如洋地黄等。

(5)必要时进行四肢轮流结扎,即用止血带或血压计袖带做适当加压,以阻断静脉血流,但动脉血流仍通畅。每隔5～10分钟轮流放松一侧肢体的止血带,可有效地减少静脉回心血量,待症状缓解后,逐步解除止血带。

(6)严格控制输液滴速和输液量,对心、肺疾病患者及老年人、儿童尤应慎重。

3.静脉炎

(1)严格执行无菌操作,对血管壁有刺激性的药物应充分稀释后应用,并防止药物溢出血管外。同时,要有计划地更换注射部位,以保护静脉。

(2)患肢抬高并制动,局部用95％乙醇或50％硫酸镁行热湿敷。

(3)理疗。

(4)如合并感染,根据医嘱给予抗生素治疗。

4.空气栓塞

(1)立即停止输液,及时通知医师,积极配合抢救,安慰患者,以减轻恐惧感。

(2)立即为患者置左侧卧位(可使肺的位置低于右心室,气泡侧向上漂移到右心室,避开肺动脉口)和头低足高位(在吸气时可增加胸腔内压力,以减少空气进入静脉。由于心脏搏动将空气混成泡沫,分次小量进入肺动脉内)。

(3)氧气吸入。

(4)输液前排尽输液管内空气,输液过程中密切观察,加压输液或输血时应专人守护,以防止空气栓塞发生。

（王桂芳）

第九节　心电监护

心电监护是通过显示屏连续动态观察心电图、血压、血氧饱和度的一种无创监测方法。

一、目的

(1)持续心率、血压、血氧饱和度动态监测,及时发现病情变化,指导临床治疗、护理及抢救工作。

(2)正确及时识别心律失常。

(3)观察心脏起搏器功能。

二、准备

(一)操作者准备

穿戴整齐,洗手。

(二)用物准备

心电监护仪、电极片、75％乙醇、棉签、医嘱本、笔、纸、垃圾桶。

(三)患者准备

采取舒适的体位,皮肤清洁,必要时剃去局部的毛发。

(四)环境准备

清洁、安静、光线适宜。

三、操作程序

(1)备齐用物,携至患者床旁,仔细查对患者的姓名、住院号,解释安置心电监护的目的,消除患者顾虑,取得合作。

(2)协助患者取舒适的体位,以平卧位或半卧位为宜。

(3)将监护仪放置床旁连接电源,打开电源开关检查备用。

(4)暴露患者胸部,正确定位。右上(RA):胸骨右缘锁骨中线第一肋间;左上(LA):胸骨左缘锁骨中线第一肋间;右下(RL):右锁骨中线剑突水平处;左下(LL):左锁骨中线剑突水平处;胸导(V):胸骨左缘第四肋间。放置电极片处皮肤用75%乙醇涂擦,保证电极片与皮肤接触良好。

(5)二次查对,将电极片连接至监护仪导联线上,按照监护仪标识贴于患者胸部正确位置。

(6)正确安置血压袖带。

(7)正确安置血氧饱和度指套(避免与血压袖带同一肢体)。

(8)选择波形显示较清晰的导联,根据患者病情,设定各项参数报警界限,打开报警系统。

(9)帮助患者取舒适体位,整理床单位,冬天注意保暖。

(10)解释注意事项,处理用物。

(11)洗手,再次查对后签字,并记录心电监护的各项数据。

四、注意事项

(1)严格执行查对制度,做好解释工作,消除患者紧张、恐惧的心理。

(2)嘱患者卧床休息,不要下床活动,更换体位时,妥善保护各连接导线。

(3)放置电极片时,应避开伤口、瘢痕、中心静脉导管、起搏器及电除颤时电极板的放置部位。告知患者不能自行移动或取下电极片,若电极片周围皮肤有瘙痒不适,应及时告知护士;注意定期更换电极片的粘贴位置。

(4)密切观察心电图波形,及时处理干扰和电极片脱落;观察心率、心律变化,如需详细了解心电图变化,需做常规导联心电图。

(5)成人、儿童、新生儿的血压袖带是有差异的,应给患者使用尺寸适当的袖带,袖带宽度为成人上臂周长的40%,婴儿的50%;袖带长度要保证充气部分绕肢体50%~80%,一般长度为宽度的2倍。

(6)血压袖带不宜安置在静脉输液或留置导管的肢体。袖带应安置在患者肘关节上1~2 cm处,松紧程度应以能够插入1指为宜,保证记号Φ正好位于肱动脉搏动之上;测量肢体的肱动脉应与心脏(右心房)保持水平并外展45°。

(7)血压测量时患者应避免移动,偏瘫患者应选择健侧上臂测量。

(8)注意更换血氧饱和度传感器的位置,以避免皮肤受损或血液循环受影响。休克、体温过低、低血压或使用血管收缩药物、贫血、偏瘫、指甲过长、周围环境光照太强、电磁干扰及涂抹指甲油等对血氧饱和度监测有影响。

(9)停止心电监护时,先关机,断开电源,再撤除导联线及电极片、血压袖带、氧饱和度指套等;观察贴电极片处皮肤有无皮疹、水疱等现象。

(周丽云)

第十节　非同步电除颤

非同步电除颤是利用一定量的电流经胸壁直接通过心脏,使心肌纤维瞬间同时除极,从而消除异位性快速心律失常的方法。

一、目的

使心室颤动(简称室颤)、心室扑动(简称室扑)转为窦性心律。

二、准备

(一)操作者准备

着装整齐。

(二)用物准备

除颤器、医用耦合剂、纱布、弯盘。

(三)患者准备

仰卧于硬板床上,充分暴露前胸。

(四)环境准备

请家属离开,关门。

三、操作程序

(1)准确判断病情。

(2)迅速备齐用物至患者床旁,患者取仰卧位。

(3)开启除颤仪电源开关。

(4)选择非同步模式(开启电源即为非同步模式),调节除颤能量,一般成人单相波除颤用200~360 J,双相波除颤用100~200 J;儿童除颤初始2~3 J/kg,最大不超过5 J/kg。

(5)电极板上均匀涂耦合剂。

(6)正确放置电极板,负极放在右锁骨中线第二肋间,正极放于左腋前线内侧平第五肋间,两电极板贴紧皮肤。

(7)按下充电按钮充电。

(8)再次观察心电示波为室颤、室扑,确认周围人员无直接或间接与患者接触。

(9)双手同时按下放电按钮放电。

(10)观察除颤效果。

(11)移开电极板,检查胸部皮肤情况,清洁皮肤,整理床单位。

(12)整理用物,核查患者姓名、床号。

(13)洗手,记录。

四、注意事项

(1)除颤前移去患者身上的金属物,确定除颤部位无水及导电材料,清洁并擦干皮肤,禁止使用乙醇、含有苯基的酊剂或止汗剂。

（2）电极板放置的位置要准确，与患者皮肤密切接触，耦合剂涂抹要均匀，防止皮肤灼伤。婴幼儿应使用儿童专用电极板。

（3）电极板放置部位应避开瘢痕、伤口处，如患者带有植入性起搏器，电极板距起搏器部位至少 10 cm。

（4）除颤前确定周围人员无直接或间接与患者接触，操作者身体不能与患者接触。

（5）除颤放电后电极板应放在患者身上不动，观察除颤效果，如仍为室颤或室扑，可再次除颤；如出现心室停搏，应立即进行胸外心脏按压。对于细颤型室颤患者应先进行心脏按压、氧疗及药物先处理，使之变为粗颤后，再进行电除颤，以提高除颤成功率。

（6）动作迅速、准确。

（7）使用后将电极板充分清洁，及时充电备用。

（周丽云）

第十一节　氧　疗　法

一、目的

提高动脉血氧分压和动脉血氧饱和度，增加动脉血氧含量，纠正各种因素导致的缺氧状态，促进组织的新陈代谢，维持机体正常生命活动。

根据呼吸衰竭的类型及缺氧的严重程度，选择给氧方法和吸入氧分数。Ⅰ型呼吸衰竭：PaO_2 在 6.7～8.0 kPa，$PaCO_2 < 6.7$ kPa，应给予中流量（2～4 L/min）吸氧，吸入氧浓度＞35%。Ⅱ型呼吸衰竭：PaO_2 在 5.3～6.7 kPa，$PaCO_2$ 正常，间断给予高流量（4～6 L/min）高浓度（＞50%），若 $PaO_2 > 9.3$ kPa，应逐渐降低吸氧浓度，防止长期吸入高浓度氧引起中毒。

供氧装置分氧气筒和管道氧气装置两种。

给氧方法分鼻导管给氧、氧气面罩给氧及高压给氧。

氧气面罩给氧适于长期使用氧气，患者严重缺氧、神志不清，病情较重者，氧气面罩吸入氧分数最高可达 90%，但由于气流及无法及时喝水，常会造成口腔干燥、沟通及谈话受限。而鼻导管给氧则没有这些问题。鼻导管给氧方法又分单侧鼻导管给氧法和双侧鼻导管给氧法。

吸氧方式的选择：严重缺氧但无二氧化碳潴留者，宜采用面罩吸氧（吸入氧分数最高可达90%）；缺氧伴有二氧化碳潴留者可用双侧鼻导管吸氧方法。

二、准备

(一)用物准备

1.治疗盘外

氧气装置一套包括氧气筒（管道氧气装置无）、氧气流量表装置、扳手、用氧记录单、笔、安全别针。

2.治疗盘内

橡胶管、湿化瓶、无菌容器内盛一次性双侧鼻导管或一次性吸氧面罩、消毒玻璃接管、无菌持物镊、无菌纱布缸、治疗碗内盛蒸馏水、弯盘、棉签、胶布、松节油。

3.氧气筒

氧气筒顶部有一总开关,控制氧气的进出。氧气筒颈部的侧面,有一气门与氧气表相连,是氧气自氧气瓶中输出的途径。

4.氧气流量表装置

由压力表、减压阀、安全阀、流量表和湿化瓶组成。压力表测量氧气筒内的压力。减压阀是一种自动弹簧装置,将氧气筒流出的氧压力减至 $2\sim3$ kg/cm^2($0.2\sim0.3$ MPa),使流量平稳安全。当氧流量过大、压力过高时,安全阀内部活塞自行上推,过多的氧气由四周小孔流出,确保安全。流量表是测量每分钟氧气的流量,流量表内有浮标上端平面所指的刻度,可知氧气每分钟的流出量。湿化瓶内盛 1/3～1/2 蒸馏水或 20％～30％乙醇(急性肺水肿患者吸氧时用,可降低肺泡内泡沫的表面张力,使泡沫破裂,扩大气体和肺泡壁接触面积使气体易于弥散,改善气体交换功能),通气管浸入水中,湿化瓶出口与鼻导管或面罩相连,湿化氧气。

5.装表

把氧气放在氧气架上,打开总开关放出少量氧气,快速关上总开关,此为吹尘(为防止氧气瓶上灰尘吹入氧气表内)。然后将氧气表向后稍微倾斜置于气阀上,用手初步旋紧固定然后再用扳手旋紧螺帽,使氧气表立于氧气筒旁,按湿化瓶,打开氧气检查氧气装置是否漏气,氧气输出是否通畅后,关闭流量表开关,推至病床旁备用。

(二)患者、护理人员及环境准备

患者了解吸氧目的、方法、注意事项及配合要点。取舒适体位,调整情绪。护理人员应衣帽整齐,修剪指甲,洗手,戴口罩。环境安静,整洁,光线、温度、湿度适宜,远离火源。

三、操作步骤

(1)携用物至病床旁,再次核对患者。

(2)用湿棉签清洁患者双侧鼻腔,清除鼻腔分泌物。

(3)连接鼻导管及湿化瓶的出口。调节氧流量,轻度缺氧 1～2 L/min,中度缺氧 2～4 L/min,重度缺氧 4～6 L/min,氧气筒内的氧气流量＝氧气筒容积(L)×压力表指示的压力(kg/cm)。

(4)鼻导管插入患者双侧鼻腔约 1 cm,鼻导管环绕患者耳部向下放置,动作要轻柔,避免损伤黏膜、根据情况调整长度。

(5)停止用氧时,首先取下鼻导管(避免误操作引起肺组织损伤),安置患者于舒适体位。

(6)关流量表开关,关氧气筒总阀,再开流量表开关,放出余气,再关流量表开关,最后拆表(中心供氧装置,取下鼻导管后,直接关闭流量表开关)。

(7)处理用物,预防交叉感染。

(8)记录停止用氧时间及效果。

四、注意事项

(1)用氧时认真做好四防:防火、防震、防热、防油。

(2)禁用带油的手进行操作,氧气和螺旋口禁止上油。

(3)氧气筒内氧气不能用完,压力表指针应>5 kg/cm²(0.5 MPa)。

(4)防止灰尘进入氧气瓶,避免充氧时引起爆炸。

(5)长期、高浓度吸氧者观察患者有无胸骨后烧灼感、干咳、恶心、呕吐、烦躁及进行性呼吸困难加重等氧中毒现象。

(6)长期吸氧,吸氧浓度应<40%。氧气浓度与氧流量的关系:吸氧浓度(%)=21+4×氧气流量(L/min)。

(程　宁)

第十二节　雾 化 吸 入

一、操作目的

(1)用于止咳平喘,帮助患者解除支气管痉挛。

(2)改善肺通气功能。

(3)湿化气道。

(4)预防和控制呼吸道感染。

二、操作流程

(一)评估

(1)患者的心理状态,合作程度。

(2)对氧气雾化吸入法的认识。

(3)环境整齐、安静,用氧安全的认识。

(二)准备

(1)按需备齐用物,根据医嘱备药。

(2)环境:四防(火、油、热、震)。

(3)查对、解释。

(三)雾化实施

(1)取坐位、半坐卧位。

(2)将氧气雾化吸入器与氧气连接,调节氧气流量(8~10 L/min),检查出雾情况。

(3)协助患者将喷气管含入口中并嘱其紧闭双唇作深慢呼吸。

(四)处理

(1)吸毕,取下雾化器,关闭氧气开关,擦净面部,询问感觉,采取舒适卧位。

(2)观察记录:雾化吸入的情况。

(3)用物:妥善清理,归原位。

三、操作关键环节提示

(1)每次雾化吸入时间不应超过20分钟,如用液体过多应计入液体总入量内。若盲目用量过大有引起肺水肿或水中毒的可能。

(2)有增加呼吸道阻力的可能。当雾化吸入完几小时后,呼吸困难反而加重,除警惕肺水肿外,还可能是由于气道分泌物液化膨胀阻塞加重的原因。

(3)预防呼吸道再感染。由于雾滴可带细菌入肺泡,故有可能继发革兰阴性杆菌感染,不但要加强口、鼻、咽的卫生护理,还要注意雾化器、室内空气和各种医疗器械的消毒。

(4)长期雾化吸入治疗的患者,所用雾化量必须适中。如果湿化过度,可致痰液增多,对危重患者神志不清或咳嗽反射减弱时,常可因痰不能及时咳出而使病情恶化甚至死亡。如果湿化不够,则很难达到治疗目的。

(5)注意防止药物吸收后引起的不良反应。

(6)过多长期使用生理盐水雾化吸入,会因过多的钠吸收而诱发或加重心力衰竭。

(7)雾化器应垂直拿,用面罩罩住口鼻或用口含嘴,在吸入的同时应作深吸气,使药液充分到达支气管和肺内。

(8)氧流量调至 4～5 L/min,请不要擅自调节氧流量,禁止在有氧环境附近吸烟或燃明火。

(9)雾化前半小时尽量不进食,避免雾化吸入过程中气雾刺激,引起呕吐。

(10)每次雾化完后要及时洗脸或用湿毛巾抹干净口鼻部留下的雾珠,防止残留雾滴刺激口鼻皮肤,以免引起皮肤过敏或受损。

(11)每次雾化完后要协助患者饮水或漱口,防止口腔黏膜二重感染。

(周丽云)

第十三节 导 尿 术

一、目的

(1)为尿潴留患者解除痛苦;使尿失禁患者保持会阴清洁、干燥。

(2)收集无菌尿标本,做细菌培养。

(3)避免盆腔手术时误伤膀胱,为危重、休克患者正确记录尿量,测尿比重提供依据。

(4)检查膀胱功能,测膀胱容量、压力及残余尿量。

(5)鉴别尿闭和尿潴留,以明确肾功能不全或排尿功能障碍。

(6)诊断及治疗膀胱和尿道的疾病,如进行膀胱造影或对膀胱肿瘤患者进行化学治疗(简称化疗)等。

二、准备

(一)物品准备

治疗盘内:橡皮圈 1 个,别针 1 枚,备皮用物 1 套,一次性无菌导尿包 1 套(治疗碗 2 个、弯盘、双腔气囊导尿管根据年龄选不同型号尿管,弯血管钳 1 把、镊子 1 把、小药杯内置棉球若干个,液状石蜡棉球瓶 1 个,洞巾 1 块),弯盘 1 个,一次性手套 1 双,治疗碗 1 个(内盛棉球若干个),弯血管钳 1 把、镊子 2 把、无菌手套 1 双,常用消毒溶液如 0.1%苯扎溴铵(新洁尔灭)、0.1%

氯己定等,无菌持物钳及容器 1 套。

治疗盘外:小橡胶单和治疗巾 1 套(或一次性治疗巾),便盆及便盆巾。

(二)患者、护理人员及环境准备

使患者了解导尿的目的、方法、注意事项及配合要点。取仰卧屈膝位,调整情绪,指导或协助患者清洗外阴,备便盆。护理人员应衣帽整齐,修剪指甲,洗手,戴口罩。环境安静、整洁,光线、温度、湿度适宜,关闭门窗,备屏风或隔帘。

三、评估

(1)评估患者病情、治疗情况、意识、心理状态及合作程度。

(2)评估患者排尿功能异常的程度,膀胱充盈度及会阴部皮肤、黏膜的完整性。

(3)向患者解释导尿的目的、方法、注意事项及配合要点。

四、操作步骤

(1)操作者位于患者右侧,帮助患者取仰卧屈膝位,脱去对侧裤腿,盖在近侧腿上,对侧下肢和上身用盖被盖好,两腿略外展,暴露外阴部。

(2)将一次性橡胶单和治疗巾垫于患者臀下,弯盘放于患者臀部,治疗碗内盛棉球若干个。

(3)左手戴手套,右手持血管钳夹取消毒棉球做外阴初步消毒,按由外向内,自上而下,依次消毒阴阜、两侧大阴唇。

(4)左手分开大阴唇,换另一把镊子按顺序消毒大小阴唇之间—小阴唇—尿道口—自尿道口至肛门,减少逆行感染的机会。污棉球置于弯盘内,消毒完毕,脱下手套置于治疗碗内,污物放置治疗车下层。

(5)在患者两腿间打开无菌导尿包,用持物钳夹浸消毒液的棉球于药杯内。

(6)戴无菌手套,铺洞巾,使洞巾与包布内面形成无菌区域。嘱患者勿移动肢体保持体位,以免污染无菌区。

(7)按操作顺序排列好用物,用镊子取液状石蜡棉球,润滑导尿管前端。

(8)左手拇指、示指分开并固定小阴唇,右手持弯持物钳夹取消毒棉球,按由内向外,自上而下顺序消毒尿道口、两侧小阴唇、尿道口,尿道口处要重复消毒一次,污棉球及弯血管钳置于弯盘内,右手将弯盘移至靠近床尾无菌区域边沿,便于操作。

(9)右手将无菌治疗碗移至洞巾旁,嘱患者张口呼吸,用另一只弯血管钳夹持导尿管对准导尿口轻轻插入尿道 4～6 cm,见尿液后再插入 1～2 cm。

(10)左手松开小阴唇,下移固定导尿管,将尿液引入治疗碗。注意询问患者的感觉,观察患者的反应。

(11)导尿毕,夹住导管末端,轻轻拔出导尿管,避免损伤尿道黏膜。撤下洞巾,擦净外阴,脱去手套置弯盘内,撤出臀部一次性橡胶单和治疗巾置治疗车下层。协助患者穿好裤子,整理床单位。

(12)整理用物。

(13)洗手,记录。

五、注意事项

(1)向患者及其家属解释留置导尿管的目的和护理方法,使其认识到预防泌尿道感染的重要性,并主动参与护理。

(2)保持引流通畅,避免导尿管扭曲堵塞,造成引流不畅。

(3)防止泌尿系统逆行感染。

(4)患者每天摄入足够的液体,每天尿量维持在 2 000 mL 以上,达到自然冲洗尿路的目的,以减少尿路感染和结石的发生。

(5)保持尿道口清洁,女患者用消毒棉球擦拭外阴及尿道口,如分泌物过多,可用 0.02% 高锰酸钾溶液冲洗,再用消毒棉球擦拭外阴及尿道口。

(6)每周定时更换集尿袋 1 次,定时排空集尿袋,并记录尿量。

(7)每月定时更换导尿管 1 次。

(8)采用间歇性夹管方式,训练膀胱反射功能。关闭导尿管,每 4 小时开放 1 次,使膀胱定时充盈和排空,促进膀胱功能的恢复。

(9)离床活动时,应用胶布将导尿管远端固定在大腿上,集尿袋不得超过膀胱高度,防止尿液逆流。

(10)协助患者更换体位,倾听患者主诉,并观察尿液性状、颜色和量,尿常规每周检查一次,若发现尿液浑浊、沉淀、有结晶,应做膀胱冲洗。

(殷利君)

第十四节　膀胱冲洗术

一、目的

(1)对留置导尿管的患者,保持其尿液引流通畅。

(2)清除膀胱内的血凝块、黏液、细菌等异物,预防感染的发生。

(3)治疗某些膀胱疾病,如膀胱炎、膀胱肿瘤。

二、准备

(一)用物准备

治疗盘(消毒物品)1 套、无菌膀胱冲洗装置 1 套、冲洗液按医嘱备、弯血管钳 1 把、输液调节器 1 个,必要时备启瓶器、输液架各 1 个。

(二)患者、护理人员及环境准备

患者了解膀胱冲洗目的、方法、注意事项及配合要点。护理人员应衣帽整齐,修剪指甲,洗手,戴口罩。环境安静、整洁,光线、温度、湿度适宜,关闭门窗。

三、操作步骤

(1)准备物品和冲洗溶液(生理盐水、0.02% 呋喃西林溶液、3% 硼酸溶液、0.2% 氯己定溶液、

0.1％新霉素溶液、0.1％雷夫奴尔溶液、2.5％醋酸等),仔细检查冲洗液有无浑浊、沉淀或絮状物;备齐用物,携至患者床边。

(2)核对患者床号、姓名,向患者解释操作目的和过程。

(3)按医嘱取冲洗液,冬季冲洗液应加温至38～40 ℃,以防低温刺激膀胱,常规消毒瓶塞,打开膀胱冲洗装置,将冲洗导管针头插入瓶塞,严格执行无菌操作技术,将冲洗液瓶倒挂于输液架上,瓶内液面距床面60 cm,以便产生一定的压力使液体能够顺利滴入膀胱,排气后用弯血管钳夹导管。

(4)打开引流管夹子,排空膀胱,降低膀胱内压,便于冲洗液顺利滴入膀胱。

(5)夹毕引流管,开放冲洗管,使溶液滴入膀胱,调节滴速,滴速一般为60～80滴/分,以免患者尿意强烈,膀胱收缩,迫使冲洗液从导尿管侧溢出尿道外。

(6)待患者有尿意或滴入溶液200～300 mL后,夹毕冲洗管,放开引流管,将冲洗液全部引流出来后,再夹毕引流管。

(7)按需要量,如此反复冲洗,一般每天冲洗2次,每次500～1 000 mL,冲洗过程中,经常询问患者感受,观察患者反应及引流液性状。

(8)冲洗完毕,取下冲洗管,清洁外阴部,固定好导尿管。

(9)协助患者取舒适卧位,整理床单位,清理物品。

(10)洗手记录冲洗液名称、冲洗量、引流量、引流液性质,冲洗过程中患者的反应。

四、注意事项

(1)严格遵医嘱并根据病情准备冲洗液。

(2)根据膀胱冲洗"微温、低压、少量、多次"的原则进行冲洗。

(3)保持冲洗管及引流管的无菌,冲洗过程中注意无菌原则。

(4)冲洗过程若患者出现不适或有出血情况,应立即停止冲洗,并与医师联系。

(5)如滴入治疗用药,须在膀胱内保留30分钟后再引流出体外,有利于药液与膀胱内液充分接触,并保持有效浓度。

(6)冲洗时不宜按压膀胱。

(殷利君)

第十五节　阴道冲洗和给药

一、目的

清洁阴道、妇科手术和阴道手术术前准备。

二、评估

(一)评估患者

(1)双人核对医嘱。

(2)核对床号、姓名、病历号和腕带(请患者自己说出床号和姓名)。

(3)评估患者是否有同房史。

(4)评估患者病情和年龄、意识状态和合作程度。

(5)告知患者阴道冲洗的目的和方法,取得患者的配合。

(6)评估患者外阴情况,阴道分泌物、性状、气味等。

(二)评估环境

安静整洁,宽敞明亮,关门窗或隔帘遮挡,温度适宜,30分钟内无打扫。

三、操作前准备

(一)人员准备

仪表整洁,符合要求。洗手,戴口罩。

(二)物品准备

治疗车上层放置窥器1个、手套1副、检查垫1个、无菌冲洗桶(内装0.5‰碘伏溶液,水温39~41 ℃)、无菌冲洗盘(内装弯盘2个、长镊子2把、大纱球2个)、甲硝唑0.2 g、肥皂水、快速手消毒剂。以上物品符合要求,均在有效期内。治疗车下层放置医疗废物桶、生活垃圾桶。

四、操作程序

(1)双人核对药物浓度、剂量和用法。

(2)核对患者床号、姓名、病历号和腕带(请患者自己说出床号和姓名)。

(3)协助患者移至检查室,将检查垫铺于检查床上。

(4)协助患者至检查床上,嘱患者脱去一侧裤腿,取膀胱截石位,嘱患者臀部尽量靠近检查床的外缘,暴露外阴。

(5)将装有0.5‰碘伏溶液的冲洗桶挂在架子上(高于检查床平面1 m以上的距离)。

(6)拉开检查床下的污物桶。

(7)快速手消毒剂消毒双手。

(8)打开无菌冲洗盘,将弯盘打开,1个弯盘内倒入肥皂水,另一弯盘内放置2把长镊子和2个大纱球。

(9)戴手套,左手将窥器轻轻放入阴道(嘱患者放松),暴露宫颈,将窥器固定,右手用长镊子夹大纱球蘸肥皂水擦洗阴道壁、宫颈穹隆,边擦洗边转动窥器,确保阴道壁各个方向均擦拭到,直至干净,将纱球弃至医疗废物桶内(视患者情况必要时可更换纱球再次擦洗)。

(10)镊子置于治疗车下层。

(11)右手持冲洗桶下端的冲洗管用0.5‰碘伏溶液冲洗阴道、阴道壁的各个方向,同时转动窥器,直至冲洗干净。

(12)轻压窥器外端,使阴道积液流出,持第2把镊子夹取干纱球擦干阴道积液。

(13)用镊子夹取甲硝唑0.2 g,放置阴道后穹隆处,松开窥器,将镊子与窥器一同轻轻取出,投入医疗废物桶。

(14)协助患者擦干外阴,穿好衣裤,再次核对。

(15)向患者交代注意事项。

(16)整理用物,洗手,脱口罩。

五、注意事项

(1)充分暴露宫颈,冲洗要彻底。

(2)护患之间进行有效的沟通,可以减轻阴道冲洗给患者带来的心理压力。冲洗过程中应注意观察患者情况,如有问题及时通知医师。

(3)操作时动作轻柔,避免或减轻患者的不适。

(4)注意保暖,为患者做好遮挡,保护隐私。

(5)严格无菌操作。

(6)冲洗时避免浸湿患者的衣服。

(7)月经未净者避免治疗。

(殷利君)

第十六节 灌 肠 术

一、目的

(1)刺激肠蠕动,软化和清除粪便,排出肠内积气,减轻腹胀。

(2)清洁肠道,为手术、检查和分娩做准备。

(3)稀释和清除肠道内有害物质,减轻中毒。

(4)为高热患者降温。

根据灌肠的目的不同分为保留灌肠和不保留灌肠。不保留灌肠按灌入液体量不同,分大量不保留灌肠和小量不保留灌肠(小量不保留灌肠适用于危重患者、老年体弱、小儿、孕妇等)。

二、准备

(一)物品准备

治疗盘内备通便剂(按医嘱备)、一次性手套1双、剪刀(用开塞露时)1把,弯盘1个,卫生纸、纱布1块。

治疗盘外备:温开水(用肥皂栓时)适量、屏风、便盆、便盆布1个。

(二)患者、护理人员及环境准备

患者了解通便目的、方法、注意事项及配合要点。取侧卧屈膝位,调整情绪,指导或协助患者清洗肛周,备便盆。护理人员应衣帽整齐,修剪指甲,洗手,戴口罩。环境安静、整洁,光线、温度、湿度适宜,关闭门窗,备屏风或隔帘,保护患者隐私,消除紧张、恐惧心理,取得合作。

三、评估

(1)评估患者病情、治疗情况、意识、心理状态及合作度。

(2)评估患者的腹胀情况,肛周皮肤和黏膜的完整性。

四、操作步骤

(1)关闭门窗,用屏风遮挡患者,保护患者隐私。

(2)条件许可患者可帮助其取左侧卧位,双腿屈曲,背向操作者,暴露肛门,便于操作。

(3)患者臀部移至床沿,臀下铺一次性尿垫,保持床单位清洁,便器放置在床旁。

(4)将弯盘置于臀部旁,用血管钳关闭灌肠筒胶管倒灌肠液于筒内,悬挂灌肠筒于输液架上,灌肠筒内液面与肛门距离不超过 30 cm。

(5)将玻璃接头一头连接肛管,另一头连接灌肠筒胶管。

(6)戴一次性手套,一手分开肛门,暴露肛门口,嘱患者张口呼吸,使患者放松便于插管,另一手将肛管轻轻旋转插入肛门,沿着直肠壁进入直肠 7～10 cm。

(7)固定肛管,打开血管钳,缓缓注入灌肠液,速度不可过快过猛,以防刺激肠黏膜,出现排便。

(8)用血管钳关闭灌肠筒胶管,一手持卫生纸紧贴肛周下沿,防止灌肠液流出,另一手将肛管轻轻拔出,置弯盘内。

(9)擦净肛周,协助患者取舒适卧位,灌肠液在体内保留 10～20 分钟后再排便。充分软化粪便,提高灌肠效果。

(10)清理用物。

(11)协助患者排便,整理床单位。洗手、记录。

五、注意事项

(1)灌肠液温度控制在 38 ℃,温度过高损伤肠黏膜,温度过低可引起肠痉挛。

(2)灌肠如遇患者有便意、腹胀时,嘱患者做深呼吸,让灌肠液在体内尽量保留 10～20 分钟后再排便。

(3)消化道出血、急腹症、妊娠、严重心血管疾病患者禁忌灌肠。

六、相关护理方法

(一)人工取便术

(1)条件许可患者可帮助其取左侧卧位,双腿屈曲,背向操作者,暴露肛门,便于操作。

(2)患者臀下铺一次性尿垫保持床单位清洁,便器放置在床旁。

(3)戴一次性手套,在右手示指端倒 1～2 mL 的 2%利多卡因,插入肛门停留 5 分钟,利多卡因对肛管和直肠起麻醉作用,能减少刺激,减轻疼痛。

(4)嘱患者张口呼吸,轻轻旋转插入肛门,沿着直肠壁进入直肠。

(5)手指轻轻摩擦,松弛粪块,取出粪块,放入便器,重复数次,直至取净,动作轻柔,避免损伤肠黏膜或引起肛周水肿。

(6)取便过程中注意观察患者的生命体征和反应,如发现面色苍白、出汗、疲惫等表现,应暂停,休息片刻,若患者心率明显改变,应立即停止操作。

(7)操作结束,清洗肛门和臀部并擦干,病情许可时可行热水坐浴,促进局部血液循环,减轻疼痛防止病原微生物传播。

(8)整理消毒用物,洗手并做记录。

(9)注意事项:有肛门黏膜溃疡、肛裂及肛门剧烈疼痛者禁用此法。

(二)便秘的护理

(1)正确引导,合理安排膳食结构。

(2)协助患者适当增加运动量。

(3)养成良好的排便习惯。

(4)腹部进行环形按摩,通过按摩腹部,刺激肠蠕动,促进排便。方法:用右手或双手叠压稍微按压腹部,自右下腹盲肠部开始,依结肠蠕动方向,经升结肠、横结肠、降结肠、乙状结肠做环形按摩,或在乙状结肠部,由近心端向远心端做环形按摩,每次5～10分钟,每天2次。可由护士操作或指导患者自己进行。

(5)遵医嘱给予口服缓泻药物,禁忌长期使用,产生依赖性而失去正常的排便功能。

(6)简便通便术包括通便剂通便术和人工取便术。是患者及家属经过护士指导,可自行完成的一种简单易行、经济有效的护理技术。常用剂通便剂有开塞露(由50%的甘油或少量山梨醇制成,装于塑料胶壳内一种溶剂)、甘油栓(由甘油和硬脂酸制成,为无色透明或半透明栓剂,呈圆锥形,密封于塑料袋内一种溶剂,需冷藏储存)、肥皂栓(将普通肥皂削成底部直径1 cm,长3～4 cm圆锥形栓剂)。具有吸收水分、软化粪便、润滑肠壁刺激肠蠕动的作用。人工取便术是用手指插入直肠,破碎并取出嵌顿粪便的方法。常用于粪便嵌塞的患者采用灌肠等通便术无效时,以解除患者痛苦的方法。

(殷利君)

第四章

呼吸内科护理

第一节　急性气管-支气管炎

急性气管-支气管炎是由生物、物理、化学刺激或变态反应等因素引起的气管-支气管黏膜的急性炎症。临床主要症状有咳嗽和咳痰。本病常见于寒冷季节或气候突变时，可以由病毒、细菌直接感染，也可由病毒或细菌引发的急性上呼吸道感染慢性迁延不愈所致。

一、病因

（一）生物性因素

急性气管-支气管炎生物性病因中最重要的是病毒感染，包括腺病毒、冠状病毒、流感病毒甲和乙、副流感病毒、呼吸道合胞病毒、柯萨奇病毒 A21、鼻病毒等。肺炎支原体、肺炎衣原体和百日咳杆菌，也可以是本病的病原体，常见于年轻人。呼吸道感染的常见病原菌有肺炎球菌、流感嗜血杆菌，金黄色葡萄球菌和卡他莫拉菌也常怀疑为本病的致病菌，但除新生儿、人工气道或免疫抑制患者外，至今没有"细菌性支气管炎"的确切证据。

（二）非生物性因素

非生物性致病因子有矿、植物粉尘，刺激性气体（强酸、氨、某些挥发性溶液、氯、硫化氢、二氧化硫和溴化物等），环境刺激物包括臭氧、二氧化氮、香烟和烟雾等。

二、诊断要点

（1）常见症状有鼻塞、流涕、咽痛、畏寒、发热、声嘶和肌肉酸痛等。

（2）咳嗽为主要症状。开始为干咳、胸骨下刺痒或闷痛感。1～2 天后有白色黏痰，以后可变脓性，甚至伴血丝。

（3）胸部听诊呼吸音粗糙，并有干、湿性啰音。用力咳嗽后，啰音性质可改变或消失。

（4）外周血常规正常或偏低，细菌感染时外周血白细胞升高。痰培养如检出病原菌，则可确诊病因。

（5）X 线胸部检查正常或仅有肺纹理增粗。

三、鉴别要点

(1)流行性感冒起病急骤,发热较高,有全身酸痛、头痛、乏力的全身中毒症状,有流行病史。

(2)急性上呼吸道感染一般鼻部症状明显,无咳嗽、咳痰。肺部无异常体征。

(3)其他如支气管肺炎、肺结核、肺癌、肺脓肿、麻疹、百日咳等多种肺部疾病可伴有急性支气管的症状,通过详细询问病史、体格检查,多能做出诊断。

四、治疗

(一)一般治疗

休息、保暖、多饮水、补充足够的热量。

(二)对症治疗

一般可根据患者的症状予以对症治疗。

1.干咳无痰者

可用喷托维林 25 mg,每天 3 次,口服;或可卡因 15～30 mg,每天 3 次,口服。

2.咳嗽有痰不易咳出者

可选用氨溴索 30 mg,每天 3 次,口服;也可服用棕色合剂 10 mL,每天 3 次,口服。

3.伴喘息发生支气管痉挛

可用平喘药如氨茶碱 100 mg 或沙丁胺醇 2～4 mg,每天 3 次,口服。

4.发热

可用解热镇痛药,如复方阿司匹林片,每次 1 片,每天 3～4 次。口服。

(三)抗感染治疗

根据感染的病原体及药物敏感试验选择抗生素治疗。如有明显发热或痰转为脓性者,应选用适当抗生素治疗。常用青霉素 80×10^5 U,每天 2 次,肌内注射,或酌情选用大环内酯类及头孢类抗生素。退热1～3 天后即可停药。

五、护理措施

(一)保持心身舒适

(1)保持室内空气新鲜,通风 1～2 次/天,室内湿度在 60%～65%,温度在 20～25 ℃。

(2)鼓励患者多饮水,高热时每天摄入量应为 3 000～4 000 mL,心、肾功能障碍时,每天饮水量应在 1 500～2 000 mL。

(3)指导患者选择高维生素、清淡易消化的食物,如瘦肉、豆腐、蛋、鱼、水果、新鲜蔬菜等。

(4)急性期应绝对卧床休息,治疗和护理操作尽量集中在同一时间内,使患者有充足的时间休息。

(二)病情观察

(1)观察咳嗽、咳痰、喘息的症状及诱发因素,尤其是痰液的性质和量。

(2)有无胸闷、发绀、呼吸困难等症状。

(三)保持呼吸道通畅

(1)对痰多黏稠、较难咳出的患者,指导采取有效的咳嗽方式,协助翻身、叩背和体位引流,嘱其多饮水,遵医嘱雾化吸入。

(2)根据患者的缺氧程度、血气分析结果调节氧流量。

(程　宁)

第二节 慢性支气管炎

慢性支气管炎是由于感染或非感染因素引起气管、支气管黏膜及其周围组织的慢性非特异性炎症。临床以咳嗽、咳痰或伴有喘息反复发作为特征,每年持续 3 个月以上,且连续 2 年以上。

一、病因和发病机制

慢性支气管炎的病因极为复杂,迄今尚有许多因素还不够明确,往往是多种因素长期相互作用的综合结果。

(一)感染

病毒、支原体和细菌感染是本病急性发作的主要原因。病毒感染以流感病毒、鼻病毒、腺病毒和呼吸道合胞病毒常见;细菌感染以肺炎链球菌、流感嗜血杆菌和卡他莫拉菌及葡萄球菌常见。

(二)大气污染

化学气体如氯气、二氧化氮、二氧化硫等刺激性烟雾,空气中的粉尘等均可刺激支气管黏膜,使呼吸道清除功能受损,为细菌入侵创造条件。

(三)吸烟

吸烟为本病发病的主要因素。吸烟时间的长短与吸烟量决定发病率的高低,吸烟者的患病率较不吸烟者高 2~8 倍。

(四)变态反应因素

喘息型支气管患者,多有过敏史。患者痰中嗜酸性粒细胞和组胺的含量及血中 IgE 明显高于正常。此类患者实际上应属慢性支气管炎合并哮喘。

(五)其他因素

气候变化,特别是寒冷空气对慢支的病情加重有密切关系。自主神经功能失调,副交感神经功能亢进,老年人肾上腺皮质功能减退,慢性支气管炎的发病率增加。维生素 C 缺乏,维生素 A 缺乏,易患慢性支气管炎。

二、临床表现

(一)症状

患者常在寒冷季节发病,出现咳嗽、咳痰,尤以晨起显著,白天多于夜间。病毒感染痰液为白色黏液泡沫状,继发细菌感染,痰液转为黄色或黄绿色黏液脓性,偶可带血。慢性支气管炎反复发作后,支气管黏膜的迷走神经感受器反应性增高,副交感神经功能亢进,可出现变态反应现象而发生喘息。

(二)体征

早期多无体征。急性发作期可有肺底部闻及干、湿性啰音。喘息型支气管炎在咳嗽或深吸气后可闻及哮鸣音,发作时,有广泛哮鸣音。

(三)并发症

(1)阻塞性肺气肿:为慢性支气管炎最常见的并发症。

(2)支气管肺炎:慢性支气管炎蔓延至支气管周围肺组织中,患者表现寒战、发热、咳嗽加剧、痰量增多且呈脓性;白细胞总数及中性粒细胞增多;X线胸片显示双下肺野有斑点状或小片阴影。

(3)支气管扩张症。

三、诊断

(一)辅助检查

1.血常规

白细胞总数及中性粒细胞数可升高。

2.胸部 X 线

单纯型慢性支气管炎,X线片检查阴性或仅见双下肺纹理增多、增粗、模糊、呈条索状或网状。继发感染时为支气管周围炎症改变,表现为不规则斑点状阴影,重叠于肺纹理之上。

3.肺功能检查

早期病变多在小气道,常规肺功能检查多无异常。

(二)诊断要点

凡咳嗽、咳痰或伴有喘息,每年发作持续 3 个月,连续 2 年或 2 年以上者,并排除其他心、肺疾病(如肺结核、肺尘埃沉着病、支气管哮喘、支气管扩张症、肺癌、肺脓肿、心脏病、心功能不全等)、慢性鼻咽疾病后,即可诊断。如每年发病不足 3 个月,但有明确的客观检查依据(如胸部 X 线片、肺功能等)亦可诊断。

(三)鉴别诊断

1.支气管扩张

多于儿童或青年期发病,常继发于麻疹、肺炎或百日咳后,并有咳嗽、咳痰反复发作的病史,合并感染时痰量增多,并呈脓性或伴有发热,病程中常反复咯血。在肺下部周围可闻及不易消散的湿性啰音。晚期重症患者可出现杵状指(趾)。胸部 X 线上可见双肺下野纹理粗乱或呈卷发状。薄层高分辨 CT(HRCT)检查有助于确诊。

2.肺结核

活动性肺结核患者多有午后低热、消瘦、乏力、盗汗等中毒症状。咳嗽痰量不多,常有咯血。老年肺结核的中毒症状多不明显,常被慢性支气管炎的症状所掩盖而误诊。胸部 X 线上可发现结核病灶,部分患者痰结核菌检查可获阳性。

3.支气管哮喘

支气管哮喘常为特质性患者或有变态反应性疾病家族史,多于幼年发病。一般无慢性咳嗽、咳痰史。哮喘多突然发作,且有季节性,血和痰中嗜酸性粒细胞常增多,治疗后可迅速缓解。发作时双肺布满哮鸣音,呼气延长,缓解后可消失,且无症状,但气道反应性仍增高。慢性支气管炎合并哮喘的患者,病史中咳嗽、咳痰多发生在喘息之前,迁延不愈较长时间后伴有喘息,且咳嗽、咳痰的症状多较喘息更为突出,平喘药物疗效不如哮喘等,可资鉴别。

4.肺癌

肺癌多发生于 40 岁以上男性,并有多年吸烟史的患者,刺激性咳嗽常伴痰中带血和胸痛。

X线胸片检查肺部常有块影或反复发作的阻塞性肺炎。痰脱落细胞及支气管镜等检查,可明确诊断。

5.慢性肺间质纤维化

慢性咳嗽,咳少量黏液性非脓性痰,进行性呼吸困难,双肺底可闻及爆裂音(Velcro 啰音),严重者发绀并有杵状指。X线胸片见中下肺野及肺周边部纹理增多紊乱呈网状结构,其间见弥漫性细小斑点阴影。肺功能检查呈限制性通气功能障碍,弥散功能降低,PaO_2 下降。肺活检是确诊的手段。

四、治疗

(一)急性发作期及慢性迁延期的治疗
以控制感染、祛痰、镇咳为主,同时解痉平喘。

1.抗感染药物

及时、有效、足量,感染控制后及时停用,以免产生细菌耐药或二重感染。一般患者可按常见致病菌用药。可选用青霉素 G $8×10^5$ U 肌内注射;复方磺胺甲噁唑(SMZ),每次 2 片,2 次/天;阿莫西林 2～4 g/d,3～4 次口服;氨苄西林 2～4 g/d,分 4 次口服;头孢氨苄 2～4 g/d 或头孢拉定1～2 g/d,分 4 次口服;头孢呋辛 2 g/d 或头孢克洛 0.5～1 g/d,分 2～3 次口服。亦可选择新一代大环内酯类抗生素,如罗红霉素,0.3 g/d,2 次口服。抗菌治疗疗程一般 7～10 天,反复感染病例可适当延长。严重感染时,可选用氨苄西林、环丙沙星、氧氟沙星、阿米卡星、奈替米星或头孢菌素类联合静脉滴注给药。

2.祛痰镇咳药

刺激性干咳者不宜单用镇咳药物,否则痰液不易咳出。可给盐酸溴环己胺醇 30 mg 或羧甲基半胱氨酸 500 mg,3 次/天口服。乙酰半胱氨酸及氯化铵甘草合剂均有一定的疗效。α-糜蛋白酶雾化吸入亦有消炎祛痰的作用。

3.解痉平喘

解痉平喘主要为解除支气管痉挛,利于痰液排出。常用药物为氨茶碱 0.1～0.2 g,8 次/小时口服;丙卡特罗 50 mg,2 次/天;特布他林 2.5 mg,2～3 次/天。慢性支气管炎有可逆性气道阻塞者应常规应用支气管舒张剂,如异丙托溴铵气雾剂、特布他林等吸入治疗。阵发性咳嗽常伴不同程度的支气管痉挛,应用支气管扩张药后可改善症状,并有利于痰液的排出。

(二)缓解期的治疗
应以增强体质,提高机体抗病能力和预防发作为主。

(三)中药治疗
采取扶正固本原则,按肺、脾、肾的虚实辨证施治。

五、护理措施

(一)常规护理
1.环境

保持室内空气新鲜,流通,安静,舒适,温湿度适宜。

2.休息

急性发作期应卧床休息,取半卧位。

3.给氧

持续低流量吸氧。

4.饮食

给予高热量、高蛋白、高维生素易消化饮食。

(二)专科护理

1.解除气道阻塞，改善肺泡通气。

及时清除痰液，神志清醒患者应鼓励咳嗽，痰稠不易咳出时，给予雾化吸入或雾化泵药物喷入，减少局部淤血水肿，以利痰液排出。危重体弱患者，定时更换体位，叩击背部，使痰易于咳出，餐前应给予胸部叩击或胸壁震荡。

方法：患者取侧卧位，护士两手手指并拢，手背隆起，指关节微屈，自肺底由下向上，由外向内叩拍胸壁，震动气管，边拍边鼓励患者咳嗽，以促进痰液的排出，每侧肺叶叩击 3～5 分钟。对神志不清者，可进行机械吸痰，需注意无菌操作，抽吸压力要适当，动作轻柔，每次抽吸时间不超过 15 秒，以免加重缺氧。

2.合理用氧减轻呼吸困难。

根据缺氧和二氧化碳潴留的程度不同，合理用氧，一般给予低流量、低浓度、持续吸氧，如病情需要提高氧浓度，应辅以呼吸兴奋剂刺激通气或使用呼吸机改善通气，吸氧后如呼吸困难缓解、呼吸频率减慢、节律正常、血压上升、心率减慢、心律正常、发绀减轻、皮肤转暖、神志转清、尿量增加等，表示氧疗有效。若呼吸过缓，意识障碍加深，需考虑二氧化碳潴留加重，必要时采取增加通气量措施。

（程　　宁）

第三节　慢性阻塞性肺疾病

慢性阻塞性肺疾病（chronic obstructive pulmonary disease，COPD）是一种以不完全可逆性气流受限为特征，呈进行性发展的肺部疾病。COPD 是呼吸系统疾病中的常见病和多发病，由于患者数多，病死率高，社会经济负担重，已成为一个重要的公共卫生问题。在世界范围内，COPD的死亡率居所有死因的第四位。根据世界银行/世界卫生组织发表的研究，至 2020 年 COPD 成为世界疾病经济负担的第五位。在我国，COPD 同样是严重危害人民群体健康的重要慢性呼吸系统疾病，1992 年对我国北部及中部地区农村 102 230 名成人调查显示，COPD 约占 15 岁以上人群的 3％，近年来对我国 7 个地区 20 245 名成年人进行调查，COPD 的患病率占40 岁以上人群的 8.2％，患病率之高是十分惊人的。

COPD 与慢性支气管炎及肺气肿密切相关。慢性支气管炎（简称慢支）是指气管、支气管黏膜及其周围组织的慢性、非特异性炎症。如患者每年咳嗽、咳痰达 3 个月以上，连续两年或以上，并排除其他已知原因的慢性咳嗽，即可诊断为慢性支气管炎。阻塞性肺气肿（简称肺气肿）是指肺部终末细支气管远端气腔出现异常持久的扩张，并伴有肺泡壁和细支气管的破坏而无明显肺纤维化。当慢性支气管炎和/或肺气肿患者肺功能检查出现气流受限并且不能完全可逆时，可视为 COPD。如患者只有慢性支气管炎和/或肺气肿，而无气流受限，则不能视为 COPD，而视为

COPD的高危期。支气管哮喘也具有气流受限。但支气管哮喘是一种特殊的气道炎症性疾病，其气流受限具有可逆性，它不属于COPD。

一、护理评估

（一）病因及发病机制

确切的病因不清，可能与下列因素有关。

1.吸烟

吸烟是最危险的因素。国内外的研究均证明吸烟与慢支的发生有密切关系，吸烟者慢性支气管炎的患病率比不吸烟者高2～8倍，吸烟时间越长，量越大，COPD患病率越高。烟草中的多种有害化学成分，可损伤气道上皮细胞使巨噬细胞吞噬功能降低和纤毛运动减退；黏液分泌增加，使气道净化能力减弱；支气管黏膜充血水肿、黏液积聚，而易引起感染。慢性炎症及吸烟刺激黏膜下感受器，引起支气管平滑肌收缩，气流受限。烟草、烟雾还可使氧自由基增多，诱导中性粒细胞释放蛋白酶，抑制抗蛋白酶系统，使肺弹力纤维受到破坏，诱发肺气肿形成。

2.职业性粉尘和化学物质

职业性粉尘及化学物质，如烟雾、变应原、工业废气及室内污染空气等，浓度过大或接触时间过长，均可导致与吸烟无关的COPD。

3.空气污染

大气污染中的有害气体（如二氧化硫、二氧化氮、氯气等）可损伤气道黏膜，并有细胞毒作用，使纤毛清除功能下降，黏液分泌增多，为细菌感染创造条件。

4.感染

感染是COPD发生发展的重要因素之一。长期、反复感染可破坏气道正常的防御功能，损伤细支气管和肺泡。主要病毒为流感病毒、鼻病毒和呼吸道合胞病毒等；细菌感染以肺炎链球菌、流感嗜血杆菌、卡他莫拉菌及葡萄球菌为多见，支原体感染也是重要因素之一。

5.蛋白酶-抗蛋白酶失衡

蛋白酶对组织有损伤和破坏作用；抗蛋白酶对弹性蛋白酶等多种蛋白酶有抑制功能。在正常情况下，弹性蛋白酶与其抑制因子处于平衡状态。其中 α_1-抗胰蛋白酶（α_1-AT）是活性最强的一种。蛋白酶增多和抗蛋白酶不足均可导致组织结构破坏产生肺气肿。

6.其他

机体内在因素如呼吸道防御功能及免疫功能降低、自主神经功能失调、营养、气温的突变等都可能参与COPD的发生、发展。

（二）病理生理

COPD的病理改变主要为慢性支气管炎和肺气肿的病理改变。COPD对呼吸功能的影响，早期病变仅局限于细小气道，表现为闭合容积增大。病变侵入大气道时，肺通气功能明显障碍；随肺气肿的日益加重，大量肺泡周围的毛细血管受膨胀的肺泡挤压而退化，使毛细血管大量减少，肺泡间的血流量减少，导致通气与血流比例失调，使换气功能障碍。由通气和换气功能障碍引起缺氧和二氧化碳潴留，进而发展为呼吸衰竭。

（三）健康史

询问患者是否存在引起慢支的各种因素如感染、吸烟、大气污染、职业性粉尘和有害气体的长期吸入、变态反应等；是否有呼吸道防御功能及免疫功能降低、自主神经功能失调等。

(四)身体状况

1.主要症状

(1)慢性咳嗽:晨间起床时咳嗽明显,白天较轻,睡眠时有阵咳或排痰。随病程发展可终生不愈。

(2)咳痰:一般为白色黏液或浆液性泡沫痰,偶可带血丝,清晨排痰较多。急性发作伴有细菌感染时,痰量增多,可有脓性痰。

(3)气短或呼吸困难:早期仅在体力劳动或上楼等活动时出现,随着病情发展逐渐加重,日常活动甚至休息时也感到气短。是 COPD 的标志性症状。

(4)喘息和胸闷:重度患者或急性加重时出现喘息,甚至静息状态下也感气促。

(5)其他:晚期患者有体重下降,食欲减退等全身症状。

2.护理体检

早期可无异常,随疾病进展慢性支气管炎病例可闻及干啰音或少量湿啰音。有喘息症状者可在小范围内出现轻度哮鸣音。肺气肿早期体征不明显,随疾病进展出现桶状胸,呼吸活动减弱,触觉语颤减弱或消失;叩诊呈过清音,心浊音界缩小或不易叩出,肺下界和肝浊音界下移,听诊心音遥远,两肺呼吸音普遍减弱,呼气延长,并发感染时,可闻及湿啰音。

3.COPD 严重程度分级

根据第一秒用力呼气容积占用力肺活量的百分比($FEV_1/FVC\%$)、第一秒用力呼气容积占预计值百分比($FEV_1\%$预计值)和症状对 COPD 的严重程度做出分级。

(1)Ⅰ级:轻度,$FEV_1/FVC<70\%$、$FEV_1\geqslant80\%$预计值,有或无慢性咳嗽、咳痰症状。

(2)Ⅱ级:中度,$FEV_1/FVC<70\%$、50%预计值$\leqslant FEV_1<80\%$预计值,有或无慢性咳嗽、咳痰痒状。

(3)Ⅲ级:重度,$FEV_1/FVC<70\%$、30%预计值$\leqslant FEV_1<50\%$预计值,有或无慢性咳嗽、咳痰症状。

(4)Ⅳ级:极重度,$FEV_1/FVC<70\%$、$FEV_1<30\%$预计值或 $FEV_1<50\%$预计值,伴慢性呼吸衰竭。

4.COPD 病程分期

COPD 按病程可分为急性加重期和稳定期,前者指在短期内咳嗽、咳痰、气短和/或喘息加重、脓痰量增多,可伴发热等症状;稳定期指咳嗽、咳痰、气短症状稳定或轻微。

5.并发症

COPD 可并发慢性呼吸衰竭、自发性气胸、慢性肺源性心脏病。

(五)实验室及其他检查

1.肺功能检查

肺功能检查是判断气流受限的主要客观指标,对 COPD 诊断、严重程度评价、疾病进展、预后及治疗反应等有重要意义。第一秒用力呼气容积(FEV_1)占用力肺活量(FVC)的百分比($FEV_1/FVC\%$)是评价气流受限的敏感指标。第一秒用力呼气容积(FEV_1)占预计值百分比($FEV_1\%$预计值),是评估 COPD 严重程度的良好指标。当 $FEV_1/FVC<70\%$ 及 $FEV_1<80\%$预计值者,可确定为不能完全可逆的气流受限。FEV_1 的逐渐减少,大致提示肺部疾病的严重程度和疾病进展的阶段。

肺气肿呼吸功能检查示残气量增加,残气量占肺总量的百分比增大,最大通气量低于预计值的 80%;第一秒时间肺活量常低于 60%;残气量占肺总量的百分比增大,往往超过 40%;对阻塞性肺气肿的诊断有重要意义。

2.胸部 X 线检查

早期胸片可无变化,可逐渐出现肺纹理增粗、紊乱等非特异性改变,肺气肿的典型 X 线表现为胸廓前后径增大,肋间隙增宽,肋骨平行,膈低平。两肺透亮度增加,肺血管纹理减少或有肺大泡征象。X 线检查对 COPD 诊断特异性不高。

3.动脉血气分析

早期无异常,随病情进展可出现低氧血症、高碳酸血症、酸碱平衡失调等,用于判断呼吸衰竭的类型。

4.其他

COPD 合并细菌感染时,血白细胞增高,核左移。痰培养可能检出病原菌。

(六)心理-社会评估

COPD 由于病程长、反复发作,每况愈下,给患者带来较重的精神和经济负担,表现焦虑、悲观、沮丧等心理反应,甚至对治疗丧失信心。病情一旦发展到影响工作和生活,会导致患者心理压力增加,生活方式发生改变,也会影响到工作,甚至因无法工作而孤独。

二、主要护理诊断及医护合作性问题

(一)气体交换受损

气体交换受损与气道阻塞、通气不足、呼吸肌疲劳、分泌物过多和肺泡呼吸有关。

(二)清理呼吸道无效

清理呼吸道无效与分泌物增多而黏稠、气道湿度降低和无效咳嗽有关。

(三)低效性呼吸形态

低效性呼吸形态与气道阻塞、膈肌变平以及能量不足有关。

(四)活动无耐力

活动无耐力与疲劳、呼吸困难、氧供与氧耗失衡有关。

(五)营养失调,低于机体需要量

营养失调,低于机体需要量与食欲降低、摄入减少、腹胀、呼吸困难、痰液增多关。

(六)焦虑

焦虑与健康状况的改变、病情危重、经济状况有关。

三、护理目标

患者痰能咳出,喘息缓解;活动耐力增强;营养得到改善;焦虑减轻。

四、护理措施

(一)一般护理

1.休息和活动

患者采取舒适的体位,晚期患者宜采取身体前倾位,使辅助呼吸肌参与呼吸。发热、咳喘时应卧床休息,视病情安排适当的活动量,活动以不感到疲劳、不加重症状为宜。室内保持合适的温湿度,冬季注意保暖,避免直接吸入冷空气。

2.饮食护理

呼吸功的增加可使热量和蛋白质消耗增多,导致营养不良。应制订出高热量、高蛋白、高维生素的饮食计划。正餐进食量不足时,应安排少量多餐,避免餐前和进餐时过多饮水。餐后避免平卧,有利于消化。为减少呼吸困难,保存能量,患者饭前至少休息30分钟。每天正餐应安排在患者最饥饿、休息最好的时间。指导患者采用缩唇呼吸和腹式呼吸减轻呼吸困难。为促进食欲,提供给患者舒适的就餐环境和喜爱的食物,餐前及咳痰后漱口,保持口腔清洁;腹胀的患者应进软食,细嚼慢咽。避免进食产气的食物,如汽水、啤酒、豆类、马铃薯和胡萝卜等;避免易引起便秘的食物,如油煎食物、干果、坚果等。如果患者通过进食不能吸收足够的营养,可应用管喂饮食或全胃肠外营养。

(二)病情观察

观察咳嗽、咳痰的情况,痰液的颜色、量及性状,咳痰是否顺畅;呼吸困难的程度,能否平卧,与活动的关系,有无进行性加重;患者的营养状况、肺部体征及有无慢性呼吸衰竭、自发性气胸、慢性肺源性心脏病等并发症产生。监测动脉血气分析和水、电解质、酸碱平衡情况。

(三)氧疗的护理

呼吸困难伴低氧血症者,遵医嘱给予氧疗。一般采用鼻导管持续低流量吸氧,氧流量 $1\sim$ 2 L/min。对 COPD 慢性呼吸衰竭者提倡进行长期家庭氧疗(LTOT)。LTOT 为持续低流量吸氧,它能改变疾病的自然病程,改善生活质量。LTOT 是指一昼夜吸入低浓度氧 15 小时以上,并持续较长时间,使 $PaO_2 \geqslant 8.0$ kPa(60 mmHg),或 SaO_2 升至 90% 的一种氧疗方法。LTOT 指征:① $PaO_2 \leqslant 7.3$ kPa(55 mmHg)或 $SaO_2 \leqslant 88\%$,有或没有高碳酸血症。② PaO_2 7.9~ 7.3 kPa(55~60 mmHg)或 $SaO_2 < 88\%$,并有肺动脉高压、心力衰竭所致的水肿或红细胞增多症(血细胞比容>0.55)。LTOT 对血流动力学、运动耐力、肺生理和精神状态均会产生有益的影响,从而提高 COPD 患者的生活质量和生存率。

COPD 患者因长期二氧化碳潴留,主要靠缺氧刺激呼吸中枢,如果吸入高浓度的氧,反而会导致呼吸频率和幅度降低,引起二氧化碳潴留。而持续低流量吸氧维持 $PaO_2 \geqslant 7.9$ kPa(60 mmHg),既能改善组织缺氧,也可防止因缺氧状态解除而抑制呼吸中枢。护理人员应密切注意患者吸氧后的变化,如观察患者的意识状态、呼吸的频率及幅度、有无窒息或呼吸停止和动脉血气复查结果。氧疗有效指标:患者呼吸困难减轻、呼吸频率减慢、发绀减轻、心率减慢、活动耐力增加。

(四)用药护理

1.稳定期治疗用药

(1)支气管舒张药:短期应用以缓解症状,长期规律应用预防和减轻症状。常选用 β_2 肾上腺素受体激动剂、抗胆碱药、氨茶碱或其缓(控)释片。

(2)祛痰药:对痰不易咳出者可选用盐酸氨溴索或羧甲司坦。

2.急性加重期的治疗用药

使用支气管舒张药及对低氧血症者进行吸氧外,应根据病原菌类型及药物敏感情况合理选用抗生素治疗。如给予 β-内酰胺类/β-内酰胺酶抑制剂;第二代头孢菌素、大环内酯类或喹诺酮类。如出现持续气道阻塞,可使用糖皮质激素。

3.遵医嘱用药

遵医嘱应用抗生素,支气管舒张药,祛痰药物,注意观察疗效及不良反应。

（五）呼吸功能锻炼

COPD 患者需要增加呼吸频率来代偿呼吸困难，这种代偿多数是依赖于辅助呼吸肌参与呼吸，即胸式呼吸，而非腹式呼吸。然而胸式呼吸的有效性要低于腹式呼吸，患者容易疲劳。因此，护理人员应指导患者进行缩唇呼吸、腹式呼吸、膈肌起搏（体外膈神经电刺激）、吸气阻力器等呼吸锻炼，以加强胸、膈呼吸肌肌力和耐力，改善呼吸功能。

1.缩唇呼吸

缩唇呼吸的技巧是通过缩唇形成的微弱阻力来延长呼气时间，增加气道压力，延缓气道塌陷。患者闭嘴经鼻吸气，然后通过缩唇（吹口哨样）缓慢呼气，同时收缩腹部。吸气与呼气时间比为 1∶2 或 1∶3。缩唇大小程度与呼气流量，以能使距口唇 15～20 cm 处，与口唇等高点水平的蜡烛火焰随气流倾斜又不至于熄灭为宜。

2.膈式或腹式呼吸

患者可取立位、平卧位或半卧位，两手分别放于前胸部和上腹部。用鼻缓慢吸气时，膈肌最大程度下降，腹肌松弛，腹部凸出，手感到腹部向上抬起。呼气时用口呼出，腹肌收缩，膈肌松弛，膈肌随腹腔内压增加而上抬，推动肺部气体排出，手感到腹部下降。

另外，可以在腹部放置小枕头、杂志或书锻炼腹式呼吸。如果吸气时，物体上升，证明是腹式呼吸。缩唇呼吸和腹式呼吸每天训练 3～4 次，每次重复 8～10 次。腹式呼吸需要增加能量消耗，因此指导患者只能在疾病恢复期如出院前进行训练。

（六）心理护理

COPD 患者因长期患病，社会活动减少、经济收入降低等方面发生的变化，容易形成焦虑和压抑的心理状态，失去自信，躲避生活。也可由于经济原因，患者可能无法按医嘱常规使用某些药物，只能在病情加重时应用。医护人员应详细了解患者及其家庭对疾病的态度，关心体贴患者，了解患者心理、性格、生活方式等方面发生的变化，与患者和家属共同制订和实施康复计划，定期进行呼吸肌功能锻炼、合理用药等，减轻症状，增强患者战胜疾病的信心；对表现焦虑的患者，教会患者缓解焦虑的方法，如听轻音乐、下棋、做游戏等娱乐活动，以分散注意力，减轻焦虑。

（七）健康指导

1.疾病知识指导

使患者了解 COPD 的相关知识，识别和消除使疾病恶化的因素，戒烟是预防 COPD 的重要且简单易行的措施，应劝导患者戒烟；避免粉尘和刺激性气体的吸入；避免和呼吸道感染患者接触，在呼吸道传染病流行期间，尽量避免去人群密集的公共场所。指导患者要根据气候变化，及时增减衣物，避免受凉感冒。学会识别感染或病情加重的早期症状，尽早就医。

2.康复锻炼

使患者理解康复锻炼的意义，充分发挥患者进行康复的主观能动性，制订个体化的锻炼计划，选择空气新鲜、安静的环境，进行步行、慢跑、气功等体育锻炼。在潮湿、大风、严寒气候时，避免室外活动。教会患者和家属依据呼吸困难与活动之间的关系，判断呼吸困难的严重程度，以便合理的安排工作和生活。

3.家庭氧疗

对实施家庭氧疗的患者，护理人员应指导患者和家属做到以下几点。

（1）了解氧疗的目的、必要性及注意事项；注意安全，供氧装置周围严禁烟火，防止氧气燃烧爆炸；吸氧鼻导管需每天更换，以防堵塞，防止感染；氧疗装置定期更换、清洁、消毒。

（2）告诉患者和家属宜采取低流量（氧流量 1～2 L/min 或氧浓度 25%～29%）吸氧，且每天吸氧的时间不宜少于 10 小时，因夜间睡眠时，部分患者低氧血症更为明显，故夜间吸氧不宜间断；监测氧流量，防止随意调高氧流量。

4.心理指导

引导患者适应慢性病并以积极的心态对待疾病，培养生活乐趣，如听音乐、培养养花种草等爱好，以分散注意力，减少孤独感，缓解焦虑、紧张的精神状态。

五、护理评价

氧分压和二氧化碳分压维持在正常范围内；能坚持药物治疗；能演示缩唇呼吸和腹式呼吸技术；呼吸困难发作时能采取正确体位，使用节能法；清除过多痰液，保持呼吸道通畅；使用控制咳嗽方法；增加体液摄入；减少症状恶化；根据身高和年龄维持正常体重；减少急诊就诊和入院的次数。

（程　宁）

第四节　支气管扩张

支气管扩张是指直径大于 2 mm 的支气管由于管壁的肌肉和弹性组织破坏引起的慢性异常扩张。临床特点为慢性咳嗽、咳大量脓性痰和/或反复咯血。患者常有童年麻疹、百日咳或支气管肺炎等病史。随着人民生活条件的改善，麻疹、百日咳疫苗的预防接种，以及抗生素的应用，本病发病率已明显降低。

一、病因及发病机制

(一)支气管-肺组织感染和支气管阻塞

它是支气管扩张的主要病因。感染和阻塞症状相互影响，促使支气管扩张的发生和发展。其中婴幼儿期支气管-肺组织感染是最常见的病因，如婴幼儿麻疹、百日咳、支气管肺炎等。

由于儿童支气管较细，易阻塞，且管壁薄弱，反复感染破坏支气管壁各层结构，尤其是平滑肌和弹性纤维的破坏削弱了对管壁的支撑作用。支气管炎使支气管黏膜充血、水肿、分泌物阻塞管腔，导致引流不畅而加重感染。支气管内膜结核、肿瘤、异物引起管腔狭窄、阻塞，也是导致支气管扩张的原因之一。由于左下叶支气管细长，且受心脏血管压迫引流不畅，容易发生感染，故支气管扩张左下叶比右下叶多见。肺结核引起的支气管扩张多发生在上叶。

(二)支气管先天性发育缺陷和遗传因素

此类支气管扩张较少见，如巨大气管-支气管症、Kartagener 综合征（支气管扩张、鼻窦炎和内脏转位）、肺囊性纤维化、先天性丙种球蛋白缺乏症等。

(三)全身性疾病

目前已发现类风湿关节炎、Crohn 病、溃疡性结肠炎、系统性红斑狼疮、支气管哮喘等疾病可同时伴有支气管扩张；有些不明原因的支气管扩张患者，其体液免疫和/或细胞免疫功能有不同程度的异常，提示支气管扩张可能与机体免疫功能失调有关。

二、临床表现

(一)症状

1.慢性咳嗽、大量脓痰

痰量与体位变化有关。晨起或夜间卧床改变体位时,咳嗽加剧、痰量增多。痰量多少可估计病情严重程度。感染急性发作时,痰量明显增多,每天可达数百毫升,外观呈黄绿色脓性痰,痰液静置后出现分层的特征:上层为泡沫;中层为脓性黏液;下层为坏死组织沉淀物。合并厌氧菌感染时痰有臭味。

2.反复咯血

50%～70%的患者有程度不等的反复咯血,咯血量与病情严重程度和病变范围不完全一致。大量咯血最主要的危险是窒息,应紧急处理。部分发生于上叶的支气管扩张,引流较好,痰量不多或无痰,以反复咯血为唯一症状,称为"干性支气管扩张"。

3.反复肺部感染

其特点是同一肺段反复发生肺炎并迁延不愈。

4.慢性感染中毒症状

反复感染者可出现发热、乏力、食欲减退、消瘦、贫血等,儿童可影响发育。

(二)体征

早期或干性支气管扩张多无明显体征,病变重或继发感染时在下胸部、背部常可闻及局限性、固定性湿啰音,有时可闻及哮鸣音;部分慢性患者伴有杵状指(趾)。

三、辅助检查

(一)胸部 X 线检查

早期无异常或仅见患侧肺纹理增多、增粗现象。典型表现是轨道征和卷发样阴影,感染时阴影内出现液平面。

(二)胸部 CT 检查

管壁增厚的柱状扩张或成串成簇的囊状改变。

(三)纤维支气管镜检查

有助于发现患者出血的部位,鉴别腔内异物、肿瘤或其他支气管阻塞原因。

四、诊断要点

根据患者有慢性咳嗽、大量脓痰、反复咯血的典型临床特征,以及肺部闻及固定而局限性的湿啰音,结合儿童时期有诱发支气管扩张的呼吸道病史,一般可做出初步临床诊断。胸部影像学检查和纤维支气管镜检查可进一步明确诊断。

五、治疗要点

治疗原则是保持呼吸道引流通畅,控制感染,处理咯血,必要时手术治疗。

(一)保持呼吸道通畅

1.药物治疗

祛痰药及支气管舒张药具有稀释痰液、促进排痰作用。

2.体位引流

对痰多且黏稠者作用尤其重要。

3.经纤维支气管镜吸痰

若体位引流排痰效果不理想,可经纤维支气管镜吸痰及生理盐水冲洗痰液,也可局部注入抗生素。

(二)控制感染

它是支气管扩张急性感染期的主要治疗措施。应根据症状、体征、痰液性状,必要时参考细菌培养及药物敏感试验结果选用抗生素。

(三)手术治疗

对反复呼吸道急性感染或大咯血,病变局限在一叶或一侧肺组织,经药物治疗无效,全身状况良好的患者,可考虑手术切除病变肺段或肺叶。

六、常用护理诊断

(一)清理呼吸道无效

咳嗽、大量脓痰、肺部湿啰音与痰液黏稠和无效咳嗽有关。

(二)有窒息的危险

有窒息的危险与痰多、痰液黏稠或大咯血造成气道阻塞有关。

(三)营养失调

乏力、消瘦、贫血、发育迟缓与反复感染导致机体消耗增加以及患者食欲缺乏、营养物质摄入不足有关。

(四)恐惧

精神紧张、面色苍白、出冷汗与突然或反复大咯血有关。

七、护理措施

(一)一般护理

1.休息与环境

急性感染或咯血时应卧床休息,大咯血患者需绝对卧床,取患侧卧位。病室内保持空气流通,维持适宜的温、湿度,注意保暖。

2.饮食护理

提供高热量、高蛋白、高维生素饮食,发热患者给予高热量流质或半流质饮食,避免冰冷、油腻、辛辣食物诱发咳嗽。鼓励患者多饮水,每天1 500 mL以上,以稀释痰液。指导患者在咳痰后及进食前后用清水或漱口液漱口,保持口腔清洁,促进食欲。

(二)病情观察

观察痰液量、颜色、性质、气味和与体位的关系,记录24小时痰液排出量;定期测量生命体征,记录咯血量,观察咯血的颜色、性质及量;病情严重者需观察有无窒息前症状,发现窒息先兆,立即向汇报并配合处理。

(三)对症护理

1.促进排痰

(1)指导有效咳嗽和正确的排痰方法。

(2)采取体位引流者需依据病变部位选择引流体位,使肺居上,引流支气管开口向下,利于痰液流出。一般于饭前 1 小时进行。引流时可配合胸部叩击,提高引流效果。

(3)必要时遵医嘱选用祛痰剂或 β₂ 受体激动剂喷雾吸入,扩张支气管、促进排痰。

2.预防窒息

(1)痰液排出困难者,鼓励多饮水或雾化吸入,协助患者翻身、拍背或体位引流,以促进痰液排出,减少窒息发生的危险。

(2)密切观察患者的表情、神志、生命体征,观察并记录痰液的颜色、量与性质,及时发现和判断患者有无发生窒息的可能。如患者突然出现烦躁不安、神志不清,面色苍白或发绀、出冷汗、呼吸急促、咽喉部明显的痰鸣音,应警惕窒息的发生,并及时通知。

(3)对意识障碍、年老体弱、咳嗽咳痰无力、咽喉部明显的痰鸣音、神志不清者、突然大量呕吐物涌出等高危患者,立即做好抢救准备,如迅速备好吸引器、气管插管或气管切开等用物,积极配合抢救工作。

(四)心理护理

病程较长,咳嗽、咳痰、咯血反复发作或逐渐加重时,患者易产生焦虑、沮丧情绪。护士应多与其交谈,讲明支气管扩张反复发作的原因及治疗进展,帮助患者树立战胜疾病的信心,缓解焦虑不安情绪。咯血时医护人员应陪伴、安慰患者,帮助情绪稳定,避免因情绪波动加重出血。

(五)健康教育

1.疾病知识指导

帮助患者及家属了解疾病发生、发展与治疗、护理过程。与其共同制订长期防治计划。宣传防治百日咳、麻疹、支气管肺炎、肺结核等呼吸道感染的重要性;及时治疗上呼吸道慢性病灶;避免受凉,预防感冒;戒烟、减少刺激性气体吸入,防止病情恶化。

2.生活指导

讲明加强营养对机体康复的作用,使患者能主动摄取必需的营养素,以增强机体抗病能力。鼓励患者参加体育锻炼,建立良好的生活习惯,劳逸结合,以维护心、肺功能状态。

3.用药指导

向患者介绍常用药物的用法和注意事项,观察疗效及不良反应。指导患者及家属学习和掌握有效咳嗽、胸部叩击、雾化吸入和体位引流的方法,以利于长期坚持,控制病情的发展;了解抗生素的作用、用法和不良反应。

4.自我监测指导

定期复查。嘱患者按医嘱服药,教患者学会观察药物的不良反应。教会患者识别病情变化的征象,观察痰液量、颜色、性质、气味和与体位的关系,并记录 24 小时痰液排出量。如有咯血、窒息先兆,立即前往医院就诊。

(程　宁)

第五节　肺　脓　肿

肺脓肿是由多种病原菌引起肺实质坏死的肺部化脓性感染。早期为肺组织的化脓性炎症,继而坏死、液化,由肉芽组织包绕形成脓肿。高热、咳嗽和咳大量脓臭痰为其临床特征。本病可见于任何年龄,青壮年男性及年老体弱有基础疾病者多见。自抗生素广泛应用以来,发病率有明显降低。

一、护理评估

(一)病因及发病机制

急性肺脓肿的主要病原体是细菌,常为上呼吸道、口腔的定植菌,包括需氧、厌氧和兼性厌氧菌。厌氧菌感染占主要地位,较重要的厌氧菌有核粒梭形杆菌、消化球菌等。常见的需氧和兼性厌氧菌为金黄色葡萄球菌、化脓链球菌(A组溶血性链球菌)、肺炎克雷伯菌和铜绿假单胞菌等。免疫力低下者,如接受化学治疗、白血病或艾滋病患者其病原菌也可为真菌。根据不同病因和感染途径,肺脓肿可分为以下三种类型。

1.吸入性肺脓肿

吸入性肺脓肿是临床上最多见的类型,病原体经口、鼻、咽吸入致病,误吸为最主要的发病原因。正常情况下,吸入物可由呼吸道迅速清除,但当由于受凉、劳累等诱因导致全身或局部免疫力下降时;在有意识障碍,如全身麻醉或气管插管、醉酒、脑血管意外时,吸入的病原菌即可致病。此外,也可由上呼吸道的慢性化脓性病灶,如扁桃体炎、鼻窦炎、牙槽脓肿等脓性分泌物经气管被吸入肺内致病。吸入性肺脓肿发病部位与解剖结构有关,常为单发性,由于右主支气管较陡直,且管径较粗大,因而右侧多发。病原体多为厌氧菌。

2.继发性肺脓肿

继发性肺脓肿可继发于:①某些肺部疾病如细菌性肺炎、支气管扩张、空洞型肺结核、支气管肺癌、支气管囊肿等感染。②支气管异物堵塞也是肺脓肿尤其是小儿肺脓肿发生的重要因素。③邻近器官的化脓性病变蔓延至肺,如食管穿孔感染、膈下脓肿、肾周围脓肿及脊柱脓肿等波及肺组织引起肺脓肿。阿米巴肝脓肿可穿破膈肌至右肺下叶,形成阿米巴肺脓肿。

3.血源性肺脓肿

因皮肤外伤感染、痈、疖、骨髓炎、静脉吸毒、感染性心内膜炎等肺外感染病灶的细菌或脓毒性栓子经血行播散至肺部引起小血管栓塞,产生化脓性炎症、组织坏死导致肺脓肿。金黄色葡萄球菌、表皮葡萄球菌及链球菌为常见致病菌。

(二)病理

肺脓肿早期为含致病菌的污染物阻塞细支气管,继而形成小血管炎性栓塞,进而致病菌繁殖引起肺组织化脓性炎症、坏死,形成肺脓肿,继而肺坏死组织液化破溃经支气管部分排出,形成有气液平的脓腔。另因病变累及部位不同,可并发支气管扩张、局限性纤维蛋白性胸膜炎、脓胸、脓气胸、支气管胸膜瘘等。急性肺脓肿经积极治疗或充分引流,脓腔缩小甚至消失,或仅剩少量纤维瘢痕。如治疗不彻底或支气管引流不畅,炎症持续存在,3个月以上称为慢性肺脓肿。

(三)健康史

多数吸入性肺脓肿患者有齿、口咽部的感染灶,故要了解患者是否有口腔、上呼吸道慢性感染病灶如龋齿、化脓性扁桃体炎、鼻窦炎、牙周溢脓等;或手术、劳累、受凉等;是否应用了大量抗生素。

(四)身体状况

1.症状

急性肺脓肿患者,起病急,寒战、高热,体温高达 39～40 ℃,伴有咳嗽、咳少量黏液痰或黏液脓性痰,典型痰液呈黄绿色、脓性,有时带血。炎症累及胸膜可引起胸痛。伴精神不振、全身乏力、食欲减退等全身毒性症状。如感染未能及时控制,于发病后 10～14 天可突然咳出大量脓臭痰及坏死组织,痰量可达300～500 mL/d,痰静置后分三层。厌氧菌感染时痰带腥臭味。一般在咳出大量脓痰后,体温明显下降,全身毒性症状随之减轻。约 1/3 患者有不同程度的咯血,偶有中、大量咯血而突然窒息死亡者。部分患者发病缓慢,仅有一般的呼吸道感染症状。血源性肺脓肿多先有原发病灶引起的畏寒、高热等全身脓毒血症的表现,经数天或数周后出现咳嗽、咳痰,痰量不多,极少咯血。慢性肺脓肿患者除咳嗽、咳脓痰、不规则发热、咯血外,还有贫血、消瘦等慢性消耗症状。

2.体征

肺部体征与肺脓肿的大小、部位有关。早期病变较小或位于肺深部,多无阳性体征;病变发展较大时可出现肺实变体征,有时可闻及异常支气管呼吸音;病变累及胸膜时,可闻及胸膜摩擦音或胸腔积液体征。慢性肺脓肿常有杵状指(趾)、消瘦、贫血等。血源性肺脓肿多无阳性体征。

(五)实验室及其他检查

1.实验室检查

急性肺脓肿患者血常规白细胞计数明显增高,中性粒细胞在 90% 以上,多有核左移和中毒颗粒。慢性肺脓肿血白细胞可稍升高或正常,红细胞和血红蛋白减少。血源性肺脓肿患者的血培养可发现致病菌。并发脓胸时,可做胸腔脓液培养及药物敏感试验。

2.痰细菌学检查

气道深部痰标本细菌培养可有厌氧菌和/或需氧菌存在。血培养有助于确定病原体和选择有效的抗生素。

3.影像学检查

X 线胸片早期可见肺部炎性阴影,肺脓肿形成后,脓液排出,脓腔出现圆形透亮区和气液平面,四周有浓密炎症浸润。炎症吸收后遗留有纤维条索状阴影。慢性肺脓肿呈厚壁空洞,周围有纤维组织增生及邻近胸膜增厚。CT 能更准确定位及发现体积较小的脓肿。

4.纤维支气管镜检查

纤维支气管镜检查有助于明确病因、病原学诊断及治疗。

(六)心理-社会评估

部分肺脓肿患者起病多急骤,畏寒、高热伴全身中毒症状明显,厌氧菌感染时痰有腥臭味等,使患者及家属常深感不安。患者会表现出忧虑、悲观、抑郁和恐惧。

二、主要护理诊断及医护合作性问题

(一)体温过高

体温过高与肺组织炎症性坏死有关。

(二)清理呼吸道无效

清理呼吸道无效与脓痰聚积有关。

(三)营养失调,低于机体需要量

营养失调,低于机体需要量与肺部感染导致机体消耗增加有关。

(四)气体交换受损

气体交换受损与气道内痰液积聚、肺部感染有关。

(五)潜在并发症

咯血、窒息、脓气胸、支气管胸膜瘘。

三、护理目标

体温降至正常,营养改善,呼吸系统症状减轻或消失,未发生并发症。

四、护理措施

(一)一般护理

保持室内空气流通、适宜温湿度、阳光充足。晨起、饭后、体位引流后及睡前协助患者漱口,做好口腔护理。鼓励患者多饮水,进食高热量、高蛋白、高维生素等营养丰富的食物。

(二)病情观察

观察痰的颜色、性状、气味和静置后是否分层。准确记录 24 小时排痰量。当大量痰液排出时,要注意观察患者咳痰是否顺畅,咳嗽是否有力,避免脓痰引起窒息;当痰液减少时,要观察患者中毒症状是否好转,若中毒症状严重,提示痰液引流不畅,做好脓液引流的护理,以保持呼吸道通畅。若发现血痰,应及时报告医师,咯血量较多时,应严密观察体温、脉搏、呼吸、血压以及神志的变化,准备好抢救药品和用品,嘱患者患侧卧位,头偏向一侧,警惕大咯血或窒息的突然发生。

(三)用药及体位引流护理

肺脓肿治疗原则是抗生素治疗和痰液引流。

1.抗生素治疗

吸入性肺脓肿一般选用青霉素,对青霉素过敏或不敏感者可用林可霉素、克林霉素或甲硝唑等药物。开始给药采用静脉滴注,体温通常在治疗后 3～10 天降至正常,然后改为肌内注射或口服。如抗生素有效,宜持续 8～12 周,直至胸片上空洞和炎症完全消失,或仅有少量稳定的残留纤维化。若疗效不佳,要注意根据细菌培养和药物敏感试验结果选用有效抗生素。遵医嘱使用抗生素、祛痰药、支气管扩张剂等药物,注意观察疗效及不良反应。

2.痰液引流

痰液引流可缩短病程,提高疗效。无大咯血、中毒症状轻者可进行体位引流排痰,每天2～3 次,每次 10～15 分钟。痰黏稠者可用祛痰药、支气管舒张药或生理盐水雾化吸入以利脓液引流。有条件应尽早应用纤维支气管镜冲洗及吸引治疗,脓腔内还可注入抗生素,加强局部治疗。

3.手术治疗

内科积极治疗 3 个月以上效果不好,或有并发症可考虑手术治疗。

(四)心理护理

向患者及家属及时介绍病情,解释各种症状和不适的原因,说明各项诊疗、护理操作目的、操作程序和配合要点。由于疾病带来口腔脓臭气味使患者害怕与人接近,在帮助患者口腔护理的同时消除患者的紧张心理。主动关心并询问患者的需要,使患者增加治疗的依从性和信心,指导患者正确对待本病,使其勇于说出内心感受,并积极进行疏导。教育患者家属配合医护人员做好患者的心理指导,使患者树立治愈疾病的信心,以促进疾病早日康复。

(五)健康指导

1.疾病知识指导

指导患者及家属了解肺脓肿发生、发展、治疗和有效预防方面的知识。积极治疗肺炎、皮肤疖、痈或肺外化脓性等原发病灶。教会患者练习深呼吸,鼓励患者咳嗽并采取有效的咳嗽方式进行排痰,保持呼吸道的通畅,促进病变的愈合。对重症患者做好监护,教育家属及时发现病情变化,并及时向医师报告。

2.生活指导

指导患者生活要有规律,注意休息,劳逸结合,应增加营养物质的摄入。提倡健康的生活方式,重视口腔护理,在晨起、饭后、体位引流后、晚睡前要漱口、刷牙,防止污染分泌物误吸入下呼吸道。鼓励平日多饮水,戒烟、酒。保持环境整洁、舒适,维持适宜的室温与湿度,注意保暖,避免受凉。

3.用药指导

抗生素治疗非常重要,但需要时间较长,为防止病情反复,应遵从治疗计划。指导患者及家属根据医嘱服药,向患者讲解抗生素等药物的用药疗程、方法、不良反应,发现异常及时向医师报告。

4.加强易感人群护理

对意识障碍、慢性病、长期卧床者,应注意指导家属协助患者经常变换体位、翻身、拍背促进痰液排出,疑有异物吸入时要及时清除。有感染征象时应及时就诊。

五、护理评价

患者体温平稳,呼吸系统症状消失,营养改善,无并发症发生或发生后及时得到处理。

(程　宁)

第六节　急性呼吸窘迫综合征

急性呼吸窘迫综合征(acute respiratory distress syndrome,ARDS)是指严重感染、创伤、休克等非心源性疾病过程中,肺毛细血管内皮细胞和肺泡上皮细胞损伤造成弥漫性肺间质及肺泡水肿,导致的急性低氧性呼吸功能不全或衰竭,属于急性肺损伤(acute lung injury,ALI)的严重阶段。以肺容积减少、肺顺应性降低、严重的通气/血流比例失调为病理生理特征。临床上表现为进行性低氧血症和呼吸窘迫,肺部影像学表现为非均一性的渗出性病变。本病起病急、进展快、病死率高。

ALI和ARDS是同一疾病过程中的两个不同阶段,ALI代表早期和病情相对较轻的阶段,而ARDS代表后期病情较为严重的阶段。发生ARDS时患者必然经历过ALI,但并非所有的ALI都要发展为ARDS。引起ALI和ARDS的原因和危险因素很多,根据肺部直接和间接损伤对危险因素进行分类,可分为肺内因素和肺外因素。

肺内因素是指致病因素对肺的直接损伤,包括:①化学性因素,如吸入毒气、烟尘、胃内容物及氧中毒等。②物理性因素,如肺挫伤、放射性损伤等。③生物性因素,如重症肺炎。

肺外因素是指致病因素通过神经体液因素间接引起肺损伤,包括严重休克、感染中毒症、严重非胸部创伤、大面积烧伤、大量输血、急性胰腺炎、药物或麻醉品中毒等。ALI和ARDS的发生机制非常复杂,目前尚不完全清楚。多数学者认为,ALI和ARDS是由多种炎性细胞、细胞因子和炎性介质共同参与引起的广泛肺毛细血管急性炎症性损伤过程。

一、临床特点

ARDS 的临床表现可以有很大差别,取决于潜在疾病和受累器官的数目和类型。

(一)症状体征

(1)发病迅速:ARDS 多发病迅速,通常在发病因素攻击(如严重创伤、休克、败血症、误吸)后 12～48 小时发病,偶尔有长达 5 天者。

(2)呼吸窘迫:是 ARDS 最常见的症状,主要表现为气急和呼吸频率增快,呼吸频率大多在 25～50 次/分。其严重程度与基础呼吸频率和肺损伤的严重程度有关。

(3)咳嗽、咳痰、烦躁和神志变化:ARDS 可有不同程度的咳嗽、咳痰,可咳出典型的血水样痰,可出现烦躁、神志恍惚。

(4)发绀:是未经治疗 ARDS 的常见体征。

(5)ARDS 患者也常出现呼吸类型的改变,主要为呼吸浅快或潮气量的变化。病变越严重,这一改变越明显,甚至伴有吸气时鼻翼翕动及三凹征。在早期自主呼吸能力强时,常表现为深快呼吸,当呼吸肌疲劳后,则表现为浅快呼吸。

(6)早期可无异常体征,或仅有少许湿啰音;后期多有水疱音,也可出现管状呼吸音。

(二)影像学表现

1.X 线胸片检查

早期病变以间质性为主,胸部 X 线片常无明显异常或仅见血管纹理增多,边缘模糊,双肺散在分布的小斑片状阴影。随着病情进展,上述的斑片状阴影进一步扩展,融合成大片状,或两肺均匀一致增加的毛玻璃样改变,伴有支气管充气征,心脏边缘不清或消失,称为"白肺"。

2.胸部 CT 检查

与 X 线胸片相比,胸部 CT 尤其是高分辨 CT(HRCT)可更为清晰地显示出肺部病变分布、范围和形态,为早期诊断提供帮助。由于肺毛细血管膜通透性一致性增高,引起血管内液体渗出,两肺斑片状阴影呈现重力依赖性现象,还可出现变换体位后的重力依赖性变化。在 CT 上表现为病变分布不均匀:①非重力依赖区(仰卧时主要在前胸部)正常或接近正常。②前部和中间区域呈毛玻璃样阴影。③重力依赖区呈现实变影。这些提示肺实质的实变出现在受重力影响最明显的区域。无肺泡毛细血管膜损伤时,两肺斑片状阴影均匀分布,既不出现重力依赖现象,也无变换体位后的重力依赖性变化。这一特点有助于与感染性疾病鉴别。

(三)实验室检查

1.动脉血气分析

$PaO_2 < 8.0$ kPa(60 mmHg),有进行性下降趋势,在早期 $PaCO_2$ 多不升高,甚至可因过度通气而低于正常;早期多为单纯呼吸性碱中毒;随病情进展可合并代谢性酸中毒,晚期可出现呼吸性酸中毒。氧合指数较动脉氧分压更能反映吸氧时呼吸功能的障碍,而且与肺内分流量有良好的相关性,计算简便。氧合指数参照范围为 $53.2 \sim 66.5$ kPa($400 \sim 500$ mmHg),在 ALI 时 $\leqslant 40.0$ kPa(300 mmHg),ARDS 时 $\leqslant 26.7$ kPa(200 mmHg)。

2.血流动力学监测

通过漂浮导管,可同时测定并计算肺动脉压(PAP)、肺动脉楔压(PAWP)等,不仅对诊断、鉴别诊断有价值,而且对机械通气治疗也为重要的监测指标。肺动脉楔压一般 < 1.6 kPa

(12 mmHg),若≥2.4 kPa(18 mmHg),则支持左侧心力衰竭的诊断。

3.肺功能检查

ARDS 发生后呼吸力学发生明显改变,包括肺顺应性降低和气道阻力增高,肺无效腔/潮气量是不断增加的,肺无效腔/潮气量增加是早期 ARDS 的一种特征。

二、诊断及鉴别诊断

1999 年,中华医学会呼吸病学分会制定的诊断标准如下。

(1)有 ALI 和/或 ARDS 的高危因素。

(2)急性起病、呼吸频数和/或呼吸窘迫。

(3)低氧血症:ALI 时氧合指数≤40.0 kPa(300 mmHg);ARDS 时氧合指数≤26.7 kPa(200 mmHg)。

(4)胸部 X 线检查显示两肺浸润阴影。

(5)肺动脉楔压≤2.4 kPa(18 mmHg)或临床上能除外心源性肺水肿。

符合以上 5 项条件者,可以诊断 ALI 或 ARDS。必须指出,ARDS 的诊断标准并不具有特异性,诊断时必须排除大片肺不张、自发性气胸、重症肺炎、急性肺栓塞和心源性肺水肿(表 4-1)。

表 4-1　ARDS 与心源性肺水肿的鉴别

类别	ARDS	心源性肺水肿
特点	高渗透性	高静水压
病史	创伤、感染等	心脏疾病
双肺浸润阴影	+	+
重力依赖性分布现象	+	+
发热	+	可能
白细胞计数增多	+	可能
胸腔积液	—	+
吸纯氧后分流	较高	可较高
肺动脉楔压	正常	高
肺泡液体蛋白	高	低

三、急诊处理

ARDS 是呼吸系统的一个急症,必须在严密监护下进行合理治疗。治疗目标是改善肺的氧合功能,纠正缺氧,维护脏器功能和防治并发症。治疗措施如下。

(一)氧疗

应采取一切有效措施尽快提高 PaO_2,纠正缺氧。可给高浓度吸氧,使 PaO_2≥8.0 kPa(60 mmHg)或 SaO_2≥90%。轻症患者可使用面罩给氧,但多数患者需采用机械通气。

(二)去除病因

病因治疗在 ARDS 的防治中占有重要地位,主要是针对涉及的基础疾病。感染是 ALI 和 ARDS 常见原因也是首位高危因素,而 ALI 和 ARDS 又易并发感染。如果 ARDS 的基础疾病是脓毒症,除了清除感染灶外,还应选择敏感抗生素,同时收集痰液或血液标本分离培养病原菌和进行药敏试验,指导下一步抗生素的选择。一旦建立人工气道并进行机械通气,即应给予广谱抗生素,以预防呼吸道感染。

(三)机械通气

机械通气是最重要的支持手段。如果没有机械通气,许多 ARDS 患者会因呼吸衰竭在数小时至数天内死亡。机械通气的指征目前尚无统一标准,多数学者认为一旦诊断为 ARDS,就应进行机械通气。在 ALI 阶段可试用无创正压通气,使用无创机械通气治疗时应严密监测患者的生命体征及治疗反应。神志不清、休克、气道自洁能力障碍的 ALI 和 ARDS 患者不宜应用无创机械通气。如无创机械通气治疗无效或病情继续加重,应尽快建立人工气道,行有创机械通气。

为了防止肺泡萎陷,保持肺泡开放,改善氧合功能,避免机械通气所致的肺损伤,目前常采用肺保护性通气策略,主要措施包括以下两方面。

1.呼气末正压

适当加用呼气末正压可使呼气末肺泡内压增大,肺泡保持开放状态,从而达到防止肺泡萎陷,减轻肺泡水肿,改善氧合功能和提高肺顺应性的目的。应用呼气末正压应首先保证有效循环血容量足够,以免因胸内正压增加而降低心排血量,而减少实际的组织氧运输;呼气末正压先从低水平 $0.29\sim0.49$ kPa($3\sim5$ cmH$_2$O)开始,逐渐增加,直到 PaO$_2$>8.0 kPa(60 mmHg)、SaO$_2$>90%时的呼气末正压水平,一般呼气末正压水平为 $0.49\sim1.76$ kPa($5\sim18$ cmH$_2$O)。

2.小潮气量通气和允许性高碳酸血症

ARDS 患者采用小潮气量($6\sim8$ mL/kg)通气,使吸气平台压控制在 $2.94\sim34.3$ kPa($30\sim35$ cmH$_2$O),可有效防止因肺泡过度充气而引起的肺损伤。为保证小潮气量通气的进行,可允许一定程度的 CO$_2$ 潴留[PaCO$_2$ 一般不宜高于 13.3 kPa(100 mmHg)]和呼吸性酸中毒(pH $7.25\sim7.30$)。

(四)控制液体入量

在维持血压稳定的前提下,适当限制液体入量,配合利尿药,使出入量保持轻度负平衡(每天 500 mL 左右),使肺脏处于相对"干燥"状态,有利于肺水肿的消除。液体管理的目标是在最低($0.7\sim1.1$ kPa 或 $5\sim8$ mmHg)的肺动脉楔压下维持足够的心排血量及氧运输量。在早期可给予高渗晶体液,一般不推荐使用胶体液。存在低蛋白血症的 ARDS 患者,可通过补充清蛋白等胶体溶液和应用利尿药,有助于实现液体负平衡,并改善氧合。若限液后血压偏低,可使用多巴胺和多巴酚丁胺等血管活性药物。

(五)加强营养支持

营养支持的目的在于不但纠正现有的患者的营养不良,还应预防患者营养不良的恶化。营养支持可经胃肠道或胃肠外途径实施。如有可能应尽早经胃肠补充部分营养,不但可以减少补液量,而且可获得经胃肠营养的有益效果。

(六)加强护理、防治并发症

有条件时应在 ICU 中动态监测患者的呼吸、心律、血压、尿量及动脉血气分析等,及时纠正酸碱失衡和电解质紊乱。注意预防呼吸机相关性肺炎的发生,尽量缩短病程和机械通气时间,加强物理治疗,包括体位、翻身、拍背、排痰和气道湿化等。积极防治应激性溃疡和多器官功能障碍综合征。

(七)其他治疗

糖皮质激素、肺泡表面活性物质替代治疗、吸入一氧化氮在 ALI 和 ARDS 的治疗中可能有一定价值,但疗效尚不肯定。不推荐常规应用糖皮质激素预防和治疗 ARDS。糖皮质激素既不能预防 ARDS 的发生,对早期 ARDS 也没有治疗作用。ARDS 发病＞14 天应用糖皮质激素会明显增加病死率。感染性休克并发 ARDS 的患者,如合并肾上腺皮质功能不全,可考虑应用替代剂量的糖皮质激素。肺表面活性物质,有助于改善氧合,但是还不能将其作为 ARDS 的常规治疗手段。

四、急救护理

在救治 ARDS 过程中,精心护理是抢救成功的重要环节。护士应做到及早发现病情,迅速协助采取有力的抢救措施。密切观察患者生命体征,做好各项记录,准确完成各种治疗,备齐抢救器械和药品,防止机械通气和气管切开的并发症。

(一)护理目标

(1)及早发现 ARDS 的迹象,及早有效地协助抢救。维持生命体征稳定,挽救患者生命。

(2)做好人工气道的管理,维持患者最佳气体交换,改善低氧血症,减少机械通气并发症。

(3)采取俯卧位通气护理,缓解肺部压迫,改善心脏的灌注。

(4)积极预防感染等各种并发症,提高救治成功率。

(5)加强基础护理,增加患者舒适感。

(6)减轻患者心理不适,使其合作、平静。

(二)护理措施

1.及早发现病情变化

ARDS 通常在疾病或严重损伤的最初 24～48 小时后发生。首先出现呼吸困难,通常呼吸浅快。吸气时可存在肋间隙和胸骨上窝凹陷。皮肤可出现发绀和斑纹,吸氧不能使之改善。

护士发现上述情况要高度警惕,及时报告,进行动脉血气和胸部 X 线等相关检查。一旦诊断考虑 ARDS,立即积极治疗。若没有机械通气的相应措施,应尽早转至有条件的医院。患者转运过程中应有专职和护士陪同,并准备必要的抢救设备,氧气必不可少。若有指征行机械通气治疗,可以先行气管插管后转运。

2.生命体征护理

迅速连接监测仪,密切监护心率、心律、血压等生命体征,尤其是呼吸的频率、节律、深度及血氧饱和度等。观察患者意识、发绀情况、末梢温度等。注意有无呕血、黑便等消化道出血的表现。

3.氧疗和机械通气的护理

治疗 ARDS 最紧迫问题在于纠正顽固性低氧,改善呼吸困难,为治疗基础疾病赢得时间。需要对患者实施氧疗甚至机械通气。

(1)严密监测患者呼吸情况及缺氧症状。若单纯面罩吸氧不能维持满意的血氧饱和度,应予辅助通气。首先可尝试采用经面罩持续气道正压吸氧等无创通气,但大多需要机械通气吸入氧气。遵医嘱给予高浓度氧气吸入或使用呼气末正压呼吸(positive end expiratory pressure, PEEP)并根据动脉血气分析值的变化调节氧浓度。

(2)使用 PEEP 时应严密观察,防止患者出现气压伤。PEEP 是在呼气终末时给予气道以一恒定正压使之不能恢复到大气压的水平。可以增加肺泡内压和功能残气量改善氧合,防止呼气使肺泡萎陷,增加气体分布和交换,减少肺内分流,从而提高 PaO_2。由于 PEEP 使胸膜腔内压升高,静脉回流受阻,致心搏减少,血压下降,严重时可引起循环衰竭,另外正压过高,肺泡过度膨胀、破裂有导致气胸的危险。所以在监护过程中,注意 PEEP 观察有无心率增快、突然胸痛、呼吸困难加重等相关症状,发现异常立即调节 PEEP 压力并报告处理。

(3)帮助患者采取有利于呼吸的体位,如端坐位或高枕卧位,人工气道的管理有以下几方面。①妥善固定气管插管,观察气道是否通畅,定时对比听诊双肺呼吸音。经口插管者要固定好牙垫,防止阻塞气道。每班检查并记录导管刻度,观察有无脱出或误入一侧主支气管。套管固定松紧适宜,以能放入一指为准。②气囊充气适量。充气过少易产生漏气,充气过多可压迫气管黏膜导致气管食管瘘,可以采用最小漏气技术,用来减少并发症发生。方法:用 10 mL 注射器将气体缓慢注入,直至在喉及气管部位听不到漏气声,向外抽出气体每次 0.25～0.50 mL,至吸气压力到达峰值时出现少量漏气为止,再注入 0.25～0.50 mL 气体,此时气囊容积为最小封闭容积,气囊压力为最小封闭压力,记录注气量。观察呼吸机上气道峰压是否下降及患者能否发音说话,长期机械通气患者要观察气囊有无破损、漏气现象。③保持气道通畅。严格无菌操作,按需适时吸痰。过多反复抽吸会刺激黏膜,使分泌物增加。先吸气道再吸口、鼻腔,吸痰前给予充分气道湿化、翻身叩背、吸纯氧 3 分钟,吸痰管最大外径不超过气管导管内径的 1/2,迅速插吸痰管至气管插管,感到阻力后撤回吸痰管 1～2 cm,打开负压边后退边旋转吸痰管,吸痰时间不应超过 15 秒。吸痰后密切观察痰液的颜色、性状、量及患者心率、心律、血压和血氧饱和度的变化,一旦出现心律失常和呼吸窘迫,立即停止吸痰,给予吸氧。④用加温湿化器对吸入气体进行湿化,根据病情需要加入盐酸氨溴索、异丙托溴铵等,每天 3 次雾化吸入。湿化满意标准为痰液稀薄、无泡沫、不附壁能顺利吸出。⑤呼吸机使用过程中注意电源插头要牢固,不要与其他仪器共用一个插座;机器外部要保持清洁,上端不可放置液体;开机使用期间定时倒掉管道及集水瓶内的积水,集水瓶安装要牢固;定时检查管道是否漏气、有无打折、压缩机工作是否正常。

4.维持有效循环,维持出入液量轻度负平衡。

循环支持治疗的目的是恢复和提供充分的全身灌注,保证组织的灌流和氧供,促进受损组织的恢复。在能保持酸碱平衡和肾功能前提下达到最低水平的血管内容量。①护士应迅速帮助完成该治疗目标。选择大血管,建立 2 个以上的静脉通道,正确补液,改善循环血容量不足。②严格记录出入量、每小时尿量。出入量管理的目标是在保证血容量、血压稳定前提下,24 小时出量大于入量 500～1 000 mL,利于肺内水肿液的消退。充分补充血容量后,护士遵医嘱给予利尿剂,消除肺水肿。观察患者对治疗的反应。

5.俯卧位通气护理

由仰卧位改变为俯卧位,可使 75% ARDS 患者的氧合改善。可能与血流重新分布,改善背侧肺泡的通气,使部分萎陷肺泡再膨胀达到"开放肺"的效果有关。随着通气/血流比例的改善进而改善了氧合。但存在血流动力学不稳定、颅内压增高、脊柱外伤、急性出血、骨科手术、近期腹部手术、妊娠等为禁忌实施俯卧位。①患者发病 24～36 小时后取俯卧位,翻身前给予纯氧吸入 3 分钟。预留足够的管路长度,注意防止气管插管过度牵拉致脱出。②为减少特殊体位给患者带来的不适,用软枕垫高头部 15°～30°角,嘱患者双手放在枕上,并在髋、膝、踝部放软枕,每 1～2 小时更换 1 次软枕的位置,每 4 小时更换 1 次体位,同时考虑患者的耐受程度。③注意血压变化,因俯卧位时支撑物放置不当,可使腹压增加,下腔静脉回流受阻而引起低血压,必要时在翻身前提高吸氧浓度。④注意安全、防坠床。

6.预防感染的护理

(1)注意严格无菌操作,每天更换气管插管切口敷料,保持局部清洁干燥,预防或消除继发感染。

（2）加强口腔及皮肤护理，以防护理不当而加重呼吸道感染及发生压疮。

（3）密切观察体温变化，注意呼吸道分泌物的情况。

7.心理护理

减轻恐惧，增加心理舒适度。

（1）评估患者的焦虑程度，指导患者学会自我调整心理状态，调控不良情绪。主动向患者介绍环境，解释治疗原则，解释机械通气、监测及呼吸机的报警系统，尽量消除患者的紧张感。

（2）耐心向患者解释病情，对患者提出的问题要给予明确、有效和积极的信息，消除心理紧张和顾虑。

（3）护理患者时保持冷静和耐心，表现出自信和镇静。

（4）如果患者由于呼吸困难或人工通气不能讲话，可提供纸笔或以手势与患者交流。

（5）加强巡视，了解患者的需要，帮助患者解决问题。

（6）帮助并指导患者及家属应用松弛疗法、按摩等。

8.营养护理

ARDS患者处于高代谢状态，应及时补充热量和高蛋白、高脂肪营养物质。能量的摄取既应满足代谢的需要，又应避免糖类的摄取过多，蛋白摄取量一般为每天1.2～1.5 g/kg。

尽早采用肠内营养，协助患者取半卧位，充盈气囊，证实胃管在胃内后，用加温器和输液泵匀速泵入营养液。若有肠鸣音消失或胃潴留，暂停鼻饲，给予胃肠减压。一般留置5～7天后拔除，更换到对侧鼻孔，以减少鼻窦炎的发生。

（三）健康指导

在疾病的不同阶段，根据患者的文化程度做好有关知识的宣传和教育，让患者了解病情的变化过程。

（1）提供舒适安静的环境以利于患者休息，指导患者正确卧位休息，讲解由仰卧位改变为俯卧位的意义，尽可能减少特殊体位给患者带来的不适。

（2）向患者解释咳嗽、咳痰的重要性，指导患者掌握有效咳痰的方法，鼓励并协助患者咳嗽，排痰。

（3）指导患者自己观察病情变化，如有不适及时通知医护人员。

（4）嘱患者严格按医嘱用药，按时服药，不要随意增减药物剂量及种类。服药过程中，需密切观察患者用药后反应，以指导用药剂量。

（5）出院指导：指导患者出院后仍以休息为主，活动量要循序渐进，注意劳逸结合。此外，患者病后生活方式的改变需要家人的积极配合和支持，应指导患者家属给患者创造一个良好的身心休养环境。出院后1个月内来院复查1～2次，出现情况随时来院复查。

（程　宁）

第五章

肿瘤内科护理

第一节 颅内肿瘤

一、概述

颅内肿瘤即各种脑肿瘤,是常见的神经系统疾病之一。一般分为原发和继发两大类。原发性颅内肿瘤可发生于脑组织、脑膜、脑神经、垂体、血管残余胚胎组织等;继发性颅内肿瘤由身体其他部位如肺、子宫、乳腺、消化道、肝脏等的恶性肿瘤转移至脑部,或由邻近器官的恶性肿瘤由颅底侵入颅内。

据统计,就全身肿瘤的发病率而论,颅内肿瘤居第五位(6.31%),仅低于胃、子宫、乳腺、食管肿瘤。颅内肿瘤可发生于任何年龄,以成人多见,其发病年龄、好发部位与肿瘤类型存在相互关联。少儿多发生在幕下及脑的中线部位,主要为髓母细胞瘤、颅咽管瘤及室管膜瘤;成人以大脑半球胶质瘤为最多见,如星形细胞瘤、胶质母细胞瘤、室管膜瘤等,其次为脑膜瘤、垂体瘤及颅咽管瘤、神经纤维瘤、海绵状血管瘤等;老年人以多形性胶质母细胞瘤、脑膜瘤、转移瘤等居多。

(一)病因

颅内肿瘤和其他肿瘤一样,病因尚不完全清楚,可能与以下几种因素有关。

1.遗传因素

据报道,神经纤维瘤、血管网状细胞瘤和视网膜母细胞瘤等有明显家庭发病倾向,这些肿瘤常在一个家庭中的几代人出现。胚胎原始细胞在颅内残留和异位生长也是颅内肿瘤形成的一个重要原因,如颅咽管瘤、脊索瘤、皮样囊肿、表皮样囊肿及畸胎瘤。

2.电离辐射

目前已经肯定,X线及非离子射线的电离辐射能增加颅内肿瘤发病率。颅脑放射(即使是小剂量)可使脑膜瘤发病率增加10%,胶质瘤发病率增加3%～7%;潜伏期长,可达放射后20年以上。

3.外伤

创伤一直被认为是脑膜瘤或胶质细胞瘤发生的可能因素。文献报道在头颅外伤的局部骨折或瘢痕处出现脑膜瘤的生长。

4.化学因素

亚硝胺类化合物、致瘤病毒、甲基胆蒽、二苯蒽等都能诱发脑瘤。

(二)临床表现

1.一般的症状和体征

脑瘤患者颅内压增高症状占90%以上。

(1)头痛、恶心、呕吐：头痛多位于前额及颞部，开始为阵发性头痛渐进性加重，后期为持续性头痛阵发性加剧，早晨头痛更重，间歇期正常。颅后窝肿瘤可致枕颈部疼痛并向眼眶放射。幼儿因颅缝未闭或颅缝分离可没有头痛只有头昏。呕吐呈喷射性，多伴有恶心，在头痛剧烈时出现。由于延髓呕吐中枢、前庭、迷走神经受到刺激，故幕下肿瘤出现呕吐要比幕上肿瘤较早而且严重。

(2)视盘水肿及视力减退：是颅内高压的重要客观体征。颅内压增高到一定时期后可出现视盘水肿。它的出现和发展与脑肿瘤的部位、性质、病程缓急有关，如颅后窝肿瘤出现较早且严重，大脑半球肿瘤较颅后窝者出现较晚而相对要轻，而恶性肿瘤一般出现较早，发展迅速并较严重。早期无视力障碍，随着时间的延长，病情的发展，出现视野向心性缩小，晚期视神经继发性萎缩则视力迅速下降，这也是与视神经炎所致的假性视盘水肿相区分的要点。

(3)精神及意识障碍及其他症状：可出现头晕、复视、一过性黑、猝倒、意识模糊、精神不安或淡漠等症状，甚至可发生癫痫、昏迷。

(4)生命体征变化：颅内压呈缓慢增高者，生命体征多无变化。中度与重度急性颅内压增高时，常引起呼吸、脉搏减慢，血压升高。

2.局灶性症状和体征

局灶性症状是指脑肿瘤引起的局部神经功能紊乱。主要取决于肿瘤生长的部位，因此可以根据患者特有的症状和体征作出肿瘤的定位诊断。

(1)大脑半球肿瘤的临床症状：肿瘤位于半球的不同部位可产生不同定位症状和体征。①精神症状，常见于额叶肿瘤，多表现为反应迟钝，生活懒散，近期记忆力减退，甚至丧失，严重时丧失自知力及判断力，亦可表现为脾气暴躁，易激动或欣快。②癫痫发作，额叶肿瘤较易出现，其次为颞叶、顶叶肿瘤多见。包括全身大发作和局限性发作，有的病例抽搐前有先兆，如颞叶肿瘤，癫痫发作前常有幻想、眩晕等先兆，顶叶肿瘤发作前可有肢体麻木等异常感觉。

(2)锥体束损害症状：表现为肿瘤对侧半身或单一肢体力弱或瘫痪病理征阳性。

(3)感觉障碍：为顶叶的常见症状，表现为肿瘤对侧肢体的位置觉、两点分辨觉、图形觉、质料觉、实体觉的障碍，失算、失明、左右不分、手指失认。

(4)失语症：见于优势大脑半球肿瘤，分为运动性和感觉性失语。

(5)视野改变：枕叶及颞叶深部肿瘤因累及视辐射，表现为视野缺损，同向性偏盲及闪光、颜色等幻视。

3.蝶鞍区肿瘤的临床症状

早期就出现视力、视野改变及内分泌功能紊乱等症状，颅内压增高症状较少见。

(1)视觉障碍：肿瘤向蝶鞍区上发展压迫视交叉引起视力减退及视野缺损，蝶鞍肿瘤患者常因此原因前来就诊，眼底检查可发现原发性视神经萎缩和不同类型的视野缺损。

(2)内分泌功能紊乱：如性腺功能低下，女性表现为月经期延长或闭经，男性表现为阳痿、性欲减退及发育迟缓。生长激素分泌过盛在发育成熟前可导致巨人症，如相应激素分泌过多，则发育成熟后表现为肢端肥大症。

4.颅后窝肿瘤的临床症状

(1)小脑半球肿瘤:主要表现为患侧肢体协调动作障碍,可出现患侧肌张力减弱或无张力,膝腱反射迟钝,眼球水平震颤,有时也可出现垂直或旋转性震颤。

(2)小脑蚓部肿瘤:主要表现为躯干性和下肢远端的共济失调,行走时步态不稳,步态蹒跚,或左右摇晃如醉汉,站立时向后倾倒。

(3)脑干肿瘤:临床表现为出现交叉性麻痹,如中脑病变,表现为病变侧动眼神经麻痹;脑桥病变,可表现为病变侧眼球外展及面肌麻痹,同侧面部感觉障碍以及听觉障碍;延髓病变,可出现同侧舌肌麻痹、咽喉麻痹、舌后1/3味觉消失等。

(4)小脑脑桥角肿瘤:表现为耳鸣、眩晕、进行性听力减退、颜面麻木、面肌抽搐、面肌麻痹以及声音嘶哑、食水呛咳、病侧共济失调及眼球震颤。

5.松果体区肿瘤临床症状

(1)四叠体受压征:即瞳孔反应障碍、垂直凝视麻痹和耳鸣、耳聋是其特征性体征。

(2)两侧锥体束征:即尿崩症、嗜睡、肥胖、全身发育停顿,男性可见性早熟。

(三)诊断

1.病史与临床检查

这是正确诊断的基础。

(1)需要详细了解发病时间,首发症状和以后症状出现的次序,这些对定位诊断具有重要意义。

(2)临床检查:包括全身与神经系统等方面。神经系统检查注意意识、精神状态、脑神经、运动、感觉和反射的改变。需常规检查眼底,怀疑颅后凹肿瘤,需做前庭功能与听力检查。全身检查按常规进行。

2.辅助检查

原则上应选用对患者痛苦较轻、损伤较少、反应较小、意义较大与操作简便的方法。

(1)X线检查:神经系统的X线检查包括头颅平片、脑脊髓血管造影、脑室、脑池及椎管造影等。脑血管造影可了解颅内肿瘤的供血情况,对血管性肿瘤价值较大。

(2)腰椎穿刺与脑脊液检查:仅作参考,颅内肿瘤常引起一定程度颅内压增高,但压力正常时,不能排除脑瘤。需要注意,已有显著颅内压增高,或疑为脑室内或幕下肿瘤时,腰穿应特别谨慎或禁忌,以免因腰穿特别是不适当的放出脑脊液,打破颅内与椎管内上下压力平衡状态,促使发生脑疝危象。

(3)CT脑扫描与磁共振扫描:是当前对颅内瘤诊断最有价值的诊断方法。一般可发现直径3 mm以上的肿瘤。肿瘤CT异常密度和MRI信号变化、脑室受压和脑组织移位、瘤周脑水肿范围,可反映瘤组织及其继发改变如坏死、出血、囊变和钙化等情况,并确定肿瘤部位、大小、数目、血供和与周围重要结构的解剖关系,结合增强扫描对绝大部分肿瘤作出定性诊断。

(4)放射性核素扫描:目前主要有单光子发射计算机断层显像(SPECT)与正电子发射计算机断层显像(PET)两项技术。PET可显示肿瘤影像和局部脑细胞功能活力情况。

(5)内分泌检查:对诊断垂体腺瘤很有价值,此外酶的改变、免疫学诊断亦有一定参考价值,但多属非特异性的。

(6)活检:肿瘤定性诊断困难,影响选择治疗方法时,可利用立体定向和神经导航技术取活检行组织学检查确诊,指导治疗。

(四)治疗

颅内肿瘤治疗可通过手术治疗、化疗、放疗、分子靶向治疗及免疫治疗等方法。目前,综合治疗对大部分中枢神经系统肿瘤来讲,是较为合适的治疗方案。

1.手术治疗

原则是凡良性肿瘤应力争全切除以达到治愈的效果;凡恶性肿瘤或位于重要功能区的良性肿瘤,应根据患者情况和技术条件予以大部切除或部分切除,以达到减压的目的。

2.放射治疗

凡恶性肿瘤或未能全切除而对放射线敏感的良性肿瘤,术后均应进行放射治疗。目前包括常规放射治疗、立体定位放射外科治疗及放射性核素内放射治疗。如肿瘤位于要害部位,无法施行手术切除,而药物治疗效果不好时,可行脑脊液分流术、颞肌下减压术、枕肌下减压术或去骨瓣减压术等姑息性手术。

3.化学治疗

恶性肿瘤,特别是胶质瘤和转移瘤,术后除放射治疗外,尚可通过不同途径和方式给予化学药物治疗。但是由于血-脑脊液屏障的存在,颅内肿瘤不同于其他部位的肿瘤,某些化疗药物难以到达颅内肿瘤细胞而起到杀伤作用。故化疗药物应与减弱血-脑脊液屏障的药物联合应用。

4.免疫治疗

颅内肿瘤抗原的免疫原性弱,不易引起强烈的免疫反应,又由于血-脑脊液屏障的存在,抗癌免疫反应不易落实至脑内。这方面有一些实验研究与药物临床试验,如应用免疫核糖核酸治疗胶质瘤取得一定效果,但尚需进一步观察、总结与发展。

5.对症治疗

(1)抗癫痫治疗:幕上脑膜瘤、转移瘤等开颅手术后发生癫痫的概率较高。术前有癫痫史或术后出现癫痫者,应连续服用抗癫痫药,癫痫停止发作 6 个月后可以缓慢停药。

(2)降低颅内压:对于发生颅内高压的患者,应使用脱水药、糖皮质激素、冬眠疗法等手段减轻脑组织损伤。

颅内肿瘤患者的预后与肿瘤的性质及生长部位有关。良性肿瘤如能彻底摘除可得到根治;恶性肿瘤预后较差,绝大多数肿瘤在经过综合治疗后仍有可能复发。

二、护理

(一)护理要点

1.心理护理

面对肿瘤的威胁,患者通常要经过一个对疾病理解并接受治疗的复杂心理适应过程。护士通过为患者提供关于肿瘤和治疗信息,运用交流技巧,给患者以心理支持,可以促进患者对这一紧张状态的调整适应过程。同时,护士一定要在精神上经常地给予其安慰和鼓励,耐心解释治疗的安全性和有效性,以解除患者的焦虑和不安,这种心理上的支持,会使患者情绪稳定、乐观,有助于减轻治疗反应,使治疗顺利完成。

2.头痛的护理

(1)密切观察患者病情,包括神志、瞳孔、生命体征的变化。对于躁动的患者需加床栏保护。

(2)给予脱水等对症治疗。

(3)环境要安静,室内光线要柔和。

(4)心理护理:多与患者交流,了解思想状况,进行细致的解释和安慰,同时与家属共同体贴关心患者,减轻患者的精神压力,以便患者积极配合治疗。

(5)指导患者卧床休息,可通过看报纸、听轻柔的音乐等方式分散注意力以减轻疼痛。

(6)饮食护理:指导患者进食清淡、宜消化的软食,可食新鲜的蔬菜、水果,保持大便的通畅,若便秘应指导患者勿用力解大便,以免腹压增高引起颅内压增高。

3.癫痫的护理

(1)应尽量为其创造安静环境,以避免任何不良刺激,如疼痛、紧张、高热、外伤、过度疲劳、强烈的情绪波动(急躁、发怒)等。另外饮酒、食用刺激和油腻食物等也可诱发癫痫发作,应尽量避免其接触。

(2)仔细观察了解癫痫发作的诱因,及时发现发作前的预兆。当患者出现前驱症状时,预示其可能在数小时或数天内出现癫痫发作,这时要做好患者的心理护理,帮助其稳定情绪,同时与医师联系,在医师指导下调整癫痫药物的剂量和/或种类,预防癫痫发作。

(3)癫痫发作时的护理,及时移开身边硬物迅速让患者平卧,如来不及上述安排,发现患者有摔倒危险时应迅速扶住患者让其顺势倒下,严防患者忽然倒地摔伤头部或肢体造成骨折。如果癫痫发作时患者的口是张开的,应迅速用缠裹无菌纱布的压舌板或筷子等物品垫在患者嘴巴一侧的上、下牙之间,以防其咬伤舌头。如患者已经咬紧牙关,则使用开口器从白齿处插入,避免使用坚硬物品,以免其牙齿脱落,阻塞呼吸道。发作时呼吸道的分泌物较多,可造成呼吸道的阻塞或误吸窒息而危及生命,应让其头侧向一方使分泌物流出,同时解开衣领及腰带保持呼吸通畅。通知医师,给予对症处理。

4.预防跌倒的护理

评估患者易致跌倒的因素,创造良好的病室安全环境,地面保持干净无水迹,走廊整洁、畅通、无障碍物、光线明亮。定时巡视患者,严密观察患者的生命体征及病情变化,使用床栏并合理安排陪护。加强与患者及其家属的交流沟通,关注患者的心理需求。给予必要的生活帮助和护理。对使用床栏的患者需告之下床前放下床栏,勿翻越。呼叫器、便器等常用物品放在患者易取处;对患者及其家属进行安全宣教。

5.放射治疗的护理

(1)做好放疗前的健康宣教:告知患者放疗的相关知识及不良反应,耐心细致地向患者解释,消除患者对放疗的恐惧感。

(2)颅内压增高的观察和护理:当照射剂量达到 1 000～1 500 cGy 时,脑组织由于受到放射线的损伤,细胞膜的通透性发生改变,导致脑水肿而引起颅内压增高。因此,需密切观察患者的意识、瞳孔及血压的变化,如出现剧烈头痛或频繁呕吐,则有脑疝发生的可能,应立即通知医师,做好降压抢救处理。

(3)饮食护理:由于放疗后患者表现食欲差,饮食要保持色、香、味美以刺激食欲。鼓励患者进高蛋白、高维生素、高纤维的饮食,忌食过热、过冷、油煎及过硬食物。

(4)口腔护理:放射治疗期间保持口腔卫生,积极防治放射性口腔炎。加强口腔护理,每天用软毛牙刷刷牙,每次进食后用清水漱口。放疗期间以及放疗后 3 年禁止拔牙,如确须拔牙应加强抗感染治疗,以防放疗后牙床血管萎缩诱发牙槽炎、下颌骨坏死、骨髓炎。

(5)照射野皮肤的护理:放疗中保持照射野部位清洁、干燥,指导患者局部避免搔抓,避免刺激,禁用碘酒、乙醇、胶布,忌用皂类擦洗,夏天外出可戴透气性好的太阳帽或打遮阳伞,防止日光对皮肤的直接照射引起损伤。

(6)观察体温及血象的变化:体温 38 ℃以上者,报告医师暂停放疗,观察血象的变化,结合全身情况配合医师做好抗感染治疗。

(二)健康教育

(1)注意营养均衡,多吃蔬菜、水果、粗纤维食物及易消化的食物,多饮水,保持大便通畅。

(2)注意休息,避免重体力劳动。

(3)放疗患者出院后一个月内应注意保护照射野皮肤。

(4)定期复查。

（姚梨娟）

第二节 甲 状 腺 癌

甲状腺癌是头颈部肿瘤中常见的恶性肿瘤,是最常见的内分泌恶性肿瘤,占全身肿瘤的1%。发病率按国家或地区而异。甲状腺癌可发生于任何年龄,女性多于男性,男女比例为1∶3,20～40 岁为发病高峰期,50 岁后明显下降。

一、病因

甲状腺癌发生的原因不明,相关因素如下。

(一)电离辐射

电离辐射是唯一一个已经确定的致癌因素。放射线对人体有明显的致癌作用,尤其是儿童及青少年,被照射的小儿年龄越小、发生癌的危险度越高。

(二)碘摄入异常

摄碘过量或缺碘均可使甲状腺的结构和功能发生改变,高碘或缺碘地区甲状腺癌发病率升高。

(三)性别和激素

甲状腺的生长主要受促甲状腺素(TSH)支配,神经垂体释放的 TSH 是甲状腺癌发生的促进因子。有实验表明,甲状腺乳头状癌组织中女性激素受体含量较高。

(四)遗传因素

5%～10%甲状腺髓样癌患者及 3.5%～6.25%乳头状癌患者有明显的家族史,推测这类癌的发生可能与染色体遗传因素有关。

(五)甲状腺良性病变

甲状腺良性病变如腺瘤样甲状腺肿和功能亢进性甲状腺肿等一些甲状腺增生性疾病偶尔发生癌变。

二、病理分型

目前原发性甲状腺癌分为分化型甲状腺癌(乳头状癌、滤泡状癌)、髓样癌、未分化癌等。

（一）分化型甲状腺癌

1.乳头状癌

乳头状癌是甲状腺癌中最常见的类型,占甲状腺癌的80%以上。一般分化良好,恶性程度低,病情发展缓慢、病程长、预后好。一般以颈淋巴结转移最为多见,血行转移较少见,血行转移中以肺转移为多见。

2.滤泡状癌

滤泡状癌较乳头状癌少见,世界卫生组织将嗜酸性细胞癌纳入滤泡状癌中。滤泡状癌占甲状腺癌的10.6%～15%,居第二位,发展缓慢、病程长、预后较好。以滤泡状结构为主要组织学特征。患病年龄比乳头状癌患者大。播散途径主要是通过血液转移到肺、骨和肝,淋巴转移相对较少。在分化型甲状腺癌中,其预后不及乳头状癌好,以嗜酸性细胞癌的预后最差。

（二）髓样癌

髓样癌较少见,发生在甲状腺滤泡旁细胞,亦称为C细胞的恶性肿瘤。C细胞的特征主要为分泌甲状腺降钙素以及多种物质,并产生淀粉样物等。发病主要为散发性,少数为家族性。女性较多,以颈淋巴结转移较为多见。

（三）未分化癌

未分化癌较少见,约占甲状腺癌的1%,恶性程度较高,发展快,预后极差。以中年以上男性多见。未分化癌生长迅速,往往早期侵犯周围组织。常发生颈淋巴结转移,血行转移亦较多见。

三、临床表现

（一）症状

(1)颈前肿物:早期缺乏特征性临床表现,但95%以上的患者均有颈前肿块。乳头状癌、滤泡状癌、髓样癌等类型颈前肿物生长缓慢,而未分化癌颈前肿物发展迅速。

(2)周围结构受侵的表现:晚期常压迫喉返神经、气管、食管而产生声音嘶哑、呼吸困难或吞咽困难等症状。

(3)其他脏器转移的表现。

(4)内分泌表现:可伴有腹泻或阵发性高血压,甲状腺髓样癌可出现与内分泌有关的症状,如顽固性腹泻(多为水样便)和阵发性高血压。

（二）体征

(1)甲状腺结节:多呈单发,活动受限或固定,质地偏硬且不光滑。

(2)颈淋巴结肿大:乳头状癌、未分化癌、髓样癌等类型颈淋巴结转移率高,多为单侧颈淋巴结肿大。滤泡状癌以血行转移为多见。

四、辅助检查

（一）影像学检查

1.B超检查

甲状腺B超检查有助于诊断。恶性肿瘤的超声检查可见边界不清,内部回声不均匀,瘤体内常见钙化强回声。

2.单光子发射计算机断层显像检查

单光子发射计算机断层显像(SPECT)检查可以明确甲状腺的形态及功能,一般将甲状腺结节分为 3 种:热结节、温结节、凉(冷)结节,甲状腺癌大多表现为凉(冷)结节。

3.颈部 CT、MRI 检查

CT、MRI 检查可提出良、恶性诊断依据。明确显示甲状腺肿瘤的癌肿侵犯范围。

4.X 线检查

颈部正侧位片可观察有无胸骨后扩展、气管受压或钙化等,常规胸片可观察有无转移等。

5.正电子发射计算机断层显像检查

正电子发射计算机断层显像(PET)检查对甲状腺良恶性病变的诊断准确率高。

(二)血清学检查

血清学检查包括甲状腺功能检查、血清甲状腺球蛋白(Tg)、血清降钙素等。

(三)病理学检查

1.细胞学检查

细针穿刺细胞学检查是最简便的诊断方法,诊断效果取决于穿刺取材方法及阅片识别细胞的经验。

2.组织学检查

确诊应由病理切片检查来确定。

五、治疗

甲状腺癌以外科手术治疗为主,配合采用内、外照射治疗,内分泌治疗,化学治疗等。

(一)手术治疗

如确诊为甲状腺癌,应及时行原发肿瘤和颈部转移灶的根治手术。

(二)放射治疗

1.外放射治疗

甲状腺癌对放射线的敏感性与甲状腺癌的分化程度成正比,分化越好,敏感性越差;分化越差,敏感性越高。分化型甲状腺癌如甲状腺乳头状癌对放射线的敏感性较差,其邻近组织如甲状软骨、气管软骨、食管及脊髓等,均对放射线耐受性差,照射剂量过大时常造成严重合并症,一般不宜采用外放射治疗。未分化癌恶性程度高,肿瘤发展迅速,手术切除难以达到根治目的,临床以外放射治疗为主,放射治疗通常宜早进行。对于手术后有残余者或手术无法切除者,术后也可辅助放射治疗。常规放射治疗照射剂量为大野照射 50 Gy,然后缩野针对残留区加量至 60~70 Gy。如采用 IMRT 可以提高靶区治疗剂量,在保护重要器官的情况下,高危区的单次剂量可提高至 2.20~2.25 Gy。

2.内放射治疗

分化好的乳头状癌与滤泡状癌具有吸碘功能,特别是两者的转移灶都可能吸收放射性核素^{131}I。临床上常采用^{131}I 来治疗分化型甲状腺癌的转移灶,一般需行甲状腺全切或次全切除术后,以增强转移癌对碘的摄取能力后再行^{131}I 治疗。不同组织类型肿瘤吸碘不同,未分化型甲状腺癌几乎不吸碘,其次是髓样癌。

(三)化学治疗

甲状腺癌对化学治疗敏感性差。分化型甲状腺癌对化学治疗反应差,化学治疗主要用于不可手术、摄碘能力差或远处转移的晚期癌,相比而言,未分化癌对化学治疗则较敏感,多采用联合化学治疗,常用药物为阿霉素及顺铂、环磷酰胺(CTX),加紫杉类等。

(四)内分泌治疗

术后长期服用甲状腺素片可以抑制 TSH 分泌,对预防甲状腺癌复发有一定疗效。对生长缓慢的分化型甲状腺癌疗效较好,对生长迅速的未分化甲状腺癌无明显疗效。

甲状腺癌的预后与病理类型、临床分期、根治程度、性别与年龄有关。年龄<15 岁或>45 岁者预后较差,女性好于男性。有学者报道甲状腺癌的 10 年生存率乳头状癌可达 74%～95%,滤泡状癌为 43%～95%。未分化癌预后极差,一般多在数月内死亡,中位生存率仅为 2.5～7.5 个月,2 年生存率仅为 10%。

六、护理

(一)心理支持

护士作为与患者接触最为密切的临床一线专业人员,掌握并合理运用各种心理治疗技术,可使护士有很多机会了解和处理患者的心理问题。如护患沟通中,有时会出现保持沉默和短暂的静息状态,护士不需急于打破这种沉默,而应评价中断的原因和意义,合理把握介入的时机。有时患者表情木然、发愣、流泪、玩弄手指或衣服等时,内心可能正发生着深刻、激烈的认知、感情变化。

1.处理好医疗保护

护士应尊重患者的隐私权,避免向其他患者或相关人员透漏患者的疾病信息。

2.保证信息告知的医护一致性

护士应准确了解患者的疾病及治疗情况,及时与医师沟通,保证在医疗护理活动中,所提供的信息与医师想让患者知道的信息一致,避免医患冲突,增加患者的信任度。

3.注意患者反应

告知疾病情况后,需随时观察患者心理反应,及时给予疏导和鼓励。

4.加强对患者及家属的健康教育

鼓励其以积极的心态面对疾病与治疗。

(二)饮食护理

饮食营养应均衡,宜进食高蛋白、低脂肪、低糖、高维生素无刺激性软食,除各种肉、鱼、蛋、奶外,多吃新鲜蔬菜、水果等。戒烟禁酒,少吃多餐。如出现进食时咳嗽、声音嘶哑者,应减少流质饮食,细嚼慢咽,量宜少,并注意防止食物进入气管。忌食肥腻黏滞食物,油炸、烧烤等热性食物和坚硬不易消化食物。

(三)保持呼吸道通畅

指导患者做深呼吸及咳嗽运动,有痰液及时咳出。对声嘶患者多给予生活上的照顾及精神安慰。

(四)放射治疗期间的护理

1.^{131}I 内放射治疗护理

放射性核素^{131}I 是治疗分化型甲状腺癌转移的有效方法,其疗效依赖于肿瘤能否吸收碘。已有报道,^{131}I 对分化型甲状腺癌肺转移及淋巴结转移治疗效果较好。给药前至少 2 周给予低碘饮食(日摄碘量在 20～30 μg),避免食用含碘高的食物如海带、紫菜、海鱼、海参、山药等,碘盐可先在热油中炸烧使碘挥发后食用,同时鼓励患者多吃新鲜蔬菜、水果、蛋、奶、豆制品及瘦肉。并防止从其他途径进入人体的碘剂,如含碘药物摄入、皮肤碘酒消毒、碘油造影等。患者空腹口服^{131}I 2 小时后方可进食,以免影响药物吸收。口服^{131}I 后应注意以下几点。

(1)2 小时后嘱患者口含维生素 C 含片,或经常咀嚼口香糖,促进唾液分泌,以预防放射性唾液腺炎,并多饮水,及时排空小便,加速放射性药物的排泄,以减少膀胱和全身照射。

(2)注意休息,加强口腔卫生。避免剧烈运动和精神刺激,并预防感染、加强营养。

(3)建立专用粪便处理室,勿随地吐痰和呕吐物,大小便应该使用专用厕所,便后多冲水,严禁与其他非核素治疗的患者共用卫生间,以免引起放射性污染。建立核素治疗患者专用病房。

(4)服药后勿揉压甲状腺,以免加重病情。

(5)2 个月内禁止用碘剂、溴剂,以免影响^{131}I 的重吸收而降低治疗效果。

(6)服药后应居住^{131}I 治疗专科专用隔离病房或住单间 7~14 天,以减少对健康人不必要的辐射;指导患者正确处理排泄物和污染物,衣裤、被褥进行放置衰变处理且单独清洗。

(7)女性患者 1 年内避免妊娠。^{131}I 治疗后 3~6 个月定期随访,不适随诊,以便及时预测疗效。

2.口腔护理

放射治疗时加强口腔护理,嘱患者多饮水,常含话梅或维生素 C,促进唾液分泌,预防或减轻唾液腺的损伤。饭前、饭后及临睡时用复方硼砂溶液漱口。黏膜溃疡者进食感疼痛,可用 2％利多卡因漱口或局部喷洒金因肽。

3.咽喉部护理

观察放射治疗期间的咽喉部情况,对放射治疗引起的咽部充血、喉头水肿应行雾化吸入,根据病情需要在雾化器内可加入糜蛋白酶、地塞米松、庆大霉素等药物,雾化液现配现用,防止污染。每天 1 次,严重时可行 2~3 次。出现呼吸不畅甚至窒息时,应立即通知医师,并做好气管切开的准备。

(五)健康教育

1.服药指导

甲状腺癌行次全或全切除者,指导患者应遵医嘱终身服用甲状腺素片,勿擅自停药或增减剂量,目的在于抑制促甲状腺激素(TSH)的分泌,使血中的 TSH 水平下降,使残存的微小癌减缓生长,甚至消失,防止甲状腺功能减退和抑制 TSH 增高。所有的甲状腺癌术后患者服用适量的甲状腺素片可在一定程度上预防肿瘤的复发。

2.功能锻炼

卧床期间鼓励患者床上活动,促进血液循环和切口愈合。头颈部在制动一段时间后,可开始逐步练习活动,促进颈部的功能恢复。颈淋巴结清扫术者,斜方肌可能受到不同程度损伤,因此,切口愈合后应开始肩关节和颈部的功能锻炼,随时注意保持患肢高于健侧,以纠正肩下垂的趋势。特别注意加强双上肢的活动,应至少持续至出院后 3 个月。

3.定期复查

复查时间第 1 年应为每 1~3 个月复查 1 次,第 2 年可适当延长,每 6~12 个月复查 1 次,5 年以后可每 2~3 年随诊 1 次。指导患者在日常生活中可间断性用双手轻柔触摸双侧颈部及锁骨窝内有无小硬结出现,有无咳嗽、骨痛等异常症状,一旦出现,随时复查及时就医。

(姚梨娟)

第三节 乳 腺 癌

乳腺癌是女性最常见的恶性肿瘤之一,发病率逐年上升,部分大城市乳腺癌占女性恶性肿瘤之首位。

一、病因

乳腺癌的病因尚未完全明确,研究发现乳腺癌的发病存在一定的规律性,具有高危因素的女性容易患乳腺癌。

(一)激素作用

雌酮及雌二醇对乳腺癌的发病有直接关系。

(二)家族史

一级亲属患有乳腺癌病史者的发病率是普通人群的2～3倍。

(三)月经、婚育史

月经初潮早、绝经年龄晚、不孕及初次足月产年龄较大者发病率会增高。

(四)乳腺良性疾病

乳腺小叶有上皮增生或不典型增生可能与本病有关。

(五)饮食与营养

营养过剩、肥胖等都会增加发病机会。

(六)环境和生活方式

北美等发达国家发病率约为发展中国家的4倍。

二、临床表现

早期乳腺癌往往不具备典型的症状和体征,不易引起重视,常通过体检或乳腺癌筛查发现。以下为乳腺癌的典型体征。

(一)乳腺肿块

80%的乳腺癌患者以乳腺肿块首诊。

1.早期

肿块多位于乳房外上象限,典型的乳腺癌多为无痛性肿块,质地硬,表面不光滑,与周围分界不清。

2.晚期

肿块固定;卫星结节;皮肤破溃。

(二)乳头溢液

非妊娠期从乳头流出血液、浆液、乳汁、脓液,或停止哺乳半年以上仍有乳汁流出者。

(三)皮肤改变

出现"酒窝征""橘皮样改变"或"皮肤卫星结节"。

（四）乳头、乳晕异常

乳头皮肤瘙痒、糜烂、破溃、结痂、脱屑、伴灼痛，以致乳头回缩。

（五）腋窝淋巴结肿

初期可出现同侧腋窝淋巴结肿大，肿大的淋巴结质硬、可推动。晚期可在锁骨上和对侧腋窝摸到转移的淋巴结。

三、辅助检查

（一）X 线检查

钼靶 X 线摄片是乳腺癌诊断的常用方法。

（二）超声显像检查

超声显像检查的主要用途是鉴别肿块囊性或实性，超声检查对乳腺癌诊断的正确率为80％～85％。

（三）磁共振检查

磁共振检查对软组织分辨率高，敏感性高于 X 线检查。

（四）肿瘤标志物检查

癌胚抗原（CEA）；铁蛋白；单克隆抗体；用于乳腺癌诊断的单克隆抗体 CA15-3 对乳腺癌诊断符合率为 33.3％～57％。

（五）活体组织检查

乳腺癌必须确定诊断方可开始治疗，目前检查方法虽然很多，但至今只有活检所得的病理结果方能做唯一确定诊断的依据。

1.针吸活检

其方法简便、快速、安全，可代替部分组织冰冻切片，阳性率较高，在 80％～90％，且可用于防癌普查。

2.切取活检

由于本方法易促使癌瘤扩散，一般不主张用此方法，只在晚期癌为确定病理类型时可考虑应用。

3.切除活检

疑为恶性肿块时切除肿块及周围一定范围的组织即为切除活检。

四、处理原则及治疗要点

（一）外科手术治疗

对早期乳腺癌患者，手术治疗是首选。

（二）辅助化学治疗

乳腺癌术后辅助化学治疗和内分泌治疗能提高生存率，降低复发率。辅助化学治疗方案应根据病情和术后病理情况决定，一般用 CMF（环磷酰胺＋甲氨蝶呤＋氟尿嘧啶）、CAF（环磷酰胺＋阿霉素＋氟尿嘧啶）、CAP（环磷酰胺＋阿霉素＋顺铂）方案，根据具体情况也可选用 NA（长春瑞滨＋表阿霉素）、NP（长春瑞滨＋顺铂）、TA（紫杉醇＋阿霉素）或 TC（紫杉醇＋环磷酰胺）等方案。

（三）放射治疗

1.乳腺癌根治术后或改良根治术后辅助放射治疗

术后病理≥4个淋巴结转移，或原发肿瘤直径＞5 cm，或肿瘤侵犯肌肉者，术后做胸壁和锁骨上区放射治疗；术后病理检查腋窝淋巴结无转移或有1～3个淋巴结转移者，放射治疗价值不明确，一般不需要做放射治疗；腋窝淋巴结未清扫或清扫不彻底的患者，也需放射治疗。

2.乳腺癌保乳术后放射治疗

所有保乳手术患者，包括浸润性癌、原位癌早期浸润和原位癌的患者均应术后放射治疗。但对于年龄≥70岁，$T_1N_0M_0$，且ER（＋）的患者可考虑术后单纯内分泌治疗，不做术后放射治疗。

3.内分泌治疗

（1）雌激素受体（ER）（＋）和/或孕激素受体（PR）（＋）或激素受体不明显者，不论年龄、月经情况、肿瘤大小、腋窝淋巴结有无转移，术后均应给予内分泌治疗。ER（＋）和PR（＋）者内分泌治疗的疗效好，（有效率为60％～70％）；（ER）或（PR）1种（＋）者，疗效减半；ER（－）、PR（－）者内分泌治疗无效（有效率为8％～10％），预后也差。然而CerbB-2（＋）者，其内分泌治疗效果均不佳，且预后差。

（2）常用药物。①抗雌激素药物：他莫昔芬、托瑞米芬。②降低雌激素水平的药物：阿那曲唑、来曲唑。③抑制卵巢雌激素合成：诺雷得。

（五）靶向治疗

靶向治疗适用于癌细胞HER-2高表达者，可应用曲妥珠单抗，单独使用或与化学治疗药物联合应用均有一定的疗效，可降低复发转移风险。

五、护理评估

（一）健康史

（1）询问与本病相关的病因、诱因或促成因素。

（2）主要评估的一般表现及伴随症状与体征。

（3）了解患者的既往史、家族史。

（二）身体状况

（1）观察患者的生命体征，有无发热。

（2）有无皮肤瘙痒。

（3）有无乏力、盗汗与消瘦等。

（三）心理-社会状况

（1）评估时应注意患者对自己所患疾病的了解程度及其心理承受能力，以往的住院经验，所获得的心理支持。

（2）家庭成员及亲友对疾病的认识，对患者的态度。

（3）家庭应对能力，以及家庭经济情况，有无医疗保障等。

六、护理措施

（一）心理护理

（1）做好患者及家属的思想工作，减轻焦虑。

（2）向患者解释待治疗结束后可以佩戴假乳或乳房重建术来矫正。

（3）向患者解释脱发只是应用化学治疗药物暂时出现的一个不良反应,化学治疗后头发会重新生长出来。

（4）指导患者使用温和的洗发液及软梳子,如果脱发严重,可以将头发剃光,然后佩戴假发或者戴帽子。

（5）坚持患肢的功能锻炼,使患肢尽可能的恢复正常功能,减轻患者的水肿,以免影响美观。

（二）肢体功能锻炼的护理

术后 24 小时内,活动腕关节,练习伸指、握拳、屈腕运动;术后 1～3 天,进行前臂运动,屈肘伸臂,注意肩关节夹紧;术后 4～7 天,可进行肘部运动,用患侧手刷牙、吃饭等,用患侧手触摸对侧肩及同侧耳;术后一周,进行摆臂运动,肩关节不能外展;术后 10 天,可进行托肘运动及爬墙运动（每天标记高度,直至患肢高举过头）。功能锻炼一般每天锻炼 3～4 次,每次 20～30 分钟为宜。

（三）饮食护理

指导患者加强营养支持,为患者提供高蛋白,高维生素,高热量,无刺激性,易消化的食物,如瘦肉、蛋、奶、鱼、橘皮、海带、紫菜、山楂、鱼、各种瓜果等,禁服用含有雌激素的保健品。鼓励患者多饮水,每天饮水量不少于 2 000 mL。

（四）乳腺癌化学治疗皮肤护理

乳腺癌的化学治疗方案中大多数都是发泡性药物,化学性静脉炎的发病率很高,静脉保护尤为重要,护士在进行静脉穿刺过程中应选择粗直,弹性良好的血管,有计划的更换使用血管,并在化学治疗后指导患者局部涂擦多磺酸黏多糖以恢复血管的弹性。

（五）乳腺癌放射治疗皮肤护理

选择宽大柔软的全棉内衣。照射野可用温水和柔软毛巾轻轻蘸洗,禁止用肥皂和沐浴液擦洗或热水浸浴。局部放射治疗的皮肤禁用碘酒、乙醇等刺激性药物,不可随意涂抹药物和护肤品。局部皮肤避免粗糙毛巾、硬衣领、首饰的摩擦;避免冷热刺激如热敷、冰袋等;外出时,局部放射治疗的皮肤防止日光照射,如头部放射治疗的患者外出时要戴帽子,颈部放射治疗的患者外出时要戴围巾。放射野位于腋下、腹股沟、颈部等多汗、皱褶处时,要保持清洁干燥,并可在室内适当暴露通风。局部皮肤切忌用手指抓挠,勤修剪指甲,勤洗手。护士应严密观察患者静脉滴注化学治疗药物时的用药反应,如静脉滴注紫杉醇类药物时,用药前遵医嘱应用地塞米松,用药前半小时肌内注射异丙嗪及苯海拉明等抗过敏药物;用药时给予血压监测,注意观察患者的血压变化,如出现过敏症状,应立即停药,遵医嘱给予对症处置。

七、健康教育

（1）向患者讲解肢体水肿的原因,要避免患肢提重物,避免在患肢静脉输液、测血压等。注意术后患肢的功能锻炼,保持血液通畅。穿衣先穿患侧,脱衣先脱健侧。

（2）护士应做好随访工作,定期检查患者功能锻炼的情况,及时给予指导。

（3）指导患者术后 5 年内避免妊娠,防止乳腺癌复发。

（4）患者在治疗过程中配合医师监测血象变化,每周化验血常规 1 次,定期复查。

（5）内分泌治疗的患者应定期复查子宫内膜,预防子宫内膜癌的发生。

（姚梨娟）

第四节 原发性纵隔肿瘤

一、概述

纵隔是位于左右纵隔胸膜之间较大的间隙,为含有许多重要生命器官及结构的总称,是分隔左右胸膜腔和左右肺的间隔。纵隔内重要器官包括心包、心脏、气管、大血管、食管、淋巴组织、胸腺、神经以及纵隔内脏间的神经组织。

纵隔内包含多个器官,而且其胚胎结构来源较为复杂,因此会导致多种肿瘤的发生,如胸腺瘤、胸内甲状腺肿、淋巴瘤、支气管囊肿、皮样囊肿、畸胎瘤、恶性淋巴肉瘤、心包囊肿、脂肪瘤、神经源性肿瘤、食管囊肿等,以良性者居多。畸胎瘤多见于 30 岁以下,少数发生在 40 岁以上。本病除淋巴肉瘤和恶性淋巴瘤,多数预后良好。

(一)病因

病因目前尚未十分明确。我国中医认为本病可能与以下因素相关:外邪侵袭、情志失调、饮食不节、气机郁滞、脏腑气血失和、痰浊瘀血内生、痰瘀与气血互结,日久成积所致。纵隔内组织和器官较多,胎生结构来源复杂,所以纵隔区内肿瘤种类繁多。有原发的,有转移的,原发肿瘤中以良性多见,但也有相当一部分为恶性。

(二)临床表现

约 40% 的原发纵隔肿瘤患者无症状,这些患者多为常规胸片发现,另外 60% 有症状患者的症状多与病变压迫或侵犯周围组织结构有关,或为原发肿瘤伴有的全身综合征。临床常见的症状为胸闷、胸痛、咳嗽、呼吸困难、声音嘶哑、心慌、心律不齐、面颈部水肿、乏力、吞咽困难、体重下降及夜间盗汗。体检有发热、淋巴结肿大、喘鸣、上腔静脉综合征、声带麻痹、霍纳(Horner)综合征以及神经学方面异常。

(三)辅助检查

1.影像学检查

(1)X 线检查:常规进行胸部正侧位 X 线检查,可作出初步诊断。

(2)CT 及磁共振(MRI)检查:可显示肿瘤与周围解剖、血管的关系以及肿瘤的密度。

(3)单光子发射计算机断层显像(SPECT)。

(4)正电子发射计算机断层显像(PET)。

2.血清学及生化学检查

(1)血清放射免疫检测。

(2)激素测定:有助于不同纵隔肿瘤的鉴别诊断,如甲胎蛋白(AFP)及人绒毛膜促性腺激素(HCG)。

3.有创伤诊断方法

(1)外科活检术:对于靠近胸壁的纵隔肿瘤可行 CT 引导下穿刺活检检查。

(2)全麻下纵隔镜检查:有助于淋巴瘤及肿大淋巴结的诊断。

(3)支气管镜及食管镜检查:有助于明确支气管受压情况、受压程度以及肿瘤是否已侵入支气管或食管,以便确立手术的可能性。

(4)前纵隔切开切取组织活检。

(5)剖胸探查切除组织活检,早确诊,早切除。

(四)治疗原则

(1)手术治疗为主:绝大多数原发性纵隔肿瘤只要无禁忌证均应实施外科手术切除,再根据病理性质及完全切除与否来决定下一步是否进行放疗或化疗。

(2)恶变可能者、转移者,根据病理性质辅以放疗或化疗。

(3)恶性淋巴瘤可行放疗、化疗相结合的治疗方法。

二、护理

(一)护理要点

1.心理护理

纵隔肿瘤患者对疾病常有恐惧、焦虑心理,思想负担大。尤其对采取有创方法诊断(如针吸、胸腔镜、纵隔切开、胸廓切开术)以及手术、化疗、放疗等,使患者心理压力更大,因此护士应向患者解释各种治疗对挽救生命、缓解症状的重要意义,讲解有关诊断、治疗的知识,使患者对自己的病情、治疗方法及治疗效果有初步的了解,从而取得患者的密切配合。

2.特殊症状的护理

(1)呼吸困难:当肿瘤压迫或侵入支气管时,常会引起咳嗽、气短、呼吸困难、发绀等。应给予舒适体位,吸氧(2～4 L/min),雾化吸入(加入糜蛋白酶及抗生素),应用祛痰药物,必要时吸痰,保持呼吸道的通畅。

(2)胸背部疼痛:纵隔肿瘤侵犯或压迫胸壁可引起胸背部疼痛,用一般止痛药物可缓解。但若是胸壁、胸骨受累,则止痛药无效,必须控制病因才能止痛。

(3)咳出异物(毛发等)症状:此种情况多发生于生殖细胞瘤中,患者咳出的多为畸胎瘤的内容物。除了抗炎及止咳措施外,需手术切除肿瘤才能控制。应做好患者的心理护理,减轻患者的恐惧、害怕情绪。

3.放疗的护理

(1)监测血象变化:当白细胞计数$<3\times10^9$/L 时,应暂停放疗,并遵医嘱行升白细胞治疗;当白细胞计数$<1\times10^9$/L 时,应做好保护性隔离,病房限制探视,并每天酌情行房间空气消毒2～3 次。

(2)放疗时应注意心脏区的保护,监测心功能;胸部照射时可诱发肺水肿、肺炎、胸骨骨髓炎,表现为咳嗽、咳白色泡沫痰、呼吸急促、胸痛、咯血等,应注意观察,一经发现,并遵医嘱应用抗生素、肾上腺皮质激素、雾化吸入等。

(3)急性放射性食管炎是纵隔肿瘤放射治疗的常见并发症。向患者解释这只是暂时的症状,停止放疗后可逐渐消失。指导患者进清淡、易消化、无刺激的流质或半流质饮食,忌食粗、硬、烫、辛辣刺激性食物,进食速度宜缓慢,进食后漱口,并饮温凉开水以冲洗食管。症状严重者可用2％利多卡因 15 mL、维生素 B_{12} 4 000 μg、庆大霉素 240 000 U 加入生理盐水 500 mL 中,每次取10 mL于三餐前及临睡前慢慢吞服;疼痛者可酌情给予止痛剂。

4.化疗的护理

(1)纵隔肿瘤常用的化疗药物有阿霉素类、丝裂霉素、长春新碱、顺铂、氟尿嘧啶等,由于这些药对血管的刺激性大,发生渗漏时有引起组织糜烂坏死的可能,而且化疗通常需要多个疗程,多次的化疗可引起化学性静脉炎,所以最好建议患者在化疗前进行 PICC 置管术。

(2)阿霉素等化疗药物可引起脱发,向患者解释脱发只是暂时性的,停止化疗后头发便可恢复生长。指导患者在化疗前剪短头发或全部剃光,以免脱落的头发黏在衣服及被服上引起患者不舒适及心理上的刺激。指导患者购买适合自己的假发或帽子,以满足患者对美观的需求。

(二)健康教育

(1)保持病房环境整洁,指导患者保持心情愉快。

(2)戒烟:吸烟会增加支气管的分泌,会加重原发支气管炎,尤其影响术后的咳痰,吸烟还影响肺功能,降低血氧饱和度,对手术及术后影响极大。对有长期吸烟者应作好耐心细致的说服工作,严格戒烟。

(3)加强口腔卫生:指导患者每天早晚及餐后刷牙、漱口,预防术后肺部并发症的发生。

(4)注意休息,适当进行体育锻炼:根据身体情况制定活动量,如散步、慢跑、打太极拳等。

(5)定期复查:如出现胸闷、气促等情况,应立即就诊。

(姚梨娟)

第五节　胰　腺　癌

一、概述

(一)病因

胰腺癌的病因至今尚不完全清楚。各方面流行病学调查显示,有些因素与胰腺癌的发病相关,有些存在分歧。

1.人口因素和地区分布

胰腺癌多见于西方工业化国家。

2.家族和遗传因素

患以下 6 种遗传性疾病者胰腺癌的发病机会增多:遗传性非息肉症型直肠癌;家族性乳腺癌;Paget 病;共济失调-毛细血管扩张症;家族性非典型多发性痣-黑色素瘤综合征;遗传性胰腺炎。

3.与其他疾病的关系

慢性胰腺炎、糖尿病、甲状腺肿瘤、其他良性内分泌瘤、囊性纤维变形等可能与胰腺癌的发病相关。

4.生活与环境因素

无论男女,吸烟者胰腺癌发病率高于不吸烟者 2~16 倍不等。高能量、高蛋白、高脂肪摄入也可诱发胰腺癌。此外,高碳水化合物、肉类、高胆固醇、亚硝胺和高盐食品均属不利因素。饮食中的纤维素、维生素 C、水果、蔬菜都是预防胰腺癌的有利因素,不进食或少进食保藏食品,进食生、鲜、压力锅或微波炉制备的食品都能对胰腺起保护作用。

(二)病理分型

1.胰腺癌部位分布

(1)胰头癌:占胰腺癌之 2/3 以上,常压迫和浸润导致胰管管腔狭窄或闭塞,远端易继发胰腺炎。

(2)胰体、胰尾部:约占胰腺癌之 1/4。胰体、胰尾部肿瘤体积较大,常由于浸润生长而致胰体、尾部周围有严重的癌性腹膜炎。

(3)全胰癌:约占胰腺癌之 1/20。

2.组织学分类

(1)导管细胞癌:最常见,约占 90%。

(2)胰泡细胞癌。

(3)少见类型胰腺癌:多形性癌、腺鳞癌、黏液癌、大嗜酸性细胞癌以及胰腺囊-实性肿瘤等。

(三)临床表现

1.腹痛

腹痛是最常见的临床症状,近半数为首发症状。在胰腺癌的整个病程中,几乎所有病例都有不同性质和不同程度的疼痛出现,位置多在上腹伴左腰部放射。

2.黄疸

梗阻性黄疸是胰腺癌的另一重要症状,是胰头癌的主要症状和体征,由癌肿侵及胆总管所致。

3.消化道症状

由于胰液和胆汁排出受阻,患者常有食欲缺乏、上腹饱胀、消化不良、便秘或腹泻。上腹部不适多为上腹闷堵感觉,食后饱胀。10%~30%患者以此为首发症状。

4.消瘦

体重减轻也是胰腺癌的常见症状。其特征是发展速度快,发病后短期内即出现明显消瘦,短期内体重减轻 10 kg 甚至更多。可能是胰腺癌及癌旁胰岛细胞因子干扰糖原代谢,引起胰岛素抵抗,使机体不能有效利用葡萄糖而致消瘦。

5.发热

至少有 10%胰腺癌患者病程中有发热出现,表现为低热、高热、间歇热或不规则发热等,可伴有畏寒,黄疸也随之加深,易被误诊为胆石症。

6.血栓性静脉炎

中晚期胰体、胰尾部癌患者可并发下肢游走性或多发性血栓性静脉炎,表现为局部红、肿、热、痛等并可扪及条索状硬块。偶可发生门静脉血栓性静脉炎,出现门静脉高压。

7.症状性糖尿病

部分胰腺癌患者可在上述症状出现之前发生症状性糖尿病,也可能原已控制的糖尿病无特殊原因突然加重。

8.精神症状

部分患者可出现焦虑、抑郁、失眠、急躁及个性改变等精神症状。

(四)诊断

1.实验室检查

肿瘤标志物检测包括 CEA、CA19-9、CA724、CA50 等。CEA 胰腺癌阳性率 83%~92%,术

后 CEA 升高提示复发;CA19-9 对胰腺癌具有高度敏感性和特异性,应用免疫过氧化酶法检测 CA19-9,胰腺癌准确率高达 86%。大多数浸润型胰腺癌可检测到 *K-ras* 基因突变。*Ras* 基因的突变激活可引起血管内皮生长因子(VEGF)表达上调。约 73% 的胰腺癌患者发现 *P53* 基因突变。

2.影像学检查

(1)逆行胰胆管造影(ERCP):将内镜插至十二指肠降段,在乳头部经内镜活检孔道插入造影导管,并进入乳头开口部、胆管和胰管内,注入对比剂,使胰管、胆管同时或先后显影,称为 ERCP。胰头癌 ERCP 的诊断准确率可高达 95%。通过 ERCP 收集胰液做脱落细胞学检查,对胰腺癌的阳性诊断率可达 75%。

(2)血管造影检查:胰腺血管造影的适应证为确定胰腺内分泌肿瘤的位置,范围及程度,判断有无浸润、胰腺癌手术切除可能性等。

(3)胰腺 CT 检查:CT 目前仍是检测胰腺癌及做肿瘤分期的最常用方法,其检出肿瘤的阳性预测值可超过 90%;在判定肿瘤不能切除时,阳性率 100%。

(4)胰腺 MRI 检查:磁共振胰胆管成像(MRCP)是近几年迅速发展起来的技术。

(5)超声成像:彩色超声血流具有无创、价廉、无须对比剂等优点,可单独判断和量化肿瘤的心血管化程度,肿瘤侵犯血管的情况以及血管性疾病。

(五)治疗

胰腺癌恶心程度高,局部发展快,转移早,治疗效果不佳,预后差。

1.手术治疗

手术是胰腺癌获得根治的唯一机会,只有 10% 的胰腺癌患者获得手术的机会。能被切除的胰腺癌为:肿瘤可被完全切除,而无癌组织残留;肿瘤未侵及重要邻近器官;无血源性或远处淋巴结转移。

2.放射治疗

对于手术不能切除病例,采用放疗+化疗可以提高胰腺癌的疗效,明显延长患者生存期。单纯放疗者中位生存期明显低于放化疗结合患者。

3.化学治疗

全身化疗可作为胰腺癌的辅助治疗,也可作为局部晚期不能切除或有转移病变胰腺癌的主要治疗。可作为胰腺癌的新辅助治疗,也可作为术后复发的姑息治疗。常见化疗药物有:5-FU、吉西他滨、奥沙利铂、顺铂、伊立替康。

吉西他滨 1 000 mg/m² ,静脉滴注超过 30 分钟,每周 1 次,连续 3 次,然后休息 1 周为一周期。对于不能切除的转移性胰腺癌,单药吉西他滨是标准治疗。含吉西他滨的联合化放疗可用于局部晚期不能切除的胰腺癌患者,也可作为辅助治疗。吉西他滨两药联合可选择(GP,吉西他滨+顺铂)、(GEME,吉西他滨+厄洛替尼 3 周方案)、(GC,吉西他滨+卡培他滨)等。奥沙利铂联合 5-FU 可作为二线治疗。

4.靶向治疗

胰腺癌的生物靶向治疗逐渐引起重视。有研究显示特罗凯联合吉西他滨治疗使胰腺癌中位生存期延长。

5.晚期胰腺癌的解救治疗

有梗阻及黄疸者可采用放置支架、激光手术、光动力治疗、放射治疗等迅速退黄;严重疼痛可联合放疗与吗啡类药物止痛,必要时给予神经毁损性治疗;肿瘤活动性出血可考虑姑息性手术或放疗;对于营养不良者及时给予肠道或肠道外营养。

胰腺癌由于诊断困难、病变进展迅速以及缺乏有效的根治手段,诊断后仅 1%～4% 的患者能够活到 5 年。临床特点为病程短、进展快、死亡率高,中位生存期为 6 个月左右,被称为"癌中之王"。

二、护理

(一)护理要点

1.疼痛护理

胰腺癌疼痛的发生原因为癌肿浸润引起的胰管梗阻并管内压升高,尤其在进餐后,胰腺分泌增多,管内压力增高,促发上腹部持续或间断钝痛,餐后 1～2 小时加重,而后逐渐减轻。晚期胰腺癌可直接浸润、压迫位于腹膜后的腹腔神经丛,产生与体位有关的腰背痛。仰卧时加剧,而前倾、弯腰或侧卧时稍有缓解,呈昼重夜轻的特点,患者夜间往往不敢平卧而取前倾坐位或俯卧位。严重疼痛者遵医嘱给予吗啡类药物止痛。部分患者可由外科医师给予神经毁损性治疗。

2.饮食护理

给予易消化、低脂饮食,少食多餐。

3.胰瘘的护理

胰瘘多发生于术后 1 周左右,表现为患者突发剧烈腹痛、持续腹胀、发热,腹腔引流管或伤口引流出清亮液体,引流液测得淀粉酶。应持续负压引流,保持引流装置有效。

4.胆瘘的护理

胆瘘多发生于术后 5～10 天。表现为发热、右上腹痛、腹膜刺激征,T 管引流量突然减少,但可见沿腹腔引流管或腹壁伤口溢出胆汁样液体。此时应保持 T 管引流通畅,予以腹腔引流。

5.控制血糖

胰腺癌患者由于术后胰腺功能的部分缺失,可引起患者血糖改变。因此,手术前后及静脉高营养的患者,均应每 4 小时一次常规监测血糖,以了解患者的胰腺功能,及时调节胰岛素的用量,一般将血糖控制在 8 mmol/L 左右。

6.放射治疗的护理

放疗患者应监测肝功能变化,观察肿瘤直接侵犯肝胆管、压迫肝门部胆管者黄疸消退情况。因胰腺与胃、十二指肠及结肠相毗邻,治疗过程中胃肠道会受到一定放射剂量的刺激,易出现恶心、呕吐、腹泻等消化道不良反应。可于治疗前遵医嘱给予西咪替丁或昂丹司琼静脉输注,并告知患者进软食,禁食刺激性食物,以保护胃肠道黏膜,预防胃溃疡、十二指肠溃疡及消化道出血的发生。对有消化道出血倾向的患者,应严密观察患者有无呕血、黑便、头晕、面色苍白、脉搏弱而快、血压下降等症状。

7.静脉化疗的护理

化疗药物的特殊不良反应及护理。

(1)吉西他滨的不良反应主要为骨髓抑制及皮疹。指导患者化疗期间不要食用刺激性食物,不要搔抓皮肤,皮肤瘙痒时可局部涂以炉甘石洗剂。静脉滴注时间一般限制在 30～60 分钟,超过 60 分钟会导致不良反应加重,已配制的吉西他滨不可冷藏,以防结晶析出。

(2)顺铂一次用药(50 mg/m²)发生肾毒性的可能性为 25%～30%,但通过静脉补液及使用利尿剂可使肾毒性减少至 10％以下。多在治疗开始 1～2 周后出现血尿素氮升高,第 4 周恢复正常。一般在大剂量顺铂给药前静脉滴注生理盐水或葡萄糖 1 000 mL 加入 10％氯化钾 15 mg,然后 20％甘露醇 125 mL 静脉快滴,顺铂滴注完毕后再给予 20％甘露醇 125 mL 静脉快滴,以达利尿作用。一般每天液体总量 3 000～4 000 mL,输液从顺铂给药前 6 小时开始,持续至顺铂滴注完毕后 6～12 小时为止。每周期治疗前检查尿常规、血尿素氮和肌酐、血电解质等;后 7 天查尿常规、血尿素氮、肌酐和电解质;记录 24 小时出入量 3～4 天。

(二)健康指导

(1)年龄在 40 岁以上,短期内出现持续性上腹部疼痛、腹胀、食欲减退、消瘦等症状时,应注意对胰腺做进一步检查。

(2)饮食宜少量多餐。

(3)告知患者出现进行性消瘦、贫血、乏力、发热等症状,及时就诊。

（姚梨娟）

第六节　淋　巴　瘤

淋巴瘤起源于淋巴结和淋巴组织,其发生大多与免疫应答过程中淋巴细胞增殖分化产生的某种免疫细胞恶变有关,是免疫系统的恶性肿瘤。

一、病因

一般认为感染及免疫因素起重要作用,理化因素及遗传因素等也有不可忽视的作用。

二、临床表现

(一)霍奇金淋巴瘤

(1)淋巴结肿大。

(2)淋巴结外器官受累。

(3)全身症状:常出现发热、盗汗、瘙痒及消瘦等。

(4)其他:带状疱疹及饮酒后引起的淋巴结疼痛。

(二)非霍奇金淋巴瘤

(1)全身性:淋巴结、扁桃体、脾及骨髓最易受到累及。

(2)多样性:组织器官不同,受压迫、浸润的程度、范围及症状也不相同。

(3)男性较女性常见,除惰性淋巴瘤外。

(4)非霍奇金淋巴瘤(NHL)对各器官的压迫和浸润较霍奇金淋巴瘤(HL)多见,常以高热或各器官、系统症状为主。

三、辅助检查

(一)血常规

HL 常有轻或中度贫血。骨髓浸润广泛或有脾功能亢进时,全血细胞下降。

(二)骨髓象

骨髓象多为非特异性。

(三)其他检查

淋巴结活检是淋巴瘤确诊和分型的主要依据。

四、处理原则及治疗要点

(一)化学治疗

淋巴瘤多采用联合化学治疗。

(二)放射治疗

放射治疗常用于Ⅰ～ⅡA期淋巴瘤患者的治疗。

(三)手术治疗

手术治疗常用于淋巴瘤的诊断及淋巴瘤局部病变的治疗。

(四)生物治疗

生物治疗常用抗B淋巴细胞单克隆抗体与干扰素-α。

(五)造血干细胞移植

自体造血干细胞移植作为强化治疗,能进一步提高患者的长期存活率。

五、护理评估

(一)健康史

(1)评估患者的起病急缓、首发表现、特点及目前的主要症状和体征。

(2)评估患者有关既往的相关辅助检查、用药和其他治疗情况,特别是血常规及骨髓象的检查结果、治疗用药和化学治疗方案等。

(3)评估患者的职业、生活工作环境、家族史等。

(二)一般状况

(1)观察患者的生命体征,有无发热。

(2)有无皮肤瘙痒。

(3)有无乏力、盗汗与消瘦等。

(4)评估淋巴结大小、部位、数量、有无肿大、压痛等。

(三)心理-社会状况

(1)评估时应注意患者对自己所患疾病的了解程度及其心理承受能力,以往的住院经验,所获得的心理支持。

(2)家庭成员及亲友对疾病的认识,对患者的态度。

(3)家庭应对能力,以及家庭经济情况,有无医疗保障等。

六、护理措施

(一)病情观察

(1)监测体温变化,发热时注意有无畏寒、咽痛、咳嗽等伴随症状;必要时给予药物降温,降温后及时更换汗湿的衣物及床单,防止受凉。

(2)注意营养状况、排便情况。

（3）观察放射治疗、化学治疗的不良反应。

（4）观察淋巴结肿大的部位、程度，一旦出现气促、腹痛、肢体活动受限等相应器官的压迫症状时，应及时通知医师处理。

（二）用药护理

利妥昔单抗首次使用时应严密观察有无发热、寒战、荨麻疹、皮疹、呼吸困难、心律失常等不良反应，用药前遵医嘱给予抗过敏药物，根据情况给予心电监护、吸氧，如出现不适，应暂停输注，立即通知医师处理。

（三）放射治疗的护理

（1）治疗前清洁皮肤，去除多余的油脂及附着物，穿着棉质宽松衣裤。

（2）治疗后避免接触乙醇等，外出时避免日光直射。若出现皮肤水疱、溃疡，应定期换药，外贴新型敷料，以防感染。

（3）放射治疗期间的饮食应清淡、易消化，在照射前1小时禁食，照射后半小时静卧，可减轻乏力、头昏、恶心、呕吐等不良反应。

（四）化学治疗的护理

（1）用药期间护士加强巡视，注意输液畅通情况，一旦化学治疗药外漏，特别是发疱性化学治疗药物，应立即处理。

（2）保证营养的摄入，食物烹饪注意色、香、味，禁食生冷、刺激性食物。每天饮水 2 000～3 000 mL，必要时给予静脉营养支持。

（3）注意病室整洁，空气清新，每天通风及空气消毒，减少探视人员，以防交叉感染。

（4）注意个人卫生，保持皮肤、口腔、肛周及会阴清洁，一旦出现感染迹象，及时通知医师处理。

（五）心理护理

治疗前对放射治疗、化学治疗可能出现的不良反应、注意事项进行详细介绍，消除其顾虑，使患者安心配合治疗及护理。鼓励亲友对患者给予支持和陪伴，对消极情绪及时疏导。

七、健康指导

（一）疾病认知指导

缓解期或全部疗程结束后，患者仍应保证充分休息、睡眠，适当参与室外锻炼；饮食加强营养，避免进食油腻、生冷和容易产气的食物。

（二）休息与活动指导

指导患者多休息，保证充足睡眠；康复期可适当参加社交活动及身体锻炼，但避免劳累。

（姚梨娟）

第七节　肿瘤导致的恶心、呕吐

围化疗期护理对肿瘤化疗相关性呕吐具有较好地预防作用，通过有效预防呕吐可改善患者化疗不良反应，减轻痛苦，提高治疗效果。有研究证实，包括心理护理、健康教育、社会家庭支持、松弛疗法等在内的综合护理干预能够显著减少妇科恶性肿瘤患者化疗中恶心呕吐的发生率。以整体护理的观念对患者全面评估,应用循证护理的方法结合患者发生恶心、呕吐的原因和特点,制订护理计划。多种非药物治疗方法,如心理辅导和对患者感受的关注、冥想法等心理干预方法对改善患者恶心、呕吐的发生和严重程度有积极作用。对肿瘤化疗期恶心、呕吐患者,护理人员运用正性心理暗示,实施合理个体心理暗示措施,产生"望梅止渴"效应,可以减轻患者痛苦,改善生活质量,提高治疗效果。

一、恶心、呕吐

恶心和呕吐是肿瘤患者治疗中一个重要而常见的并发症,恶心是上腹部的一种特殊不适的感觉,指的是一种试图在喉咙及会厌将胃内容物吐出的强烈欲望,一般而言,恶心通常发生于呕吐之前。由于恶心比呕吐更加难以评估和控制,所以比较之下恶心更加常见和严重。恶心、呕吐常常令患者觉得无力和难受,当其中任何一个症状很严重或者长时间持续存在或者影响到患者的日常活动时,就会影响到患者的生活质量。

恶心、呕吐是肿瘤化疗患者的常见症状,如果不加以干预,超过75%的化疗患者会出现恶心、呕吐。癌症患者在接受放疗或者手术后也会出现恶心、呕吐,约60%的患者出现恶心,30%～50%的患者由于病情进展或者其他的治疗导致呕吐的发生。有研究显示,恶心与呕吐虽然不是化学治疗中发生最频繁、最严重的不良反应,但却被患者主观认为是最难以忍受、干扰生活质量最严重的因素。不同程度的恶心、呕吐可导致患者脱水、电解质失衡、体重下降和营养缺乏,也会对患者的心理产生一定影响,甚至影响了患者下一步的治疗。

二、恶心、呕吐的定义

恶心是一种可以引起呕吐冲动的胃内不适感,是一种主观想吐的感觉。常伴有胃部收缩力消失、肠道的蠕动减少、十二指肠收缩及小肠内容物反流到胃部的情形。它是由自主神经传导,故常合并有出汗、脸色苍白、胃有饱胀感及心动过速等症状。主要表现为上腹部的特殊不适感,常伴有头晕、流涎、脉搏缓慢、血压降低等迷走神经兴奋症状。

呕吐是膈肌、肋间肌、腹部肌肉强力收缩,使胸膜腔内压突然的增加并配合胃括约肌的放松而产生胃内容物被排出体外的现象。

恶心为呕吐的前驱症状,二者都是大脑呕吐中枢接受刺激后产生的反应。当冲动刺激弱时,仅发生恶心,冲动刺激强时,则产生呕吐。

三、恶心、呕吐发生机制

呕吐是一个复杂的反射动作,其过程分3个阶段,即恶心、干呕与呕吐。目前认为中枢神经系统有两个区域与呕吐反射密切相关。一是神经反射中枢——呕吐中枢,位于延髓外侧网状结构的背部;另一是化学感受器触发区,位于延髓第四脑室的底面。前者直接支配呕吐的动作,它接受来自消化道、大脑皮层、内耳前庭、冠状动脉以及化学感受器触发区的传入冲动。后者不能直接支配呕吐的实际动作,但能接受各种外来的化学物质或药物(如洋地黄、吐根素等)与内生代谢产物(如感染、酮中毒、尿毒症等)的刺激,并由此发出神经冲动,传至呕吐反射中枢,引起呕吐。由中枢神经系统化学感受器触发区的刺激引起呕吐中枢兴奋而发生呕吐,称中枢性呕吐。内脏末梢神经传来的冲动刺激呕吐中枢引起呕吐,称为反射性呕吐。各种冲动刺激呕吐中枢,达到一定程度(即阈值),再由呕吐中枢发出冲动,通过支配咽、喉部的迷走神经、食管及胃的内脏神经、膈肌神经、肋间肌及腹肌的脊神经,与肌肉的协调反射动作,完成呕吐的全过程。

四、恶心、呕吐产生的原因

(一)疾病因素

(1)原发或转移性颅脑肿瘤都可引起颅内压增高,引起喷射性呕吐。多不伴有恶心,但可伴有剧烈头痛、脑神经侵犯或压迫症状,甚至伴有不同程度的意识障碍。肝大、腹水、消化性溃疡、胰腺肿瘤等亦可能造成胃蠕动停滞并导致胃胀,增加恶心、呕吐的机会。

(2)结直肠肿瘤在肠腔内的增殖及卵巢癌等肠腔外的压迫,导致肠道梗阻时,恶心、呕吐亦为其主要症状。

(3)因肿瘤或其他病因造成的胰腺炎、胆囊炎、肠炎、腹膜炎,刺激迷走神经,出现恶心、呕吐的症状。

(4)肿瘤压迫食管会导致吞咽困难,恶心、呕吐。

(二)化学治疗

恶心、呕吐是化疗药物最常见的不良反应,其发生率及严重程度与化疗药物的种类、剂量、联合用药方案以及用药频率、给药的时间、途径和方法及患者体质有关,70%～80%接受化疗患者会出现恶心、呕吐,10%～44%出现预期性恶心、呕吐。

(三)放射治疗

放疗引起的恶心、呕吐主要与放射部位、剂量、分次剂量有关。

(四)精神、心理因素

恐惧、焦虑刺激高级神经中枢可引起恶心、呕吐,条件反射也可造成恶心、呕吐,如停电、某些声音、画面或闻到某种气味等,是由听神经、视神经、嗅神经到大脑皮质至呕吐中枢引起呕吐。

(五)其他

阿片类止痛药(如吗啡)由于刺激大脑中枢化学感受器,使胃排空迟缓而引起恶心、呕吐,用药数天后,恶心、呕吐逐渐减轻。另外,雌激素、洋地黄制剂及红霉素等抗生素均可引起恶心、呕吐。肿瘤患者代谢紊乱如高钙血症、低钠血症等也可引起恶心、呕吐。

五、化疗引起的恶心、呕吐

(一)化疗引起恶心、呕吐的机制

(1)化疗药物直接刺激胃肠道引起恶心、呕吐。

(2)血液中的化疗药刺激肠道壁嗜铬细胞释放 5-羟色胺(5-HT),5-HT 作用于小肠的 5-HT 受体,被激活后通过迷走神经传至第四脑室最后区的化学感受诱发区(CTZ),激活位于延髓的呕吐中枢引起恶心、呕吐。

(3)心理反应异常引起恶心、呕吐。

(二)化疗引起恶心、呕吐的分类及分级

1.化疗引起恶心、呕吐的分类

(1)急性恶心、呕吐:是指发生在给予化疗药物后 24 小时内发生的恶心、呕吐,多发生于用药后 1～2 小时,通常这类恶心、呕吐的程度最为严重。

(2)迟发性恶心、呕吐:是指发生在给予化疗药物后 24 小时至第 5～7 天所发生的恶心、

呕吐。

（3）预期性恶心、呕吐：常见于既往化疗期间恶心、呕吐症状控制不良的患者，其特点是恶心、呕吐常发生于化疗前或化疗给药的同时。也为条件反射所致，如患者看到医院环境、医师及穿白大衣的人员即可诱发恶心、呕吐。

2.化疗引起恶心、呕吐的分级

临床分级一般采用三分法。

（1）轻度：呕吐每天 1～4 次。

（2）中度：呕吐每天 5～9 次。

（3）重度：呕吐每天 10 次以上。

六、放射治疗引起的恶心、呕吐

放射治疗引起的恶心、呕吐，目前认为是一个多因素作用的结果，其发生的原因主要与照射野的范围、照射剂量及照射的部位有直接的关系。照射野在胸部和上腹部，极易产生恶心、呕吐。

（1）一般局部照射治疗，发生恶心、呕吐概率为头颈部 10％、胸部 21％、腹部 60％～70％。

（2）接受半身放疗（以肚脐为界），上半身区域照射者，发生恶心、呕吐概率为 55％～88％，下半身照射发生概率为 17％～56％。

（3）下肢区域接受放疗，不会发生恶心、呕吐。

（4）接受全身放疗的患者有 57％～90％的概率会产生恶心、呕吐。

七、恶心、呕吐的评估标准

WHO 关于抗癌药物引起恶心、呕吐的分级标准在临床药物疗效或方案评价中应用较多，该标准将恶心、呕吐分为 0～Ⅳ级。

0 级：无恶心、呕吐。

Ⅰ级：只有恶心、无呕吐。

Ⅱ级：一过性呕吐伴恶心。

Ⅲ级：呕吐需要化疗。

Ⅳ级：难控制性的呕吐。

八、常用评估工具

视觉模拟量表（visual analogue scale，VAS）评估方式是参考疼痛评估表制定而成。表上有一条10 cm长的水平线或垂直线，起始点 0 cm 表示未出现恶心、呕吐，10 cm 表示无法忍受，再由患者在线上标示记号。通过该项评估方式，医护人员可清楚了解患者目前恶心或呕吐的程度。

九、恶心、呕吐的治疗

临床上对恶心、呕吐的治疗主要采取的措施还是药物治疗。

（一）5-羟色胺拮抗药

5-羟色胺拮抗药常见药物包括格拉司琼、昂丹司琼、托烷司琼等，应用较为广泛，其止吐作用强而持久。选择性地阻断 5-羟色胺受体以达到止吐的目的，可有效预防急性呕吐，常作为止吐的首选药物。其不良反应为便秘、腹胀、头痛及面部潮红或温热感等。主要通过阻断小肠末梢神经发挥它们的止吐作用。另外,5-HT₃受体拮抗剂比大剂量的甲氧氯普胺更容易耐受,很少发生锥体外系症状和腹泻。但有少数患者应用其过程中有短暂的复视和轻度的头痛。

(二)多巴胺(DA)受体拮抗剂

多巴胺(DA)受体拮抗剂常见药物为甲氧氯普胺。此种药物作用于化学受体感受区的多巴胺受体,主要可增加胃肠道蠕动,促进胃排空。另外高剂量使用时也能阻断5-羟色胺受体,为其提供另一条作用机制。给药途径分为口服及静脉给药两种。有研究表明,对接受大剂量顺铂化疗的患者,使用大剂量的甲氧氯普胺止吐,呕吐的完全控制率为20%～38%。大剂量甲氧氯普胺的主要不良反应是可出现锥体外系反应。

(三)皮质激素类

皮质激素类常见药物为地塞米松、甲基泼尼龙、泼尼松等。激素类药物影响恶心、呕吐的机制至今未明,单药使用作用不明显,与其他止吐药联合使用,有非常好的作用。常见不良反应为情绪改变、体液潴留、高血压、满月脸、会阴瘙痒症、胃肠出血等,有糖尿病或其他皮质激素禁忌证的患者慎用。

(四)屈大麻酚和大麻

屈大麻酚和大麻是最完全的大麻酯类药物,二者均有止吐作用,其作用机制尚未完全明确。这些药物对中枢神经有特殊的作用。

(五)苯二氮䓬类

苯二氮䓬类常见药物为劳拉西泮、地西泮和艾司唑仑等。其作用机制在于抑制大脑皮质以减轻恶心、呕吐症状。不良反应包括镇静、定向感障碍、幻觉、失禁及健忘等。

(六)苯海拉明、地西泮

两者都是通过抑制呕吐中枢、镇静、减轻焦虑而发挥止吐作用,但效力较低。

(七)多靶点止吐药物

多靶点止吐药物代表药物奥氮平能阻断多种神经递质,对多巴胺神经递质和5-羟色胺神经递质的作用特别强,对控制急性和迟发性中、高度化疗相关性恶心、呕吐均有效。

(八)中药

中医运用整体观念、辨证思维、个体化治疗等优势在防治化疗引起的恶心、呕吐中发挥了较大的作用,有研究认为应用中西医结合防治化疗致胃肠道反应,疗效显著,无毒副作用。在双侧足三里、内关、曲池、中脘穴位敷贴;将王不留行籽在化疗时贴于选好的耳穴上逐穴按压。

(九)联合用药

如果没有单一的有效止吐药物,可以考虑应用联合止吐方案,一般最有效的方案是使用不同作用机制的联合药物治疗。联用的药物应有不同作用机制,疗效能相加而不是毒性重叠,联合用药中加入的药物应能有效地减少治疗方案的不良反应,地西泮与甲氧氯普胺合用,既可减少患者的焦虑,又能减少甲氧氯普胺所致的锥体外系症状。

(十)药物治疗

晚期癌症患者恶心、呕吐的治疗需明确病因,并对相关因素进行评估(肿瘤侵犯导致颅内压增高、新陈代谢紊乱、药物、内分泌因素等),以确保个体化治疗方案。恶心、呕吐的预防应该基于放、化疗患者呕吐风险的评估,于治疗前就需先计划止吐药给予的时机及途径。如果没有单一有效的止吐药,可以考虑应用联合止吐方案,一般最有效的方案是使用不同作用机制的联合药物治疗。

十、恶心、呕吐护理措施

(一)护理评估

临床评估患者应包括引起恶心、呕吐的原因、相关病史、出入量情况、大便情况、体重变化、口腔黏膜湿润程度、皮肤弹性、生命体征等情况。化疗之前护理人员应对患者的性别、年龄、心理状态、体质状况做初步的分析评估。询问恶心、呕吐发生的时间、呕吐的次数、呕吐物的量和颜色。了解患者的心理状态和化疗史,熟悉患者的化疗方案,对曾经接受过化疗的患者,需强调化疗的重要性,树立战胜疾病的信心。

老年患者呕吐率较高,因老年人胃蠕动和食管下段括约肌紧张度减低,胃排空慢,胃内残留量增加,胃内压增高所致。男性患者较女性患者少发生恶心、呕吐,这与精神心理因素有关,女性患者较易产生紧张、恐惧、焦虑等不良情绪,从而降低了机体对恶心、呕吐的耐受力。

(二)饮食护理

在饮食方面要做到"五忌四要"。

(1)注意调整食物色、香、味,并帮助患者选择营养丰富和清淡易消化的食物。

(2)"五忌":一忌甜、腻、辣、炸、烤食品;二忌乙醇;三忌强烈气味的食品如臭豆腐、奶酪等;四忌某些含5-HT丰富的食品如香蕉、核桃、茄子等;五忌餐后立即躺下,以免食物反流而引起恶心。

(3)"四要":一要少食多餐,每天可5～6餐;二要选择碱性或固体食物,可于化疗前吃一点饼干或烤面包等干且温和的食物;三要限制餐前餐后1小时的饮水量,尽量不饮;四要多吃薄荷类食物及冷食等。

对于胃肠疾病引发的呕吐,应在医师诊断后,视胃肠功能情况选择流质、半流质及普通饮食。注意口腔清洁,进餐前用淡盐水或温水漱口,去除口腔异味,增进舒适感及食欲,少食多餐,5～6次/天,在1天中恶心症状最轻微时多进食(多在清晨),进食前后1小时内不宜饮水,餐后勿立即躺下,以免食物逆流。如不能经口进食者,可酌情给予肠内或肠外营养支持,对于重度呕吐的患者,严格记录出入量,以评估脱水的情况,必要时给予补液。

(三)心理和行为疗法

近年来护理方式更强调全面了解患者治疗前的情况,包括是否在遇到压力时产生恶心感,是否在本人或他人的经历中了解化疗导致的恶心、呕吐和以前缓解恶心、呕吐的最有效措施。治疗前纠正患者不正确的认识可减少恐惧和焦虑的产生。有专家指出,长期化疗会引起患者对该化疗法的精神过敏,并逐渐产生恐惧样反应,有些患者会在下1个疗程前即诉说恶心、呕吐,严重者甚至在进入病房或给予静脉输液时即出现呕吐。如此反复出现的不良反应会导致焦虑的发生,并严重影响治疗进程。

护理人员对恶心、呕吐患者应给予安慰和帮助,嘱其保持乐观情绪,如果出现焦虑、抑郁等精神症状则应及时调整,因为情绪不良可使血中5-HT增高,加重恶心、呕吐。医护人员应给予患者有关可能出现的治疗不良反应及机体感受等信息,通过保证和解释达到消除疑虑和错误的观念,帮助患者树立信心。

临床上可采用分散注意力、松弛疗法、音乐疗法、有氧运动、冥想等方法,以减轻化疗患者的恶心、呕吐症状。指导患者在看电视、与他人聊天时用竹制按摩器按摩足底穴位,每次20～30分钟,直至足底发热。国内外还有用音乐来转移患者不良情绪的疗法,安排患者听节奏平稳、音调恒定的音乐有助于情绪的转移,但要避免听伤感的音乐。音乐治疗可以影响人的心理、生理和情感反应,音乐舒缓的节律可以减慢患者呼吸的节律,达到放松的目的,对减少化疗中的恶心、呕吐有重要意义。多次复发的患者情绪相当不稳定,化疗方案也可能会改变,护士应告诉患者,稳定的情绪可增加机体对化疗的耐受力,积极主动地配合治疗,可产生较好的治疗效果。精神调理除暗示、松弛和转移方法外,还可加用小剂量抗焦虑药,以促进情绪尽快改善。

适量的有氧运动如散步、慢跑等有利于患者的机体和心理健康以及化疗后的康复,可以减轻恶心、呕吐症状。当患者出现恶心时,护士要以亲切的话语指导患者放松深呼吸,轻柔地按摩腹部引导患者愉悦地想象,来减轻恶心、呕吐症状。

(四)创造良好环境

保持病区环境安静、清洁、空气新鲜、无异味,避免强烈光线刺激。选择通风位置良好及远离厕所和厨房的就餐环境,尽可能避免与恶心、呕吐患者同住一室。

根据患者的需求选择适宜的室温,避免阳光直射,提高患者的舒适度。呕吐物置于不透明密闭容器中并及时清理。

(五)呕吐时的护理

患者呕吐时护理人员应在旁守护,给予扶持,并侧卧防窒息,擦洗面部,指导患者进行缓慢深呼吸,协助患者漱口,更换洁净衣物,整理床单,轻拍背部有利于呕吐物排出。帮助患者取舒适卧位。对严重呕吐不能进食者要严格记录出入量,定期检查血中各电解质的浓度,遵医嘱随时调整补液计划,避免水、电解质紊乱和酸碱平衡失调。观察呕吐物的颜色、性质、量并记录。餐后、睡前要漱口,祛除异味,增进患者舒适感。发现血性呕吐物及时报告医师。

(六)药物的合理应用

临床上常在化疗前15分钟静脉推入恩丹西酮8 mg加生理盐水20 mL,呕吐严重者分别在化疗后4小时、8小时再次给药,还可联合止吐用药如甲氧氯普胺与维生素 B_6 双侧足三里穴位注射用于止吐。

(七)掌握用药时间

尽量睡前给药,在睡眠中给药可预防化疗所致的呕吐,这是因为胃酸分泌随迷走神经的控制而发生周期性变化,睡眠时胃肠蠕动慢,肛门括约肌反射改变,吞咽活动弱,唾液分泌近乎于停止,所以睡眠中呕吐反射会减弱。因此对呕吐频繁者可采取午睡时给药。建议患者进食平常半量食物或进餐2小时后用药较适宜,此时胃充盈度小,胃内压力低,食物返回概率降低,发生呕吐症状减少。止吐剂在化疗前30分钟静脉推注,止吐作用强而持久。呕吐严重者分别在化疗后4小时、8小时再次给药,还可联合止吐用药。静脉化疗于餐后3~4小时用药较适宜。同时也可以给予小剂量的镇静剂,如安定等。尽量减少药物对胃黏膜的刺激,如果口服化疗药要采用肠溶型。

十一、患者的自我护理

(一)恶心

(1)记录恶心发生的时间、原因、找出规律,改变饮食习惯。

(2)少食多餐,如不吃任何东西,恶心的现象会更严重,改善进食方法,缓缓吃,慢慢喝,细细地咀嚼。

(3)早上起床时感到恶心,可吃少量苏打饼干。

（4）尝试吃酸的、咸的食物。

（5）含气的饮料对减轻恶心有帮助，但有腹胀者避免饮用。可适当选用冷食或生的新鲜蔬菜，熟食有时可增加恶心的感觉。

（6）如放疗、化疗引起的恶心，在治疗前2小时不要进食，避免油炸、油腻的食物。

（二）呕吐

（1）遵医嘱定时服用止吐药物。

（2）呕吐后进食过程可以分成4个阶段。

第一阶段：①如果呕吐不止，不要强迫自己吃任何东西。②间断喝少量液体，如含气的矿泉水等。③如无法喝下液体，呕吐持续24小时以上，患者可能会脱水，应立即到医院就诊。

第二阶段：①如果不再呕吐，但仍感到恶心，需要吃少量的食物，因为饥饿可促使恶心加重。②适当喝冷饮料，如半杯脱脂奶加半杯水可以帮助胃稳定，也可以喝一杯冰柠檬汁。

第三阶段：①如果可以喝饮料、吃少量固体食物时，可吃一些饼干、麦片、蛋粥、清汤或炖蛋等。②适当喝少量加水的牛奶、脱脂奶或乳酪等。

第四阶段：避免吃难消化或油腻的食物，如炸鸡、浓汁或浓汤等。

（3）尽量避免可能造成恶心的情况。

（姚梨娟）

第八节　肿瘤导致的疲乏

研究发现在常规护理的基础上，专业护理人员遵循"以疲乏为中心、全面评估为基础、科学干预为核心、疗效为重点"的基本护理原则，随肿瘤患者疲乏状况进行评估，按干预计划实施护理干预，并评估护理干预效果。最新的系统化疲乏护理干预超越了传统的护理干预模式，在缓解和消除癌性疲乏方面具有良好效果。另外，新的研究结果还发现设立专业的疼痛、疲乏管理人员来对肿瘤CRF患者进行健康教育，可显著缓解患者疼痛、疲乏症状。

一、疲乏的定义

癌因性疲乏（cancer related fatigue，CRF）是由癌症本身或者相关的治疗所引起的一种主观的劳累感，通过休息或睡眠无法缓解并且持续时间长，是癌症患者最常见的症状之一。疲乏严重影响癌症患者的生活质量和自理能力。

疲乏又称疲劳，具有两层含义：一是因为体力或脑力消耗过多需要休息；二是因刺激过强或运动过度，细胞、组织或器官的技能或反应能力减弱。疲乏是多数肿瘤患者常见症状，尤其以白血病、淋巴瘤和骨髓瘤等血液系统恶性肿瘤患者表现更为明显，与免疫力低下和贫血等生理状况相关。正常人也会有疲乏无力的感觉，但通常经过休息即可消失，故属于生理性疲乏。因疾病造成的疲乏则属于病理性疲乏。恶性肿瘤的疲乏，称为癌疲乏。癌症患者主观疲乏感，与癌症本身和影响生理功能的癌症治疗有关，具有持续性以及非普通的特点，故所谓的疲乏是指感到具有长期的难以恢复的劳累状态。国际疾病分类标准（ICD）第10版将癌因性疲乏描述为非特异性乏力、虚弱、精疲力竭、全身衰竭、嗜睡、疲乏。

二、癌症疲乏的原因及影响因素

(一)癌症疲乏的原因

1.癌症本身

恶性肿瘤本身代谢产生的蓄积,肿瘤与机体竞争营养物质或机体处于高代谢状态使机体对能量的需求增加,同时恶心、呕吐、腹泻等使机体对能量的摄入减少导致营养缺乏,瘤体迅速生长或感染、发热、贫血以及气短引起的有氧能量代谢障碍,癌症引起的疼痛,都可引起疲乏。

2.癌症治疗

疲乏常伴随手术、放疗、化疗、生物治疗而发生。治疗疲乏形式也不止一种,由于肿瘤患者通常接受不止一种类型的治疗,且这些疲乏可以相互重叠。

(1)手术治疗:恶性肿瘤患者术后往往感到极度疲乏,可能由于手术对患者身心影响所致,术后1个月基本能恢复到术前的精力水平,有时需要3~6个月。

(2)化疗:化疗后疲乏与贫血或细胞被破坏后终末产物积累有关。患者疲乏与潜在神经毒性的细胞因子通过中枢机制有关,肿瘤坏死因子(TNF)可使骨骼肌蛋白的贮存减少,患者在日常活动时需要比平时更多的能量使肌肉产生足够的收缩力,而产生严重疲乏感。患者通常产生“山峰和山谷”形疲乏,就是在接受化疗的最初几天普遍感到疲乏,在下一次疗程前又逐渐好转,疲乏的进程与不同的化疗方案有关。如使用阿霉素化疗者,疲乏直线上升,而环磷酰胺-甲氨蝶呤-氟尿嘧啶(CMF)化疗者疲乏上升较缓和,在最后疗程中明显下降,但在化疗结束四周后,疲乏再次出现,可能与CMF在体内代谢有关。

(3)放射治疗:放射性疲乏的发生与放射物在体内积累有关,放疗性疲乏的严重程度与放疗持续时间、测量疲乏时间和放疗的间隔时间有关。

(4)生物治疗:生物治疗引起疲乏是与患者接触外源性或内源性细胞因子如干扰素(IFN)、白细胞介素有关。这种疲乏通常类似流感综合征的症状,如疲倦、发热、寒战、肌肉酸痛和头痛等。

(二)癌症疲乏的影响因素

(1)心理因素:癌症所致的心理反应如忧伤、失眠、焦虑、抑郁、失落感都会导致患者消耗精力出现高度疲乏。

(2)社会和环境因素:社会支持、生活的意义和目的确立也与患者是否出现疲乏感有关,患者的性别、教育水平、职业等都与疲乏有关。

(3)精神系统疾病(如抑郁症)是导致人疲倦的最普遍原因。

(4)药物因素:抗抑郁药及一些噻嗪类的利尿剂会破坏人体平衡,导致出现疲乏感。

(5)缺少运动:新陈代谢过程减慢,肌肉也会变得虚弱,容易出现疲乏。

(6)肥胖:体重过高会加重人心脏的负荷,肥胖从而导致疲乏感。

(7)内分泌失调:会造成新陈代谢迟缓,让人感到疲乏。

(8)睡眠不足:通常睡眠时间少于7小时或长期晚睡者,会经常性感到疲倦。

(9)酸性体质:酸性体质这类人易出现疲倦感,应该多吃蔬菜等碱性食物,会起到一定程度的中和作用。

(10)缺锌:人体内锌含量过低容易疲倦,同时还容易出现伤风感冒、食欲减退、伤口愈合慢等症状。

三、疲乏的类型

疲乏分为体力、脑力和心理 3 种疲乏。也有大部分学者把疲乏简单分为生理疲乏和心理疲乏两大类。生理疲乏是指由于肌肉持续保持某种状态或不停地收缩或舒张而引起的运动能力下降。心理疲乏则与精神状态、工作性质等许多因素有关,主要表现是疲惫、困倦、警觉下降、反应迟钝、记忆衰退等。

人的疲乏主要反映在人体三大系统:①神经系统的疲乏。②心血管系统的疲乏。③骨骼肌肉的疲乏。下面介绍几种比较典型的疲乏类型。

(一)运动性疲乏

运动性疲乏是指由于运动过度而导致身体工作能力下降的现象。运动性疲乏好发于运动员。当人体连续运动,体内的能源性物质消耗过多、代谢性物质堆积过多、缺氧和血液酸度增加时,则可导致运动质量受到影响,肌肉收缩与放松能力降低,并伴有困乏倦怠、抑郁烦闷、精神紧张、睡眠不安,甚至内分泌系统、代谢系统、免疫系统功能失调。

(二)心理疲乏与用脑过度

心理疲乏是指心理压力过大、难以适应环境而造成的学习、工作效率减低、沮丧压抑、精疲力竭或出现神经衰弱症状,如记忆减退、头晕头痛、失眠多梦等,由此还可能发生一些其他心因性疾病。用脑过度是指脑力劳动者因用脑时间过长而造成头晕脑胀、记忆力下降等。脑力劳动者全身性活动较少,全身各器官的活动相对不足,致使器官功能渐渐减退,易于诱发各种疾病,特别是心血管疾病与呼吸系统疾病。国内资料证明,脑力劳动者比体力劳动者冠心病、高血压的发病率高。心理疲乏是许多心脑血管疾病发生的重要因素之一。这种疲乏感觉表现为人体器官或脑细胞对继续工作的抵触。此时,若强制大脑继续工作,工作效率并不会很高,同时还会加重心理疲乏,造成脑细胞的损伤,甚至使脑功能恢复发生障碍。

(三)女性的沮丧情绪

当女性出现沮丧情绪时,活动量减少或降低,并对外界漠不关心,反应也变得迟钝了。在社交活动方面,喜欢孤独,对任何事都感到无趣。女性的沮丧情绪,是一种比较典型的心理疲乏。女性的情感比较丰富和敏感,每当遇到挫折或打击,容易产生沮丧情绪。因此,增加活动量是个好办法,可以做一些体力劳动(如家务劳动)或进行一些体育运动(如跑步)。多参加一些外出活动,分散自己的注意力。国外对沮丧情绪的处理是经常锻炼、外出旅行等。因此,女性要摆脱不期而来的沮丧情绪,应建立积极乐观的人生观,这样才能使生活充满活力和希望。

四、疲乏的临床特征

(1)癌性疲乏的特点是起病快、程度重、持续时间长、通常不能通过休息或睡眠缓解。

(2)疲乏是一种由客观刺激引起的主观感受,疲乏有两层特征。

主观感受以体力、精力降低为特征,包括 3 方面。①躯体感受:虚弱、异常疲乏。②情感疲乏:情绪低落、精力不足。③认知感受:注意力不能集中、缺乏清晰思维。

客观表现:客观上体力与精力不足。

五、疲乏的药物治疗

营养与运动是治疗疲乏的要点,疲乏药物治疗有一定的治疗效果,但是效果有限。

(一)止痛剂

如盐酸曲马朵缓释片,单剂量为 50～100 mg。体重大于 25 kg 的 1 岁以上儿童的服用剂量为每公斤体重 1～2 mg。本品最低剂量为 50 mg(1/2 片),每天最高剂量通常不超过 400 mg,老年患者的剂量要考虑有所减少,肝肾功能不全者应酌情使用,两次服药的间隔不得少于 8 小时,原则上应选用最低的止痛剂量,遵医嘱服用,用药后可能出现恶心、呕吐、眩晕等不良反应,昏迷可偶尔发生,少数病例中也发现对心血管系统有影响。

(二)抗忧郁剂

提高心情,促进睡眠。

(三)提高机体免疫力的药物

提高机体免疫力的药物如蛋黄卵磷脂(必须与正餐一起服用);辅酶 Q10(每天 70 mg);麦芽低聚糖,具有消除疲乏、促进钙吸收、增强机体免疫力的作用。

六、疲乏的护理评估

癌因性疲乏可随时间改变,对于不同患者,疲乏的出现频率、严重程度、疲劳的持续时间所造成的困扰程度均不同。

(1)目前在美国测定量表法已广泛应用于癌症患者疲乏的研究,量表由 4 个方面 22 项组成,其中:感觉方面 5 项,包括感觉强弱、清醒或困倦、充满活力或无精打采、精神爽快或疲倦、精力充沛或筋疲力尽;情绪方面 5 项,包括患者对疲劳体验是愉快或烦恼、合适或不适、有益或有害、积极或消极、正常或异常;认知方面 6 项,包括耐心或急躁、轻松或紧张、兴奋或压抑、精神集中或不易集中、记忆正常或减退、思考清楚或不清楚;行为方面 6 项,包括疲乏烦恼、疲乏程度、正常工作、朋友交往、生活乐趣及性生活。评估患者疲劳的持续时间。各项评分为 0～10 分,0 代表无变化,10 代表变化非常严重。总分由 4 个方面平均得出,范围为 0～10,0～3.3 为轻度疲劳,3.4～6.7 为中度疲劳,6.8～10 为重度疲劳。

(2)患者的疲乏日记:要求患者在适当的时候利用日记的形式记录下关于疲乏的所有感受,包括发生的时间、持续的长短、疲乏的程度、缓解的方法等。

七、疲乏的护理措施

肿瘤患者持续时间最长的伴随症状便是癌因性疲乏,因此加强对此类患者的护理可有助于提高患者的自理能力及生活质量。

帮助患者正确认识癌因性疲乏。在患者导致疲乏前护士应提供患者有关疲乏的相关信息,如疲乏生理感受、时间规律、疲乏产生的原因,告知患者癌因性疲乏不同于一般的疲乏。事先给予正确充分的教育干预,才能加强患者对健康的调整能力,保持应对策略。

(一)提高睡眠质量

在治疗康复阶段,协助患者制订作息计划,提高睡眠质量,养成良好的作息习惯,睡前避免激烈运动、避免过饱入睡、避免喝咖啡浓茶等兴奋性饮料;临睡前用热水泡脚、喝热牛奶或指导自我催眠、放松疗法,提高睡眠质量。

(二)鼓励适当的有氧活动

研究显示,在化疗期间活动与疲乏呈负相关,化疗患者应每天进行有规律的、低强度的体育锻炼,坚持锻炼的时间越长,化疗相关疲乏的程度就越低。有氧运动可刺激垂体腺 β-内啡肽,不仅能提高机体对强刺激的耐受力,而且提高中枢神经系统的反应能力。运动时机体神经系统产生微电刺激,这种刺激能缓解肌肉紧张和精神抑郁,同时新陈代谢增加,使重要器官的血液供应增加,提高器官的功能。有氧运动可提高患者自控、自立的能力,使他们减少焦虑及恐惧心理,因此有氧运动是缓解疲乏的有益可行的方法。有氧运动包括步行、上下楼梯、骑自行车等。要结合患者实际情况,对活动内容、强度、持续时间和频率加以限定。

(三)合理的营养摄入

癌症及治疗影响食物摄入,因此应注意监测患者的体重、水及电解质的平衡。按照少量多餐的原则指导患者摄取营养价值高、易咀嚼和吞咽、易消化的食物,同时注意食物的多样化,尽量保证色、香、味、形俱全。必要时采取完全胃肠外营养以维持最佳营养状态。食物烹调时多采用蒸、煮、炖的方法,忌食煎炸、辛辣等刺激性食物。每天摄入 1 000 mL 左右的水以保证身体的需要,鼓励多饮水以促进代谢废物的排泄。

(四)提供心理社会支持

心理调节在目前被认为是最有前景的治疗手段之一。护理人员要灵活运用沟通技巧,了解患者心理状态和心理特征,鼓励患者倾诉不良情绪,为他们提供更多的情感和精神支持,可有助于减轻疲劳症状。也可采用冥想、放松疗法等心理行为干预,帮助患者调整心态,改善疲乏症状。对于医务工作者只有首先对癌因性疲乏全面了解,才能对患者的疲乏进行评估,确定其原因,提供有效的干预措施。

八、疲乏的护理评价

(1)让患者认识癌因性疲乏,解除患者恐惧心理。

(2)对于睡眠障碍的患者,消除精神因素对睡眠的影响,为患者提供一个良好的睡眠环境,保证充足睡眠。

(3)加强营养摄入,提高机体免疫力,恢复体力。

(4)为患者进行心理护理,给予情感和精神支持,减轻疲乏症状。

(姚梨娟)

第六章

普外科护理

第一节 单纯性甲状腺肿

单纯性甲状腺肿又称非毒性甲状腺肿,是由非炎症和非肿瘤因素阻碍甲状腺激素合成而导致的甲状腺代偿性肿大。一般不伴有明显的甲状腺功能改变。病变早期,甲状腺为单纯弥漫性肿大,至后期呈多结节性肿大。

一、病因

单纯性甲状腺肿根据病因可分为以下三类。

(1)由于碘摄入不足,无法合成足够量的甲状腺素,反馈性地引起垂体促甲状腺激素分泌增高,导致甲状腺代偿性肿大。

(2)甲状腺素需要量增高:由于对甲状腺素的需要量增高,可发生轻度弥漫性甲状腺肿,叫作生理性甲状腺肿。

(3)甲状腺素合成和分泌的障碍:可由某些食物、药物引起,或先天性缺乏合成甲状腺素的酶导致甲状腺肿大,大多数患者甲状腺功能和基础代谢率正常。肿大的甲状腺和结节可对周围器官引起压迫。

二、病理

血中甲状腺素减少可反馈性引起垂体促甲状腺激素分泌增加,并刺激甲状腺增生和代偿性肿大。初期滤泡呈均匀性增生,形成弥漫性甲状腺肿,补碘后可恢复;病变若继续发展,腺体因不规则的增生或再生,逐渐形成单个或多个结节,称为结节性甲状腺肿,补碘后多不可恢复;至后期,腺体结节发生退行性病变,形成囊肿和局部纤维化或钙化、出血,甚至可出现自主功能性结节、继发性甲状腺功能亢进症或恶变。

三、临床表现

本病多见于女性。一般无全身症状,主要表现为甲状腺不同程度的肿大和对周围器官引起的压迫症状。部分患者可继发甲状腺功能亢进症,也可发生恶变。

(一)甲状腺肿大

腺体肿大为渐进性,开始为弥漫性、对称性肿大,腺体表面平滑,质地柔软。此后一侧叶或双侧叶出现单个或多个大小不一、质地不一的无痛性结节,生长缓慢,可随吞咽上下活动。合并钙化者质地较硬。囊性变的结节可并发囊内出血,结节在短期内迅速增大,并出现疼痛。

(二)压迫症状

随着腺体增大,可出现对周围组织的压迫症状。

1.气管受压

气管受压可出现堵塞感、憋气及呼吸不畅,甚至出现呼吸困难。气管可狭窄、弯曲移位或软化。

2.食管受压

巨大的甲状腺可伸入气管和食管之间,压迫食管造成吞咽困难。

3.喉返神经受压

早期为声音嘶哑、痉挛性咳嗽,晚期可失声。此外静脉受压,引起喉黏膜水肿,也可使发声沙哑。

4.颈交感神经受压

同侧瞳孔扩大,严重者出现霍纳综合征(Horner 综合征),即眼球下陷、瞳孔变小、眼睑下垂。

5.静脉受压

腔静脉受压可引起上腔静脉综合征(单侧面部、颈部或上肢水肿);胸廓入口处狭窄可影响头、颈和上肢的静脉回流,当患者上臂举起时,阻塞表现加重,可发生晕厥;胸骨后甲状腺肿可压迫颈内静脉或上腔静脉,造成胸壁静脉怒张或皮肤瘀点,挤压肺部,造成肺扩张不全。

(三)继发甲状腺功能亢进症

部分患者可继发甲状腺功能亢进症,出现甲状腺功能亢进症的相关症状。

(四)恶变

部分结节可发生恶变,短期内出现无痛性增大,甚至出现颈淋巴结肿大。

四、诊断与鉴别诊断

(一)诊断

除通过临床表现外,还可结合相关辅助检查进行诊断。

1.实验室检查

(1)甲状腺功能基本正常,部分患者促甲状腺激素可略高。合并甲状腺功能亢进症者可出现三碘甲状腺原氨酸(T_3)、甲状腺素(T_4)增高。

(2)甲状腺球蛋白增高,为衡量碘缺乏的敏感指标。

(3)尿碘减少,一般低于 $100\ \mu g/L$。

2.影像学检查

(1)B超:结节性甲状腺肿多表现为甲状腺两侧叶不规则增大,可见大小不等的结节,结节多无包膜,内部回声不均。部分结节内可见囊性变、片状钙化灶等改变。

(2)放射性核素扫描:可评估甲状腺的功能状态,并对异位甲状腺肿的诊断也有帮助。结节性甲状腺肿多表现为温或凉结节,自主功能性结节表现为热结节。

(3)CT、MRI:有助于了解胸骨后甲状腺肿与邻近组织的关系及其与颈部甲状腺的延续情况。

3.细针穿刺细胞学检查

对可触及的甲状腺结节均可行穿刺细胞学检查,尤其是对疑为恶变者。必要时也可在B超引导下进行。

(二)鉴别诊断

主要考虑与以下疾病的鉴别。

1.甲状腺癌

甲状腺癌多表现为甲状腺内突然出现肿块或已存在的肿块突然增大,质硬而固定,表面不光滑。必要时行细针穿刺细胞学检查进行鉴别。

2.甲状舌骨囊肿

甲状舌骨囊肿易与甲状腺峡部的结节相混,其特征为张口伸舌时可觉肿块回缩上提。

3.胸骨后甲状腺肿

有时不易与纵隔肿瘤鉴别,CT、MRI及放射性核素扫描对诊断有帮助。

五、预防

在流行地区,最常用、有效的方法是使用碘盐,常用剂量为每10～20 kg食盐中加入碘化钾或碘化钠1.0 g。碘盐无法普及地区也可使用碘油肌内注射,有效期约为3年。

六、治疗

(1)青春发育期或妊娠期的生理性甲状腺肿,可以不给予药物治疗,也不需手术治疗,应多食含碘食物。

(2)对于20岁以前年轻人的弥漫性甲状腺肿者,可给予小剂量甲状腺素,以抑制促甲状腺激素的分泌。常用剂量为甲状腺素片每天60～120 mg或左甲状腺素每天50～100 μg,持续3～6个月。

(3)手术治疗:手术方式应根据结节多少、大小、分布而决定,一般可行甲状腺叶次全切除术或全切除术,也可行近全甲状腺切除术。

七、护理评估

(一)健康史

评估患者的年龄、性别、病因、症状、治疗用药情况、既往疾病史、家族史,居住环境及周围有无类似疾病者。

(二)身体状况

患者一般无明显症状,查体可见甲状腺轻度、中度肿大,表面平滑,质软,无压痛。重度肿大的甲状腺可出现压迫症状,如压迫气管可出现咳嗽、呼吸困难;压迫食管可引起吞咽困难;压迫喉返神经引起声音嘶哑;胸骨后甲状腺肿压迫上腔静脉可出现面部青紫、水肿、颈部与胸部浅静脉扩张。

(三)心理、社会评估

患者可因颈部增粗而出现自卑心理及挫折感;由于缺乏疾病的相关知识,而怀疑肿瘤或癌变产生焦虑,甚至恐惧心理。注意评估患者有无焦虑、抑郁、自卑、恐惧等不良心理反应,能否积极配合治疗。

八、主要护理诊断(问题)

(一)自身形象紊乱

自身形象紊乱与甲状腺肿大致颈部增粗有关。

(二)潜在并发症

呼吸困难、声音嘶哑、吞咽困难等。

九、护理目标

(1)患者的身体外观逐渐恢复正常。

(2)没有并发症的发生或发生后及时得到处理。

十、护理措施

(一)一般护理

适当休息,劳逸结合。指导患者多进食海带、紫菜等含碘丰富的食物,避免过多食用花生、萝卜等抑制甲状腺激素合成的食物。

(二)病情观察

观察患者甲状腺肿大的程度、质地,有无结节及压痛,颈部增粗的进展情况及有无局部压迫的表现。

(三)用药护理

1.补充碘剂

由于碘缺乏所致者,应补充碘剂,世界卫生组织推荐的成年人每天碘摄入量为$150~\mu g$。在地方性甲状腺肿流行地区可采用碘化食盐防治。成年人,特别是结节性甲状腺肿患者,应避免大剂量碘治疗,以免诱发碘致性甲状腺功能亢进症。由于摄入致甲状腺肿物质所致者,停用后甲状腺肿一般可自行消失。碘剂补充应适量,以免碘过量引起自身免疫性甲状腺炎和甲状腺功能减退症。

2.甲状腺肿的护理

甲状腺肿大明显的患者,可采用干甲状腺片口服。指导患者遵医嘱准确服药,不能随意增减量。观察甲状腺素治疗的效果和不良反应。如患者出现心动过速、呼吸急促、怕热多汗、食欲亢进、腹泻等甲状腺功能亢进症表现时,应及时通知医师并进行相应的处理。

(四)手术护理

有甲状腺肿压迫症状时,应积极配合医师进行手术治疗。

1.术前护理

(1)心理护理:多与患者沟通,了解患者对所患甲状腺疾病的感知和认识。

(2)饮食护理:给予患者高热量、高蛋白和富含维生素的食物,并保证足够的液体入量。避免饮用浓茶、咖啡等刺激性饮料,戒烟、酒。

(3)完善术前检查:除全面的体格检查和必要的实验室检查外,还包括颈部 X 线及喉镜等,以了解气管是否受压软化及声带功能是否受损。

2.术后护理

(1)病情观察:密切监测患者生命体征的变化,观察伤口渗血情况。如伤口渗血,及时更换浸湿的敷料,估计并记录出血量。有颈部引流管者,观察引流液的量和颜色,固定好引流管,避免其受压、打折和脱出。监测患者体温,如有发热,协助医师查明原因,并遵照医嘱采用物理或药物降温。

(2)体位:全麻清醒后可取半坐卧位,利于呼吸和切口引流。24小时内减少颈部活动,减少出血。变更体位时,用手扶持头部,减轻疼痛。

(3)活动和咳痰:指导患者起身活动时可用手置于颈后以支撑头部。指导患者深呼吸、有效咳嗽。咳嗽时可护住伤口两侧,以减轻咳嗽时伤口的压力,减轻疼痛。

(4)饮食:麻醉清醒后,可选用冷流质饮食,减少局部充血,避免过热食物引起血管扩张出血,以后逐步过渡到半流食和软食。

(五)心理护理

患者可因颈部增粗而有自卑心理及挫折感;由于疾病相关知识的缺乏,而怀疑肿瘤或癌变产生焦虑、恐惧的心理。护理中应向患者阐明单纯性甲状腺肿的病因和防治知识,与患者一起讨论引起甲状腺肿大的原因,使患者认识到经补碘等治疗后甲状腺肿可逐渐缩小或消失,消除患者的自卑与挫折感,正确认识疾病;帮助患者进行恰当的修饰打扮,改善其自我形象,树立战胜疾病的信心;积极与患者家属沟通,使家属能够给予患者心理支持。

(六)健康指导

1.饮食指导

指导患者摄取含碘丰富的食物,并适当使用碘盐,以预防缺碘所致地方性甲状腺肿;避免摄入阻碍甲状腺激素合成的食物,如花生、菠菜、卷心菜、萝卜等。

2.用药指导

指导患者按医嘱服药,每天碘摄入量适当,必要时可用尿碘监测碘营养水平。当尿碘中位数为 $100\sim200\ \mu g/L$ 时,是最适当的碘营养状态,当尿碘中位数大于 $300\ \mu g/L$ 为碘过量。对需长期使用甲状腺制剂的患者,应告知其要坚持长期服药,以免停药后复发。教会患者观察药物疗效及不良反应。避免摄入阻碍甲状腺激素合成的药物,如碳酸锂、硫氰酸盐、保泰松等。

3.防治指导

在地方性甲状腺肿流行地区,开展宣传教育工作,指导患者补充碘盐,这是预防缺碘性地方性甲状腺肿最有效的措施。对青春发育期、妊娠期、哺乳期人群,应适当增加碘的摄入量。

十一、护理评价

(1)患者身体外观能逐渐恢复正常。

(2)没有并发症的发生或发生后及时得到处理。

十二、健康指导

(1)在甲状腺肿流行地区推广加碘食盐;告知患者碘的作用。

(2)拆线后适度练习颈部活动,防止瘢痕收缩。

(3)请按照医师开具的出院证明书上的要求进行复诊,如果出现伤口红、肿、热、痛,体温升高,抽搐等情况,及时到医院就诊。若发现颈部结节、肿块,及时治疗。

(杨艳丽)

第二节 乳腺纤维腺瘤

乳腺纤维腺瘤是由纤维组织和上皮组织异常增生所致的良性肿瘤,是青年女性中最常见的乳腺良性肿瘤,约占乳腺良性肿瘤的 3/4,多发生在卵巢处于功能活跃时期的 20~35 岁青年女性,绝经后女性少见。

一、病因及病理

乳腺纤维腺瘤的发生与机体雌激素水平过高及局部乳腺组织对内分泌激素(雌激素)反应过于敏感有关,故常伴有乳腺小叶的其他增生性变化。大体观察:肿瘤多呈圆形或椭圆形,有完整包膜。直径 1~3 cm,也可大于 10 cm。表面光滑、结节状、中等硬度、质韧、与周围乳腺组织分界清楚。切面质地均匀,灰白或淡粉色,稍外突。当其上皮成分丰富时,切面呈淡粉红色,质地偏软;镜下观察,根据肿瘤中纤维组织和腺管结构之间的关系,一般将乳腺纤维腺瘤病理类型分为以下 5 型。

(1)向管型(管内型):主要为腺管上皮下结缔组织增生形成的肿瘤,上皮下平滑肌组织也参与肿瘤的形成,但无弹性纤维成分。

(2)围管型(管周型):病变主要为腺管周围弹力纤维层外的管周结缔组织增生,弹力纤维参与肿瘤形成,但无平滑肌成分。

(3)混合型:同时存在向管型及围管型两种病变者。

(4)囊性增生型:腺管上皮和上皮下或弹力层外结缔组织增生而形成。

(5)分叶型:基本结构似向管型纤维腺瘤,上皮下纤维组织从多点突入高度扩张的管腔,但不完全充满,因此无论用肉眼观察及镜下检查均呈明显分叶状。

二、临床表现

患者常无意中发现乳房肿块,无疼痛、压痛及乳头异常分泌物。肿块好发于乳腺外上象限。常为单发,亦有多发者。肿块多成圆形、卵圆形或扁形,表面光滑,质地坚韧,边界清楚,与表皮或胸肌无粘连,活动度大,触之有滑动感。腋下淋巴结无肿大。肿瘤增长速度很慢,数年或数十余年无变化。如果静止多年后肿瘤突然迅速增大,出现疼痛及腋窝淋巴结肿大,要高度怀疑恶变。根据肿瘤临床表现又可分为以下几种。

(一)普通型纤维腺瘤

此型最多见,瘤体小,生长缓慢,一般在 3 cm 以下。可发生于乳腺各个部位,以外上象限为主。大多为单发,也可多发。

(二)巨纤维腺瘤

此型多见于青春期和 40 岁以上女性。特点是生长迅速,短时间可占据整个乳房。肿块直径一般超过 5 cm,最大可达 20 cm,边界清,表面光滑,活动度良好,与表皮无粘连。乳房皮肤紧张,发红。

(三)青春型纤维腺瘤

此型临床上较少见。发病于月经初潮前,在初潮后数月及 1～2 年瘤体迅速增大,病程约 1 年瘤体即可占满全乳房,肿块最大径为 1～13 cm。

由于瘤体快速膨胀生长,使乳房皮肤高度紧张,致使乳房表浅静脉曲张,此体征易被误诊为恶性肿瘤。

三、诊断

本病有典型的临床表现,并结合辅助检查即可作出诊断。辅助检查如下。

(一)乳腺彩超

瘤体多为圆形或卵圆形暗区,边界清晰,形态规则,包膜回声完整,呈均匀的中低回升。彩色多普勒表现为以周边性为主的血流信号,体积较大者,血流信号较丰富。频谱多普勒表现为 RI≤0.7 作为纤维腺瘤的诊断标准。

(二)乳腺钼靶 X 线摄影

X 线下肿块表现为等密度,边缘光滑,边界清楚的肿块,有时伴有良性钙化灶,但比较少见。

(三)针吸细胞学检测

针感介于韧与脆之间,针吸细胞量较多。涂片常见 3 种成分:导管上皮细胞片段、裸核细胞和间质细胞片段,诊断符合率达 90% 以上。

四、鉴别诊断

(一)乳腺囊性增生病

乳腺囊性增生病好发于 30～50 岁。表现为单侧或双侧乳腺腺体增厚,肿块以双侧多发者较为常见,可呈结节状、片块状或颗粒状。肿块常有明显压痛,双侧或单侧乳房疼痛,且与月经有明显关系。经前整个乳房常有胀感,经后可缓解。必要时可行有关辅助检查予以鉴别,如钼靶X线摄片等。病理检查可确诊。

(二)乳腺癌

乳癌肿块可呈圆形、卵圆形或不规则形,质地较硬,表面欠光滑,活动度差,易与皮肤及周围组织发生粘连,肿块生长迅速,同侧腋窝淋巴结常有肿大。乳癌肿块介于 0.5～1.0 cm 时,临床酷似纤维腺瘤。如发现肿瘤与表皮或深部组织有部分粘连者,应首先考虑乳腺癌。必要时行针吸细胞学检查及病理检查可提供组织学证据进行鉴别。

(三)乳腺囊肿

乳腺囊肿多见于绝经前后的中老年女性。乳腺囊肿的肿块较纤维腺瘤有囊性感,活动度不似纤维腺瘤那样大。此外,可行肿块穿刺予以鉴别,腺瘤为实性肿块,无液体,而囊肿则可抽出乳汁样或浆液性的液体。

五、治疗

(一)药物治疗

药物治疗纤维腺瘤效果不好。因此临床主张:"一旦确诊,均应手术"的治疗原则。未婚女性一旦发现此病,应在婚前,至少妊娠前切除肿瘤。孕后发现肿瘤,可在妊娠 3～4 月时切除肿瘤。乳腺纤维腺瘤虽属良性肿瘤,但少数也有恶变可能,因此术后均应将切除的组织标本送病理检查,以明确肿块性质。

（二）开放手术

开放手术多采用以乳头为中心的放射状切口,不致损伤乳管;切口应尽量小而美观,使愈合后的瘢痕能缩小到最小程度。当肿瘤位于乳晕旁时,可在乳晕边缘做一弧形切口。当肿瘤位置较深、较大或多发时,可在乳腺下方作弧形切口,经乳腺后间隙切除肿瘤。由于该病有时包膜不完整,应做包括肿瘤及其周围至少 0.5 cm 正常组织在内的局部切除术。

（三）超声引导下 Mammotome 微创旋切术

超声引导下 Mammotome 微创旋切术适用于小于 2.5 cm 的乳腺良性肿物,以及病理性质不明、需要进行切除活检的乳房肿物。对可疑乳腺癌患者可进行活检,但应避免行肿块旋切手术。有出血倾向、血管瘤及糖尿病患者为手术的禁忌证。对于肿块较大且血流丰富以及肿块位于乳晕且直径＞2.5 cm 者,仍然选择外科手术传统切除。与传统手术相比,超声引导下的 Mammotome 微创旋切技术的优点如下：精确定位,准确切除病灶。传统手术方式为凭手感盲切,Mammotome 微创旋切术在高频 B 超精确定位下完整切除病灶,其过程为实时监控,因此其精确度较高。切口微小,美容效果好。传统开放手术,切口较多、术后瘢痕明显。Mammotome 微创旋切术手术切口只有 3～5 mm,无需缝合、不留瘢痕。而且同一侧乳房多个病灶,可以通过一个切口切除,避免了切开皮肤、皮下组织和正常腺体。组织损伤小,恢复快。

六、临床护理

（一）术前护理

常规术前准备,如疑有恶变的可能时,按乳癌手术范围备皮,同时与病理科联系术中做冰冻切片,以便根据病理性质决定手术方式。

（二）术后护理

良性病变在局麻下将肿块切除,创伤较小,不影响术后患者的饮食和活动。术后 3 天换药,观察切口,如正常术后 7～8 天可拆线。如有恶变,按乳癌术后护理。

（三）康复护理

乳房纤维瘤术后患者能很快康复出院,进行正常的工作和生活。因乳房肿瘤早期无任何不适,易被忽视。故患者出院时要向其宣传卫生知识,教会患者经常进行乳房的自我检查。其方法是四指并拢,用手指的掌面上下、左右轻轻按摩,以左手检查右侧乳房,以右手检查左侧乳房,发现异常及时去医院诊治。

（杨艳丽）

第三节　胃十二指肠溃疡

一、胃溃疡和十二指肠溃疡

胃十二指肠溃疡是指发生于胃十二指肠黏膜的局限性圆形或椭圆形的全层黏膜缺损。因溃疡的形成与胃酸、胃蛋白酶的消化作用有关,故又称为消化性溃疡。纤维内镜技术的不断完善、新型制酸剂和抗幽门螺杆菌药物的合理应用使得大部分患者经内科药物治疗可以痊愈,需要外科手术的溃疡患者显著减少。外科治疗主要用于溃疡穿孔、溃疡出血、瘢痕性幽门梗阻、药物治疗无效及恶变的患者。

(一)病因与发病机制

胃十二指肠溃疡病因复杂,是多种因素综合作用的结果。其中最为重要的是幽门螺杆菌感染、胃酸分泌异常和黏膜防御机制的破坏,某些药物以及其他因素也参与胃十二指肠溃疡的发病。

1.幽门螺杆菌(Hp)感染

幽门螺杆菌(Hp)感染与消化性溃疡的发病密切相关。90%以上的十二指肠溃疡患者与近70%的胃溃疡患者检出 Hp 感染,Hp 感染者发展为消化性溃疡的累积危险率为15%～20%。Hp 可分泌多种酶,部分 Hp 还可产生毒素,使细胞发生变性反应,损伤组织细胞。Hp 感染破坏胃黏膜细胞与胃黏膜屏障功能,损害胃酸分泌调节机制,引起胃酸分泌增加,最终导致胃十二指肠溃疡。幽门螺杆菌被清除后,胃十二指肠溃疡易被治愈且复发率低。

2.胃酸分泌过多

溃疡只发生在经常与胃酸相接触的黏膜。胃酸过多的情况下,会激活胃蛋白酶,可使胃、十二指肠黏膜发生自身消化。十二指肠溃疡可能与迷走神经张力及兴奋性过度增高有关,也可能与壁细胞数量的增加以及壁细胞对胃泌素、组胺、迷走神经刺激敏感性的增高有关。

3.黏膜屏障损害

非甾体抗炎药(NSAIDs)、肾上腺皮质激素、胆汁酸盐、乙醇等均可破坏胃黏膜屏障,造成氢离子(H^+)逆流入黏膜上皮细胞,引起胃黏膜水肿、出血、糜烂,甚至溃疡。长期使用 NSAIDs 者,胃溃疡的发生率显著增加。

4.其他因素

其他因素包括遗传、吸烟、心理压力和咖啡因等。遗传因素在十二指肠溃疡的发病中起一定作用。O 型血者患十二指肠溃疡的概率显著高于其他血型者。

正常情况下,酸性胃液对胃黏膜的侵蚀作用和胃黏膜的防御机制处于相对平衡状态。如平衡受到破坏,侵害因子的作用增强、胃黏膜屏障等防御因子的作用减弱,胃酸、胃蛋白酶分泌增加,最终导致消化性溃疡。

(二)临床表现

典型消化性溃疡的表现为节律性和周期性发作的腹痛,与进食有关,且病程较慢。

1.症状

(1)十二指肠溃疡:主要表现为上腹部或剑突下的疼痛,有明显的节律性,与进食密切相关,常表现为餐后延迟痛(餐后 3～4 小时发作),进食后腹痛能暂时缓解,服制酸药物能止痛。饥饿痛和夜间痛是十二指肠溃疡的特征性症状,与胃酸分泌过多有关,疼痛多为烧灼痛或钝痛,程度不一。腹痛具有周期性发作的特点,好发于秋冬季。十二指肠溃疡每次发作时,症状持续数周后缓解,间歇 1～2 个月再发。若间歇期缩短,发作期延长,腹痛程度加重,则提示溃疡病变加重。

(2)胃溃疡:腹痛是胃溃疡的主要症状,多于餐后 0.5～1.0 小时开始疼痛,持续 1～2 小时,进餐后疼痛不能缓解,有时反而加重,服用抗酸药物疗效不明显。疼痛部位在中上腹偏左,但腹痛的节律性不如十二指肠溃疡明显。胃溃疡经抗酸治疗后常容易复发,除易引起大出血、急性穿孔等严重并发症外,约有 5% 的胃溃疡可发生恶变,其他症状还有反酸、嗳气、恶心、呕吐、食欲缺失,病程迁延可致消瘦、贫血、失眠、心悸及头晕等。

2.体征

溃疡活动期剑突下或偏右部位有一固定的局限性压痛,十二指肠溃疡压痛点在脐部偏右上方,胃溃疡压痛点位于剑突与脐的正中线或略偏左部位。缓解期无明显体征。

(三)实验室及其他检查

1.内镜检查

胃镜检查是诊断胃十二指肠溃疡的首选检查方法,可明确溃疡部位,并可经活检做病理学检查及幽门螺杆菌检测。

2.X线钡餐检查

X线钡餐检查可在胃十二指肠部位显示一周围光滑、整齐的龛影或见十二指肠壶腹部变形。上消化道大出血时不宜行钡餐检查。

(四)治疗要点

无严重并发症的胃十二指肠溃疡一般均采取内科治疗,外科手术治疗主要针对胃十二指肠溃疡的严重并发症。

1.非手术治疗

(1)一般治疗:包括养成生活规律、定时进餐的良好习惯,避免过度劳累及精神紧张等。

(2)药物治疗:包括根除幽门螺杆菌、抑制胃酸分泌和保护胃黏膜的药物。

2.手术治疗

(1)适应证包括以下两种。十二指肠溃疡外科治疗:外科手术治疗的主要适应证包括十二指肠溃疡急性穿孔、内科无法控制的急性大出血、瘢痕性幽门梗阻以及经内科治疗无效的十二指肠溃疡,即顽固性溃疡。胃溃疡的外科治疗:胃溃疡外科手术治疗的适应证包括以下5种。①8～12周抗幽门螺杆菌措施在内的严格内科治疗,溃疡不愈合或短期内复发。②胃溃疡急性大出血、溃疡穿孔及溃疡穿透至胃壁外。③溃疡巨大(直径>2.5 cm)或高位溃疡。④胃十二指肠复合型溃疡。⑤溃疡不能除外恶变或已经恶变。

(2)手术方式包括胃大部切除术和胃迷走神经切断术两种。

1)胃大部切除术。这是治疗胃十二指肠溃疡的首选术式。胃大部切除术治疗溃疡的原理:①切除胃窦部,减少G细胞分泌的胃泌素所引起的体液性胃酸分泌。②切除大部分胃体,减少分泌胃酸、胃蛋白酶的壁细胞和主细胞数量。③切除溃疡本身及溃疡的好发部位。胃大部切除的范围是胃远侧2/3～3/4,包括部分胃体、胃窦部、幽门和十二指肠壶腹部的近胃部分。

胃大部切除术后胃肠道重建的基本术式包括胃十二指肠吻合或胃空肠吻合。术式包括以下3种。①毕(Billrorh)Ⅰ式胃大部切除术:在胃大部切除后将残胃与十二指肠吻合(图6-1),多适用于胃溃疡。其优点是重建后的胃肠道接近正常解剖生理状态,胆汁、胰液较少反流入残胃,术后因胃肠功能紊乱而引起的并发症亦较少;缺点是有时为避免残胃与十二指肠吻合口的张力过大致切除胃的范围不够,增加了术后溃疡的复发机会。②毕(Billrorh)Ⅱ式胃大部切除术:切除远端胃后,缝合关闭十二指肠残端,将残胃与空肠行断端侧吻合(图6-2),适用于各种胃及十二指肠溃疡,特别是十二指肠溃疡。十二指肠溃疡切除困难时,可行溃疡旷置。优点是即使胃切除较多,胃空肠吻合口张力也不致过大,术后溃疡复发率低;缺点是吻合方式改变了正常的解剖生理关系,术后发生胃肠道功能紊乱的可能性较毕Ⅰ式大。③胃大部切除后胃空肠 Roux-en-Y 吻合术:胃大部切除后关闭十二指肠残端,在距十二指肠悬韧带 10～15 cm 处切断空肠,将残胃和远端空肠吻合,据此吻合口以下 45～60 cm处将空肠与空肠近侧断端吻合。此法临床应用较少,但有防止术后胆汁、胰液进入残胃的优点。

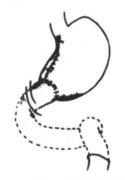

图 6-1　毕Ⅰ式胃大部切除术

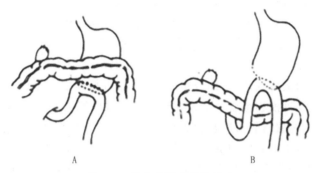

图 6-2　毕Ⅱ式胃大部切除术

2)胃迷走神经切断术。此手术方式临床已较少使用。迷走神经切断术治疗溃疡的原理:①阻断迷走神经对壁细胞的刺激,消除神经性胃酸分泌;②阻断迷走神经引起的促胃泌素的分泌,减少体液性胃酸分泌。可分为 3 种类型:迷走神经干切断术、选择性迷走神经切断术、高选择性迷走神经切断术。

(五)常见护理诊断/问题

1.焦虑、恐惧

焦虑、恐惧与对疾病缺乏了解,担心治疗效果及预后有关。

2.疼痛

疼痛与胃十二指肠黏膜受侵蚀及手术后创伤有关。

3.潜在并发症

出血、感染、十二指肠残端破裂、吻合口瘘、胃排空障碍、消化道梗阻及倾倒综合征等。

(六)护理措施

1.术前护理

(1)心理护理:关心、了解患者的心理和想法,告知有关疾病治疗和手术的知识、手术前和手术后的配合,耐心解答患者的各种疑问,消除患者的不良心理,使其能积极配合疾病的治疗和护理。

(2)饮食护理:一般择期手术患者饮食宜少食多餐,给予高蛋白、高热量、高维生素等易消化的食物,忌酸辣、生冷、油炸、浓茶、烟酒等刺激性食品。营养状况较差或不能进食者常伴有贫血、低蛋白血症,术前应给予静脉输液,补充足够的热量,必要时补充血浆或全血,以改善患者的营养状况,提高其对手术的耐受力。术前 1 天进流质饮食,术前 12 小时禁食、水。

(3)协助患者做好各种检查及手术前常规准备,做好健康教育,如教会患者深呼吸、有效咳嗽、床上翻身及肢体活动方法等。

(4)术日晨留置胃管,必要时遵医嘱留置胃肠营养管,并铺好麻醉床,备好吸氧装置,综合心电监护仪等。

2.术后护理

(1)病情观察。术后严密观察患者生命体征的变化,每 30 分钟测量 1 次生命体征,直至血压平稳,如病情较重,仍需每 1~2 小时测量 1 次,或根据医嘱给予心电监护。同时观察患者神志、体温、尿量及伤口渗血、渗液情况。并且注意有无内出血、腹膜刺激征及腹腔脓肿等迹象,发现异常及时通知医师给予处理。

(2)体位。患者去枕平卧,头后仰偏向一侧,麻醉清醒、血压平稳后改半卧位,以保持腹部松弛,减少切口缝合处张力,减轻疼痛和不适,以利腹腔引流,也有利于呼吸和循环。

(3)引流管护理。十二指肠溃疡术后,患者常留有胃管、尿管及腹腔引流管等。护理时应注意:①妥善固定各种引流管,防止松动和脱出,并做好标识,一旦脱出后不可自行插回。②保持引流通畅、持续有效,防止引流管受压、扭曲及折叠等,可经常挤捏引流管以防堵塞。如若堵塞,可在医师指导下用生理盐水冲洗引流管。③密切观察并记录引流液的性质、颜色和量,发现异常及时通知医师,协助处理。留置胃管可减轻胃肠道张力,促进吻合口愈合。护理时还应注意:胃大部切除术后 24 小时内,可由胃管内引流出少量血液或咖啡样液体,若引流液有较多鲜血,应警惕吻合口出血,需及时与医师联系并处理;术后胃肠减压量减少,腹胀减轻或消失,肠蠕动功能恢复,肛门排气后可拔除胃管。

(4)疼痛护理。术后切口疼痛的患者,可遵医嘱给予镇痛药物或应用自控止痛泵,对应用自控止痛泵的患者,应注意预防并处理可能发生的并发症,如尿潴留、恶心及呕吐等。

(5)禁食及静脉补液。禁食期间应静脉补充液体。因胃肠减压期间,引流出大量含有各种电解质的胃肠液,加之患者禁食、水,易造成水、电解质及酸碱失调和营养缺乏。因此,术后需及时补充患者所需的各种营养物质,包括糖、脂肪、氨基酸、维生素及电解质等,必要时输血、血浆或清蛋白,以改善患者的营养状况,促进切口的愈合。同时详细记录 24 小时液体出入量,为合理补液提供依据。

(6)早期肠内营养支持的护理。术前或术中放置空肠喂养管的患者,术后早期(术后 24 小时)可经喂养管输注肠内营养制剂,对改善患者的全身营养状况、维持胃肠道屏障结构和功能、促进肠功能恢复等均有益处。护理时应注意:①妥善固定喂养管,避免过度牵拉,防止滑脱、移动、扭曲和受压;保持喂养管的通畅,每次输注前后,每隔 4~6 小时用温开水或温生理盐水冲洗管道,防止营养液残留堵塞管腔。②肠内营养支持早期,应遵循从少到多、由慢至快和由稀到浓的原则,使肠道能更好地适应。③营养液的温度以 37 ℃左右为宜,温度偏低会刺激肠道引起肠痉挛,导致腹痛、腹泻;温度过高则可灼伤肠道黏膜,甚至可引起溃疡或出血。同时观察患者有无恶心、呕吐、腹痛、腹胀、腹泻和水电解质紊乱等并发症的发生。

(7)饮食护理。功能恢复、肛门排气后可拔除胃管,拔除胃管后,当日可给少量饮水或米汤。如无不适,第 2 天进半量流食,每次 50~80 mL,第 3 天进全量流食,每次 100~150 mL。进食后若无不适,第 4 天可进半流食,以温、软、易于消化的食物为好,术后第 10~14 天可进软食,忌生、冷、硬和刺激性食物。要少食多餐,开始时每天5~6餐,以后逐渐减少进餐次数并增加每餐进食量,逐步过渡到正常饮食。术后早期禁食牛奶及甜品,以免引起腹胀及胃酸。

(8)鼓励患者早期活动。围床期间,鼓励并协助患者翻身,病情允许时,鼓励并协助患者早期下床活动。如无禁忌,术日可活动四肢,术后第1天床上翻身或坐起做轻微活动,第2~3天视情况协助患者床边活动,第4天可在室内活动。患者活动量应根据个体差异而定,以不感到劳累为宜。

(9)胃大部切除术后并发症的观察及护理如下。

1)术后出血。包括胃和腹腔内出血。胃大部切除术后24小时内可由胃管内引流出少量血液或咖啡样液体,一般24小时内不超过300 mL,且逐渐减少、颜色逐渐变浅变清,出血自行停止。若术后短期内从胃管不断引流出新鲜血液,24小时后仍未停止,则为术后出血。发生在术后24小时以内的出血,多属术中止血不确切;术后4~6天发生的出血,常为吻合口黏膜坏死脱落所致;术后10~20天发生的出血,与吻合口缝线处感染或黏膜下脓肿腐蚀血管有关。术后要严密观察患者的生命体征变化,包括血压、脉搏、心率、呼吸、神志和体温的变化,加强对胃肠减压及腹腔引流的护理,观察和记录胃液及腹腔引流液的量、颜色和性质,若短期内从胃管引流出大量新鲜血液,持续不止,应警惕有术后胃出血。若术后持续从腹腔引流管引出大量新鲜血性液体,应怀疑腹腔内出血,须立即通知医师协助处理。遵医嘱采用静脉给予止血药物、输血等措施,或用冰生理盐水洗胃,一般可控制。若非手术疗法不能有效止血或出血量大于每小时500 mL,需再次手术止血,应积极完善术前准备,并做好相应的术后护理。

2)十二指肠残端破裂。一般多发生在术后24~48小时,是毕Ⅱ式胃大部切除术后早期的严重并发症,原因与十二指肠残端处理不当及胃空肠吻合口输入襻梗阻引起的十二指肠腔内压力升高有关。临床表现为突发性上腹部剧痛、发热和出现腹膜刺激征以及白细胞计数增加,腹腔穿刺可有胆汁样液体。一旦确诊,应立即进行手术治疗。

3)胃肠吻合口破裂或吻合口瘘。是胃大部切除术后早期并发症,常发生在术后1周左右。原因与术中缝合技术不当、吻合口张力过大、组织供血不足有关,表现为高热、脉速等全身中毒症状,有上腹部疼痛及腹膜炎的表现。如发生较晚,多形成局部脓肿或外瘘。临床工作中应注意观察患者生命体征和腹腔引流情况,一般情况下,患者术后体温逐渐趋于正常,腹腔引流液逐日减少和变清。若术后腹腔引流量仍不减、伴有黄绿色胆汁或呈脓性、带臭味,伴腹痛,体温再次升高,应警惕吻合口瘘的可能,须及时通知医师,协助处理。处理包括:①出现吻合口破裂伴有弥漫性腹膜炎的患者须立即手术治疗,做好急症手术准备。②症状较轻无弥漫性腹膜炎的患者,可先行禁食、胃肠减压、充分引流,合理应用抗生素并给予肠外营养支持,纠正水、电解质紊乱和酸碱平衡失调。③保护瘘口周围皮肤,应及时清洁瘘口周围皮肤,并保持皮肤干燥,局部可涂以氧化锌软膏或使用皮肤保护膜加以保护,以免皮肤破溃继发感染。经上述处理后多数患者吻合口瘘可在4~6周自愈,若经久不愈,须再次手术。

4)胃排空障碍。也称胃瘫,常发生在术后4~10天,发病机制尚不完全明了。临床表现为拔除胃管后,患者出现上腹饱胀、钝痛和呕吐,呕吐物含食物和胆汁,消化道X线造影检查可见残胃扩张、无张力、蠕动波少而弱,且内容物通过胃肠吻合口不畅。处理措施:①禁食、胃肠减压,减少胃肠道积气、积液,降低胃肠道张力,使胃肠道得到充分休息,并记录24小时出入量。②输液及肠外营养支持,纠正低蛋白血症,维持水、电解质和酸碱平衡。③应用胃动力促进剂如甲氧氯普安、多潘立酮,促进胃肠功能恢复,也可用3%温盐水洗胃。一般经上述治疗均可痊愈。

5)输入襻梗阻。可分为急、慢性两类：①急性完全性输入襻梗阻，多发生于毕Ⅱ式结肠前输入段对胃小弯的吻合术式。临床表现为上腹部剧烈疼痛，频繁呕吐，呕吐量少、多不含胆汁，呕吐后症状不缓解，且上腹部有压痛性肿块。是输出襻系膜悬吊过紧压迫输入襻，或是输入襻过长，穿入输出襻与横结肠的间隙孔形成内疝所致，属闭襻性肠梗阻，易发生肠绞窄，应紧急手术治疗。②慢性不完全性输入襻梗阻患者，表现为进食后出现右上腹胀痛或绞痛，呈喷射状呕吐，呕吐物为大量不含食物的胆汁，呕吐后症状缓解。多由输入襻过长扭曲或输入襻过短在吻合口处形成锐角，使输入襻内胆汁、胰液和十二指肠液排空不畅而滞留所致。由于消化液潴留在输入襻内，进食后消化液分泌明显增加，输入襻内压力增高，刺激肠管发生强烈的收缩，引起喷射样呕吐，也称输入襻综合征。

6)输出襻梗阻。多因粘连、大网膜水肿或坏死、炎性肿块压迫所致。临床表现为上腹饱胀，呕吐食物和胆汁。如果非手术治疗无效，应手术解除梗阻。

7)吻合口梗阻。因吻合口过小或吻合时胃肠壁组织内翻过多引起，也可因术后吻合口炎性水肿出现暂时性梗阻。患者表现为进食后出现上腹部饱胀感和溢出性呕吐等，呕吐物含或不含胆汁。应即刻禁食，给予胃肠减压和静脉补液等保守治疗。若保守治疗无效，可行手术解除梗阻。

8)倾倒综合征。由于胃大部切除术后，胃失去幽门窦、幽门括约肌、十二指肠壶腹部等结构对胃排空的控制，导致胃排空过速，产生一系列综合征。可分为早期倾倒综合征和晚期倾倒综合征。①早期倾倒综合征：多发生在进食后半小时内，患者以循环系统症状和胃肠道症状为主要表现。患者可出现心悸、乏力、出汗及面色苍白等一过性血容量不足表现，并有恶心、呕吐、腹部绞痛、腹泻等消化道症状。主要采用饮食调整，嘱患者少食多餐，饭后平卧20～30分钟，避免过甜食物、减少液体摄入量并降低食物渗透浓度，多数可在术后半年或一年内逐渐自愈。极少数症状严重而持久的患者需手术治疗。②晚期倾倒综合征：主要因进食后，胃排空过快，高渗性食物迅速进入小肠，使得吸收过快而使血糖急剧升高，刺激胰岛素大量释放，而当血糖下降后，胰岛素并未相应减少，继而发生低血糖，故又称低血糖综合征。表现为餐后2～4小时，患者出现心慌、无力、眩晕、出汗、手颤、嗜睡乃至虚脱。消化道症状不明显，可有饥饿感，出现症状时稍进饮食即可缓解。饮食中需减少糖类含量，增加蛋白质比例，少食多餐。

(七)健康指导

(1)向患者及家属讲解有关胃十二指肠溃疡的知识，使之能更好地配合治疗和护理。

(2)指导患者学会自我情绪调整，保持乐观进取的精神风貌，注意劳逸结合，减少溃疡病的客观因素。

(3)指导患者饮食应定时定量，少食多餐，营养丰富，以后可逐步过渡至正常饮食。少食腌、熏食品，避免进食过冷、过烫、过辣及油煎炸食物，切勿酗酒、吸烟。

(4)告知患者及家属有关手术后期可能出现的并发症的表现和预防措施。

(5)定期随访，如有不适及时就诊。

二、胃十二指肠溃疡急性穿孔

胃十二指肠溃疡急性穿孔是胃十二指肠溃疡的严重并发症，为常见的外科急腹症。起病急，变化快，病情严重，需要紧急处理，若诊治不当可危及生命。其发生率呈逐年上升趋势，发病逐渐趋于老龄化。十二指肠溃疡穿孔男性患者较多，胃溃疡穿孔则多见于老年妇女。

(一)病因及发病机制

溃疡穿孔是活动期胃十二指肠溃疡向深部侵蚀、穿破浆膜的结果。60%的胃溃疡穿孔发生在近幽门的胃小弯,而90%的十二指肠溃疡穿孔发生在壶腹部前壁偏小弯侧。急性穿孔后,具有强烈刺激性的胃酸、胆汁、胰液等消化液和食物进入腹腔,引起化学性腹膜炎和腹腔内大量液体渗出,6～8小时后细菌开始繁殖并逐渐转变为化脓性腹膜炎。病原菌以大肠埃希菌、链球菌多见。因剧烈的腹痛、强烈的化学刺激、细胞外液的丢失及细菌毒素吸收等因素,患者可出现休克。

(二)临床表现

1.症状

穿孔多突然发生于夜间空腹或饱食后,主要表现为突发性上腹部刀割样剧痛,很快波及全腹,但仍以上腹为重。患者疼痛难忍,常伴恶心、呕吐、面色苍白、出冷汗、脉搏细速、血压下降、四肢厥冷等表现。其后由于大量腹腔渗出液的稀释,腹痛略有减轻,继发细菌感染后,腹痛可再次加重。当胃内容物沿右结肠旁沟向下流注时,可出现右下腹痛。溃疡穿孔后病情的严重程度与患者的年龄、全身情况、穿孔部位、穿孔大小和时间以及是否空腹穿孔密切相关。

2.体征

体检时患者呈急性病容,表情痛苦,蜷屈位、不愿移动,腹式呼吸减弱或消失,全腹有明显的压痛、反跳痛,腹肌紧张呈"木板样"强直,以右上腹部最为明显,肝浊音界缩小或消失、可有移动性浊音,肠鸣音减弱或消失。

(三)实验室及其他检查

1.X线检查

大约80%的患者行站立位腹部X线检查时,可见膈下新月形游离气体影。

2.实验室检查

实验室检查提示血白细胞计数及中性粒细胞比例增高。

3.诊断性腹腔穿刺

临床表现不典型的患者可行诊断性腹腔穿刺,穿刺抽出液可含胆汁或食物残渣。

(四)治疗要点

根据病情选用非手术或手术治疗。

1.非手术治疗

(1)适应证:一般情况良好,症状及体征较轻的空腹状态下穿孔;穿孔超过24小时,腹膜炎症已局限;胃十二指肠造影证实穿孔已封闭;无出血、幽门梗阻及恶变等并发症。

(2)治疗措施:①禁欲、食,持续胃肠减压,减少胃肠内容物继续外漏,以利于穿孔的闭合和腹膜炎症消退。②输液和营养支持治疗,以维持机体水、电解质平衡及营养需求。③全身应用抗生素,以控制感染。④应用抑酸药物,如给予 H_2 受体阻断剂或质子泵拮抗剂等制酸药物。

2.手术治疗

(1)适应证:①上述非手术治疗措施6～8小时,症状无减轻,甚至逐渐加重。②饱食后穿孔,顽固性溃疡穿孔和伴有幽门梗阻、大出血及恶变等并发症,应及早进行手术治疗。

(2)手术方式包括以下两种。①单纯缝合修补术:缝合穿孔处并加大网膜覆盖。此方法操作简单,手术时间短,安全性高。适用于穿孔时间超过8小时,腹腔内感染及炎症水肿严重者;以往无溃疡病史或有溃疡病史但未经内科正规治疗,无出血、梗阻并发症者;有其他系统器质性疾病,不能耐受急诊彻底性溃疡切除手术者。②彻底的溃疡切除手术(连同溃疡一起切除的胃大部切除术);手术方式包括胃大部切除术,对十二指肠溃疡穿孔行迷走神经切断加胃窦切除术,或缝合穿孔后行迷走神经切断加胃空肠吻合术,或行高选择性迷走神经切断术。

(五)常见护理诊断/问题

1.疼痛

疼痛与胃十二指肠溃疡穿孔后消化液对腹膜的强烈刺激及手术后切口有关。

2.体液不足

体液不足与溃疡穿孔后消化液的大量丢失有关。

(六)护理措施

1.术前护理/非手术治疗的护理

(1)禁食、胃肠减压:溃疡穿孔患者要禁食禁水,有效地胃肠减压,以减少胃肠内容物继续流入腹腔。做好引流期间的护理,保持引流通畅和有效负压,注意观察和记录胃液的颜色、性质和量。

(2)体位:休克者取休克体位(头和躯干抬高 20°～30°,下肢抬高 15°～20°),以增加回心血量;无休克者或休克改善后取半卧位,以利于漏出的消化液积聚于盆腔最低位,便于引流,减少毒素的吸收,同时也可降低腹壁张力和减轻疼痛。

(3)静脉输液,维持体液平衡:①观察和记录 24 小时出入量,为合理补液提供依据。②给予静脉输液,根据出入量和医嘱,合理安排输液的种类和速度,以维持水、电解质及酸碱平衡,同时给予营养支持和相应护理。

(4)预防和控制感染:遵医嘱合理应用抗菌药。

(5)做好病情观察:密切观察患者生命体征、腹痛、腹膜刺激征及肠鸣音变化等。若经非手术治疗6～8 小时病情不见好转,症状、体征反而加重,应积极做好急诊手术准备。

2.术后护理

加强术后护理,促进患者早日康复。

三、胃十二指肠溃疡大出血

胃十二指肠溃疡出血是上消化道大出血中最常见的原因,占 50%以上。其中 5%～10%需要手术治疗。

(一)病因与病理

因溃疡基底的血管壁被侵蚀而导致破裂出血,患者过去多有典型溃疡病史,近期可有服用非甾体抗炎药物、疲劳及饮食不规律等诱因。胃溃疡大出血多发生在胃小弯,出血源自胃左、右动脉及其分支或肝胃韧带内较大的血管。十二指肠溃疡大出血通常位于壶腹部后壁,出血多来自胃十二指肠动脉或胰十二指肠上动脉及其分支,溃疡基底部的血管侧壁破裂出血不易自行停止,可引发致命的动脉性出血。大出血后,因血容量减少、血压下降、血流变慢,可在血管破裂处形成血凝块而暂时止血。由于胃酸和胃十二指肠内容物与溃疡病灶的接触以及胃肠蠕动,部分病例可发生再次出血。

(二)临床表现

1.症状

患者的主要表现是呕血和黑便,多数患者只有黑便而无呕血,迅猛的出血则表现为大量呕血和排紫黑色血便。呕血前患者常有恶心,便血前多突然有便意,呕血或便血前后患者常有心悸、目眩、无力甚至昏厥。如出血速度缓慢则血压、脉搏改变不明显。如果短期内失血量超过400 mL,患者可出现面色苍白、口渴、脉搏快速有力,血压正常或略偏高的循环系统代偿表现;当失血量超过800 mL时,可出现休克症状,患者烦躁不安、出冷汗、脉搏细速、血压下降、呼吸急促、四肢厥冷等。

2.体征

腹稍胀,上腹部可有轻度压痛,肠鸣音亢进。

(三)实验室及其他检查

1.内镜检查

胃十二指肠纤维镜检查可明确出血原因和部位,出血24小时内阳性率可达70%～80%,超过24小时则阳性率下降。

2.血管造影

选择性腹腔动脉或肠系膜上动脉造影可明确病因与出血部位,并可采取栓塞治疗或动脉注射垂体升压素等介入性止血措施。

3.实验室检查

大量出血早期,由于血液浓缩,血常规变化不大,之后红细胞计数、血红蛋白、血细胞比容均呈进行性下降。

(四)治疗要点

胃十二指肠溃疡出血的治疗原则:补充血容量,防止失血性休克,尽快明确出血部位并采取有效止血措施。

1.非手术治疗

(1)补充血容量:迅速建立静脉通路,快速行静脉输液、输血。失血量达全身总血量的20%时,应输注右旋糖酐、羟乙基淀粉或其他血浆代用品,出血量较大时可输注浓缩红细胞,必要时可输全血,保持血细胞比容不低于30%。

(2)禁食、留置胃管:用生理盐水冲洗胃腔,清除血凝块,直至胃液变清。还可经胃管注入200 mL含8 mg去甲肾上腺素的生理盐水溶液,每4～6小时1次。

(3)应用止血、制酸等药物:经静脉或肌内注射巴曲酶等止血药物;静脉给予 H_2 受体拮抗剂(西咪替丁等)、质子泵抑制剂(奥美拉唑)或生长抑素等。

(4)胃镜下止血:经急诊胃镜检查明确出血部位后,同时实施电凝、激光灼凝、注射或喷洒药物、钛夹夹闭血管等局部止血措施。

2.手术治疗

(1)适应证:①重大出血,短期内出现休克,或短时间内(6～8小时)需输入大量血液(>800 mL)方能维持血压和血细胞比容。②正在进行药物治疗的胃十二指肠溃疡患者发生大出血,说明溃疡侵蚀性大,非手术治疗难以止血,或暂时血止后又复发。③60岁以上伴血管硬化症者自行止血机会较小,应及早手术。④近期发生过类似的大出血或合并溃疡穿孔或幽门梗阻。⑤胃镜检查发现动脉搏动性出血或溃疡底部血管显露、再出血危险性大。

(2)手术方式:①胃大部切除术,适用于大多数溃疡出血的患者。②贯穿缝扎术,在病情危急,不能耐受胃大部切除手术时,可采用单纯贯穿缝扎止血法。③在贯穿缝扎处理溃疡出血后,可行迷走神经干切断加胃窦切除或幽门成形术。

(五)常见护理诊断/问题

1.焦虑、恐惧

焦虑、恐惧与突发胃十二指肠溃疡大出血及担心预后有关。

2.体液不足

体液不足与胃十二指肠溃疡出血致血容量不足有关。

(六)护理措施

1.术前护理/非手术治疗的护理

(1)缓解焦虑和恐惧:关心和安慰患者,给予心理支持,减轻患者的焦虑和恐惧。及时为患者清理呕吐物。情绪紧张者,可遵医嘱适当给予镇静剂。

(2)体位:取平卧位,卧床休息。有呕血者,头偏向一侧。

(3)补充血容量:迅速建立多条畅通的静脉通路,快速输液、输血,必要时可行深静脉穿刺输液。开始输液时速度宜快,待休克纠正后减慢滴速。

(4)采取止血措施:遵医嘱应用止血药物或冰盐水洗胃,以控制出血。

(5)做好病情观察:严密观察患者生命体征的变化,判断、观察和记录呕血、便血情况,观察患者有无口渴、肢端湿冷、尿量减少等循环血量不足的表现。必要时测量中心静脉压并做好记录。观察有无鲜红色血性胃液从胃管流出,以判断有无活动性出血和评估止血效果。若患者出血仍在继续,短时间(6～8小时)内需大量输血($>800\ mL$)才能维持血压和血细胞比容,或停止输液、输血后,病情又恶化,应及时报告医师,并配合做好急症手术的准备。

(6)饮食:出血时暂禁食,出血停止后,可进流质或无渣半流质饮食。

2.术后护理

加强术后护理,促进患者早日康复。

四、胃十二指肠溃疡瘢痕性幽门梗阻

胃十二指肠溃疡病程中,因幽门管、幽门溃疡或十二指肠壶腹部溃疡反复发作,形成瘢痕狭窄、幽门痉挛水肿而造成幽门梗阻。

(一)病因与病理

瘢痕性幽门梗阻常见于十二指肠壶腹部溃疡和位于幽门的胃溃疡。溃疡引起幽门梗阻的机制有幽门痉挛、炎性水肿和瘢痕三种,前两种情况是暂时的和可逆的,在炎症消退、痉挛缓解后梗阻解除,无需外科手术。而瘢痕性幽门梗阻属于永久性,需要手术方能解除梗阻。梗阻初期,为克服幽门狭窄,胃蠕动增强,胃壁肌肉代偿性增厚。后期,胃代偿功能减退,失去张力,胃高度扩大,蠕动减弱甚至消失。由于胃内容物潴留引起呕吐而致水、电解质的丢失,导致脱水、低钾、低氯性碱中毒。长期慢性不全性幽门梗阻者,由于摄入减少,消化吸收不良,可出现贫血与营养障碍。

(二)临床表现

1.症状

患者表现为进食后上腹饱胀不适并出现阵发性胃痉挛性疼痛,伴恶心、嗳气与呕吐。呕吐多发生在下午或晚间,呕吐量大,一次达$1\ 000～2\ 000\ mL$,呕吐物内含大量宿食,有腐败酸臭味,但不含胆汁。呕吐后自觉胃部舒适,故患者常自行诱发呕吐以缓解症状。常有少尿、便秘及贫血等慢性消耗表现。体检时常可见患者有消瘦、皮肤干燥及皮肤弹性消失等营养不良的表现。

2.体征

上腹部可见胃型和胃蠕动波,用手轻拍上腹部可闻及"振水声"。

（三）实验室及其他检查

1.内镜检查

内镜检查可见胃内有大量潴留的胃液和食物残渣。

2.X线钡餐检查

X线钡餐检查可见胃高度扩张，24小时后仍有钡剂存留（正常24小时排空）。已明确幽门梗阻者避免做此检查。

（四）治疗要点

瘢痕性幽门梗阻以手术治疗为主。最常用的术式是胃大部切除术，但年龄较大、身体状况极差或合并其他严重内科疾病者，可行胃空肠吻合加迷走神经切断术。

（五）常见护理诊断/问题

1.体液不足

体液不足与大量呕吐、胃肠减压引起水、电解质的丢失有关。

2.营养失调

营养失调与幽门梗阻致摄入不足、禁食和消耗、丢失体液有关。

（六）护理措施

1.术前护理

（1）静脉输液：根据医嘱和电解质检测结果合理安排输液种类和速度，以纠正脱水及低钾、低氯性碱中毒。密切观察及准确记录24小时出入量，为静脉补液提供依据。

（2）饮食与营养支持：非完全梗阻者可给予无渣半流质饮食，完全梗阻者术前应禁食、水，以减少胃内容物潴留。根据医嘱于手术前给予肠外营养，必要时输血或其他血液制品，以纠正营养不良、贫血和低蛋白血症，提高患者对手术的耐受力。

（3）采取有效措施，减轻疼痛，增进舒适。

禁食，胃肠减压：完全幽门梗阻患者，给予禁食，保持有效胃肠减压，减少胃内积气、积液，减轻胃内张力。必要时遵医嘱给予解痉药物，以减轻疼痛，增加患者的舒适度。

体位：取半卧位，卧床休息。呕吐时，头偏向一侧。呕吐后及时为患者清理呕吐物。对情绪紧张者，可遵医嘱给予镇静剂。

（4）洗胃：完全幽门梗阻者，除持续胃肠减压排空胃内潴留物外，须做术前胃的准备，即术前3天，每晚用300～500 mL温盐水洗胃，以减轻胃黏膜水肿和炎症，有利于术后吻合口愈合。

2.术后护理

加强术后护理，促进患者早日康复。

（张丽君）

第四节 胃十二指肠损伤

一、概述

由于胃有肋弓保护且活动度较大，柔韧性较好，壁厚，钝挫伤时很少受累，只有胃膨胀时偶有发生胃损伤。上腹或下胸部的穿透伤则常导致胃损伤,多伴有肝、脾、横膈及胰等损伤。胃镜检查及吞入锐利异物或吞入酸、碱等腐蚀性毒物也可引起穿孔,但很少见。十二指肠损伤是由于上、中腹部受到间接暴力或锐器的直接刺伤而引起的,缺乏典型的腹膜炎症状和体征,术前诊断困难,漏诊率高,多伴有腹部脏器合并伤,病死率高,术后并发症多,肠瘘发生率高。

二、护理评估

(一)健康史

详细询问患者、现场目击者或陪同人员,以了解受伤的时间地点、环境,受伤的原因,外力的特点、大小和作用方向;了解受伤前后饮食及排便情况,受伤时的体位,有无防御,伤后意识状态、症状、急救措施、运送方式,既往疾病及手术史。

(二)临床表现

胃损伤若未波及胃壁全层,可无明显症状。若全层破裂,由于胃酸有很强的化学刺激性,可立即出现剧痛及腹膜刺激征。当破裂口接近贲门或食管时,可因空气进入纵隔而呈胸壁下气肿。当发生较大的穿透性胃损伤时,可自腹壁流出食物残渣、胆汁和气体。

十二指肠破裂后,因有胃液、胆汁及胰液进入腹腔,早期即可发生急性弥漫性腹膜炎,有剧烈的刀割样持续性腹痛伴恶心、呕吐,腹部检查可见板状腹、腹膜刺激征症状。

(三)辅助检查

(1)疑有胃损伤者,应置胃管,若自胃内吸出血性液或血性物可确诊。

(2)腹腔穿刺术和腹腔灌洗术。腹腔穿刺抽出不凝血液、胆汁,灌洗吸出 10 mL 以上肉眼可辨的血性液体,即为阳性结果。

(3)X 线检查:腹部 X 线片显示腹膜后组织积气、肾脏轮廓清晰、腰大肌阴影模糊不清等有助于腹膜后十二指肠损伤的诊断。

(4)CT 检查:可显示少量的腹膜后积气和渗至肠外的造影剂。

(四)治疗原则

抗休克和及时、正确的手术处理是治疗的两大关键。

(五)心理-社会因素

胃十二指肠外伤性损伤多数在意外情况下发生,患者出现突发外伤后,易出现紧张、痛苦、悲哀、恐惧等心理,会担心手术能否成功及疾病预后。

三、护理问题

(一)疼痛

疼痛与胃肠破裂、腹腔内积液、腹膜刺激征有关。

(二)组织灌注量不足

这与大量失血、失液,严重创伤,有效循环血量减少有关。

(三)焦虑或恐惧

这种情绪与经历意外及担心预后有关。

(四)潜在并发症

出血、感染、肠瘘及低血容量性休克。

四、护理目标

(1)患者疼痛减轻。

(2)患者血容量得以维持,各器官血供正常、功能完整。

(3)患者的焦虑或恐惧减轻或消失。

(4)护士密切观察病情变化,如发现异常,及时报告医师,并配合处理。

五、护理措施

(一)一般护理

1.预防低血容量性休克

吸氧、保暖、建立静脉通道,遵医嘱输入温热生理盐水或乳酸盐林格液,抽血查全血细胞计数、血型和交叉配血。

2.密切观察病情变化

每15～30分钟评估1次患者情况。评估内容包括意识状态、生命体征、肠鸣音、尿量、氧饱和度、有无呕吐、肌紧张和反跳痛等。观察胃管内引流物颜色、性质及量,若引流出血性液体,提示有胃、十二指肠破裂的可能。

3.术前准备

胃十二指肠破裂大多需要手术处理,故患者入院后,在抢救休克的同时,应尽快完成术前准备工作,如备皮、备血、插胃管及留置尿管、做好抗生素皮试等,一旦需要,可立即实施手术。

(二)心理护理

评估患者对损伤的情绪反应,鼓励他们说出自己内心的感受,帮助建立积极有效的应对措施。向患者介绍有关病情、损伤程度、手术方式及疾病预后,鼓励患者,告诉患者良好的心态与积极的配合有利于疾病早日康复。

(三)术后护理

1.体位

患者意识清楚、病情平稳,给予半坐卧位,有利于引流及呼吸。

2.禁食、胃肠减压

观察胃管内引流液颜色、性质及量,引流出血性液体,提示有胃、十二指肠再出血的可能。十二指肠创口缝合后,将胃肠减压管置于十二指肠腔内,使胃液、肠液、胰液得到充分引流,一定要妥善固定,避免脱出。一旦脱出,要在医师的指导下重新置管。

3.严密监测生命体征

术后每15～30分钟监测1次生命体征,直至患者病情平稳。注意肾功能的改变,胃十二指肠损伤后,特别有出血性休克时,肾脏会受到一定的损害,尤其是严重腹部外伤伴有重度休克者,有发生急性肾功能障碍的危险,所以,术后应密切注意尿量,争取保持每小时尿量在50 mL以上。

4.补液和营养支持

根据医嘱,合理补充水、电解质和维生素,必要时输新鲜血、血浆,维持水、电解质及酸碱平衡。给予肠内、外营养支持,促进合成代谢,提高机体防御能力。继续应用有效抗生素,控制腹腔内感染。

5.术后并发症的观察和护理

(1)出血:如胃管内24小时内引流出的新鲜血液大于300 mL,提示吻合口出血,要立即配合医师给予胃管内注入凝血酶粉、冰盐水洗胃等止血措施。

(2)肠瘘：患者术后持续低热或高热不退，腹腔引流管中引流出黄绿色或褐色渣样物，有恶臭或引流出大量气体，提示肠瘘发生，要配合医师进行腹腔双套管冲洗，并做好相应护理。

(四)健康教育

(1)讲解术后饮食注意事项，当患者胃肠功能恢复后，一般 3～5 天后开始恢复饮食，由流质逐步恢复至半流质、普食，进食高蛋白、高能量、易消化饮食，增强抵抗力，促进愈合。

(2)行全胃切除或胃大部分切除术的患者，因胃肠吸收功能下降，要及时补充微量元素和维生素等营养素，预防贫血、腹泻等并发症。

(3)避免工作过于劳累，注意劳逸结合。讲明饮酒、抽烟对胃、十二指肠疾病的危害性。

(4)避免长期大量服用非甾体抗炎药，如布洛芬等，以免引起胃肠道黏膜损伤。

（张丽君）

第五节　胃　　癌

胃癌是我国最常见的恶性肿瘤之一，好发年龄在 50 岁以上，男性发病率明显高于女性，男女比例约为 2∶1。

一、病因

胃癌的病因尚未完全清楚，目前认为与下列因素有关。

(一)地域环境与饮食生活因素

胃癌发病有明显的地域差别，我国西北与东部一些沿海地区的胃癌发病率明显高于南方地区。长期食用腌制、熏、烤食品者胃癌发病率高，可能与这些食品中亚硝酸盐、真菌毒素、多环芳烃化合物等致癌物的含量高有关。

(二)癌前病变和癌前疾病

胃癌的癌前病变是指容易发生癌变的病理组织学变化，而其本身尚不具备恶性改变，如胃黏膜上皮细胞的不典型增生，可分为轻、中和重度，75％～80％重度患者可能发展成胃癌。胃癌的癌前疾病是指一些使胃癌发病危险性增加的良性胃疾病，如慢性萎缩性胃炎、胃息肉、胃溃疡及残胃炎等。

(三)幽门螺杆菌

幽门螺杆菌感染是胃癌发生的主要因素之一。胃癌高发区人群中幽门螺杆菌感染率高。HP 感染可引起胃黏膜慢性炎症并通过黏膜上皮细胞过度增殖而导致畸变致癌；幽门螺杆菌能促使硝酸盐转化为亚硝酸盐和亚硝胺而致癌；HP 的毒性产物可能具有促癌作用。

(四)遗传因素

胃癌有明显的家族聚集倾向，研究发现有胃癌家族史者的发病率高于普通人群 4 倍。

二、病理生理与分型

大约 50％胃癌发生在胃窦部，其次为贲门部，发生在胃体者较少。

（一）大体分型

胃癌的大体形态随病情发展而不同,分早期胃癌和进展期胃癌。

1.早期胃癌

早期胃癌是指病变仅局限于黏膜和黏膜下层,不论病灶大小或有无淋巴结转移。病灶局限于黏膜内,称为原位癌;癌灶直径小于 5 mm,称为微小胃癌;癌灶直径在 6～10 mm,称为小胃癌;癌灶更小仅在胃镜黏膜活检时诊断为胃癌,但切除后的胃标本虽经全黏膜取材未见癌组织,称为"一点癌"。早期胃癌按形态可分为 3 型。

（1）Ⅰ型（隆起型）:癌灶突向胃腔。

（2）Ⅱ型（浅表型）:癌灶比较平坦,无明显隆起或低陷 5 mm 以内,又分 3 个亚型。Ⅱa（浅表隆起型）,Ⅱb（浅表平坦型）,Ⅱc（浅表凹陷型）。

（3）Ⅲ型（凹陷型）:低陷深度超过 5 mm。

2.进展期胃癌

病变超过黏膜下层侵入胃壁肌层为中期胃癌;病变达浆膜下层或超出浆膜向外浸润至邻近脏器或有转移者为晚期胃癌。按照 Borrmann 分型法可分为 4 型。

（1）Ⅰ型（息肉型）:为边界清楚突入胃腔的块状癌灶。

（2）Ⅱ（无浸润溃疡型）:为边界清楚、略隆起的溃疡状癌灶。

（3）Ⅲ型（浸润溃疡型）:为边界不清的溃疡状癌灶,癌组织向周围浸润。

（4）Ⅳ型（弥漫浸润型）:癌组织沿胃壁各层向四周弥漫浸润生长,可累及部分胃或全胃,致胃壁变厚、僵硬,胃腔缩小,呈革袋状,故又称皮革胃。恶性程度最高,转移较早,预后最差。

（二）组织学分型

世界卫生组织将胃癌分为:①腺癌（肠型和弥漫型）;②乳头状腺癌;③管状腺癌;④黏液腺癌;⑤印戒细胞癌;⑥腺鳞癌;⑦鳞状细胞癌;⑧小细胞癌;⑨未分化癌;⑩其他。

（四）胃癌临床病理分期

国际抗癌联盟（UICC）和美国癌症联合会（AJCC）2010 年共同公布的胃癌 TNM 分期法,分期的病理依据主要是肿瘤浸润深度、淋巴结以及远处转移情况。

1.T 代表原发肿瘤浸润胃壁的深度

T_1:肿瘤侵犯固有层、黏膜肌层或黏膜下层。

T_2:肿瘤浸润至固有肌层。

T_3:肿瘤穿透浆膜下结缔组织而未侵犯脏腹膜或邻近结构。

T_{4a}:肿瘤侵犯浆膜。

T_{4b}:肿瘤侵犯邻近组织或脏器。

2.N 表示局部淋巴结的转移情况

N_0:无淋巴结转移（受检淋巴结个数≥15）。

N_1:1～2 个区域淋巴结转移。

N_2:3～6 个区域淋巴结转移。

N_3:7 个以上区域淋巴结转移。

3.M 则代表肿瘤远处转移的情况

M_0:无远处转移。

M_1:有远处转移。

根据 TNM 的不同组合可将胃癌分为Ⅰ～Ⅳ个临床病理分期。

(三)转移扩散途径

1.直接浸润

直接浸润是胃癌的主要扩散方式之一。胃癌可由原发部位向纵深浸润生长,穿破浆膜后,扩散到大网膜、肝脏、结肠、胰腺、脾脏、横膈等邻近器官。

2.淋巴转移

淋巴转移是胃癌的主要转移途径,早期胃癌可有淋巴转移,进展期胃癌的淋巴转移率高达70%左右。胃癌的淋巴结转移率与肿瘤浸润深度呈正相关。

3.血行转移

最常见于晚期胃癌,癌细胞经门静脉或体循环转移至肝、肺、脑、肾、骨骼,以肝转移为多见。

4.腹腔种植转移

当癌肿浸润穿透浆膜层,癌细胞可脱落种植于腹膜、大网膜或其他脏器表面形成转移结节。癌细胞广泛播散时,可形成大量癌性腹水。

三、临床表现

(一)症状

早期胃癌多数无明显症状,部分患者可有上腹不适,伴嗳气、反酸、食欲缺乏等消化道症状。随着病情发展,症状日益加重,常有上腹部疼痛、食欲缺乏、呕吐、乏力、消瘦等症状。不同部位的胃癌表现不同:①贲门胃底癌可有胸骨后疼痛和进行性哽噎感;②幽门部胃癌可有呕吐宿食的表现;③癌肿溃破血管后,可有呕血和黑便。

(二)体征

早期没有明显体征,可仅有上腹部深压不适或疼痛;晚期,可扪及上腹部肿块,多呈结节状、质硬,略有压痛。发生远处转移时,可有肝大、腹水、锁骨上淋巴结肿大等。

四、辅助检查

(一)纤维胃镜检查

纤维胃镜检查是诊断早期胃癌的有效方法。可直接观察病变部位和范围,也可直接取病变组织进行病理学检查。

(二)影像学检查

1.X 线钡餐检查

X 线气钡双重造影能发现较小而表浅的病变。肿块型胃癌表现为突向腔内的充盈缺损;溃疡型胃癌表现为胃壁内龛影,黏膜集中、中断、紊乱和局部蠕动波难以通过;浸润型胃癌表现为胃壁僵硬、蠕动波消失,呈狭窄的"革袋状胃"。

2.腹部超声

腹部超声常用于观察胃邻近脏器受浸润和淋巴结转移情况。

3.螺旋 CT

螺旋 CT 检查有助于胃癌的诊断和术前临床分期。

(三)实验室检查

粪便潜血试验常呈持续阳性。胃液游离酸测定常显示游离酸缺乏或减少。

五、治疗要点

早期发现、早期诊断和早期治疗是提高胃癌疗效的关键。外科手术仍是治疗的首选方法。对于中、晚期胃癌,应辅以化疗、放疗及免疫治疗等综合治疗以提高疗效。

(一)手术治疗

1.根治性手术

切除原则:癌肿整块切除包括癌肿和可能受浸润胃壁在内的全部或大部,以及大、小网膜和局域淋巴结,并进行消化道重建。切除范围:胃壁切线应距癌肿边缘5cm以上,食管或十二指肠侧切缘应距离贲门或幽门3~4cm。

早期胃癌因病变局限且较少淋巴结转移,可行内镜下胃黏膜切除术、腹腔镜或开腹胃部分切除术。

扩大胃癌根治术适用于胃癌侵及邻近组织或脏器,是指包括胰体、尾及脾的根治性胃大部切除术或全胃切除术;有肝、结肠等邻近脏器浸润可行联合脏器切除术。

2.姑息性切除术

对于癌肿广泛浸润并转移,不能完全切除者,应以切除肿瘤、解除症状、延长生存期为主,包括姑息性胃切除术、胃空肠吻合术、空肠造口术等。

(二)化学治疗

化学治疗是最主要的辅助治疗方法,目的在于杀灭残留的亚临床癌灶或术中脱落的癌细胞,以提高综合治疗效果。常用的化疗给药途径有口服、静脉、腹膜腔、动脉插管区域灌注给药等。

(三)其他治疗

包括放射治疗、热疗、生物免疫治疗、中医中药治疗等。目前尚在探索阶段的还有基因治疗。

六、护理措施

(一)术前护理

1.改善营养状况

应根据患者的饮食和生活习惯,制订合理食谱,少量多餐,以高蛋白、高热量、富含维生素、低脂肪、易消化、少渣、无刺激的食物为宜。对不能进食或营养状态差的患者,应遵医嘱予以静脉输液,补充足够的热量,必要时输血浆或全血,以改善患者的营养状况,提高手术的耐受性。

2.胃肠道准备

对有幽门梗阻的患者,应禁食水,术前3天起每晚用温生理盐水洗胃,以减轻胃黏膜的水肿;术前3天给患者口服肠道不吸收的抗菌药物,必要时清洁肠道。

3.心理护理

耐心解释患者的各种疑问,根据患者及家属对胃癌诊断和治疗的了解程度,进行针对性的指导,使其明确手术的必要性;鼓励患者学会自我放松的方法,积极表达自身感受,还要鼓励患者家属多给予关心和支持,使患者能够积极配合治疗和护理工作,树立战胜疾病的信心。

(二)术后护理

1.病情观察

术后应严密观察患者的生命体征、意识状态、尿量、切口敷料、引流液等情况。

2.体位

全麻清醒前取去枕平卧位,头偏向一侧。麻醉清醒且生命体征平稳后取低半卧位,以减少腹部切口张力,减轻疼痛,有利于呼吸和引流。

3.有效控制疼痛

让患者掌握自我放松的方法;遵医嘱适当应用镇痛药物;对于应用自控镇痛泵者,护士应掌握给药剂量,预防尿潴留、恶心、呕吐等并发症的发生。

4.维持有效胃肠减压

术后早期禁食水、胃肠减压,以减少胃内积气、积液,有利于吻合口的愈合。

(1)妥善固定胃管及胃肠减压装置,保持呈持续负压状态,防止松动和脱出。告知患者及家属胃管及有效胃肠减压的重要性,勿脱出或拔出,若胃管不慎脱出,应及时报告医师,不能自行插回。

(2)观察胃液的颜色、性质及量:一般术后24小时内,胃管引流出少量血液或咖啡样液体100~300 mL,以后胃液逐渐转清。如果短时间内从胃管引流出大量鲜红色血液,持续不止,应警惕出血,及时报告医师处理。

5.保持腹腔引流通畅

(1)妥善固定引流管,保持通畅,避免受压、扭曲和折叠。

(2)观察并记录引流液的颜色、性状及量。若术后持续引流出大量新鲜血性液体,可能有腹腔内出血,应及时报告医师。若术后数天引流液变混浊,带有异味,同时出现腹痛和体温下降后又上升,可能有腹腔内感染。

(3)严格无菌操作,定期更换引流袋,防止感染。

6.早期活动

早期活动可促进肠蠕动恢复,预防术后肠粘连和下肢深静脉血栓形成等并发症的发生。除年老体弱或病情较重者,应鼓励并协助患者术后第1天坐起轻微活动,第2天于床边活动,第3天可在室内活动,患者活动量应根据个体差异而定。还应鼓励患者定时做深呼吸、有效咳嗽和咳痰。

7.营养支持

(1)肠外营养支持:因术后禁食水,且胃肠减压期间引流出大量含有各种电解质的胃肠液,容易造成水、电解质和酸碱失衡与营养缺乏。因此,术后需及时输液补充患者所需的水、电解质和营养素,必要时输血浆清蛋白或全血,以改善患者的营养状况。护士应详细记录24小时出入液量,为合理输液提供依据。

(2)肠内营养支持:术中放置空肠营养管的胃癌根治术患者,可在术后早期经喂养管输注肠内营养液。需根据患者的个体状况,合理制订营养支持方案。护理时应注意以下事项。①喂养管的护理,需妥善固定喂养管,防止滑脱、移动、扭曲和受压;保持喂养管通畅,每次输注营养液前后用生理盐水或温开水20~30 mL冲管,输注营养液的过程中每4小时冲管1次,以防止营养液沉积堵塞导管;②控制输入营养液的温度、浓度和速度;③观察有无恶心、呕吐、腹痛、腹胀、腹泻,以及水、电解质紊乱等并发症的发生。

(3)饮食护理:肠蠕动恢复后可拔除胃管,逐渐恢复饮食。注意少食牛奶、豆类等产气食物,忌生、冷、硬和刺激性食物。应少食多餐,开始时每天5~6餐,以后逐渐减少每天餐次并增加每餐量,逐步恢复至正常饮食。全胃切除术后,肠管代胃容量较小,开始全流质饮食时宜少量、清淡;每次饮食后需观察患者有无腹部不适。

8.并发症的观察和护理

(1)术后胃出血:术后短期内从胃管不断引流出大量新鲜血液,24 小时后仍未停止,甚至出现呕血和黑便,提示术后出血。术后 24 小时内的出血,多属术中止血不确切;术后 4～6 天发生的出血,常为吻合口黏膜坏死脱落所致;术后 10～20 天发生的出血,与吻合口缝线处感染或黏膜下脓肿腐蚀血管有关。非手术治疗方法包括禁食水、应用止血药物、补液、输新鲜血等,或用冰生理盐水洗胃。如果经非手术治疗不能有效止血或出血量大于 500 mL/h 时,应行手术止血。

(2)十二指肠残端破裂:为毕Ⅱ式胃大部切除术后近期的严重并发症。常因十二指肠残端处理不当或空肠输入袢梗阻致十二指肠内张力过高所致。多发生于术后 24～48 小时,表现为上腹部突发剧痛、腹膜刺激征伴发热,腹腔穿刺可抽出胆汁样液体。一旦发现,应立即行手术治疗。术后积极纠正水、电解质紊乱和酸碱失衡,经静脉或空肠造瘘管提供营养支持,全身应用广谱抗生素,涂氧化锌软膏保护引流管周围皮肤。

(3)胃肠吻合口破裂或吻合口瘘:是胃大部切除术后的早期严重并发症之一。与缝合不当、吻合口张力过大、组织供血不足有关。多发生在术后 1 周内,临床表现为高热、脉速等全身中毒症状,腹膜炎以及腹腔引流管引出含肠内容物的浑浊液体。如较晚发生,多形成局部脓肿或外瘘。出现弥漫性腹膜炎者需立即手术,做好急诊手术准备。形成局部脓肿或外瘘而无弥漫性腹膜炎的患者,处理如下。①禁食水、胃肠减压;②进行局部引流,注意及时清洁瘘口周围皮肤并保持干燥,局部涂以氧化锌软膏、皮肤保护粉或皮肤保护膜加以保护,以免皮肤破损继发感染;③合理应用抗生素;④给予肠外营养支持,纠正水、电解质紊乱和维持酸碱平衡;⑤经上述处理后多数患者吻合口瘘可在 4～6 周自愈,若经久不愈,需再次手术。

(4)胃排空障碍:发病原因如下。①含胆汁的十二指肠液进入胃,干扰残胃功能;②输出段空肠麻痹而致功能紊乱;③变态反应。多发生在术后 4～10 天,表现为进食后突然出现上腹胀满、钝痛、继而呕吐含胆汁的胃内容物。处理如下。禁食水、胃肠减压;肠外营养支持,纠正低蛋白、维持水、电解质和酸碱平衡;应用促进胃动力药物,也可用 3% 温盐水洗胃。

(5)术后梗阻:根据梗阻部位分为输入袢梗阻、输出袢梗阻和吻合口梗阻,前两者常见于毕Ⅱ式胃大部切除术后。

1)输入袢梗阻:可分为急、慢性两类。①急性完全性输入袢梗阻常见原因为输出袢系膜悬吊过紧压迫输入袢,或输入袢过长穿入输出袢与横结肠系膜的间隙孔形成内疝所致,易发生肠绞窄。临床表现为突发上腹部剧痛、频繁呕吐、呕吐量少、不含胆汁,呕吐后症状不缓解,且上腹有压痛性肿块。病情进展快,不久即出现烦躁、脉速、血压下降等休克症状。一旦发生应紧急手术治疗。②慢性不完全性输入袢梗阻常见原因为输入袢过长扭曲或输入袢过短在吻合口处形成锐角,使输入袢内胆汁、胰液和十二指肠液排空不畅而滞留。因消化液滞留在输入袢内,进食后消化液分泌明显增加,输入袢内压力升高,刺激肠管发生强烈的收缩,引起喷射状呕吐,也称"输入袢综合征"。表现为进食后出现上腹胀痛或绞痛,随即喷射状呕吐出大量含胆汁液体,呕吐后症状缓解。处理措施包括禁食水、胃肠减压、营养支持等,若症状在数周或数月内不能缓解,应手术治疗。

2)输出袢梗阻:常因胃肠吻合口下方输出袢粘连、大网膜水肿、炎性肿块压迫等所致。临床表现为上腹饱胀,呕吐食物和胆汁。如果保守治疗无效,应手术解除梗阻。

3)吻合口梗阻:常因吻合口过小或吻合口的胃肠壁内翻过多所致,也可为术后吻合口炎症水肿所致的暂时性梗阻。临床表现为进食后上腹饱胀和溢出性呕吐,呕吐物为食物,含或不含胆汁,X 线钡餐检查显示造影剂完全停留在胃内。若经非手术治疗仍无改善,应行手术解除梗阻。

(6)倾倒综合征:由于胃大部切除术后,失去对胃排空的控制,导致胃排空过快所产生的一系列综合征。根据进食后症状出现的时间可分为早期和晚期两种。

早期倾倒综合征:多发生于餐后半小时内,与胃排空过快有关。因胃容积减少和幽门缺失,食物和液体快速进入十二指肠或空肠,导致胃肠功能和血管舒张功能紊乱而致。临床上以胃肠道症状和循环系统症状为主要表现。胃肠道症状为上腹饱胀不适,恶心和呕吐、肠鸣音频繁,可有绞痛,继而腹泻;循环系统症状为全身无力、头晕、晕厥、面色潮红或苍白、大汗淋漓、心悸、心动过速等。护理措施方面,指导患者少食多餐;以低碳水化合物、高蛋白饮食为宜;避免进食过甜、过咸、过浓的流质食物;进餐时限制饮水、喝汤;进餐后平卧 20 分钟。多数患者经调整饮食后,症状可减轻或消失,术后半年到 1 年内能逐渐自愈。极少数症状严重而持久患者需手术治疗。

晚期倾倒综合征又称低血糖综合征:主要因进食后胃排空过快,含糖食物迅速进入空肠后被快速吸收而致血糖迅速升高,高血糖促使胰岛素大量释放,继而发生反应性低血糖。表现为餐后 2~4 小时,出现心慌、无力、眩晕、出汗、手颤、嗜睡,甚至虚脱。出现上述症状后稍进饮食,即可缓解。饮食中减少碳水化合物含量,增加蛋白质比例,少量多餐即可防止发生。

9.健康指导

(1)饮食指导:术后 1 年内胃容量受限,宜少量多餐、定时定量,少食腌、熏食物,忌食生、冷、硬、油炸、辛辣等刺激性食物。

(2)心理指导:教会患者自我调节情绪的方法,保持乐观的心态,注意劳逸结合。

(3)定期复查:定期门诊随访,检查血常规、肝功能等,术后 3 年内每 3~6 个月复查 1 次;3~5 年每半年复查 1 次;5 年后每年复查 1 次。内镜检查每年 1 次。如果出现腹部不适、腹胀、腹痛、肝区肿胀、锁骨上淋巴结肿大等症状,应及时就诊。

(张丽君)

第六节 急性阑尾炎

急性阑尾炎是普外科最常见的疾病之一,也是外科急腹症中最常见的疾病之一,其发病率约为 1‰。各年龄段人及妊娠期妇女均可发病,但以青年最为多见。阑尾切除术也是外科最常施行的一种手术。急性阑尾炎临床表现变化较多,需要与许多腹腔内、外疾病相区别。早期明确诊断,及时治疗,可使患者在短期内恢复健康。若延误诊治,则可能出现严重后果。因此,对本病的处理须予以重视。

一、病因

阑尾管腔较细且系膜短,常使阑尾扭曲,内容物排出不畅。阑尾管腔内本来就有许多微生物,远侧又是盲端,很容易发生感染。一般认为急性阑尾炎是由下列几种因素综合导致的。

(一)梗阻

梗阻为急性阑尾炎最常见的致病因素,常见的梗阻原因如下:①便石和便块等;②寄生虫,如蛔虫堵塞;③阑尾系膜过短,造成阑尾扭曲,引起部分梗阻;④阑尾壁的改变,以往发生过急性阑尾炎后,肠壁可以纤维化,使阑尾腔变小,亦可减弱阑尾的蠕动功能。

(二)细菌感染

阑尾炎的发生也可能是细菌直接感染的结果。细菌可通过直接侵入、经由血运或邻接感染等方式侵入阑尾壁,从而导致阑尾的感染和炎症。

(三)其他

与急性阑尾炎发病有关的因素还有饮食习惯、遗传因素和胃肠道功能障碍等。阑尾先天性畸形,如阑尾过长、过度扭曲、管腔细小、血供不佳等都是易于发生急性炎症的条件。胃肠道功能障碍(如腹泻、便秘等)引起内脏神经反射,导致阑尾肌肉和血管痉挛,当超过正常强度时,可致阑尾管腔狭窄、血供障碍、黏膜受损,以致细菌入侵而发生急性炎症。

二、病理

根据急性阑尾炎的临床过程和病理解剖学变化,可将其分为四种病理类型,这些不同类型可以是急性阑尾炎在其病变发展过程中不同阶段的表现,也可以是不同的病因和发病原理的直接结果。

(一)急性单纯性阑尾炎

阑尾轻度肿胀,浆膜表面充血。阑尾壁各层组织间均有炎性细胞浸润,以黏膜和黏膜下层最为显著。黏膜上可能形成小的溃疡和出现小的出血点,阑尾腔内可能有少量渗出液,临床症状和全身反应也较轻,如能及时处理,其感染可以消退,炎症完全吸收,阑尾也可以恢复正常。

(二)急性化脓性阑尾炎

阑尾明显肿胀,壁内有大量炎性细胞浸润,可形成大量大小不一的微小脓肿。浆膜高度充血并有较多脓性渗出物,是机体炎症防御、局限化的一种表现。常有大网膜下移、包绕部分或全部阑尾。此类阑尾炎的阑尾已有不同程度的组织破坏,即使经保守治疗恢复,阑尾壁仍可留有瘢痕挛缩,致阑尾腔狭窄,因此日后炎症可反复发作。

(三)坏疽性及穿孔性阑尾炎

坏疽性及穿孔性阑尾炎是一种重型阑尾炎。根据阑尾血运阻断的部位,坏死范围可仅限于阑尾的一部分或累及整个阑尾。阑尾管壁坏死或部分坏死,呈暗紫色或黑色。阑尾腔内积脓,且压力升高,阑尾壁血液循环受阻。穿孔部位多位于阑尾根部和尖端。如穿孔未被包裹,感染继续扩散,则可引起急性弥漫性腹膜炎。

(四)阑尾周围脓肿

急性阑尾炎化脓坏疽或穿孔,如果此过程进展较慢,大网膜可移至右下腹部,将阑尾包裹并形成粘连,形成炎性肿块或阑尾周围脓肿。

阑尾穿孔并发弥漫性腹膜炎最为严重,常见于坏疽穿孔性阑尾炎。婴幼儿大网膜过短、妊娠期的子宫妨碍大网膜下移,故易于在阑尾穿孔后出现弥漫性腹膜炎。由于阑尾炎症严重,进展迅速,局部大网膜或肠襻粘连尚不足以局限之,故一旦穿孔,感染很快蔓及全腹腔。患者有全身性感染、中毒和脱水等现象,有全腹性的腹壁强直和触痛,并有肠麻痹的腹胀、呕吐等症状。如不经适当治疗,病死率很高;即使经过积极治疗后全身性感染获得控制,也常因出现盆腔脓肿、膈下脓肿或多发性腹腔脓肿等并发症而需多次手术引流,甚至遗下腹腔窦道、肠瘘、粘连性肠梗阻等并发症而使病情复杂、病期迁延。

三、临床表现

不论急性阑尾炎病因如何,亦不论其病理变化为单纯性、化脓性或坏疽性,在阑尾未穿孔、坏死或并有局部脓肿以前,临床表现大致相似。多数急性阑尾炎有较典型的症状和体征。

(一)症状

一般表现在三个方面。

1.腹痛不适

腹痛不适是急性阑尾炎最常见的症状,约有98%的急性阑尾炎患者以此为首发症状。典型的急性阑尾炎腹痛开始时多在上腹部或脐周围,有时为阵发性,并常有轻度恶心或呕吐,一般持续6～36小时(通常约12小时)。当阑尾炎症涉及壁腹膜时,腹痛变为持续性并转移至右下腹部,疼痛加剧,不少患者伴有呕吐、发热等全身症状。此种转移性右下腹痛是急性阑尾炎的典型症状,70%以上的患者具有此症状。该症状在临床诊断上有重要意义。但也应该指出:不少患者的腹痛可能开始时即在右下腹,不一定有转移性腹痛,这可能与阑尾炎病理过程不同有关。没有明显管腔梗阻而直接发生的阑尾感染,可能一开始就是右下腹炎症持续性疼痛。在临床上,虽异位阑尾炎同样也可有初期梗阻性、后期炎症性腹痛,但其最后腹痛所在部位因阑尾部位不同而异。

腹痛的轻重程度与阑尾炎的严重性之间并无直接关系。虽然腹痛的突然减轻一般表示阑尾腔的梗阻已解除或炎症在消退,但有时因阑尾腔内压过大或组织缺血坏死,神经末梢失去感受和传导能力,腹痛也可减轻。有时阑尾穿孔以后,由于腔内压随之减低,自觉的腹痛也可突然消失。故腹痛减轻,必须伴有体征消失,方可视为病情好转的证据。

2.胃肠道症状

恶心、呕吐、便秘、腹泻等胃肠道症状是急性阑尾炎患者所常有的。呕吐是急性阑尾炎常见的症状,当阑尾管腔梗阻及炎症程度较重时更为突出。呕吐与发病前有无进食有关。阑尾炎发生于空腹时,往往仅伴有恶心;饱食后发生者多有呕吐;偶然于病程晚期亦见有恶心、呕吐者,则多由腹膜炎所致。食欲缺乏、不思饮食,则更是患者常见的症状。

当阑尾感染扩散至全腹时,恶心、呕吐可加重。其他胃肠道症状,如食欲缺乏、便秘、腹泻等也偶可出现,腹泻多由于阑尾炎症扩散至盆腔内形成脓肿,刺激直肠而引起肠功能亢进。此时患者常有排便不畅、便次增多、里急后重及便中带黏液等症状。

3.全身反应

急性阑尾炎患者的全身症状一般并不显著。当阑尾化脓坏疽并有扩散性腹腔内感染时,会出现明显的全身症状,如寒战、高热、反应迟钝或烦躁不安;当弥漫性腹膜炎严重时,会同时出现血容量不足与脓毒症表现,甚至有心、肺、肝、肾等生命器官功能障碍。

(二)体征

急性阑尾炎的体征在诊断上较自觉症状更具重要性。它的表现取决于阑尾的部位、位置的深浅和炎症的程度,常见的体征有下列几类。

1.患者体位

不少患者来诊时常弯腰行走,且往往以双手按在右下腹部。在床上平卧时,其右髋关节常呈屈曲状。

2.压痛和反跳痛

最主要和典型的症状是右下腹压痛,其存在是诊断阑尾炎的重要依据,典型的压痛较局限,位于麦氏点(阑尾点)或其附近。无并发症的阑尾炎压痛点比较局限,有时可以用一个手指在腹壁找到最明显压痛点。待出现腹膜炎时,压痛范围可变大,甚至全腹压痛,但压痛最剧点仍在阑尾部位。压痛点具有重大诊断价值,即使患者自觉腹痛尚在上腹部或脐周围,体检时往往已能发现在右下腹有明显的压痛点,常可借此获得早期诊断。

年老体弱、反应差的患者有时即使炎症很重,但压痛可能比较轻微,或必须深压才痛。压痛表明阑尾炎症的存在和其所在的部位,较转移性腹痛更具诊断意义。

反跳痛具有重要的诊断意义,体检时将压在局部的手突然松开,患者感到更重于压痛的剧烈疼痛。这是腹膜受到刺激的反应,可以更肯定局部炎症的存在。阑尾部位压痛与反跳痛的同时存在对诊断阑尾炎来说,比单个存在更有价值。

3.右下腹肌紧张和强直

肌紧张是腹壁对炎症刺激的反应性痉挛,强直则是一种不由自主的持续性、保护性的腹肌收缩,都见于阑尾炎症已超出浆膜并侵及周围脏器或组织时。检查腹肌有无紧张和强直,要求动作轻柔,患者情绪平静,以避免引起腹肌过度反应或痉挛,导致得出不正确结论。

4.疼痛试验

有些急性阑尾炎患者以下几种疼痛试验可能呈阳性,其主要原理是处于深部但有炎症的阑尾黏附于腰大肌或闭孔肌,在行以下各种试验时,局部受到明显刺激而出现疼痛。①结肠充气试验(Rovsing征)。深压患者左下腹部降结肠处,患者感到阑尾部位疼痛。②腰大肌试验。患者左侧卧,右腿伸直并过度后伸时阑尾部位出现疼痛。③闭孔内肌试验。患者屈右髋右膝并内旋时感到阑尾部位疼痛。④直肠内触痛,直肠指检时按压右前壁,患者有疼痛感。

(三)化验

急性阑尾炎患者的血常规、尿常规检查有一定重要性。90%的患者常有白细胞计数增多,是临床诊断的重要依据,一般为$(10\sim15)\times10^9/L$。随着炎症加重,白细胞计数可以增多,甚至可为$20\times10^9/L$以上。但年老体弱或免疫功能受抑制的患者,白细胞计数不一定增多,甚至反而下降。白细胞数增多常伴有核左移。急性阑尾炎患者的尿液检查一般无特殊改变,但对排除类似阑尾炎症状的泌尿系统疾病,如输尿管结石,常规检查尿液仍有必要。

四、诊断

多数急性阑尾炎的诊断以转移性右下腹痛或右下腹痛、阑尾部位压痛和白细胞计数升高三者为决定性依据。典型的急性阑尾炎(约占80%)均有上述症状及体征,易于据此做出诊断。对于临床表现不典型的患者,尚需考虑借助其他一些诊断手段,以作进一步肯定。

五、鉴别诊断

典型的急性阑尾炎一般诊断并不困难,但在另一部分病例,由于临床表现并不典型,诊断相当困难,有时甚至诊断错误,以致采用错误的治疗方法或延误治疗,产生严重并发症,甚至死亡。需要与急性阑尾炎相鉴别的疾病很多,常见的为以下三类。

(一)内科疾病

临床上,不少内科疾病具有急腹症的临床表现,常被误诊为急性阑尾炎而施行不必要的手术探查,将无病变的阑尾切除,甚至危及患者生命,故诊断时必须慎重。常见的需要与急性阑尾炎鉴别的内科疾病有以下几种。

1.急性胃肠炎

一般急性胃肠炎患者发病前常有饮食不慎或食物不洁史。症状虽亦以腹痛、呕吐、腹泻三者为主,但通常以呕吐或腹泻较为突出,有时在腹痛之前已有吐泻。急性阑尾炎患者即使有吐泻,一般也不严重,且多发生在腹痛以后。

急性胃肠炎的腹痛有时虽很剧烈,但其范围较广,部位较不固定,更无转移至右下腹的特点。

2.急性肠系膜淋巴结炎

本病多见于儿童,往往发生于上呼吸道感染之后。患者大多有相同腹痛史,且常在上呼吸道感染后发作。起病初期于腹痛开始前后往往即有高热,此与一般急性阑尾炎不同,腹痛初起时即位于右下腹,而无急性阑尾炎之典型腹痛转移史。其腹部触痛的范围亦较急性阑尾炎为广,部位亦较阑尾的位置高,并较靠近内侧。腹壁强直不甚明显,反跳痛亦不显著。结肠充气试验(Rovsing 征)和肛门指检都是阴性。

3.Meckel 憩室炎

梅克尔(Meckel)憩室炎往往无转移性腹痛,局部压痛点也在阑尾点之内侧,多见于儿童,由于1/3 Meckel憩室中有胃黏膜存在,患者可有黑便史。Meckel 憩室炎发生穿孔时成为外科疾病。临床上如诊断为急性阑尾炎而手术中发现阑尾正常,应即检查末段回肠至少100 cm,以视有无 Meckel 憩室炎,免因遗漏而造成严重后果。

4.局限性回肠炎

典型局限性回肠炎不难与急性阑尾炎相区别。但不典型急性发作时,右下腹痛、压痛及白细胞计数升高与急性阑尾炎相似,必须通过细致临床观察,发现局限性回肠炎所致的部分肠梗阻的症状与体征(如阵发绞痛和可触及条状肿胀肠襻),方能鉴别。

5.心胸疾病

如右侧胸膜炎、右下肺炎和心包炎等均可有反射性右侧腹痛,甚至右侧腹肌反射性紧张等,但这些疾病以呼吸、循环系统功能改变为主,一般没有典型急性阑尾炎的转移性右下腹痛和压痛。

6.其他

如过敏性紫癜、铅中毒等,均可有腹痛,但腹软无压痛。详细的病史、体检和辅助检查可予以鉴别。

(二)外科疾病

1.胃、十二指肠溃疡急性穿孔

本病为常见急腹症,发病突然,临床表现可与急性阑尾炎相似。溃疡病穿孔患者多数有慢性溃疡史,穿孔大多发生在溃疡病的急性发作期。溃疡穿孔所引起的腹痛,虽起于上腹部并可累及右下腹,但一般均迅速累及全腹,不像急性阑尾炎有局限于右下腹的趋势。腹痛发作极为突然,程度也颇剧烈,常可引致患者休克。体检时右下腹虽也有明显压痛,但上腹部溃疡穿孔部位一般仍为压痛最显著的地方。腹肌的强直现象也特别显著,常呈"板样"强直。腹内因有游离气体存在,肝浊音界多有缩小或消失现象,X 线透视如能确定膈下有积气,将有助于作出诊断。

2.急性胆囊炎

总体上急性胆囊炎的症状与体征均以右上腹为主,常可扪及肿大和有压痛的胆囊,墨菲(Murphy)征阳性,辅以B超不难鉴别。

3.右侧输尿管结石

本病有时与阑尾炎表现相似。但输尿管结石以腰部酸痛或绞痛为主,可有向会阴部放射痛,右肾区叩击痛(＋),肉眼或镜检尿液有大量红细胞,辅以 B 超检查和肾、输尿管、膀胱 X 线片(KUB)可确诊。

(三)妇科疾病

1.右侧异位妊娠破裂

这是育龄妇女最易与急性阑尾炎相混淆的疾病,尤其对于未婚怀孕女性,诊断时更要细致。异位妊娠患者常有月经过期或近期不规则史,在腹痛发生以前,可有不规则的阴道出血史。其腹痛之发作极为突然,开始即在下腹部,并常伴有会阴部垂痛感觉。全身无炎症反应,但有不同程度的出血性休克症状。妇科检查常能发现阴道内有血液,子宫颈柔软而有明显触痛,一侧附件有肿大且具压痛。如阴道后穹隆或腹腔穿刺抽出新鲜不凝固血液,同时妊娠试验阳性可以确诊。

2.右侧卵巢囊肿扭转

本病可突然出现右下腹痛,囊肿绞窄坏死可刺激腹膜而致局部压痛,与急性阑尾炎相似。但急性扭转时疼痛剧烈而突然,坏死囊肿引起的局部压痛位置偏低,有时可扪及肿大的囊肿,都与阑尾炎不同,妇科双合诊或B超检查等可明确诊断。

3.其他

如急性盆腔炎、右侧附件炎、右侧卵巢滤泡或黄体破裂等,可通过病史、月经史、妇科检查、B超检查、后穹隆或腹腔穿刺等做出正确诊断。

六、治疗

手术切除是治疗急性阑尾炎的主要方法,但阑尾炎症的病理变化比较复杂,非手术治疗仍有其价值。

(一)非手术治疗

1.适应证

(1)患者情况差或客观条件不允许,如合并严重心、肺功能障碍时,可先行非手术治疗,但应密切观察病情变化。

(2)急性单纯性阑尾炎早期,药物治疗多有效,其炎症可吸收消退,阑尾能恢复正常,也可能不再复发。

(3)当急性阑尾炎已被延误诊断超过 48 小时,病变局限,已形成炎性肿块,也应采用非手术治疗。待炎症消退,肿块吸收后,再考虑择期切除阑尾。当炎性肿块转成脓肿时,应先行脓肿切开引流,以后再择期进行阑尾切除术。

(4)急性阑尾炎诊断尚未明确,临床观察期间可采用非手术治疗。

2.方法

非手术治疗的方法有卧床,禁食,静脉补充水、电解质和热量;同时应用有效抗生素以及对症处理(如镇静、止痛、止吐等)。

(二)手术治疗

绝大多数急性阑尾炎诊断明确后均应采用手术治疗,以去除病灶、促进患者迅速恢复。但是急性阑尾炎的病理变化和患者条件常有不同,因此也要根据具体情况,对不同时期、不同阶段的患者采用不同的手术方式分别处理。

七、急救护理

（一）护理目标

（1）患者焦虑情绪明显好转,配合治疗及护理。

（2）患者主诉疼痛明显缓解或消失。

（3）术后未发生相关并发症或并发症发生后能得到及时治疗与处理。

（二）护理措施

1.非手术治疗

（1）体位:取半卧位休息,以减轻疼痛。

（2）饮食:轻者可进流质,重症患者应禁食以减少肠蠕动,有利于炎症局限。

（3）加强病情观察:定时测量生命体征,密切观察患者的腹部症状和体征,尤其注意腹痛的变化。观察期间禁用镇静止痛剂,如吗啡等,以免掩盖病情。

（4）避免增加肠内压力:禁服泻药及灌肠,以免肠蠕动加快,增高肠内压力,导致阑尾穿孔或炎症扩散。

（5）使用有效的抗生素控制感染。

（6）心理护理:耐心做好患者及家属的解释工作,减轻其焦虑和紧张情绪;向患者和家属介绍疾病相关知识,使之积极配合治疗和护理。

2.术后护理

（1）体位:患者全麻术后清醒或硬膜外麻醉平卧 6 小时后,血压平稳,采用半卧位,以减少腹壁张力,减轻切口疼痛,有利于呼吸和引流。

（2）饮食护理:患者术后禁食,禁食期间给予静脉补液。待肛门排气,肠蠕动恢复后,进流质饮食,逐渐向半流质和普食过渡。

（3）合理使用抗生素:术后遵医嘱及时正确使用抗生素,控制感染,防止并发症发生。

（4）早期活动:鼓励患者术后在床上活动,待麻醉反应消失后可起床活动,以促进肠蠕动恢复,防止肠粘连,增进血液循环,促进伤口愈合。

（5）切口的护理:①及时更换污染敷料,保持切口清洁、干燥。②密切观察切口愈合情况,及时发现出血及感染征象。

（6）引流管的护理:①妥善固定引流管和引流袋,防止引流管折叠、受压或牵拉而脱出,并减少牵拉引起的疼痛。②保持引流通畅,经常从近端至远端挤压引流管,防止血块或脓液堵塞。如发现引流液突然减少,应检查引流管有无脱落和堵塞。③观察并记录引流液的颜色、性状及量,准确记录 24 小时的引流量。当引流液量逐渐减少、颜色逐渐变淡至浆液性,患者体温及血常规正常时,可考虑拔管。④每周更换引流袋2～3 次。更换引流袋和敷料时,严格执行无菌操作,防止污染和避免引起逆行感染。

（7）术后并发症的观察及护理。①切口感染:是阑尾切除术后最常见的并发症,多见于化脓性或穿孔性阑尾炎。切口感染可通过术中有效保护切口、彻底止血、消灭无效腔等措施得到预防。一般临床表现为术后 2～3 天体温升高,切口处出现红、肿、痛。治疗原则为先试穿刺抽脓液,一经确诊立即充分敞开引流。排出脓液,放置引流,定期换药,短期内可愈合。②粘连性肠梗阻:与局部炎性渗出、手术损伤和术后长期卧床等因素有关。早期手术、术后早期下床活动可以有效预防该并发症,完全性肠梗阻者应手术治疗。③腹腔内出血:常发生在术后 24～48 小时内,多因阑尾系膜结扎线松脱或止血不彻底引起。临床表现为腹痛、腹胀和失血性休克等。一旦发生出血,应立即输血、补液及紧急手术止血。④腹腔感染或脓肿:多发生于化脓性或坏疽性阑尾炎术后,尤其多发于阑尾穿孔伴腹膜炎的患者。患者表现为体温升高、腹痛、腹胀、腹部压痛及全身中毒症状。按腹膜炎治疗和护理原则处理。⑤阑尾残株炎:阑尾残端保留过长超过 1 cm 时,术后残株易复发炎症,仍表现为阑尾炎的症状。X 线钡剂检查可明确诊断。症状较重者,应手术切除阑尾残株。⑥粪瘘:很少见。残端结扎线脱落、盲肠原有结核或癌肿等病变、手术时误伤盲肠等因素均是发生粪瘘的原因。临床表现类似阑尾周围脓肿,经非手术治疗后,粪瘘多可自行闭合。少数需手术治疗。

(三)健康教育

(1)术前向患者解释禁食的目的和意义,指导患者采取正确的卧位。

(2)指导患者术后早期下床活动,促进肠蠕动恢复,避免肠粘连。

(3)术后鼓励患者进食营养丰富的食物,以利于伤口愈合。

(4)出院指导。若出现腹痛、腹胀等症状,应及时就诊。

(张丽君)

第七节　肠　梗　阻

一、概述

肠梗阻指肠内容物在肠道中通过受阻,为常见急腹症,可由多种因素引起。起病初梗阻肠段先有解剖和功能性改变,进而发生体液和电解质的丢失、肠壁循环障碍坏死和继发感染,最后可致毒血症休克死亡。如能及时诊断、积极治疗大多能逆转病情的发展以至治愈。

二、病因

(一)机械性肠梗阻

1.肠外原因

(1)粘连与粘连带压迫:粘连可引起肠折叠扭转而造成梗阻。先天性粘连带较多见于小儿,腹部手术或腹内炎症产生的粘连是成人肠梗阻最常见的原因,但少数病例无腹部手术及炎症史。

(2)嵌顿性外疝或内疝。

(3)肠扭转常由粘连所致。

(4)肠外肿瘤或腹块压迫。

2.肠管本身的原因

(1)先天性狭窄和闭孔畸形。

(2)炎症肿瘤吻合手术及其他因素所致的狭窄。例如,炎症性肠病、肠结核、放射性损伤、肠肿瘤(尤其是结肠瘤)、肠吻合等。

(3)肠套叠在成人中较少见,多因息肉或其他肠管病变引起。

3.肠腔内原因

成团蛔虫异物或便块等引起的肠梗阻已不常见。巨大胆石通过胆囊或胆总管-十二指肠瘘管进入肠腔,产生胆石性肠梗阻的病例时有报道。

(二)动力性肠梗阻

(1)麻痹性。腹部大手术后腹膜炎、腹部外伤、腹膜后出血、某些药物肺炎、脓胸脓毒血症、低钾血症或其他全身性代谢紊乱均可并发麻痹性肠梗阻。

(2)痉挛性。肠道炎症及神经系统功能紊乱均可引起肠管暂时性痉挛。

(三)血管性肠梗阻

肠系膜动脉栓塞或血栓形成和肠系膜静脉血栓形成为主要病因。各种病因引起肠梗阻的频率随年代地区、民族医疗卫生条件等不同而有所不同。例如,年前嵌顿疝所致的机械性肠梗阻的发生率最高,随着医疗水平的提高、预防性疝修补术得到普及,现已明显减少,而粘连所致的肠梗阻的发生率明显上升。

三、病理改变

单纯性完全机械性肠梗阻发生后,梗阻部位以上的肠腔扩张,肠壁变薄,黏膜易有糜烂和溃疡发生,浆膜可被撕裂,整个肠壁可因血供障碍而坏死穿孔,梗阻以下部分肠管多呈空虚坍陷。

麻痹性肠梗阻时,肠管扩张、肠壁变薄。

在绞窄性肠梗阻的早期,由于静脉回流受阻,小静脉和毛细血管可发生淤血、通透性增加甚至破裂而渗出血浆或血液,此时肠管内因充血和水肿而呈紫色,继而出现动脉血流受阻、血栓形成,肠壁因缺血而坏死,肠内细菌和毒素可通过损伤的肠壁进入腹腔,坏死的肠管呈紫黑色,最后可自行破裂。

四、病理生理

肠梗阻的主要病理生理改变为肠膨胀、体液和电解质的丢失、感染和毒血症。这些改变的严重程度视梗阻部位的高低、梗阻时间的长短以及肠壁有无血液供应障碍而不同。

(一)肠膨胀

机械性肠梗阻时,梗阻以上的肠腔因积液、积气而膨胀,肠段对梗阻的最先反应是增强蠕动,而强烈的蠕动引起肠绞痛。此时食管上端括约肌发生反射性松弛,患者在吸气时不自觉地将大量空气吞入胃肠,因此肠腔积气的70%是咽下的空气,其中大部分是氮气,不易被胃肠吸收,其余30%的积气是肠内酸碱中和与细菌发酵作用产生的,后弥散至肠腔的 CO_2、H_2、CH_4 等气体。正常成人每天消化道分泌的唾液、胃液、胆液、胰液和肠液的总量约 8 L,绝大部分被小肠黏膜吸收,以保持体液平衡。肠梗阻时大量液体和气体聚积在梗阻近端引起肠膨胀,而膨胀能抑制肠壁黏膜吸收水分,以后又刺激其增加分泌,如此肠腔内液体越积越多,使肠膨胀进行性加重。单纯性肠梗阻的肠管内压力一般较低,初始常低于 8 cmH_2O(1 cmH_2O=98 Pa)。

但随着梗阻时间的延长,肠管内压力甚至可达到 18 cmH_2O。结肠梗阻时肠腔内压力多平均在25 cmH_2O。结肠梗阻时肠腔内压力平均多在 25 cmH_2O 以上,甚至有高到 52 cmH_2O。肠管内压力的增高可使肠壁静脉回流障碍,引起肠壁充血水肿,通透性增加。肠管内压力继续增高可使肠壁血流阻断,使单纯性肠梗阻变为绞窄性肠梗阻。严重的肠膨胀甚至可使横膈抬高,影响患者的呼吸和循环功能。

(二)体液和电解质的丢失

肠梗阻时肠膨胀可引起反射性呕吐。高位小肠梗阻时呕吐频繁,大量水分和电解质被排出体外。如梗阻位于幽门或十二指肠上段,呕出过多胃酸,则易产生脱水和低氯低钾性碱中毒。如梗阻位于十二指肠下段或空肠上段,则重碳酸盐的丢失严重。低位肠梗阻,因肠黏膜吸收功能降低而分泌液量增多,梗阻以上肠腔中积留大量液体,有时多达 5～10 L,内含大量碳酸氢钠。这些液体虽未被排出体外,但封闭在肠腔内不能进入血液,等于体液的丢失。此外,过度的肠膨胀影响静脉回流,导致肠壁水肿和血浆外渗,在绞窄性肠梗阻时,血和血浆的丢失尤其严重。因此,患者多发生脱水伴少尿、氮质血症和酸中毒。如持续脱水,血液进一步浓缩,则导致低血压和低血容量休克。失钾和不进饮食所致的血钾过低可引起肠麻痹,进而加重肠梗阻的发展。

(三)感染和毒血症

正常人的肠蠕动使肠内容物经常向前流动和更新,因此小肠内是无菌的,或只有极少数细菌。单纯性机械性小肠梗阻时,肠内纵有细菌和毒素也不能通过正常的肠黏膜屏障,因而危害不大。若梗阻转变为绞窄性,开始时,静脉血流被阻断,受累的肠壁渗出大量血液和血浆,使血容量进一步减少,继而动脉血流被阻断而加速肠壁的缺血性坏死。绞窄段肠腔中的液体含大量细菌(如梭状芽孢杆菌、链球菌、大肠埃希菌等)、血液和坏死组织,细菌的毒素以及血液和坏死组织的分解产物均具有极强的毒性。这种液体通过破损或穿孔的肠壁进入腹腔后,可引起强烈的腹膜刺激和感染,被腹膜吸收后,则引起脓毒血症。严重的腹膜炎和毒血症是导致肠梗阻患者死亡的主要原因。

除上述三项主要的病理生理改变之外,绞窄性肠梗阻往往还伴有肠壁、腹腔和肠腔内的渗血,绞窄的肠襻越长,失血量越大,亦是导致肠梗阻患者死亡的原因之一。

五、临床表现

症状和体征典型的肠梗阻是不难诊断的,但缺乏典型表现者诊断较困难。X 线腹部透视或摄片检查对证实临床诊断、确定肠梗阻的部位很有帮助。正常人腹部 X 线平片上只能在胃和结肠内见到少量气体。如小肠内有气体和液平面,表明肠内容物通过障碍,提示肠梗阻的存在。通常要经过 6 小时,急性小肠梗阻患者的肠内才会积聚足够的液体和气体,形成明显的液平面。经过 12 小时,肠扩张的程度达到诊断水平。结肠梗阻发展到出现 X 线征象的时间就更长。充气的小肠特别是空肠可从横绕肠管的环状襞加以辨认,并可与具有结肠袋影的结肠相区别。此外,典型的小肠肠型多在腹中央部分,而结肠影在腹周围或在盆腔。根据患者体力情况可采用立式或卧式,从正位或侧位摄片,必要时进行系列摄片。

肠梗阻的诊断确定后,应进一步鉴别梗阻的类型。不同类型肠梗阻的治疗及预后方面差异很大,如机械性肠梗阻多需手术解除,动力性肠梗阻则可用保守疗法治愈,绞窄性肠梗阻应尽早进行手术,而单纯性机械性肠梗阻可先试行保守治疗。鉴别方法如下。

(一)鉴别机械性肠梗阻和动力性肠梗阻

首先要从病史上分析有无机械梗阻因素。动力性肠梗阻包括常见的麻痹性和少见的痉挛性肠梗阻。机械性肠梗阻的特征是阵发性肠绞痛、肠鸣音亢进和非对称性腹胀;麻痹性肠梗阻的特征为无绞痛、肠鸣音消失和全腹均匀膨胀;痉挛性肠梗阻可有剧烈腹痛突然发作和消失,间歇期不规则,肠鸣音减弱而不消失,但无腹胀。X 线腹部平片有助于两者的鉴别:机械性梗阻的肠胀气局限于梗阻部位以上的肠段;麻痹性梗阻时,全部胃、小肠和结肠均有胀气,程度大致相同;痉挛性梗阻时,肠无明显胀气和扩张。每隔 5 分钟拍摄正、侧位腹部平片以观察小肠有无运动,常可鉴别机械性与麻痹性肠梗阻。

(二)鉴别单纯性肠梗阻和绞窄性肠梗阻

绞窄性肠梗阻可于单纯性机械性肠梗阻的基础上发生,单纯性肠梗阻因治疗不善而转变为绞窄性肠梗阻的占 15%～43%,一般认为出现下列征象应疑有绞窄性肠梗阻。

(1)急骤发生的剧烈腹痛持续不减,或由阵发性绞痛转变为持续性腹痛,疼痛的部位较为固定。若腹痛涉及背部,提示肠系膜受到牵拉,更提示为绞窄性肠梗阻。

(2)腹部有压痛、反跳痛和腹肌强直,腹胀与肠鸣音亢进则不明显。

(3)呕吐物、胃肠减压引流物、腹腔穿刺液含血液,亦可有便血。

(4)全身情况急剧恶化,毒血症表现明显,可出现休克。

(5)X 线平片检查可见梗阻部位以上肠段扩张并充满液体,状若肿瘤或呈“C”形面,被称为“咖啡豆征”,在扩张的肠管间常可见有腹水。

(三)鉴别小肠梗阻和结肠梗阻

高位小肠梗阻呕吐频繁而腹胀较轻,低位小肠梗阻与之相反。结肠梗阻的临床表现与低位小肠梗阻相似,但 X 线腹部平片检查则可区别。小肠梗阻是充气之肠襻遍及全腹,液平较多,而结肠则不显示。若为结肠梗阻,则在腹部周围可见扩张的结肠和袋形,小肠内积气则不明显。

(四)鉴别完全性肠梗阻和不完全性肠梗阻

完全性肠梗阻多为急性发作而且症状明显,不完全性肠梗阻则多为慢性梗阻,症状不明显,往往为间歇性发作。X 线平片检查完全性肠梗阻者肠襻充气扩张明显,不完全性肠梗阻则反之。

(五)肠梗阻病因的鉴别诊断

判断病因可从年龄、病史、体检、X 线检查等方面的分析着手。例如,以往有过腹部手术、创伤、感染的病史,应考虑肠粘连或粘连带所致的梗阻。如患者有肺结核,应想到肠结核或腹膜结核引起肠梗阻的可能。遇风湿性心瓣膜病伴心房颤动、动脉粥样硬化或闭塞性动脉内膜炎的患者,应考虑肠系膜动脉栓塞,而门静脉高压和门静脉炎可致门静脉栓塞,这些动静脉血流受阻是血管性肠梗阻的常见原因。在儿童中,蛔虫引起肠堵塞偶可见到;3 岁以下婴幼儿中原发性肠套叠多见;青、中年患者的常见病因是肠粘连、嵌顿性外疝和肠扭转;老年人的常见病因是结肠癌、乙状结肠扭转和便块堵塞,而结肠梗阻病例的 90% 为癌性梗阻。成人中肠套叠少见,多继发于 Meckel 憩室、肠息肉和肿瘤。在腹部检查时,要特别注意腹部手术切口瘢痕和隐蔽的外疝。

腹痛、呕吐、腹胀、便秘和停止排气是肠梗阻的典型症状,但在各类肠梗阻中轻重并不一致。

1.腹痛

肠梗阻的患者大多有腹痛。在急性完全性机械性小肠梗阻患者中,腹痛表现为阵发性绞痛。腹痛是由梗阻部位以上的肠管强烈蠕动引起,多位于腹中部,常突然发作,逐步加剧至高峰,持续数分钟后缓解。间隙期可以完全无痛,但过段时间后可以再发,绞痛的程度和间隙期的长短则视梗阻部位的高低和病情的缓急而异。一般而言,十二指肠、上段空肠梗阻时,呕吐可起减压作用,患者绞痛较轻。而低位回肠梗阻则可因肠胀气抑制肠蠕动,故绞痛亦轻。唯急性空肠梗阻时绞痛较剧烈,一般每 2～5 分钟即发作一次。不完全性肠梗阻腹痛较轻,在一阵肠鸣或排气后可见缓解。慢性肠梗阻亦然,且间隙期亦长。急性机械性结肠梗阻时,腹痛多在下腹部,一般较小肠梗阻为轻。结肠梗阻时若回盲瓣功能正常,结肠内容物不能逆流到小肠,肠腔因而逐渐扩大,压力增高,因之,除阵发性绞痛外可有持续性钝痛。若此种情况出现,应注意有闭襻性肠梗阻的可能性。发作间隙期的持续性钝痛亦是绞窄性肠梗阻的早期表现。如若肠壁已发生缺血坏死则呈持续性剧烈腹痛。至于麻痹性肠梗阻,由于肠肌已无蠕动能力,故无肠绞痛发作,可由高度肠管膨胀引起腹部持续性胀痛。

2.呕吐

肠梗阻患者几乎都有呕吐,早期为反射性呕吐,吐出物多为胃内容物。后期则为反流性呕吐,因梗阻部位高低而不同,部位越高,呕吐越频越剧烈。低位小肠梗阻时呕吐较轻亦较疏。结肠梗阻时,由于回盲瓣可以阻止反流,故早期可无呕吐,但后期因肠腔过度充盈而回盲瓣关闭不全时,亦有较剧烈的呕吐,吐出物可含便汁。

3.腹胀

腹胀是较迟出现的症状,其程度与梗阻部位有关。高位小肠梗阻由于频繁呕吐多无明显腹胀;低位小肠梗阻或结肠梗阻的晚期常有显著的全腹膨胀;闭襻性梗阻的肠段膨胀很突出,常呈不对称的局部膨胀;麻痹性肠梗阻时,全部肠管均膨胀扩大,故腹胀显著。

4.便秘和停止排气

完全性肠梗阻时,患者排便和排气现象消失。但在高位小肠梗阻最初的2～3天,如梗阻以下肠腔内积存了粪便和气体,则仍有排便和排气现象,不能因此否定完全性梗阻的存在。同样,绞窄性肠梗阻如肠扭转、肠套叠以及结肠癌所致的肠梗阻等都仍可有血便或脓血便排出。

5.全身症状

单纯性肠梗阻患者一般无明显的全身症状,但呕吐频繁和腹胀严重者必有脱水,血钾过低者有疲软、嗜睡、乏力和心律失常等症状。绞窄性肠梗阻患者的全身症状最显著,早期即有虚脱,很快进入休克状态。伴有腹腔感染者,腹痛持续并扩散至全腹,同时有畏寒、发热、白细胞增多等感染和毒血症表现。

六、治疗措施

肠梗阻的治疗方法取决于梗阻的原因、性质、部位、病情和患者的全身情况。但不论采取何种治疗方法,纠正肠梗阻所引起的水、电解质和酸碱平衡的失调,做胃肠减压以改善梗阻部位以上肠段的血液循环以及控制感染等皆属必要。

(一)纠正脱水、电解质丢失和酸碱平衡失调

脱水与电解质的丢失与病情及病类有关。应根据临床经验与血化验结果予以估计。一般成人症状较轻的约需补液1 500 mL,有明显呕吐的则需补3 000 mL,而伴周围循环虚脱和低血压时则需补液4 000 mL以上。若病情一时不能缓解,则尚需补给从胃肠减压及尿中排泄的量以及正常的每天需要量。当尿量排泄正常时,尚需补给钾盐。低位肠梗阻患者多因碱性肠液丢失易发酸中毒,而高位肠梗阻患者则因胃液和钾的丢失易发生碱中毒,皆应予相应的纠正。在绞窄性肠梗阻和机械性肠梗阻的晚期,可有血浆和全血的丢失,造成血液浓缩或血容量的不足,故尚应补给全血或血浆、白蛋白等,方能有效地消除循环障碍。

在制订或修改此项计划时,必须根据患者的呕吐情况,脱水体征,每小时尿量和尿比重,血钠离子、钾离子、氯离子、二氧化碳结合力,血肌酐以及血细胞压积、中心静脉压的测定结果加以调整。由于酸中毒、血浓缩,钾离子从细胞内逸出,血钾测定有时不能真实地反映细胞缺钾情况。而应进行心电图检查作为补充。补充体液和电解质、纠正酸碱平衡失调的目的在于维持机体内环境的相对稳定,保持机体的抗病能力,使患者在肠梗阻解除之前渡过难关,能在有利的条件下

经受外科手术治疗。

(二)胃肠减压

通过胃肠插管减压可引出吞入的气体和滞留的液体,解除肠膨胀,避免吸入性肺炎,减轻呕吐,改善由于腹胀引起的循环和呼吸窘迫症状,在一定程度上能改善梗阻以上肠管的淤血、水肿和血液循环。少数轻型单纯性肠梗阻经有效的减压后肠腔可恢复通畅,胃肠减压可减少手术操作困难,提高手术的安全性。

减压管有两种:较短的一种是列文氏管(Levin 管),可放置在胃或十二指肠内,操作方便,对高位小肠梗阻减压有效;另一种减压管是米勒雅培管(Miller-Abbott 管),长数米,适用于较低位小肠梗阻和麻痹性肠梗阻的减压,但操作费时,放置时需要 X 线透视以确定管端的位置。结肠梗阻发生肠膨胀时,插管减压无效,常需手术减压。

(三)控制感染和毒血症

肠梗阻时间过长或发生绞窄时,肠壁和腹膜常有多种细菌感染(如大肠埃希菌、梭形芽孢杆菌、链球菌等),积极地采用以抗革兰阴性杆菌为重点的广谱抗生素静脉滴注治疗十分重要,动物实验和临床实践都证实,应用抗生素可以显著降低肠梗阻的病死率。

(四)解除梗阻恢复肠道功能

对单纯性机械性肠梗阻,尤其是早期不完全性肠梗阻,如由蛔虫、便块堵塞或炎症粘连等所致的肠梗阻可行非手术治疗。早期肠套叠、肠扭转引起的肠梗阻亦可在严密的观察下先行非手术治疗。动力性肠梗阻除非伴有外科情况,不需手术治疗。

非手术治疗除前述各项治疗外,尚可加用下列措施。

(1)油类。可用液状石蜡、生豆油或菜油 200~300 mL 分次口服或由胃肠减压管注入。适用于病情较重,体质较弱者。

(2)麻痹性肠梗阻如无外科情况可用新斯的明注射、腹部芒硝热敷等治疗。

(3)针刺足三里、中脘、天枢、内关、合谷、内庭等穴位可作为辅助治疗。

绝大多数机械性肠梗阻需做外科手术治疗,缺血性肠梗阻和绞窄性肠梗阻更宜及时手术处理。

外科手术的主要内容:①松解粘连或嵌顿性疝,整复扭转或套叠的肠管等,以消除梗阻的局部原因。②切除坏死的或有肿瘤的肠段,引流脓肿等,以清除局部病变。③肠造瘘术可解除肠膨胀,便于肠段切除,肠吻合术可绕过病变肠段,恢复肠道的通畅。

七、急救护理

肠梗阻护理要点是矫正因肠梗阻引起的全身性生理紊乱和解除梗阻而采取的相应措施,即胃肠减压,纠正水、电解质紊乱和酸碱失衡,防治感染和中毒。采用非手术疗法过程中,需严密观察病情变化。如病情不见好转或继续恶化,应及时为医师提供信息,修改治疗方案。有适应证者积极完善术前准备,尽早行手术解除梗阻,加强围术期护理。

(一)护理目标

(1)严密观察病情变化,使患者迅速进入诊断、治疗程序。

(2)维持有效的胃肠减压。

(3)减轻症状,如疼痛、腹胀、呼吸困难等。

(4)加强基础护理,增加患者的舒适感。

（5）做好水分、电解质管理。

（6）预防各种并发症，提高救治成功率。

（7）加强心理护理，增强患者战胜疾病的信心。

（8）帮助患者及家属掌握自护知识，为患者回归正常生活做准备。

（二）护理措施

1.密切观察病情变化

（1）意识及表情变化能够反映中枢神经系统血液灌注情况。意识由清醒变模糊或昏迷提示病情加重。

（2）监测患者血压、脉搏、呼吸及体温，每15～30分钟，记录尿量，观察腹痛、腹胀、呕吐、肛门排气排便情况。如果患者有口渴、尿量减少、脉率增快、脉压缩小、烦躁不安、面色苍白等表现，为早期休克征象，应加快输液速度，配合医师进行抢救。早期单纯性肠梗阻患者，全身情况无明显变化，后因呕吐，水、电解质紊乱，可出现脉搏细速、血压下降、面色苍白、眼球凹陷、皮肤弹性减退以及四肢发凉等中毒性休克征象，尤以绞窄性肠梗阻更为严重。

（3）注意有无突发的剧烈腹痛、腹胀明显加重等异常情况。若出现持续剧烈的腹痛，频繁的呕吐，非手术治疗疗效不明显，有明显的腹膜炎表现以及呕血、便血等症状，为绞窄性肠梗阻表现，应尽早配合医师行手术治疗。

（4）密切观察患者术后一般情况，应每30～60分钟测血压、脉搏1次，平稳后可根据医嘱延长测定时间。对重症患者进行心电监护，预防中毒性休克。如发现异常情况要及时通知医师，做好抢救工作。

（5）保持各引流管通畅，妥善固定，防止挤压扭曲，同时密切观察引流液的性状，如量、颜色及气味等。

2.胃肠减压的护理

（1）肠梗阻的急性期须禁食，并保持有效的胃肠减压。可吸出肠道内气体和液体，减轻腹胀，降低肠腔内压力，改善肠壁血液循环，有利于改善局部病变及全身情况。关心安慰患者，讲解胃肠减压的作用及重要性，使患者重视胃肠减压的作用。

（2）妥善固定胃管，每2小时抽吸1次，避免折曲或脱出，保持引流通畅，若引流不畅时可用等渗盐水冲洗胃管，观察引出物的色、质、量并记录。

（3）避免胃内存留大量的液体和气体，影响药物的保存和吸收。注意操作时，动作要轻柔，避免牵拉胃管引起患者不适，注射完毕，一定要夹紧胃管2～3小时，以利于药物吸收及进入肠道。

（4）动态观察胃肠吸出物的颜色及量。若吸出物减少及变清，肠鸣音恢复，表示梗阻正在缓解；若吸出物的量较多，有便臭味或呈血性，表示肠梗阻未解除，促使细菌繁殖或者引起肠管血液循环障碍，应及早通知医师，采取合理手术治疗。

（5）术后更应加强胃肠减压的护理。每天记录胃液量，便于医师参考补液治疗。注意胃液性质，发现有大量血性液体引出时，应及时报告医师处理。

3.体位和活动的护理

（1）非手术患者卧床休息：在血压稳定的情况下，可采取半卧位，以减轻腹痛、腹胀，并有利于呼吸。

（2）术后待生命体征平稳后采用半卧位，以利于腹腔内渗出液流向盆腔而利于吸收（盆腔内腹膜吸收能力较强），使感染局限化，减少膈下感染，减轻腹部张力，减轻切口疼痛，有利于切口愈合。有造瘘口者，应向造瘘口侧卧，以防肠内大便或肠液流出污染腹部切口或从造瘘口基底部刀口流入肠腔而致感染。护理人员应经常协助患者维持好半卧位。

(3)指导和协助患者活动:术后 6 小时血压平稳后,可在床上翻身,动作宜小且轻缓,术后第一天可协助患者坐起并拍背促进排痰。同时鼓励患者早期下床活动,有利于肠蠕动恢复,防止肠粘连,促进生理功能和体力的恢复,防止肺不张。

(4)被动、主动活动双下肢,防止下肢静脉血栓形成。瘦、弱、年老的患者要特别注意骶尾部的皮肤护理,防止因受压过久发生压疮。

4.腹痛的护理

(1)患者主诉疼痛时应立即采取相应的处理措施,如给予其舒适的体位、同情安慰患者、让患者做深呼吸等。但在明确诊断前禁用强镇痛药物。

(2)禁食,保持有效的胃肠减压。

(3)观察腹痛的部位、性质、程度、进展情况。单纯性机械性肠梗阻一般为阵发性剧烈绞痛;绞窄性肠梗阻往往为持续性腹痛伴有阵发性加重,疼痛也较剧烈;麻痹性肠梗阻腹痛往往不明显,阵发性绞痛尤为少见;结肠梗阻一般为胀痛。要观察生命体征变化,判断有无绞窄性肠梗阻及休克的发生,为治疗时机选择提供依据。

5.呕吐的观察及护理

(1)呕吐时,协助患者坐起或使其头侧向一边,及时清理呕吐物,防止窒息和引起吸入性肺炎。

(2)呕吐后用温开水漱口,保持口腔清洁,清洁颜面部,并观察记录呕吐时间、次数、性质、量等。维持口腔清洁卫生,每天口腔护理 2 次,防止口腔感染。

(3)留置胃肠减压后仍出现呕吐者,应考虑是否存在引流不畅,检查胃管是否移位或脱出,管道是否打折、扭曲,管腔是否堵塞,应及时给予相应的处理。

6.腹部体征的观察及护理

(1)评估、记录腹胀的程度,观察病情变化。观察腹部外形,每小时听诊肠鸣音 1 次,若腹胀伴有阵发性腹绞痛,肠鸣音亢进,甚至有气过水声或金属音,应严密观察。麻痹性肠梗阻时全腹膨胀显著,但不伴有肠型;闭襻性肠梗阻可以出现局部膨胀;因回盲瓣关闭,结肠梗阻可以显示腹部高度膨胀,而且往往不对称。

(2)动态观察是否有肛门排气、排便。

(3)减轻腹胀的措施有胃管引流,保持有效负压吸引,热敷或按摩腹部。如无绞窄性肠梗阻,可从胃管注入液状石蜡,每次 20~30 mL,促进排气、排便。

7.加强水、电解质管理

(1)准确记录 24 小时出入量、每小时尿量,作为调整输液量的参考指标。

(2)遵医嘱尽快补充水和电解质。护士应科学、合理地安排补液顺序。危及生命的电解质紊乱,如低钾,要优先补给。

(3)维持有效的静脉通道,必要时建立中心静脉通道。加强局部护理。

8.预防感染的护理

(1)为患者执行各项治疗、操作时严格遵守无菌技术原则。接触患者前后均用流水洗手,防止交叉感染。

(2)有引流管者,应每天更换引流袋,保持引流通畅。

(3)禁食和胃肠减压期间,应用生理盐水或漱口液进行口腔护理,每天 3 次,防止口腔炎的发生。

(4)对留置导尿管者,应用 0.1%苯扎溴铵消毒尿道口或抹洗外阴,每天 3 次。

(5)加强皮肤护理,及时擦干汗液、清理呕吐物及更换衣被。每 2 小时变换体位 1 次,按摩骨突部位,防止压疮的发生。

9.引流管的护理

(1)术后因病情需要放置腹腔引流管时,护士应明确引流管的放置位置及作用,注意引流管是否固定牢固,有无扭曲、阻塞等。

(2)术后每 30 分钟挤压 1 次引流管,保持引流管通畅,避免管腔被血块堵塞。

(3)注意观察引流液的量及性质,及时准确地向医师报告病情。

(4)在操作过程中注意无菌操作,防止逆行感染。

10.饮食护理

待胃肠功能恢复,肛门排气后,给患者少量流质饮食。肠切除者,应在肛门排气后 1~2 天才能开始进食流质饮食。进食后如无不适,逐渐过渡至半流、软质、普通饮食。给予无刺激、易消化、营养丰富及富含纤维素的食物。有造瘘口者应避免进食产气、产酸和刺激性的食物,如蛋、洋葱、芹菜、蒜或含糖高的食物,以免产生臭气。随着病情恢复,造瘘口功能逐渐健全,两周左右可进容易消化的少渣普食及含纤维素高的食物,不但可使粪便成形,便于护理,而且可以起到扩张造瘘口的作用。

11.心理护理

肠梗阻发病急,疼痛剧烈,患者一般有紧张、恐惧、焦虑等不良情绪,入院后急于得到治疗,缓解疼痛。护士应耐心安慰、解释,与家属做好沟通工作,共同鼓励、关心患者。

(1)介绍环境及负责医师、护士,协助患者适应新环境。为患者提供安静、整洁、舒适的环境,避免不良刺激。

(2)治疗操作前简单解释,操作轻柔,尽量减少引起患者恐惧的医源性因素。

(3)用浅显的语言向患者解释疾病的原因、治疗措施及手术需要的配合。

(4)对患者的感受表示理解,耐心倾听,鼓励其说出自己心中的感受,给予帮助。

(5)避免在与医师、家属充分沟通前,直接同患者谈论病情的严重性。

(三)健康教育

(1)养成良好的生活习惯,如生活起居要有规律,每天定时排便,排便时集中精力,即使无便意也要做排便动作,保持大便通畅。

(2)饱餐后不宜剧烈运动和劳动,防止发生肠扭转。

(3)定期复诊。有腹胀、腹痛等不适时,及时到医院检查。及早发现引起肠梗阻的因素,早诊断、早治疗。

(张丽君)

第八节 小 肠 破 裂

一、概述

小肠是消化管中最长的一段肌性管道,也是消化与吸收营养物质的重要场所。人类小肠全长3~9 m,平均5~7 m,个体差异很大。其分为十二指肠、空肠和回肠三部分,十二指肠属上消化道,空肠及其以下肠段属下消化道。

各种外力的作用所致的小肠穿孔称为小肠破裂。小肠破裂在战时和平时均较常见,多见于交通事故、工矿事故、生活事故如坠落、挤压、刀伤和火器伤。小肠可因穿透性与闭合性损伤造成肠管破裂或肠系膜撕裂。小肠占满整个腹部,又无骨骼保护,因此易于受到损伤。由于小肠壁厚,血运丰富,故无论是穿孔修补或肠段切除吻合术,其成功率均较高,发生肠瘘的机会少。

二、护理评估

(一)健康史

了解患者腹部损伤的时间、地点及致伤源、伤情、就诊前的急救措施、受伤至就诊之间的病情变化,如果患者神志不清,应询问目击人员。

(二)临床表现

小肠破裂后在早期即产生明显的腹膜炎的体征,这是因为肠管破裂肠内容物溢出至腹腔所致。症状以腹痛为主,程度轻重不同,可伴有恶心及呕吐,腹部检查肠鸣音消失,腹膜刺激征明显。

小肠损伤初期一般均有轻重不等的休克症状,休克的深度除与损伤程度有关外,主要取决于内出血的多少,表现为面色苍白、烦躁不安、脉搏细速、血压下降、皮肤发冷等。若为多发性小肠损伤或肠系膜撕裂大出血,可迅速发生休克并进行性恶化。

(三)辅助检查

1.实验室检查

白细胞计数升高说明腹腔炎症;血红蛋白含量取决于内出血的程度,内出血少时变化不大。

2.X线检查

X线透视或摄片,检查有无气腹与肠麻痹的征象,因为一般情况下小肠内气体很少,且损伤后伤口很快被封闭,不但膈下游离气体少见,且使一部分患者早期症状隐匿。因此,阳性气腹有诊断价值,但阴性结果也不能排除小肠破裂。

3.腹部B超检查

对小肠及肠系膜血肿、腹水均有重要的诊断价值。

4.CT或磁共振检查

对小肠损伤有一定诊断价值,而且可对其他脏器进行检查,有时可能发现一些未曾预料的损伤,有助于减少漏诊。

5.腹腔穿刺

腹腔穿刺有混浊的液体或胆汁色的液体说明肠破裂,穿刺液中白细胞、淀粉酶含量均升高。

(四)治疗原则

小肠破裂一旦确诊,应立即进行手术治疗。手术方式以简单修补为主。肠管损伤严重时,则应做部分小肠切除吻合术。

(五)心理、社会因素

小肠损伤大多在意外情况下突然发生,加之伤口、出血及内脏脱出的视觉刺激和对预后的担忧,患者多表现为紧张、焦虑、恐惧。应了解其患病后的心理反应,对本病的认知程度和心理承受能力,家属及亲友对其支持情况、经济承受能力等。

三、护理问题

(一)有体液不足的危险

体液不足与创伤致腹腔内出血、体液过量丢失、渗出及呕吐有关。

(二)焦虑、恐惧

焦虑、恐惧与意外创伤的刺激、疼痛、出血、内脏脱出的视觉刺激及担心疾病的预后等有关。

(三)体温过高

体温过高与腹腔内感染毒素吸收和伤口感染等因素有关。

(四)疼痛

疼痛与小肠破裂或手术有关。

(五)潜在并发症

腹腔感染、肠瘘、失血性休克。

(六)营养失调,低于机体需要量

营养失调与消化道的吸收面积减少有关。

四、护理目标

(1)患者体液平衡得到维持,生命体征稳定。

(2)患者情绪稳定,焦虑或恐惧减轻,主动配合医护工作。

(3)患者体温维持正常。

(4)患者主诉疼痛有所缓解。

(5)护士密切观察病情变化,如发现异常,及时报告医师,并配合处理。

(6)患者体重不下降。

五、护理措施

(一)一般护理

1.伤口处理

对开放性腹部损伤者,妥善处理伤口,及时止血和包扎固定。若有肠管脱出,可用消毒或清洁器皿覆盖保护后再包扎,以免肠管受压、缺血而坏死。

2.病情观察

密切观察生命体征的变化,每15分钟测定脉搏、呼吸、血压1次。重视患者的主诉,若主诉心慌、脉快、出冷汗等,及时报告医师。不注射止痛药(诊断明确者除外),以免掩盖伤情。不随意搬动伤者,以免加重病情。

3.腹部检查

每30分钟检查1次腹部体征,注意腹膜刺激征的程度和范围变化。

4.禁食和灌肠

禁食和灌肠可避免肠内容物进一步溢出,造成腹腔感染或加重病情。

5.补充液体和营养

注意纠正水、电解质及酸碱平衡失调,保证输液通畅,对伴有休克或重症腹膜炎的患者可进行中心静脉补液,这不仅可以保证及时大量的液体输入,而且有利于中心静脉压的监测,根据患者具体情况,适量补给全血、血浆或人血清蛋白,尽可能补给足够的热量和蛋白质、氨基酸及维生素等。

(二)心理护理

关心患者,加强交流,讲解相关病情、治疗方式及预后,使患者了解自己的病情,消除患者的焦虑和恐惧,保持良好的心理状态,并与其一起制订合适的应对机制,鼓励患者,增加治疗的信心。

(三)术后护理

1.妥善安置患者

麻醉清醒后取半卧位,有利于腹腔炎症的局限,改善呼吸状态。了解手术的过程,查看手术的部位,对引流管、输液管、胃管及氧气管等进行妥善固定,做好护理记录。

2.监测病情

观察患者血压、脉搏、呼吸、体温的变化。注意腹部体征的变化。适当应用止痛药,减轻患者的不适。若切口疼痛明显,应检查切口,排除感染。

3.引流管的护理

腹腔引流管保持通畅,准确记录引流液的性状及量。腹腔引流液应为少量血性液,若为绿色或褐色渣样物,应警惕腹腔内感染或肠瘘的发生。

4.饮食

继续禁食、胃肠减压,待肠功能逐渐恢复、肛门排气后,方可拔除胃肠减压管。拔除胃管当日可进清流质饮食,第2天进流质饮食,第3天进半流质饮食,逐渐过渡到普食。

5.营养支持

维持水、电解质和酸碱平衡,增加营养。维生素主要是在小肠被吸收,小肠部分切除后,要及时补充维生素C、维生素D、维生素K和复合维生素B等维生素和微量元素钙、镁等,可经静脉、肌内注射或口服进行补充,预防贫血,促进伤口愈合。

(四)健康教育

(1)注意饮食卫生,避免暴饮暴食,进易消化食物,少食刺激性食物,避免腹部受凉和饭后剧烈活动,保持排便通畅。

(2)注意适当休息,加强锻炼,增加营养,特别是回肠切除的患者要长期定时补充维生素 B_{12} 等营养素。

(3)定期门诊随访。若有腹痛、腹胀、停止排便及伤口红、肿、热、痛等不适,应及时就诊。

(4)加强社会宣传,增进劳动保护、安全生产、安全行车、遵守交通规则等知识,避免损伤等意外的发生。

(5)普及各种急救知识,在发生意外损伤时,能进行简单的自救或急救。

(6)无论腹部损伤的轻重,都应经专业医务人员检查,以免贻误诊治。

(张丽君)

第九节　结　肠　癌

结肠癌是发生于结肠部位的常见消化道恶性肿瘤,近年来发病率呈逐年上升趋势。据世界肿瘤流行学调查统计,结肠癌在美国、加拿大、丹麦等发达地区发病率高,且城市居民的发病率高于农村。据相关数据统计显示,结肠癌发病率在我国位于恶性肿瘤第 3 位,位于恶性肿瘤死因的第 5 位,发病率随年龄的增加而逐步上升,我国以 41~65 岁人群发病率高,且有结肠癌多于直肠癌的趋势,男女之比为(2~3):1。结肠癌好发于乙状结肠,依次为盲肠、升结肠、横结肠和降结肠,肝曲及脾曲较少见。癌肿多为单个,少数病例可同时或先后有一个以上的癌肿。扩散和转移的方式为直接浸润、淋巴转移(常见)、血行转移、种植转移。

一、病因与发病机制

结肠癌的病因虽未明确,但其相关的高危因素逐渐被认识。根据流行病学调查结果和临床观察分析,可能与以下因素有关:①在许多临床病例中发现结肠息肉可以恶变,其中乳头状腺瘤最易恶变,可达 40%;在家族性息肉病的患者中,癌变的发生率则更高,且具有遗传性,这说明结肠癌与结肠息肉关系密切。②部分慢性溃疡性结肠炎可以并发结肠癌,发生率可能比正常人群高出 5~10 倍。发生结肠癌的原因可能与结肠黏膜慢性炎症刺激有关,一般认为在炎症增生的过程中,经过炎性息肉阶段发生癌变。③在中国,血吸虫病并发结肠癌的病例并不少见,但对其因果关系仍有争论。④结肠癌的发生与居民的饮食习惯有关,高脂肪、高蛋白、低纤高脂的精致饮食者发病率较高,过多的腌制食品可增加肠道中致癌物质,而维生素、微量元素及矿物质的缺乏可能增加发病概率。

二、临床表现

(一)排便习惯和粪便性状改变
结肠癌早期多无症状或症状轻微,易被忽视。排便习惯和粪便性状改变,常为进展期的首发症状。表现为大便次数增多、粪便不成形或稀便。癌肿增大引起肠腔狭窄造成部分肠梗阻时,可出现腹泻与便秘交替现象。癌肿表面破溃、感染等,会出现脓血、黏液便。

(二)腹痛
腹痛也是常见的早期症状,疼痛部位不明确,为持续隐痛或仅为腹部不适或腹胀感。出现肠梗阻时,痛感剧烈,甚至出现阵发性绞痛。

(三)腹部肿块
腹部肿块以右半结肠癌多见,多为肿瘤本身,也可为粪块。若癌肿穿透肠壁并发感染,可表现为固定压痛的肿块。

(四)肠梗阻
肠梗阻多为晚期症状,一般呈低位、慢性、不完全性梗阻。有肠梗阻表现。

(五)全身症状
因长期慢性失血、癌肿溃烂、感染、毒素吸收等,患者有贫血、消瘦、乏力、低热等全身性表现。晚期出现肝大、黄疸、水肿、锁骨上淋巴结肿大及恶病质等。

(六)左半结肠癌与右半结肠癌的临床表现
1.右半结肠癌

右半结肠癌以中毒症状和腹部包块为主。右半结肠肠腔较宽大,粪便在此较稀,结肠血运及淋巴丰富,吸收能力强,癌肿多为软癌,易溃烂、坏死致出血感染及中毒。但在病情加重时也可出现肠梗阻表现。

2.左半结肠癌

左半结肠癌以肠梗阻和便秘便血为主。左半结肠肠腔相对狭小,粪便至此已黏稠成形,且该部位多为浸润型癌,肠腔常为环状狭窄,故临床上较早出现肠梗阻症状,有的甚至可出现急性梗阻。中毒症状表现轻,出现晚。

三、辅助检查

(一)实验室检查

1.大便隐血试验

大便隐血试验可作为高危人群的初筛方法及普查手段,持续阳性者应进一步检查。

2.肿瘤标志物

癌胚抗原(CEA)测定对大肠癌的诊断和术后监测有一定价值。主要用于监测大肠癌的复发,但对术前不伴有 CEA 升高的大肠癌患者术后监测复发无重要意义。

(二)影像学检查

1.X 线钡剂灌肠或气钡双重对比造影检查

X 线钡剂灌肠或气钡双重对比造影检查是诊断结肠癌的重要检查方法,可观察到结肠壁僵硬、皱襞消失、存在充盈缺损及小龛影。采用钡剂和空气灌肠双重对比的检查方法有利于显示结肠内较小的病变,清晰度明显优于单纯 X 线钡剂灌肠检查。

2.B 超和 CT 检查

B 超和 CT 检查有助于了解癌肿浸润深度及淋巴转移情况,还可提示有无腹腔种植、是否侵犯邻近组织器官或肝、肺转移灶等。

3.PET-CT 检查

PET-CT 检查即正电子发射体层显像与 X 线计算机断层成像相结合。在对病灶进行定性的同时还能准确定位,大大提高了诊断的准确性及临床实用价值。

(三)内镜检查

可通过乙状结肠镜或纤维结肠镜检查,观察病灶的部位、大小、形态、肠腔狭窄程度等,并可在直视下获取活组织行病理检查,是诊断大肠癌最有效、可靠的方法。

四、治疗要点

(一)手术治疗

手术切除是结肠癌的主要治疗方法,配合化疗、免疫治疗等可在一定程度上提高疗效。目前,机器人辅助的腹腔镜结直肠癌根治手术的报道在世界范围内日益增多,克服了传统腹腔镜手术的很多局限,使得更为精细的操作成为可能。经自然腔道内镜及单孔腹腔镜结直肠手术凭借其更为微创的优势日益成为微创外科关注的焦点之一。

1.根治性手术

(1)右半结肠切除术:适用于盲肠、升结肠及结肠肝曲部的癌肿。切除范围为回肠末端 15～20 cm、盲肠、升结肠及横结肠的右半,连同所属系膜及淋巴结。肝曲的癌肿尚需切除横结肠大部及胃网膜右动脉组的淋巴结。切除后做回、结肠端端吻合或端侧吻合(缝闭结肠断端)(图 6-3)。

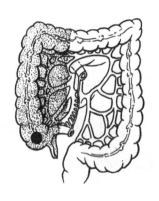
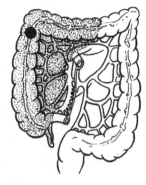

图 6-3　右半结肠切除范围

（2）左半结肠切除术：适用于降结肠、结肠脾曲部癌肿。切除范围为横结肠左半、降结肠、部分或全部乙状结肠，连同所属系膜及淋巴结。切除后做结肠与结肠或结肠与直肠端端吻合（图 6-4）。

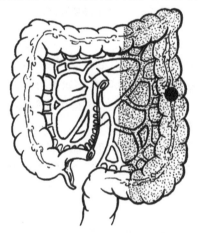

图 6-4　左半结肠切除范围

（3）横结肠切除术：适用于横结肠癌肿。切除范围为横结肠及其肝曲、脾曲。切除后做升、降结肠端端吻合。若吻合张力过大，可加做右半结肠切除，做回、结肠吻合（图 6-5）。

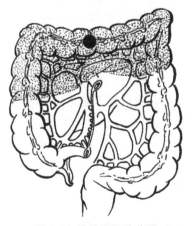

图 6-5　横结肠切除范围

（4）乙状结肠癌肿的根治切除：根据癌肿的具体部位，除切除乙状结肠外，或做降结肠切除或部分直肠切除。做结肠直肠吻合（图6-6）。

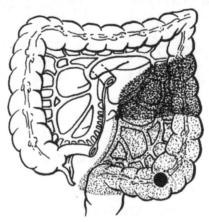

图6-6 乙状结肠切除范围

2.姑息性手术

肿瘤局部浸润广泛，或与周围组织、脏器固定不能切除时，若肠管已梗阻或不久可能梗阻，可用肿瘤远侧与近侧的短路手术，也可做结肠造口术。如果有远处脏器转移而局部肿瘤尚允许切除时，可用局部姑息切除，以解除梗阻、慢性失血、感染中毒等症状。

3.结肠癌并发急性肠梗阻的处理

肿瘤局部浸润广泛，或与周围组织、脏器固定不能切除时，若肠管已梗阻或不久可能梗阻，可行肿瘤远侧与近侧的短路手术，也可做结肠造口术。如果有远处脏器转移而局部肿瘤尚允许切除时，可用局部姑息切除，以解除梗阻、慢性失血、感染中毒等症状。

（二）化疗

进展期结肠肿瘤局部病灶较大，或需要行联合脏器切除术的患者，目前主张可行术前新辅助化疗，中晚期结肠癌需辅以术后化疗。化疗方案主要以5-Fu为基础的联合用药。各种不同的综合治疗有其不同的特点。肠癌常用化疗方案包括以下内容。①Xelox：奥沙利铂（第1天）＋希罗达（第1～14天），每3周重复1次；②Folfox6：奥沙利铂（第1天）＋5-Fu（第1天大剂量）＋5-Fu泵维持（44小时）；每2周1次；③Folfiri：伊利替康（第1天）＋5-Fu（第1天大剂量）＋5-Fu泵维持（44小时）；每2周1次。

（三）靶向治疗

靶向治疗是近年来研究的热点，许多研究表明，结肠癌的发生发展是与多种基因表达异常相关的过程。目前已经有多种分子靶向药物应用于临床。资料显示，应用爱必妥等靶向治疗可增加晚期结肠癌患者的生命期。

五、护理评估

（一）术前评估

1.健康史

（1）一般资料：年龄、性别、体重指数、生命体征及饮酒吸烟史、过敏史。

（2）家族史：有无家族性息肉、家族中有无大肠癌或其他肿瘤患者。

(3)既往史:是否有溃疡性结肠炎、克罗恩病、腺瘤病史、手术治疗史及用药情况。

2.心理-社会和家庭支持

(1)疾病认知:患者和家属对疾病的认知程度,对手术的接受程度,对结肠造口知识及手术前配合知识的了解和掌握程度。

(2)心理承受程度:患者和家属对接受手术及手术可能导致的并发症、结肠造口带来的自我形象紊乱和生理功能改变的恐惧、焦虑程度和心理承受能力。

(3)经济情况:家庭对患者手术及进一步治疗的经济承受能力。

3.系统评估

(1)营养状况:体重、进食、贫血、低蛋白血症甚至恶病质的表现等。

(2)专科疾病症状及体征:有无便秘、腹泻、便秘与腹泻交替、血便、里急后重等排便形态改变;腹部有无肿块、肿块大小、活动度和压痛程度;腹痛的部位、性质、持续时间和疼痛评分,有无腹膜刺激征,有无寒战、高热。

(3)上消化道症状:恶心、呕吐、食欲缺乏、消瘦、乏力等。

(4)排泄系统:有无呕血和黑便。

(二)术后评估

1.手术情况

手术、麻醉方式,术中出血、输血量,术中用药及术后镇痛方式及泵管固定、通畅以及穿刺点局部情况。

2.神志和生命体征变化

生命体征、血氧饱和度、尿量、疼痛、呼吸道通常情况等。

3.切口及导管

切口渗出、愈合情况,各引流管是否妥善固定,引流是否通畅,引流液的量、颜色和性质。中心静脉导管置入长度、敷料、穿刺点局部情况。

4.活动及营养

术后监测患者血糖、血浆白蛋白的变化,TPN使用及患者的进食情况。评估早期活动能力和活动量,活动安全风险。

5.用药情况

药物的作用及不良反应。

6.专科症状及体征

包括:①腹痛性质、部位、持续时间和疼痛评分;②有无恶心、呕吐等不适;③有无寒战、高热等表现;④腹部体征,有无压痛、肌紧张、反跳痛等腹膜刺激征;⑤肛门或造口排气及排便恢复情况。

7.心理-社会状况

评估患者有无焦虑、失眠,家庭支持系统等。

六、护理诊断

(一)焦虑/恐惧

焦虑/恐惧与对癌症治疗缺乏信心,影响家庭、工作和生活等有关。

(二)营养失调:低于机体需要量

营养失调与肿瘤消耗、便血、手术创伤和化疗等有关。

(三)潜在并发症

切口感染、出血、术后肠粘连、吻合口瘘等。

七、护理措施

(一)术前护理

1.心理护理

患者可表现为对癌症的否认,对预后的恐惧。做好患者及家属的解释工作,解除其顾虑,使其配合治疗。

2.营养支持

对病程长、体质差、贫血或营养不良的患者,指导进食易消化、营养丰富的食品,必要时给予输血、白蛋白等支持治疗,以纠正贫血,改善全身营养状况。如伴有腹痛、肠梗阻等情况,根据医嘱予以禁食,静脉补充营养。

3.各脏器功能改善

做好呼吸道管理,戒烟,指导深呼吸、有效咳嗽和呼吸功能锻炼;合并心血管、肝、肺、糖尿病等全身疾病,在术前应做全面检查和处理,确保手术安全。

4.术前准备

(1)外科手术前常规准备。

(2)肠道清洁,一般于术前1天行肠道准备,目前临床多主张采用全肠道灌洗法,若患者年老体弱无法耐受或存在心、肾功能不全或灌洗不充分时,可考虑配合灌肠法,应洗至粪便清水样,肉眼无粪渣为止。常规肠道准备:术前1天午餐后禁食固体食物;14:00起服离子泻药清洁肠道,2～3小时服完(离子泻药服完后可适当饮水,无禁忌者可饮糖水)直至大便呈清水状;晚24:00后禁水直至手术。(有肠梗阻者不服用离子泻药,根据医嘱行肠道准备)。快速康复理念:除行常规肠道准备外,晚20:00口服肠内营养液500 mL,术日清晨口服5%GS 500 mL,后禁食禁水至手术。

(3)根据医嘱术前放置胃管和留置导尿管。

(二)术后护理

(1)执行外科一般护理常规。

(2)体位:手术日按全麻术后常规护理,麻醉清醒、血压平稳后,取半卧位(床头抬高30°)以利于引流,鼓励患者1～2小时改变体位,活动四肢,预防下肢深静脉血栓的形成。

(3)活动:术后第1天起指导患者活动,见表6-1。

表6-1 术后活动计划表

内容	术后第1天	术后第2天	术后第3天及以后
坐起	3次,每次10～20分钟	≥3次,每次10～20分钟	≥5次,每次10～20分钟
下床行走	3次,每次≥5分钟	≥3次,每次≥10分钟	≥5次,每次≥15分钟

(4)饮食:①术后常规禁食,手术日起嚼口香糖(每天3次,每次1粒)以促进消化液分泌,加

快肠蠕动恢复,直至恢复半流质饮食;禁食期间予 TPN 营养支持(遵循 TPN 使用规范);②肠蠕动恢复正常后遵医嘱流质饮食,第一日进流质时应少量多餐(每次进食 50～100 mL,每天可进食 5～7 次),进食后如无恶心呕吐及腹胀不适,按医嘱逐渐予半流质或软食。

(5)呼吸道管理:术后第 1 天起每天深呼吸及有效咳嗽＞5 次,咳嗽时注意保护切口;每天 CPT＞2 次,排痰困难者遵医嘱雾化吸入。

(6)各种管道的护理。①胃肠减压管:不常规留置,若有胃管妥善固定,引流通畅,及早拔除。②腹腔/盆腔引流管保持通畅,观察引流物量和性状,引出血性或粪性液体等异常情况及时报告医师。③腹腔/盆腔双套引流管在手术当日予内套管接墙式负压引流,外套管管端予无菌敷料包裹,调节吸引负压＜6.7 kPa(50 mmHg),术后第 1 天改接引流袋(内套管与外套管均接引流袋)。④导尿管术后第 1～2 天,医师、护士评估后即可拔除导尿管,以防止导尿管相关性尿路感染的发生。

(7)并发症的观察与处理。①出血:观察生命体征、切口敷料、胃管及腹腔/盆腔引流液的量及性状、尿量等,给予抗酸治疗预防应激性溃疡等,发现异常及时报告医师。②肠梗阻:观察肠鸣音、肛门排气排便的恢复情况,若患者出现腹胀腹痛、无肛门排气排便,提示可能存在术后肠粘连肠梗阻,及时给予胃肠减压等处理,必要时置入肠梗阻导管或积极手术处理。③吻合口漏:观察腹腔或盆腔引流液的形状,是否为脓性、粪性,有无腹膜刺激征,有无发热、白细胞计数增高等情况。④切口愈合不良:切口感染常发生在术后 3～5 天,表现为切口局部红肿热痛、切口愈合不良、有渗液、体温升高、白细胞计数增高,遵医嘱使用抗生素,加强切口换药,有效引流,使用抗菌敷料等局部处理。切口裂开一般发生在术后 7～14 天,拆除缝线后1～2 天发生,可因剧烈咳嗽、用力排便、严重腹胀引起,若全层裂开、肠管脱出应用无菌盐水纱布覆盖,腹带加压包扎,急诊手术。

八、护理评价

通过治疗与护理,患者情绪稳定,积极获取疾病知识,治疗护理依从性好;未出现营养失调;肠道功能恢复,未发生术后并发症或并发症被及时发现和处理。

九、健康教育

(1)向患者及家属介绍结肠癌的诱因及预防知识,患者知晓结肠癌的症状和体征,治疗方法,并能积极配合。

(2)患者能正确运用术后相关知识和技能。

(3)与患者讨论并做好出院后计划;清淡饮食,荤素搭配;逐渐增加活动量及恢复日常作息。按时服用出院带药,如需术后辅助化疗,及时返院。造口的自我护理及复诊。出现以下情况时能及时就诊:①切口红肿,有渗液;②肛门排气排便停止,腹痛剧烈;③造口并发症的预防和处理(如造口黏膜炎、周围皮炎、造口狭窄坏死、肠脱出、疝形成或造口回缩等)。复诊:术后 2 年内每 3 个月 1 次,2～5 年每半年 1 次,5 年以上每年 1 次进行肿瘤复诊。

(张丽君)

第十节 胆囊结石

一、概述

胆囊结石是指原发于胆囊的结石,是胆石症中最多的一种疾病。近年来随着卫生条件的改善及饮食结构的变化,胆囊结石的发病率呈升高趋势,已高于胆管结石。胆囊结石以女性多见,男女之比为 1∶3～1∶4;其以胆固醇结石或以胆固醇为主要成分的混合性结石为主。少数结石可经胆囊管排入胆总管,大多数存留于胆囊内,且结石越聚越大,可呈多颗小米粒状,在胆囊内可存在数百粒小结石,也可呈单个巨大结石;有些终身无症状而在尸检中发现(静止性胆囊结石),大多数反复发作腹痛症状,一般小结石容易嵌入胆囊管发生阻塞引起胆绞痛症状,发生急性胆囊炎。

二、诊断

(一)症状

1.胆绞痛

胆绞痛是胆囊结石并发急性胆囊炎时的典型表现,多在进油腻食物后胆囊收缩,结合移位并嵌顿于胆囊颈部,胆囊压力升高后强力收缩而发生绞痛。小结石通过胆囊管或胆总管时可发生典型的胆绞痛,疼痛位于右上腹,呈阵发性,可向右肩背部放射,伴恶心、呕吐,呕吐物为胃内容物,吐后症状并不减轻。存留在胆囊内的大结石堵塞胆囊腔时并不引起典型的胆绞痛,故胆绞痛常反映结石在胆管内的移动。急性发作特别是坏疽性胆囊炎时还可出现高热、畏寒等显著的感染症状,严重病例由于炎性渗出或胆囊穿孔可引起局限性腹膜炎,从而出现腹膜刺激症状。胆囊结石一般无黄疸,但 30% 的患者因伴有胆管炎或肿大的胆囊压迫胆管,肝细胞损害时也可有一过性黄疸。

2.胃肠道症状

大多数慢性胆囊炎患者有不同程度的胃肠道功能紊乱,表现为右上腹隐痛不适、厌油、进食后上腹饱胀感,常被误认为"胃病"。有近半数的患者早期无症状,称为静止性胆囊结石,此类患者在长期随访中仍有部分出现腹痛等症状。

(二)体征

1.一般情况

无症状期间患者大多一般情况良好,少数急性胆囊炎患者在发作期可有黄疸,症状重时可有感染中毒症状。

2.腹部情况

如无急性发作,患者腹部常无明显异常体征,部分患者右上腹可有深压痛;急性胆囊炎患者可有右上腹饱满、呼吸运动受限、右上腹触痛及肌紧张等局限性腹膜炎体征,Murphy 征阳性。有1/3～1/2的急性胆囊炎患者,在右上腹可扪及肿大的胆囊或由胆囊与大网膜粘连形成的炎性肿块。

（三）检查

1.化验检查

胆囊结石合并急性胆囊炎有血液白细胞升高,少数患者谷丙转氨酶也升高。

2.B超检查

B超检查简单易行,价格低廉,且不受胆囊大小、功能、胆管梗阻或结石含钙多少的影响,诊断正确率可达96％以上,是首选的检查手段。典型声像特征是胆囊腔内有强回声光团并伴声影,改变体位时光团可移动。

3.胆囊造影

能显示胆囊的大小及形态并了解胆囊收缩功能,但易受胃肠道功能、肝功能及胆囊管梗阻的影响,应用很少。

4.X线检查

腹部X线平片对胆囊结石的显示率为10％～15％。

5.十二指肠引流

通过十二指肠引流有无胆汁可确定是否有胆囊管梗阻,胆汁中出现胆固醇结晶提示结石存在,但此项检查目前已很少用。

6.CT、MRI、ERCP、PTC检查

在B超不能确诊或者怀疑有肝内胆管、肝外胆管结石或胆囊结石术后多年复发又疑有胆管结石者,可酌情选用其中某一项或几项诊断方法。

（四）诊断要点

1.症状

20％～40％的胆囊结石可终生无症状,称"静止性胆囊结石"。有症状的胆囊结石的主要临床表现:进食后,特别是进油腻食物后,出现上腹部或右上腹部隐痛不适、饱胀,伴嗳气、呃逆等。

2.胆绞痛

胆囊结石的典型表现,疼痛位于上腹部或右上腹部,呈阵发性,可向肩胛部和背部放射,多伴恶心、呕吐。

3.Mirizzi综合征

持续嵌顿和压迫胆囊壶腹部和颈部的较大结石,可引起肝总管狭窄或胆囊管瘘,及反复发作的胆囊炎、胆管炎及梗阻性黄疸,称"Mirizzi综合征"。

4.Murphy征

右上腹部局限性压痛、肌紧张,阳性。

5.B超检查

胆囊暗区有一个或多个强回声光团,并伴声影。

（五）鉴别诊断

1.肾绞痛

胆绞痛需与肾绞痛相鉴别,后者疼痛部位在腰部,疼痛向外生殖器放射,伴有血尿,可有尿路刺激症状。

2.胆囊非结石性疾病

胆囊良、恶性肿瘤,胆囊息肉样病变等,B超、CT等影像学检查可提供鉴别线索。

3.胆总管结石

患者可表现为高热、黄疸、腹痛,超声等影像学检查可以鉴别,但有时胆囊结石可与胆总管结石并存。

4.消化性溃疡性穿孔

患者多有溃疡病史,腹痛发作突然并很快波及全腹,腹壁呈板状强直,腹部 X 线平片可见膈下游离气体。较小的十二指肠穿孔,或穿孔后很快被网膜包裹,形成一个局限性炎性病灶时,易与急性胆囊炎混淆。

5.内科疾病

一些内科疾病如肾盂肾炎、右侧胸膜炎、肺炎等,亦可发生右上腹疼痛症状,若注意分析不难获得正确的诊断。

三、治疗

(一)一般治疗

饮食宜清淡,防止急性发作,对无症状的胆囊结石应定期 B 超随诊;伴急性炎症者宜进食,注意维持水、电解质平衡,并静脉应用抗生素。

(二)药物治疗

溶石疗法服用鹅去氧胆酸或熊去氧胆酸对胆固醇结石有一定溶解效果,主要用于胆固醇结石。但此种药物有肝毒性,服药时间长,反应大,价格贵,停药后结石易复发。其适应证:胆囊结石直径在 2 cm 以下;结石为含钙少的 X 线能够透过的结石;胆囊管通畅;患者的肝脏功能正常,无明显的慢性腹泻史。目前多主张采取熊去氧胆酸单用或与鹅去氧胆酸合用,不主张单用鹅去氧胆酸。鹅去氧胆酸总量为 15 mg/(kg·d),分次口服。熊去氧胆酸为 8～10 mg/(kg·d),分餐后或晚餐后 2 次口服。疗程 1～2 年。

(三)手术治疗

对于无症状的静止胆囊结石,一般认为无需施行手术切除胆囊。但有下列情况时,应进行手术治疗:①胆囊造影胆囊不显影;②结石直径超过 2～3 cm;③并发糖尿病且在糖尿病已控制时;④老年人或有心肺功能障碍者。

腹腔镜胆囊切除术适于无上腹创伤及手术史者,无急性胆管炎、胰腺炎和腹膜炎及腹腔脓肿的患者。对并发胆总管结石的患者应同时行胆总管探查术。

1.术前准备

择期胆囊切除术后引起死亡的最常见原因是心血管疾病。这强调了详细询问病史发现心绞痛和仔细进行心电图检查注意有无心肌缺血或以往心肌梗死证据的重要性。此外还应寻找脑血管疾病特别是一过性缺血发作的症状。若病史阳性或有问题时应做非侵入性颈动脉血流检查。此时对择期胆囊切除术应当延期,按照指征在冠状动脉架桥或颈动脉重新恢复血管流通后施行。除心血管病外,引起择期胆囊切除术后第 2 位的死亡原因是肝胆疾病,主要是肝硬化。除术中出血外,还可发生肝功能衰竭和败血症。自从在特别挑选的患者中应用预防性措施以来,择期胆囊切除术后感染中毒性并发症的发生率已有显著下降。慢性胆囊炎患者胆汁内的细菌滋生率占10％～15％;而在急性胆囊炎消退期患者中则高达 50％。细菌菌种为肠道菌如大肠埃希菌、产气克雷伯菌和粪链球菌,其次也可见到产气荚膜杆菌、类杆菌和变形杆菌等。胆管内细菌的发生率随年龄而增长,故主张年龄在 60 岁以上、曾有过急性胆囊炎发作刚恢复的患者,术前应预防性使用抗生素。

2.手术治疗

对有症状胆石症已成定论的治疗是腹腔镜胆囊切除术。虽然此技术的常规应用时间尚短，但是其结果十分突出，以致仅在不能施行腹腔镜手术或手术不安全时，才选用开腹胆囊切除术，包括无法安全地进入腹腔完成气腹，或者由于腹内粘连，或者解剖异常不能安全地暴露胆囊等。外科医师在遇到胆囊和胆管解剖不清及遇到止血或胆汁渗漏而不能满意地控制时，应当及时中转开腹。目前，中转开腹率在 5% 以下。

（四）其他治疗

体外震波碎石适用于胆囊内胆固醇结石，直径不超过 3 cm，且胆囊具收缩功能。治疗后部分患者可发生急性胆囊炎或结石碎片进入胆总管而引起胆绞痛和急性胆管炎，此外碎石后仍不能防止结石的复发。因并发症多，疗效差，现已基本不用。

四、护理

（一）术前护理

1.饮食

指导患者选用低脂肪、高蛋白质、高糖饮食。因为脂肪饮食可促进胆囊收缩排出胆汁，加剧疼痛。

2.术前用药

严重的胆石症发作性疼痛可使用镇痛剂和解痉剂，但应避免使用吗啡，因吗啡有收缩胆总管的作用，可加重病情。

3.病情观察

应注意观察胆石症急性发作患者的体温、脉搏、呼吸、血压、尿量及腹痛情况，及时发现有无感染性休克征兆。注意患者皮肤有无黄染及粪便颜色变化，以确定有无胆管梗阻。

（二）术后护理

1.症状观察及护理

定时监测患者生命体征的变化，注意有无血压下降、体温升高及尿量减少等全身中毒症状，及时补充液体，保持出入量平衡。

2."T"形管护理

（1）"T"形管应妥善固定，防止扭曲、脱落。

（2）保持"T"形管无菌，每天更换引流袋，下地活动时引流袋应低于胆囊水平，避免胆汁回流。

（3）观察并记录每天胆汁引流量、颜色及性质，防止胆汁淤积引起感染。

（4）拔管：如果"T"形管引流通畅，胆汁色淡黄、清澄、无沉渣且无腹痛无发热等症状，术后 10～14 天可夹闭管道。开始每天夹闭 2～3 小时，无不适可逐渐延长时间，直至全日夹管。在此过程中要观察患者有无体温增高、腹痛、恶心、呕吐及黄疸等。经"T"形管造影显示胆管通畅后，再引流 2～3 天，及时排出造影剂。经观察无特殊反应，可拔除"T"形管。

（三）健康指导

（1）给予少油腻、高维生素、低脂饮食。烹调方式以蒸煮为宜，少吃油炸类的食物。

（2）适当体育锻炼，提高机体抵抗力。

（杨艳丽）

第十一节 肝 脓 肿

一、细菌性肝脓肿患者的护理

当全身性细菌感染,特别是腹腔内感染时,细菌侵入肝脏,如果患者抵抗力弱,可发生细菌性肝脓肿。细菌可以从下列途径进入肝脏。①胆道:细菌沿着胆管上行,是引起细菌性肝脓肿的主要原因。包括胆石、胆囊炎、胆道蛔虫、其他原因所致胆管狭窄与阻塞等。②肝动脉:体内任何部位的化脓性病变,细菌可经肝动脉进入肝脏。如败血症、化脓性骨髓炎、痈、疖等。③门静脉:已较少见,如坏疽性阑尾炎、细菌性痢疾等,细菌可经门静脉入肝。④肝开放性损伤:细菌可直接经伤口进入肝,引起感染而形成脓肿。细菌性肝脓肿的致病菌多为大肠埃希菌、金葡菌、厌氧链球菌等。肝脓肿可以是单个脓肿,也可以是多个小脓肿,数个小脓肿可以融合成为一个大脓肿。

(一)护理评估

1.健康史

注意询问有无胆道感染和胆道疾病、全身其他部位的化脓性感染特别是肠道的化脓性感染、肝脏外伤病史。是否有肝脓肿病史,是否进行过系统治疗。

2.身体状况

通常继发于某种感染性先驱疾病,起病急,主要症状为骤起寒战、高热、肝区疼痛和肝大。体温可高达39~40 ℃,多表现为弛张热,伴有大汗、恶心、呕吐、食欲缺乏。肝区疼痛多为持续性钝痛或胀痛,有时可伴有右肩牵涉痛,右下胸及肝区叩击痛,增大的肝有压痛。肝前下缘比较表浅的脓肿,可有右上腹肌紧张和局部明显触痛。巨大的肝脓肿可使右季肋区呈饱满状态,甚至可见局限性隆起,局部皮肤可出现凹陷性水肿。严重时或并发胆道梗阻者,可出现黄疸。

3.心理、社会状况

细菌性肝脓肿起病急剧,症状重,如果治疗不彻底容易反复发作转为慢性,并且细菌性肝脓肿极易引起严重的全身性感染,导致感染性休克,患者产生焦虑。

4.辅助检查

(1)血液检查:化验检查白细胞计数及中性粒细胞增多,有时出现贫血。肝功能检查可出现不同程度的损害和低蛋白血症。

(2)X线胸腹部检查:右叶脓肿可见右膈肌升高,运动受限;肝影增大或局限性隆起;有时伴有反应性胸膜炎或胸腔积液。

(3)B超:在肝内可显示液平段,可明确其部位和大小,阳性诊断率在96%以上,为首选的检查方法。必要时可进行CT检查。

(4)诊断性穿刺:抽出脓液即可证实本病。

(5)细菌培养:脓液细菌培养有助于明确致病菌,选择敏感的抗生素,并与阿米巴性肝脓肿相鉴别。

5.治疗要点

(1)全身支持疗法:给予充分营养,纠正水、电解质及酸碱平衡失调,必要时少量多次输血和血浆以纠正低蛋白血症,增强机体抵抗力。

(2)抗生素治疗:应使用大剂量抗生素。由于肝脓肿的致病菌以大肠埃希菌、金葡菌和厌氧性细菌最为常见,在未确定病原菌之前,可首选对此类细菌有效的抗生素,然后根据细菌培养和抗生素敏感试验结果选用有效的抗生素。

(3)经皮肝穿刺脓肿置管引流术:适用于单个较大的脓肿。在B超引导下进行穿刺。

(4)手术治疗:对于较大的单个脓肿,估计有穿破可能,或已经穿破胸腔;胆源性肝脓肿;位于肝左外叶脓肿,穿刺易污染腹腔;慢性肝脓肿,应施行经腹切开引流。病程长的慢性局限性厚壁脓肿,也可行肝叶切除或部分肝切除术。多发性小脓肿不宜行手术治疗,但对其中较大的脓肿,也可行切开引流。

(二)护理诊断及合作性问题

1.营养失调

低于机体需要量,与高代谢消耗或慢性消耗病程有关。

2.体温过高

体温过高与感染有关。

3.急性疼痛

急性疼痛与感染及脓肿内压力过高有关。

4.潜在并发症

急性腹膜炎、上消化道出血、感染性休克。

(三)护理目标

患者能维持适当营养,维持体温正常,疼痛减轻;无急性腹膜炎休克等并发症发生。

(四)护理措施

1.术前护理

(1)病情观察,配合抢救中毒性休克。

(2)高热护理:保持病室空气新鲜、通风、温湿度合适,物理降温。衣着适量,及时更换汗湿衣。

(3)维持适当营养:对于非手术治疗和术前的患者,给予高蛋白、高热量饮食,纠正水、电解质平衡失调和低蛋白血症。

(4)遵医嘱正确应用抗生素。

2.术后护理

(1)经皮肝穿刺脓肿置管引流术术后护理:术前做术区皮肤准备,协助医师进行穿刺部位的准确定位。术后向医师询问术中情况及术后有无特殊观察和护理要求。患者返回病房后,观察引流管固定是否牢固,引流液性状,引流管道是否密闭。术后第2天或数天开始进行脓腔冲洗,冲洗液选用等渗盐水(或遵医嘱加用抗生素)。冲洗时速度缓慢,压力不宜过高,估算注入液与引出液的量。每次冲洗结束后,可遵医嘱向脓腔内注入抗生素。待到引流出或冲洗出的液体变清澈,B超检查脓腔直径小于2 cm即可拔管。

(2)切开引流术术后护理:切开引流术术后护理遵循腹部手术术后护理的一般要求。除此之外,每天用生理盐水冲洗脓腔,记录引流液量,少于10 mL或脓腔容积小于15 mL,即考虑拔除引流管,改凡士林纱布引流,致脓腔闭合。

3.健康指导

为了预防肝脓肿疾病的发生,应教育人们积极预防和治疗胆道疾病,及时处理身体其他部位的化脓性感染。告知患者应用抗生素和放置引流管的目的和注意事项,取得患者的信任和配合。术后患者应加强营养和提高抵抗力,定期复查。

(五)护理评价

患者是否能维持适当营养,体温是否正常;疼痛是否减轻,有无急性腹膜炎、上消化道出血、感染性休克等并发症发生。

二、阿米巴性肝脓肿患者的护理

阿米巴性肝脓肿是阿米巴肠病的并发症,阿米巴原虫从结肠溃疡处经门静脉血液或淋巴管侵入肝内并发脓肿。常见于肝右叶顶部,多数为单发性。原虫产生溶组织酶,导致肝细胞坏死、液化组织和血液、渗液组成脓肿。

(一)护理评估

1.健康史

注意询问有无阿米巴痢疾病史。

2.身体状况

阿米巴性肝脓肿有着跟细菌性肝脓肿相似的表现,两者的区别详见表 6-2。

表 6-2　细菌性肝脓肿与阿米巴性肝脓肿的鉴别

鉴别要点	细菌性肝脓肿	阿米巴性肝脓肿
病史	继发于胆道感染或其他化脓性疾病	继发于阿米巴痢疾后
症状	病情急骤严重,全身中毒症状明显,有寒战、高热	起病较缓慢,病程较长,可有高热,或不规则发热、盗汗
血液化验	白细胞计数及中性粒细胞可明显增加。血液细菌培养可阳性	白细胞计数可增加,如无继发细菌感染液细菌培养阴性。血清学阿米巴抗体检查阳性
粪便检查	无特殊表现	部分患者可找到阿米巴滋养体或结肠溃面(乙状结肠镜检)黏液或刮取涂片可找阿米巴滋养体或包囊
脓液	多为黄白色脓液,涂片和培养可发现细菌	大多为棕褐色脓液,无臭味,镜检有时可到阿米巴滋养体。若无混合感染,涂片和培养无细菌
诊断性治疗	抗阿米巴药物治疗无效	抗阿米巴药物治疗有好转
脓肿	较小,常为多发性	较大,多为单发,多见于肝右叶

3.心理、社会状况

由于病程长,忍受较重的痛苦,担忧预后或经济拮据等原因,患者常有焦虑、悲伤或恐惧心理。

4.辅助检查

基本同细菌性肝脓肿。

5.治疗要点

阿米巴性肝脓肿以非手术治疗为主。应用抗阿米巴药物,加强支持疗法纠正低蛋白、贫血等,无效者穿刺置管闭式引流或手术切开引流,多可获得良好的疗效。

（二）护理诊断及合作性问题

1.营养失调

低于机体需要量与高代谢消耗或慢性消耗病程有关。

2.急性疼痛

急性疼痛与脓肿内压力过高有关。

3.潜在并发症

合并细菌感染。

（三）护理措施

1.非手术疗法和术前护理

（1）加强支持疗法：给予高蛋白、高热量和高维生素饮食必要时少量多次输新鲜血、补充丙种球蛋白，增强抵抗力。

（2）正确使用抗阿米巴药物，注意观察药物的不良反应。

2.术后护理

除继续做好非手术疗法护理外，重点做好引流的护理。宜用无菌水封瓶闭式引流，每天更换消毒瓶，接口处保持无菌，防止继发细菌感染。如继发细菌感染需使用抗生素。

（杨艳丽）

第七章

骨 科 护 理

第一节 急性腰扭伤

一、概述

急性腰扭伤是腰部肌肉、筋膜、韧带、椎间小关节及腰骶关节的急性损伤,多是突然遭受间接外力所致。俗称"闪腰""岔气",损伤可使腰部肌肉、筋膜、韧带、关节囊等组织,受到过度牵拉、扭转,甚至撕裂。急性腰扭伤临床常见于急性腰肌筋膜损伤、急性腰部韧带损伤和急性腰椎后关节紊乱等。临床表现为受伤后腰部立即出现剧烈疼痛,疼痛为持续性,休息后可减轻但不能消除,咳嗽、喷嚏、用力大便时可使疼痛加剧,腰部不能挺直,行走不便;严重者卧床不起,辗转困难,压痛明显,压痛最明显的部位即多为损伤之处。

二、治疗原则

(一)其他治疗
手法治疗、针灸治疗、局部注射治疗。
(二)物理治疗
磁疗、TDP 照射、中药离子导入。
(三)药物治疗
活血化瘀、理气止痛、醋治疗、消炎止痛。
(四)康复治疗
加强腰背肌功能锻炼。

三、护理措施

(一)心理护理
协助患者做好各项生活所需,介绍本病的有关知识、治疗方法及康复的过程,解除思想顾虑,增加患者战胜疾病的信心。
(二)休息
绝对卧硬板床休息 1~2 周,以减轻疼痛,缓解肌肉痉挛,防止继续损伤。

（三）疼痛

观察患者疼痛的性质、部位、发作时间、发作规律，伴随症状及诱发因素评估疼痛程度，及时正确应用药物，观察用药的反应，消除患者疼痛。

（四）预防感染

局部封闭时，保持针眼处干燥清洁，防止感染。

（五）健康教育

患者掌握正确的劳动姿势，如扛、抬重物时，要尽量让胸部挺直，提重物时，应取半蹲位，使物体尽量贴近身体，在做扛、抬、搬、提等体力劳动时，应佩戴腰围。

（六）加强腰背肌功能锻炼

治疗 2 周后指导患者做功能锻炼。

1.燕飞式

取俯卧位两手后伸把上身和两腿同时后伸抬起，膝部不能弯曲，尽量在一种姿势下维持一段时间约半分钟，每天 2 次，每次 5～10 分钟，不疲劳为度。

2.拱桥式

取仰卧位，以头、双肘、双足为着力点，用力将躯干和下肢离开床面做过伸锻炼，维持 1 分钟，每天 2～3 次，每次 5～10 分钟。

四、出院指导

（1）掌握日常生活中扛、抬、搬、提的正确姿势，保护腰部，减少慢性腰部损伤的发生。

（2）佩戴腰围 1 个月。

（3）继续腰背肌锻炼。

（4）加强营养，增强机体抵抗力，根据患者不同体质进行饮食调护。一般患者可食核桃、山芋肉、黑芝麻等补肾之品；阳虚者嘱其多食温补之品，如羊肉、狗肉、鳝鱼、桂圆等；肝肾阴虚者可嘱其多食滋补肝肾之品，如山药、鸭肉、牛肉、百合、枸杞等。

（王婷婷）

第二节　腰　肌　劳　损

一、概述

腰肌劳损是指腰部肌肉、筋膜、韧带等软组织的慢性损伤，有人称为功能性腰痛，是由于长期下蹲，弯腰工作，腰背肌经常性的过度负重与疲劳，或工作时姿势不正确，并有腰部解剖特点缺陷等所致，可因腰部急性损伤治疗不及时或治疗不当，反复受伤后，遗留为慢性腰痛。临床表现为腰背疼痛，多为隐痛，时轻时重，反复发作休息后疼痛减轻，劳累后或阴雨天疼痛加重，喜用双手捶腰。

二、治疗原则

一般采用非手术疗法，手法治疗包括揉按，捏拿，理筋，从而达到舒筋活血，解痉止痛的目的。

针灸配合艾灸、火罐、封闭疗法、穴位注射疗法、理疗、中药熏洗、药物治疗等。

三、护理措施

(一)休息

急性腰痛患者宜卧硬板床休息,平时可佩戴腰围保护。

(二)观察病情变化

深入病房,观察患者的疼痛性质、部位、规律,缓解或加重的原因,给予心理安慰,必要时口服活血化瘀或通络止痛的药物,观察药物作用及不良反应。

(三)推拿按摩

治疗时让患者排空大小便,稳定情绪,全身放松;在治疗过程中随时观察患者病情,如有不良反应,应停止治疗。

(四)理疗护理

(1)保持室内清洁、安静、空气流通,遮挡患者,保护隐私。

(2)加强巡视,注意倾听患者的主诉,观察患者面色、呼吸等。

(3)注意温热度,以患者舒适为宜,以防烫伤。

(4)根据个体的耐受能力,调节电流强度。

(5)使用电极者,应观察安放电极处皮肤的反应,有无接触性皮炎,治疗完毕后除去电极片,清洁皮肤。

(五)中药熏洗

中药熏洗时,按中药熏洗护理措施护理。

(六)加强腰背部肌锻炼

如拱桥式、飞燕式,每天 2～3 次,每次 5～10 分钟,以不疲劳为度。

四、出院指导

(1)继续腰背肌锻炼。

(2)慎起居避风寒,禁止吸烟。

(3)掌握正确搬重物的姿势,弯腰搬重物时,屈髋屈膝。

(4)工作中避免久坐,适当活动。工作一段时间后应站起来活动变换姿势。

(5)长时间站立时,避免将身体的重心放在一侧肢体上。

(6)专业体育运动者,每天剧烈运动前要做充分的准备活动,活动后不宜立即行冷水浴。

(7)睡眠姿势以侧卧为宜,让髋膝处于适当的屈曲位。使腰部肌肉,韧带处于松弛状态,床垫不宜过软。

(王婷婷)

第三节　四肢骨折

一、概述

四肢骨折包括上肢骨折、下肢骨折,常见的有锁骨骨折、肱骨干骨折、肱骨髁上骨折、尺桡骨骨折、股骨颈骨折、股骨干骨折、胫腓骨骨折等。

(一)护理评估

1.术前评估

(1)健康史。①一般情况：患者的年龄、职业特点、运动爱好、日常饮食结构、有无酗酒等。②受伤情况：了解患者受伤的原因、部位和时间，受伤时的体位和环境，外力作用的方式、方向和性质，伤后患者功能障碍及伤情发展情况，急救处理经过等。③既往史：重点了解与骨折愈合有关的因素，如患者有无骨质疏松、骨折、骨肿瘤病史或手术史。④服药史：患者近期有无服用激素类药物及药物过敏史等。

(2)身体状况。①全身：评估患者有无威胁生命的严重并发症；观察意识和生命体征；观察有无低血容量性休克的症状。②局部：评估患者骨折部位活动及关节活动范围，有无骨折局部特有特征和一般表现；皮肤是否完整，开放性损伤的范围、程度和污染情况；有无其他并发症。

(3)心理-社会因素：患者的心理状态取决于损伤的范围和程度。多发性损伤患者多需住院和手术治疗，由此形成的压力影响患者和家庭成员的心理状态和相互关系。故应评估患者和家属的心理状态、家庭经济情况及社会支持系统。

(4)辅助检查：评估患者的影像学和实验室检查结果，以帮助判断病情和预后。

2.术后评估

(1)固定情况：评估切开复位固定术是否有效。

(2)并发症：评估术后是否出现并发症。

(3)康复程度：患者是否按照计划进行功能锻炼，功能恢复情况及有无活动功能障碍引起的并发症。

(4)心理状态和认知程度：评估患者对康复训练和早期活动是否配合，对出院后的继续治疗是否了解。

(二)常见护理诊断/问题

(1)有周围神经、血管功能障碍的危险：与骨和软组织创伤、石膏固定不当有关。

(2)疼痛：与骨折、软组织损伤、肌痉挛和水肿有关。

(3)有感染的危险：与组织损伤、开放性骨折、牵引或应用外固定架有关。

(4)潜在并发症：休克、肌萎缩、关节僵硬、骨筋膜室综合征、深静脉血栓形成等。

(三)护理目标

(1)维持正常的组织灌注，皮肤温度和颜色保持正常，末梢动脉搏动有利。

(2)患者疼痛逐渐减轻直至消失，感觉舒适。

(3)患者未发生骨或软组织感染等并发症。

(4)患者能独立行走或借助助行器行走，能自我护理并掌握功能锻炼和康复知识。

(四)护理措施

1.现场急救

(1)抢救生命：骨折患者，尤其是严重骨折者，往往合并其他组织和器官的损伤。应检查患者全身情况，首先处理休克、昏迷、呼吸困难、窒息或大出血等可能威胁患者生命的紧急情况。

(2)包扎止血：绝大多数伤口出血可用加压包扎止血。大出血时可用止血带止血，最好使用充气止血带，并应记录所用压力和时间。止血带应每40～60分钟放松1次，放松时间以局部血流恢复、组织略有新鲜渗血为宜。若骨折端已戳出伤口并已污染，又未压迫重要血管或神经，则不应现场复位,以免将污染物带到伤口深处。若在包扎时骨折端自行滑入上口内,应做好记录,以便入院后清创时进一步处理。

(3)妥善固定:凡疑有骨折者均应按骨折处理。对闭合性骨折者在急救时不必脱去患肢的衣裤和鞋袜,肿胀严重者可用剪刀剪开衣袖和裤脚。骨折有明显畸形,并有穿破软组织或损伤附近重要血管、神经的危险时,可适当牵引患肢,使之变直后再行固定。

(4)迅速转运:患者经初步处理后,应尽快转运至就近医院进行治疗。

2.一般护理

(1)疼痛护理:根据疼痛原因进行对症处理。因创伤骨折引起的疼痛,现场急救中给予临时固定可缓解疼痛。若因伤口感染引起,应及时清创并应用抗生素治疗。疼痛较轻时可鼓励患者听音乐或看电视转移注意力,疼痛严重时遵医嘱给予止痛药。

(2)患肢缺血护理:骨折局部内出血、包扎过紧、不正确使用止血带或患肢严重肿胀等原因均可导致患肢血液循环障碍。应严密观察肢端有无剧痛、麻木、皮温降低、皮肤苍白或青紫、脉搏减弱或消失等血液灌注不足的表现。一旦出现应对因对症处理。

(3)并发症的观察和预防:观察患者意识、生命体征、患肢远端感觉和末梢血液循环等,若发现骨折早期和晚期并发症,应及时报告医师,采取相应处理措施。

(4)心理护理:向患者及家属解释骨折的愈合是一个循序渐进的过程,充分固定能为骨折断端连接提供良好的条件,正确的功能锻炼可以促进断端生长愈合和患肢功能恢复。对骨折可能遗留残疾的患者,应鼓励患者表达自己的思想,减轻患者及家属的心理负担。

(5)生活护理:指导患者在患肢固定期间进行力所能及的活动,为其提供必要的帮助,如协助进食、进水和翻身等。

(6)加强营养:指导患者进食高蛋白、高维生素、高热量的食物,多饮水。

(五)健康教育

1.安全指导

指导患者及家属评估家庭环境的安全,妥善放置可能影响患者活动的障碍物,如散放的家具。指导患者安全使用步行辅助器械或轮椅。行走练习时需有人陪伴,以防跌倒。

2.功能锻炼

告知患者出院后坚持功能锻炼的意义和方法。指导家属如何协助患者完成各种活动。

3.复查

告知患者若骨折远端肢体肿胀或疼痛明显加重,肢体感觉麻木、肢端发凉,夹板、石膏或外固定器松动等,立即到医院复查并评估功能恢复情况。

(六)护理评价

(1)主诉骨折部位疼痛减轻或消失,感觉舒适。

(2)肢端维持正常的组织灌注,皮肤温度和颜色正常,末梢动脉搏动有力。

(3)出现并发症时被及时发现和处理。

二、锁骨骨折

锁骨是上肢与躯干的连接和支撑装置,呈 S 形。中外 1/3 是锁骨的力学薄弱部,骨折时容易受损。锁骨后方有锁骨下血管、臂丛神经,骨折可损伤这些血管、神经。

(一)病因与发病机制

锁骨骨折多数病例由间接暴力引起。多见于侧方摔倒时,肩、手或肘部着地。力传导至锁骨,发生斜形或横形骨折。直接暴力可由胸上方撞击锁骨,导致粉碎性骨折,较少见。骨折后若移位明显,可引起臂丛神经及锁骨下血管的损伤。

(二)临床表现

锁骨骨折后,出现肿胀、瘀斑和局部压痛,为减少肩部活动导致的疼痛,患者常用健手托住肘部,头部偏向患侧,以减轻胸锁乳突肌牵拉骨折近端而导致疼痛。查体时,常有局限性压痛和骨摩擦感。

(三)实验室及其他检查

上胸部的正位和45°斜位X线检查可发现骨折移位情况。CT扫描可查锁骨外端关节面。

(四)诊断要点

根据物理学检查和临床症状,可对锁骨骨折做出诊断。在无移位或儿童的青枝骨折时,单靠物理检查有时难以做出正确诊断,必须经X线或CT进一步检查。

(五)治疗要点

1.非手术治疗

儿童的青枝骨折及成人的无移位骨折可不做特殊治疗。采用三角巾悬吊患肢3～6周。成人有移位的中段骨折,采用手法复位后横形"8"字绷带固定6～8周。

2.手术治疗

当骨折移位明显,手法复位困难。有骨片刺入深部组织时,手法复位可能造成严重后果。手法复位失败,对肩部活动要求高者,多采取手术治疗。切开复位时,根据骨折部位、类型及移位情况选择钢板、螺钉或克氏针进行固定。

(六)护理要点

1.保持有效的护理

横形"8"字绷带或锁骨带同定者,宜睡硬板床,采取平卧或半卧位,使两肩外展后伸。同时要观察皮肤的颜色,如皮肤苍白发紫,温度降低,感觉麻木,提示绷带固定较紧。要尽量使双肩后伸外展,并双手叉腰,症状一般能缓解,若不缓解需调整绷带。

2.健康指导

(1)功能锻炼:骨折复位2～3天后可开始做掌指关节、腕肘关节的旋转舒缩等主动活动。受伤4周后,外固定被解除,此期功能锻炼的常用的方法有关节牵伸活动,肩的内外摆动,手握小杠铃做肩部的前上举、侧后举和体后上举。

(2)出院指导:告知患者有效固定的重要意义,横形"8"字绷带或锁骨带固定后,经常做挺胸、提肩、双手叉腰动作,缓解对腋下神经、血管的压迫。强调坚持功能锻炼的重要性,循序渐进地进行肩关节的锻炼。定期复查、监测骨折愈合情况。

三、肱骨干骨折

肱骨外科颈下1～2 cm至肱骨髁上2 cm段内的骨折称为肱骨干骨折,常见于青年和中年人。

(一)病因与发病机制

肱骨干骨折可由直接暴力或间接暴力所致。直接暴力指暴力从外侧肱骨干中段打击,至横形或粉碎性骨折,多为开放骨折。间接暴力多见于手或肘部着地,向上传导的力,加上身体倾倒时产生的剪式应力,可致肱骨中下 1/3 的斜形或螺旋形骨折。骨折后是否移位取决于外力作用的大小、方向,骨折的部位和肌肉牵拉方向等。可引起骨折端分离或旋转畸形。大多数有成角、短缩及旋转畸形。

(二)临床表现

骨折后,出现上臂疼痛、肿胀、畸形、皮下瘀斑和功能障碍。肱骨干可有假关节活动、骨摩擦感、骨传导音减弱或消失和患肢缩短。合并桡神经损伤时,可出现垂腕、拇指不能外展、手指掌指关节不能背伸、前臂不能旋后、手背桡侧皮肤感觉障碍等。

(三)实验室及其他检查

正、侧位 X 线片可确定骨折类型、移位方向。应包括骨折的近端及肩关节,或远端及肘关节。

(四)诊断要点

根据伤后患者的症状和体征,以及 X 线正侧位片可明确骨折的类型和移位方向。

(五)治疗要点

1.手法复位外固定

在局麻或臂丛神经阻滞麻醉的基础上,沿肱骨干纵轴持续牵引,按骨折移位的相反方向,行手法复位,X 线摄片确认复位成功后,减少牵引力,小夹板或石膏固定维持复位。成人固定 6～8 周,儿童固定4～6 周。

2.切开复位内固定

手术可以在臂丛阻滞麻醉或高位硬膜外麻醉下进行。在直视下达到解剖对位后,并用加压钢板螺钉内固定。也可用带锁髓内针或 Ender 针固定。

3.康复治疗

复位后均应早期进行功能锻炼。术后抬高患肢,进行手指主动屈伸活动。2～3 周后,即可做腕、肘、肩关节的主动活动。

(六)护理要点

1.固定的患者护理

可平卧,要保持固定不移位,悬垂石膏固定患者取坐位或半卧位,以保证下垂牵引作用。内固定术后宜取半卧位,患肢下垫枕,减轻肿胀。伴有桡神经损伤者,注意观察神经恢复情况。石膏或夹板固定者,密切观察患肢血运。术后观察伤口渗血情况。

2.功能锻炼

骨折 1 周内,做患侧上臂肌肉的主动舒缩活动,握拳、伸曲腕关节、小幅度的耸肩运动。伴桡神经损伤者,可被动进行手指的屈曲活动。2～3 周后可做肩关节内收外展活动。4 周后可做肩部外展、外旋、内旋、后伸,手爬墙等运动以恢复患肢功能。

3.健康指导

向患者解释,肱骨干骨折复位后可遗留 20°以内向前成角,30°以内向外成角,不影响功能。伴桡神经损伤者伸指伸腕功能障碍,要鼓励坚持功能锻炼。嘱其分别在术后第1、3、6 个月复查 X 线,伴桡神经损伤者,应定期复查肌电图。

四、肱骨髁上骨折

肱骨髁上骨折指在肱骨干与肱骨髁交界处发生的骨折。多发生于 10 岁以下儿童。易损伤神经和血管,导致前臂缺血性肌挛缩,引起爪形手畸形。

(一)病因与发病机制

1.伸直型骨折

肘关节处于过伸位跌倒时,手掌着地,暴力经前臂向上,加上身体前倾,向下产生剪式应力,尺骨鹰嘴向前的杠杆力,使肱骨干与肱骨髁交界处发生骨折。骨折远端向后上移位,近折端向前下移位,尺神经、桡神经可因肱骨髁上骨折的侧方移位受伤。

2.屈曲型骨折

此型较少见,由间接暴力引起。跌倒时,肘关节屈曲,肘后方着地,暴力向上传导至肱骨下端,导致髁上屈曲型骨折。较少合并血管和神经损伤。

(二)临床表现

肘部明显疼痛、肿胀、皮下瘀斑和功能障碍,伸直型骨折肘部向后突出,近折端向前移,并处于半屈位。局部明显压痛,有骨摩擦音及假关节活动,与肘关节脱位相比较肘后三角关系正常。如果合并有正中神经、尺神经、桡神经、肱动脉损伤,则出现前臂和手相应的神经支配区的感觉减弱或消失及相应的功能障碍。如复位不当可致肘内翻畸形。

(三)实验室及其他检查

肘部正、侧位 X 线片可以明确骨折部位、类型、移位方向,为选择治疗方法提供依据。

(四)诊断要点

根据 X 线片和受伤病史可以明确诊断。

(五)治疗要点

1.手法复位外固定

若受伤时间短,血循环良好,局部肿胀不明显者,可行手法复位后外固定。给予局部麻醉或臂丛神经阻滞麻醉。在持续牵引下,行手法复位,使患肢肘关节屈曲 60°～90°给予后侧石膏托固定 4～5 周,X 线片证实骨折愈合良好,即可拆除石膏。

2.持续牵引

对于手法复位不成功,受伤时间较长,肢体肿胀明显者,可行尺骨鹰嘴牵引,牵引重量 1～2 kg,牵引时间控制在 4～6 周。

3.手术复位

对于骨折移位严重,手法复位失败,有神经、血管损伤者,采取手术复位。复位方法有经皮穿针内固定、切开复位内固定。

(六)护理要点

1.保持有效的固定

观察固定的屈曲角度,离床活动时要用三角巾悬吊患肢于胸前。发现固定体位改变时,要及时给予纠正。

2.严密观察

重点观察患肢的血液循环、感觉、活动情况,以利于及时发现外伤后肱动脉、正中神经、尺桡神经的损伤。

3.康复锻炼

复位固定后当天可做握拳、屈伸手指练习,1 周后可做肩部主动活动,并逐渐加大运动幅度。3 周后去除外固定,可进行腕、肘、肩部的屈伸练习。伸直型骨折注意恢复屈曲活动,屈曲型骨折注意恢复伸展活动。

五、尺桡骨干双骨折

尺、桡骨干骨折可由直接暴力、间接暴力、扭转暴力引起,青少年多见,占各类骨折的6%。

(一)病因与发病机制

1.直接暴力

由重物打击、机器或车轮的直接碾压,导致同一平面的横形或粉碎性骨折。

2.间接暴力

跌倒时手掌着地,暴力通过腕关节向上传导,暴力作用首先使桡骨骨折。若暴力较强,则通过骨间膜向内下方传导,可引起低位尺骨斜形骨折。

3.扭转暴力

跌倒时前臂旋转、手掌着地,或手遭受机器扭转暴力,导致不同平面的尺桡骨螺旋形骨折或斜形骨折。可并发软组织撕裂、神经、血管损伤,或合并他处骨折。

(二)临床表现

伤侧前臂出现疼痛、肿胀、成角畸形及功能障碍,主要不能进行旋转活动。局部明显压痛,严重者出现剧痛、患肢肿胀、手指屈曲。可扣及骨折端、骨摩擦感及假关节活动。听诊骨传导音减弱或消失。严重者可发生骨筋膜室综合征。

(三)实验室及其他检查

正位及侧位X线片可见骨折的部位、类型及移位方向,以及是否合并有桡骨头脱位或尺骨小头脱位。

(四)诊断要点

可依据临床检查、X线正侧位片确诊。

(五)治疗要点

1.手法复位外固定

手法复位外固定可在局部麻醉或臂丛神经阻滞麻醉下进行,重点是矫正旋转移位,恢复骨膜紧张度,紧张的骨间膜牵动骨折端复位。复位成功后,用小夹板或石膏托固定。

2.切开复位内固定

不稳定型骨折或手法复位失败者倾向于切开复位,螺钉钢板或髓内针内固定术治疗。

(六)护理要点

1.保持有效的固定

注意观察石膏或夹板是否有松动和移位。

2.维持患肢良好血液循环

术后抬高患肢,观察患肢皮肤的颜色、温度、有无肿胀及桡动脉搏动情况。如出现剧痛,手部皮肤苍白、发凉、麻木,被动伸指疼痛,桡动脉搏动减弱或消失等表现时,提示骨筋膜室综合征的发生。如有缺血表现,立即通知医师处理。

3.康复锻炼

术后2周开始练习手指屈伸活动和腕关节活动。4周后开始练习肘、肩关节活动。8～10周后X线片证实骨折愈合后,可进行前臂旋转活动。

六、桡骨远端骨折

桡骨远端骨折(Colles 骨折)指距桡骨远端关节面 3 cm 内的骨折,占全身骨折的6.7%～11%,多见于有骨质疏松的中老年人。

(一)病因与发病机制

桡骨远端骨折多由间接暴力引起,通常跌倒时腕关节处于背伸位、手掌着地、前臂旋前,应力由手掌传导到桡骨下端而发生骨折。骨折远端向背侧及桡侧移位。

(二)临床表现

骨折部疼痛、肿胀,可出现典型畸形,由于骨折远端向背侧移位,侧面看呈"银叉"畸形,骨折远端向桡侧移位,并有缩短桡骨茎突上移畸形,正面看呈"枪刺刀样"畸形(见图 7-1)。检查局部压痛明显,腕关节活动障碍,皮下出现瘀斑。

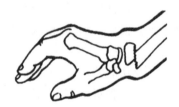

图 7-1 骨折后典型移位

(三)实验室及其他检查

X 线片可见骨折端移位表现:桡骨远骨折端向背侧移位,远端向桡侧移位,骨折端向掌侧成角。可同时有下尺桡关节脱位及尺骨茎突撕脱骨折。

(四)诊断要点

根据 X 线检查结果和受伤史可明确诊断。

(五)治疗要点

1.手法复位外固定

局部麻醉下手法复位后,用超过腕关节的小夹板固定或石膏夹板在屈腕、尺偏位固定 2 周,消肿后,腕关节中立位继续用小夹板或改用前臂管型石膏固定。

2.切开复位内固定

严重粉碎性骨折有明显移位者,桡骨下端关节面破坏;手法复位失败,或复位后不能维持固定者,应切开复位,用松质骨螺钉或钢针固定。

(六)护理要点

1.保持有效的固定

骨折复位固定后不可随意移动位置,注意维持骨折远端旋前、掌曲、尺偏位。避免腕关节旋后或旋前。肿胀消除后要及时调整石膏或夹板的松紧度。

2.密切观察患肢血液循环情况

如有无腕部肿胀、疼痛、颜色异常、皮温降低等。

3.康复锻炼

复位当天或手术后次日可做肩部的前后摆动练习,2～3 天后可做肩肘部的主动活动。2～3 周后可进行手和腕部的抗阻力练习。后期做腕部的主动屈伸练习和前臂的旋前、旋后牵引练习。

七、股骨颈骨折

股骨颈骨折指由股骨头下到股骨颈基底的骨折,多见于中、老年人,女性多于男性。由于局部血供特点,骨折治疗中易发生骨折不愈合,并且常出现股骨头坏死,老年易发生严重的全身并发症。

(一)病因与发病机制

股骨颈骨折是在站立或行走时跌倒发生,属间接暴力、低能损伤,老年人多有骨质疏松,轻微扭转暴力即可造成骨折。青壮年在受到高能暴力时可发生股骨颈骨折。

1.按骨折线走行和部位分类

按骨折线走行和部位分类分为股骨头下骨折、股骨颈骨折、股骨颈基底骨折。

2.按骨折线的倾斜角分类

按骨折线的倾斜角分类分为外展骨折、中间型骨折、内收型骨折。

3.按骨折移位程度分类

按骨折移位程度分类分为不完全骨折和完全骨折。不完全骨折是指骨的完整性有部分中断,股骨颈部分出现裂纹。完全骨折是指骨折线贯穿股骨颈,骨结构完全破坏,包括无移位的完全骨折,部分移位的完全骨折,完全移位的完全骨折,最后一型的关节囊和滑膜破坏严重。

(二)临床表现

患侧髋部疼痛,内收型疼痛更明显,不能站立。患肢成典型的外展、外旋、缩短畸形,大转子明显突出。嵌插骨折患者,有时仍能行走或骑自行车,易漏诊。

(三)实验室及其他检查

1.X线检查

髋部正侧位X线摄片显示骨折的部位、类型和方向。

2.CT或MRI检查

骨折线不清楚或隐匿时进行,或卧床休息2周后再行X线检查。

(四)诊断要点

有移位的股骨颈骨折诊断不难。外伤史不明显,仅有局部微痛或不适,而且髋关节可屈伸,甚至可以步行,X线检查不易发现骨折线,应进一步进行CT或MRI检查,以明确诊断。

(五)治疗要点

1.非手术治疗

非手术治疗适用于年老体弱或外展、嵌插稳定型骨折。①持续皮牵引、骨牵引或石膏固定患肢于轻度外展位,牵引治疗后卧硬板床6～8周。②手法复位。

2.手术治疗

对于内收型骨折和有移位的骨折在给予皮牵引或骨牵引复位后,经皮行多枚骨圆针或加压螺纹钉内固定术。内收型有移位的骨折,手法、牵引难以复位的,应采取切开复位内固定治疗。青少年股骨颈骨折应尽量达到解剖复位,采用切开复位内固定治疗。

3.人工股骨头或全髋关节置换术

人工股骨头或全髋关节置换术适用于60岁以上老年人,全身情况较好,有明显移位或股骨头旋转,陈旧性骨折股骨头缺血坏死者。

（六）护理要点

1.维持正确的体位

正确的体位是治疗股骨颈骨折的重要措施，应解释清楚，取得配合。平卧硬板床，保持患肢外展 30°中立位，并用牵引维持，防止外旋、内收。尽量避免搬动髋部。

2.保持确实有效的牵引

患肢做皮牵引或骨牵引时，应保持患肢和牵引力在同一轴线上。不能随意加减重量。牵引时间一般为 8～12 周。

3.密切观察病情变化

股骨头骨折患者多为老年人，要密切观察病情变化。

4.预防并发症

股骨头骨折患者行非手术治疗时需长期卧床，易发生坠积性肺炎、泌尿系统感染、压疮等。因此要鼓励患者深呼吸、有效咳嗽，嘱患者多喝水，骨隆突处垫软垫。

5.功能锻炼

非手术者早期可在床上做股四头肌的静力收缩，去掉牵引后，可做直腿抬高运动。3 个月后可依拐杖行走，6 个月后可不依靠拐杖行走。对于术后内固定者，2 天后可扶患者床上坐起，3～4 周后可扶拐行走，3 个月后可稍负重行走，6 个月后可负重行走。

八、股骨干骨折

股骨干骨折是指由小转子下至股骨髁上部位骨干的骨折。

（一）病因与发病机制

股骨干骨折由强大的直接暴力或间接暴力所致，多见于 30 岁以下的男性。直接暴力可引起横形或粉碎形骨折；间接暴力多为坠落伤，可引起斜形骨折或螺旋形骨折。

（二）临床表现

股骨干骨折后出血多，当高能损伤时，软组织破坏，出血和液体外渗，肢体明显肿胀。常导致低血容量性休克。患侧肢体短缩、成角、旋转和功能障碍，可有骨摩擦感。如果损伤腘窝血管和神经，可出现远端肢体的血液循环、感觉、运动功能障碍。常见的并发症有低血容量性休克、脂肪栓塞综合征、深静脉血栓、创伤性关节炎等。

（三）实验室及其他检查

X 线正侧位摄片应包括其近端的髋关节和远端的膝关节。骨折早期进行血气监测，可监测脂肪栓塞的发生。

（四）诊断要点

根据受伤史及受伤后患肢缩短、外旋畸形，X 线正侧位片可明确骨折的部位和类型。

（五）治疗要点

1.儿童股骨干骨折的治疗

3 岁以下儿童股骨干骨折常用 Bryant 架行双下肢垂直悬吊牵引。牵引重量以臀部稍悬空为宜。牵引时间为 3～4 周。由于儿童骨骼愈合塑形能力强，骨折断端即使重叠1～2 cm，轻度向前、外成角是可以自行纠正的。但不能有旋转畸形。

2.成人股骨干骨折的治疗

一般采用骨牵引，持续股骨髁上或胫骨结节骨牵引，直到骨折临床愈合，一般需6～8 周。牵引过程中要复查 X 线,了解复位情况。非手术治疗失败或合并有神经、血管损伤或伴有多发性损伤不宜卧床过久的老年人可采用切开复位内固定,钢板、螺钉、带锁髓内针固定。

(六)护理要点

1.牵引的护理

小儿垂直悬吊牵引时,经常触摸患儿足部温度、颜色及足背动脉的搏动情况,以防血液循环障碍及皮肤破损。为有效产生反牵引力,注意牵引时臀部要离开床面,两腿牵引重量要相等。成人牵引时要抬高床尾,保持牵引力方向与股骨干纵轴成直线。定期测量下肢长度和力线以保持有效牵引。骨牵引针处每天消毒,严禁去除血痂。注意检查足背伸肌功能。腓骨头处加垫软垫,以防腓总神经受损伤。防止发生压疮。

2.功能锻炼

(1)小儿骨折:炎性期卧床进行股四头肌的静力收缩。骨痂形成期,患儿从不负重行走过渡到负重行走。骨痂成熟期,由部分负重行走过渡到完全负重行走。

(2)成人骨折:除疼痛减轻后进行股四头肌等长收缩外,还要练习踝关节、足关节等小关节的活动。去除外固定后,可进行行走训练,适应下床行走后,逐渐进行负重行走。

九、胫腓骨干骨折

胫腓骨干骨折指胫骨平台以下到踝上的部分发生的骨折。在长骨骨折中最多见,双骨折、粉碎性骨折及开放性骨折居多。

(一)病因与发病机制

1.直接暴力

主要的致病因素,如重物撞击、直接暴力打击、车轮碾轧等,胫腓骨骨折线在同一平面,呈横形、短斜形,高能损伤有严重肢体软组织损伤,骨高度粉碎。常见开放性骨折。

2.间接暴力

间接暴力常为弯曲和扭转暴力,如高处坠落足着地、滑倒等。局部软组织损伤轻,可发生长斜形、螺旋形骨折,双骨折时腓骨的骨折线高于胫骨骨折线,亦可造成开放性骨折。

3.胫骨骨折分类

胫骨骨折可分为三类,胫骨上 1/3 骨折,骨折远端向上移位,腘动脉分叉处受压,可造成小腿缺血或坏疽,易损伤腓总神经。胫骨中 1/3 骨折可导致骨筋膜室综合征。胫骨下 1/3 骨折由于血运差,软组织覆盖少,影响骨折愈合。

(二)临床表现

疼痛、肿胀、畸形和功能障碍。伴有腓总神经、胫神经损伤时,出现足下垂。如果继发有骨筋膜室综合征,远端肢体出现疼痛、肿胀、麻木、肢体苍白、感觉消失。但儿童青枝骨折及成人腓骨骨折后可负重行走。

(三)实验室及其他检查

正侧位的 X 线检查可明确骨折的部位、类型、移位情况。

(四)诊断要点

根据受伤史,膝、踝关节和胫腓骨 X 线片,对小腿肿胀明显者,警惕有无骨筋膜室综合征。

(五)治疗要点

1.非手术治疗

非手术治疗适用于稳定性骨折。熟悉骨折软组织损伤情况,包括可能的重要血管、神经损伤,可按逆创伤机制实施手法复位,复位后长腿石膏外固定,利用石膏塑形维持骨折的对位、对线。对于骨折手法复位失败,软组织损伤严重,合并骨筋膜室综合征者,可行跟骨骨牵引。

2.手术治疗

切开复位内固定适用于不稳定型骨折,多段骨折及污染不重、受伤时间较短的开放性骨折。切开复位后,螺丝钉或加压钢板、带锁髓内钉内固定。

(六)护理要点

1.牵引和固定的护理

石膏固定要密切观察患肢的疼痛程度和足趾背伸和跖屈及末梢循环情况。如怀疑神经受压,应立即减压。保持有效的牵引,做好皮肤护理,预防压疮。外固定后要把小腿抬高置于中立位。每天 2 次消毒固定针针眼周围皮肤,预防固定针感染。内固定时要观察伤口渗血渗液,以防感染。采用螺丝钉或钢板固定后,要注意预防关节僵硬。

2.功能锻炼

早期进行股四头肌的等长收缩,足趾和髌骨的被动及主动活动。跟骨牵引者,要进行髌骨被动活动和抬臀运动,以防跟腱挛缩。内固定早期做膝关节屈曲活动。除去外固定后,逐渐负重活动。

(王婷婷)

第四节 关节脱位

一、概述

关节稳态结构受到损伤,使关节面失去正常的对合关系,称为关节脱位。除了骨端对合失常外,其病理表现还有相应的骨端骨折、关节周围软组织损伤、关节腔的血肿及后期关节粘连异位骨化,丧失功能,可并发神经、血管损伤。创伤性脱位最多见,上肢脱位较下肢脱位常见。发生脱位的部位以肩关节、肘关节、髋关节多见。

(一)护理评估

1.健康史

(1)一般情况:如年龄、出生时的情况、对运动的喜好等。

(2)外伤史:评估患者有无突发外伤史,受伤后的症状和疼痛的特点、受伤后的处理方法。

(3)既往史:患者以前有无类似外伤病史、有无关节脱位的习惯、既往脱位后的治疗和恢复情况等。

2.身体状况

(1)局部情况:患肢疼痛程度。有无血管和神经受压的表现、皮肤有无受损。

(2)全身情况:生命体征、躯体活动能力、生活自理能力等。

(3)辅助检查：X线检查有无阳性结果发现。

3.心理-社会状况

患者的心理状态,对本次治疗有无信心。患者所具有的疾病知识和对治疗、护理的期望。

(二)常见护理诊断/问题

(1)疼痛：与关节脱位引起局部组织损伤及神经受压有关。

(2)躯体功能障碍：与关节脱位、疼痛、制动有关。

(3)有皮肤完整受损的危险：与外固定压迫局部皮肤有关。

(4)潜在并发症：血管、神经受损。

(三)护理目标

(1)患者疼痛逐渐减轻直至消失,感觉舒适。

(2)患者关节活动能力和舒适度得到改善。

(3)患者皮肤完整,未出现压疮。

(4)患者未出现血管、神经损伤,若发生能被及时发现和处理。

(四)护理措施

1.体位

抬高患肢并保持患肢处于关节的功能位,以利于回流,减轻肿胀。

2.缓解疼痛

(1)局部冷热敷：受伤24小时内局部冷敷,达到消肿止痛目的；受伤24小时后,局部热敷以减轻肌肉痉挛引起的疼痛。

(2)镇痛：应用心理暗示、转移注意力或放松治疗法等非药物镇痛方法缓解疼痛,必要时遵医嘱给予镇痛剂。

3.病情观察

定时观察患肢远端血运,皮肤颜色、温度、感觉,活动情况等。若发现患肢苍白、发冷、疼痛加剧、感觉麻木等,及时通知医师。

4.保持皮肤完整性

使用石膏固定或牵引的患者,避免因固定物压迫而损伤皮肤。对皮肤感觉功能障碍的肢体,防止烫伤和冻伤。

5.心理护理

关节脱位多由意外事故造成,患者常焦虑、恐惧。在生活上给予帮助,加强沟通,使之心情舒畅,从而愉快地接受并配合治疗。

(五)护理评价

(1)疼痛得到有效控制。

(2)关节功能得以恢复,满足日常活动需要。

(3)皮肤完整,无压疮或感染发生。

(4)发生血管、神经损伤,若发生能被及时发现和处理。

二、肩关节脱位

肩关节脱位最为常见,约占全身关节脱位的1/2。肩胛盂关节面小而浅,关节囊和韧带松大薄弱,有利于肩关节活动,但缺乏稳定性,容易脱位。

(一)病因与发病机制

肩关节脱位分为前脱位、后脱位、下脱位、盂上脱位，前脱位又分为喙突下脱位、盂下脱位、锁骨下脱位(图 7-2)，由于肩关节前下方组织薄弱，以前脱位最为多见。

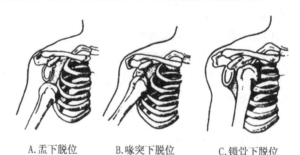

A.盂下脱位　　　B.喙突下脱位　　　C.锁骨下脱位

图 7-2　脱位类型

导致肩关节脱位最常见的暴力形式为间接外力。摔倒时肘或手撑地，肩关节处于外展、外旋和后伸位，肱骨头滑出肩胛盂窝，位于喙突的下方，发生最常见的喙突下脱位。当肩关节极度外展、外旋和后伸，以肩峰作为支点通过上肢的杠杆作用发生盂下脱位。前脱位除了前关节囊损伤外，可有前缘的盂缘软骨撕脱，称 Bankart 损伤。也可造成肩胛下肌近止点处肌腱损伤，造成关节不稳定，成为脱位复发的潜在因素。肱骨头后上骨软骨塌陷骨折称 Hill-Saehs 损伤，肩关节脱位还常合并肱骨大结节撕脱骨折和肩袖损伤。

(二)临床表现

1.一般表现

外伤性肩关节前脱位主要表现为肩关节疼痛、周围软组织肿胀、关节活动受限。健侧手常用以扶持患肢前臂，头倾向患肩，以减少活动及肌牵拉，减轻疼痛。

2.局部特异体征

(1)弹性固定：上臂保持固定在轻度外展前屈位，任何方向上的活动都导致疼痛。

(2)Dugas 征阳性：患肢肘部贴近胸壁，患手不能触及对侧肩部，反之，患手放到对侧肩，患肘不能贴近胸壁。

(3)畸形：从前方观察患者，患肩失去正常饱满圆钝的外形，呈"方肩"畸形，患肢较健侧长，是肱骨头脱出于喙突下所致。

(4)关节窝空虚：除方肩畸形外，触诊肩峰下有空虚感，可在肩关节盂外触到脱位肱骨头。

(三)诊断要点

结合外伤病史，如跌倒时手掌撑地，肩部出现外展外旋，或肩关节后方直接受到剧烈撞击，就诊时患者特有的体态和临床表现，以及 X 线检查可以确诊。

(四)实验室及其他检查

影像学检查 X 线检查可以了解脱位的类型，还能明确是否合并骨折。必要时行 MRI 检查，可进一步了解关节囊、韧带及肩袖损伤。

(五)治疗要点

治疗要点包括急性期的复位、固定和恢复期的功能锻炼。

1.复位

(1)手法复位：新鲜脱位应尽早进行复位，以便早期解除病痛。切忌暴力强行手法复位，以免损伤神经、血管、肌肉,甚至造成骨折。经典方法如下。①Hippocrates 法,医师站于患者的患侧,沿患肢畸形方向缓慢持续牵引的同时以足蹬于患侧腋窝,逐渐增加牵引力量,轻柔旋转上臂,借用足作为支点,内收上臂,完成复位(见图 7-3)。②Stimson 法,患者俯卧于床,患肢垂于床旁,用布带将 2.3～4.5 kg 重物悬系患肢手腕自然牵拉10～15 分钟,肱骨头可在持续牵引中自动复位。该法安全、有效(见图 7-4)。

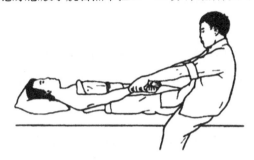

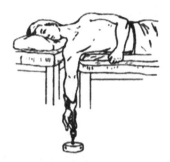

图 7-3　肩关节前脱位 Hippocrates 法复位　　　　图 7-4　肩关节脱位 Stimson 法复位

（2）切开复位:如手法正确仍不能完成复位者,可采用切开复位。切开复位指征为软组织阻挡、肩胛盂骨折移位、合并大结节骨折、肱骨头移位明显,影响复位和稳定者。

2.固定

复位成功后,损伤的关节囊、韧带、肌腱、骨与软骨必须通过制动来修复。应使患肢内旋肘关节屈曲 90°于胸前,腋窝垫棉垫,以三角巾悬吊或将上肢以绷带与胸壁固定。关节囊破损明显或仍有肩关节半脱位者,将患侧手置于对侧肩上,上肢贴胸壁,腋窝垫棉垫,用绷带固定于胸壁前。40 岁以下患者宜制动3～4 周;40 岁以上患者,制动时间可相应缩短,因为年长者复发性肩关节脱位发生率相对较低,而肩关节僵硬却常有发生。

3.功能锻炼

肩关节的活动锻炼应开始于制动解除以后,而且应循序渐进,切忌操之过急。固定期间,活动腕部和手指,症状缓解后指导患者用健手被动外展和内收患肢。3 周后指导患者锻炼患肢。方法:弯腰 90°,患肢自然下垂,以肩为顶点做圆锥环转,范围逐渐增大。4 周后,指导患者手指爬墙外展、举手摸头顶、借力臂上举等,使肩关节功能恢复。

(六)护理要点

1.心理护理

给予患者生活上的照顾,及时解决困难,精神安慰,缓解紧张心理。

2.病情观察

移位的骨端可压迫邻近的血管和神经,引起患肢缺血、感觉、运动障碍。对皮肤感觉功能障碍的肢体要防止烫伤。定时检查患肢末端的血液循环状况,若发现患肢苍白、发冷、大动脉搏动消失,提示有大动脉损伤的可能,应及时处理。动态观察患肢的感觉和运动,以了解患肢神经损伤的程度和恢复情况。

3.复位

做好复位前的身体与心理准备。复位前给予适当的麻醉,以减轻疼痛,同时使用肌肉松弛剂,利于复位。复位成功后被动活动。

4.固定

向患者及家属讲解复位后固定的目的、方法、意义、注意事项。使之充分了解关节脱位后复位固定的重要性。固定期间,要保持固定有效,经常观察患者肢体位置是否正确;固定时间不宜过长,固定时间过长易发生关节僵硬;固定时间过短,损伤得不到充分修复,易发生再脱位。一般固定 3 周左右,若合并骨折、陈旧性脱位、习惯性脱位,应适当延长固定的时间。由于肩关节脱位患肢固定于胸壁,注意腋窝下要垫棉垫以保护腋窝胸壁皮肤。40 岁以上患者可适当缩短制动时间,注意肩关节僵硬的发生。

5.缓解疼痛

早期正确复位固定可使疼痛缓解或消失。移动患者时,帮患者托扶固定患肢,动作轻柔,避免因活动患肢加重疼痛。指导患者和家属应用心理暗示、松弛疗法等转移注意力而缓解疼痛。遵医嘱应用镇痛剂,促进患者舒适与睡眠。

6.健康指导

向患者及家属讲解关节脱位治疗和康复知识,讲述功能锻炼的重要性和必要性,指导并使患者能自觉地按计划进行正确的功能锻炼,减少盲目性。

三、肘关节脱位

全身大关节中,肘关节脱位的发生率相对低,约占总发病数的 1/5。脱位后如不及时复位,容易导致前臂缺血性痉挛。

(一)病因与脱位机制

肘关节脱位可有后脱位、外侧方脱位、内侧方脱位和前脱位,其中后脱位最常见(见图 7-5),多为间接暴力所致。摔倒时前臂旋后位手掌撑地,由于肱骨滑车横轴线向外倾斜,使所传达的暴力达到肘部时转成肘外翻及前臂旋后过伸的应力,尺骨鹰嘴突在鹰嘴窝内呈杠杆作用,导致尺桡骨近端同时被推向后外侧,产生后脱位。肘前关节囊及肱前肌撕裂,后关节囊及内侧副韧带损伤,可合并肱骨内上髁骨折、正中神经和尺神经损伤。晚期可发生骨化性肌炎。

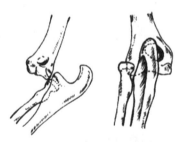

图 7-5　肘关节后脱位

(二)临床表现

1.一般表现

伤后局部疼痛、肿胀、功能和活动受限。

2.特异体征

(1)畸形:肘后突,前臂短缩,肘后三角相互关系改变,鹰嘴突出内外髁,肘前皮下可触及肱骨下端。

(2)弹性固定:肘处于半屈近于伸直位,屈伸活动有阻力。

(3)关节窝空虚:肘后侧可触及鹰嘴的半月切迹。

3.并发症

脱位后,由于肿胀而压迫周围神经、血管。后脱位时可伤及正中神经、尺神经、肱动脉。

（1）正中神经损伤：成"猿手"畸形，拇指、示指、中指感觉迟钝或消失，不能屈曲，拇指不能外展和对掌。

（2）尺神经损伤：成"爪状手"畸形，表现为手部尺侧皮肤感觉消失，小鱼际及骨间肌萎缩，掌指关节过伸，拇指不能内收其他四指不能外展及内收。

（3）动脉受压：患肢血液循环障碍，表现为患肢苍白、发冷、大动脉搏动减弱或消失。

（三）实验室及其他检查

X线检查用以证实脱位及发现合并的骨折。

（四）诊断要点

有外伤史，以跌倒手掌撑地最常见，根据临床表现和X线检查可明确诊断。

（五）治疗要点

1.复位

一般均能通过闭合方法完成复位。助手沿畸形关节方向对前臂和上臂作牵引和反牵引，术者从肘后用双手握住肘关节，以指推压尺骨鹰嘴向前下，同时矫正侧方移位，助手在复位过程中配合维持牵引并逐渐屈肘，出现弹跳感则表示复位成功。

2.固定

用长臂石膏或超关节夹板固定肘关节于功能位，3周后去除固定。

3.功能锻炼

要求主动渐进活动关节，避免超限和被动牵拉关节。固定期间，可主动伸掌、握拳、屈伸手指等，去除固定后练习肘关节屈伸旋转以利功能恢复。

（六）护理要点

1.固定

注意观察固定的正确有效，固定期间保持肘关节的功能位，不可随意放松。

2.保持清洁、平整

肘关节周围皮肤保持清洁，石膏夹板内衬物保持平整。

3.指导活动

指导患者活动患侧掌指，按摩患肢，防止肌肉萎缩。

四、桡骨头半脱位

桡骨头半脱位是小儿多见的日常损伤，俗称牵拉肘。多发生在5岁以内，以2～3岁最常见。

（一）损伤机制与病理

患儿肘关节处于伸直位，前臂旋前时突然受到牵拉致伤。前臂旋前时，桡骨头容易从环状韧带的撕裂处脱出，使环状韧带嵌于肱桡关节间隙内。一般环状韧带滑脱不到桡骨头周径的一半，所以屈肘和前臂旋后容易复位。5岁以后，环状韧带增厚，附着力渐强，不易发生半脱位。

（二）临床表现

患儿被牵拉受伤后，因疼痛哭闹，不让触动患部，不肯使用患肢，特别是举起前臂。检查发现前臂多呈旋前位，半屈；桡骨头处可有压痛，但无肿胀和畸形；肘关节活动受限。

（三）辅助检查与诊断

X线检查无阳性发现。诊断主要依靠牵拉病史、症状和体征。

（四）治疗要点

1.复位

闭合复位多能成功。方法是一手握住患儿的前臂和腕部，另一手握住肘关节，拇指压住桡骨头，使前臂旋后多能获得复位。

2.固定

复位后无须特殊固定，用三角巾或布带悬吊患肢于功能位1周即可。

（五）护理要点

嘱患儿家属勿强力牵拉患儿手臂，复位后症状不能立即消除者，要密切观察一段时间来明确复位是否成功。

五、髋关节脱位

髋关节是身体最大的杵臼关节，结构稳固，周围有强大韧带和肌肉附着，只有高能暴力才能导致脱位，如车祸中高速暴力撞击。按股骨头的移位方向，髋关节脱位分为前脱位、后脱位和中心脱位，其中后脱位最多见，占85%～90%。以髋关节后脱位为例详细阐述。

（一）病因、病理与分类

1.脱位机制

髋关节后脱位一般发生于交通事故时，患者处于髋关节屈曲内收和屈膝体位，强力使大腿急剧内收、内旋时，迫使股骨颈前缘抵于髋臼前缘形成支点，因杠杆作用股骨头冲破后关节囊，滑向髋臼后方形成后脱位。如暴力自前方作用于屈曲的膝，沿股骨纵轴传达到髋，也可使股骨头向后方脱位。

2.分类

临床上按有无合并骨折分型。①Ⅰ型：无骨折伴发，复位后无临床不稳定。②Ⅱ型：闭合手法不可复位，无股骨头或髋臼骨折。③Ⅲ型：不稳定，合并关节面、软骨或骨碎片骨折。④Ⅳ型：脱位合并髋臼骨折，须重建，恢复稳定和外形。⑤Ⅴ型：合并股骨头或股骨颈骨折。

（二）临床表现

脱位后出现髋部疼痛，髋关节活动受限。患肢呈屈曲、内收、内旋及短缩畸形，臀部可触及向后上突出移位的股骨头。可合并坐骨神经损伤，表现为大腿后侧、小腿后侧及外侧和足部全部感觉消失，膝关节屈曲，小腿和足部全部肌瘫痪，足部出现神经营养性瘫痪。

（三）实验室及其他检查

X线检查X线正位、侧位和斜位像可明确诊断。应注意是否合并骨折，特别是容易漏诊的股骨干骨折。CT可清楚显示髋臼后缘及关节内骨折情况。

（四）诊断要点

根据明显暴力外伤史，临床表现有疼痛、髋关节不能活动等确定诊断。

（五）治疗要点

对于Ⅰ型损伤可采取24小时内闭合复位治疗。对于Ⅱ～Ⅴ型损伤，多主张早期切开复位和对并发的骨折进行内固定。

1.闭合复位方法

应充分麻醉，使肌肉松弛。

（1）Allis法（见图7-6）：患者仰卧于地面垫上，助手双手向下按压两侧髂前上棘以固定骨盆。术者一手握住患肢踝部，另一前臂置于小腿上端近腘窝处，使髋、膝关节屈曲90°，再向上用力提拉持续牵引。待肌松弛后,再缓慢内旋、外旋,当听到或感到弹响,表示股骨头滑入髋臼,然后伸直患肢。若局部畸形消失、关节活动恢复,表示复位成功。

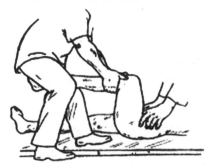

图 7-6　Allis 法复位

(2)Stimson 法:患者俯卧于检查床上,患侧下肢悬空,髋及膝各屈曲 90°。助手固定骨盆,术者一手握住患者的踝部,另一手置于小腿近侧,靠近腘窝部,沿股骨纵轴向下牵拉,即可复位(见图 7-7)。

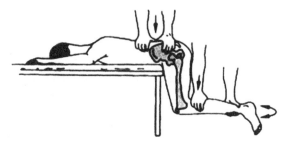

图 7-7　Stimson 法复位

2.切开复位术

当有梨状肌阻挡、关节囊嵌闭或骨软骨碎片卷入关节时,手法复位多失败。合并髋臼骨折片较大,影响关节稳定时,应手术切开复位,同时将骨折复位内固定。

3.固定

复位后患肢皮牵引 3 周。4 周后可持腋杖下地活动,3 个月后可负重活动。

4.功能锻炼

固定期间进行股四头肌收缩训练、未固定关节的活动。3 周后活动关节,4 周后皮牵引去除,指导患者拄双拐下地活动。3 个月内患肢不负重,以防股骨头缺血坏死及受压变形。3 个月后,经 X 线证实股骨头血供良好者,尝试去拐步行。

(六)护理要点

1.指导活动

髋关节脱位后常需皮牵引,牵引期间指导患者行股四头肌收缩训练,防止肌肉萎缩。

2.预防压疮

需长期卧床者注意做好皮肤护理预防压疮。

3.饮食护理

注意合理膳食,保持排便规律,预防便秘。

（王婷婷）

第八章

妇科护理

第一节　外阴炎及阴道炎

一、外阴炎

外阴炎是妇科常见病,是外阴部的皮肤与黏膜的炎症,可发生于任何年龄,以生育期及绝经后妇女多见。

(一)护理评估

1.健康史

(1)病因评估:外阴炎主要指外阴部的皮肤与黏膜的炎症,以大、小阴唇为多见。由于外阴与尿道、肛门、阴道邻近且暴露,同时,阴道分泌物、月经血、产后的恶露、尿液、粪便的刺激、糖尿病患者的糖尿的长期浸渍,均可引起外阴不同程度的炎症,此外,穿化纤内裤、紧身内裤、使用卫生巾使局部透气性差等,均可诱发外阴部的炎症。

(2)病史评估:评估有无外阴炎的因素存在,有无糖尿病、阴道炎病史。

2.身心状况

(1)症状:外阴瘙痒、疼痛、红、肿、灼热,性交及排尿时加重。

(2)体征:局部充血、肿胀、糜烂,常有抓痕,严重者形成溃疡或湿疹。慢性炎症者,外阴局部皮肤或黏膜增厚、粗糙、皲裂等。

(3)心理-社会状况:了解病程,了解患者对症状的反应,有无烦躁、不安等心理。

(二)护理诊断及合作性问题

(1)皮肤或黏膜完整性受损:与皮肤黏膜炎症有关。

(2)舒适改变:与外阴瘙痒、疼痛、分泌物增多有关。

(3)焦虑:与性交障碍、行动不便有关。

(三)护理目标

(1)患者皮肤与黏膜完整。

(2)患者病情缓解或好转,舒适感增加。

(3)患者情绪稳定,积极配合治疗与护理。

（四）护理措施

1.一般护理

炎症期间宜进食清淡且富含营养的食物，禁食辛辣、刺激性食物。

2.心理护理

患者常出现烦躁不安、焦虑紧张，应帮助患者树立信心，减轻心理负担，坚持治疗，讲究患者常出现烦躁不安、焦虑紧张，应帮助患者树立信心，减轻心理负担，坚持治疗，讲究卫生。

3.病情监护

积极寻找病因，消除刺激原。

4.治疗护理

（1）治疗原则：去除病因，积极治疗原发病，如阴道炎、尿瘘、粪瘘、糖尿病等。

（2）治疗配合：保持外阴清洁干燥，局部使用约 40 ℃ 的 1∶5 000 高锰酸钾溶液坐浴，每天 2 次，每次15～30分钟，5～10 次为 1 个疗程。如有破溃，可涂抗生素软膏或紫草油，急性期可用物理治疗。

（五）健康指导

（1）卫生宣教，指导妇女穿棉质内裤，减少分泌物刺激，对公共场所，如游泳池、公共浴室等谨慎出入，注意经期、孕期、产期及流产后的生殖道清洁，防止感染。

（2）定期妇科检查，积极参与普查与普治。

（3）指导用药方法及注意事项。

（4）加强性道德教育，纠正不良性行为。

（六）护理评价

（1）患者诉说外阴瘙痒症状减轻，舒适感增加。

（2）患者焦虑缓解或消失，掌握了卫生保健常识，能养成良好卫生习惯。

二、前庭大腺炎

细菌侵入前庭大腺腺管内致腺管充血、水肿称为前庭大腺炎。

（一）护理评估

1.健康史

（1）病因评估：前庭大腺腺管开口位于小阴唇与处女膜之间，在性交、流产、分娩或其他情况污染外阴部时，病原体易侵入引起炎症，因此，以育龄妇女多见，主要病原体为葡萄球菌、链球菌、大肠埃希菌、淋病奈瑟菌及沙眼衣原体等。急性炎症发作时，细菌先侵犯腺管，腺管口因炎症肿胀阻塞，渗出物不能排出，积存而形成脓肿，称为前庭大腺脓肿（又称巴氏腺脓肿），多发于一侧。如急性炎症消退，腺管口粘连阻塞，分泌物不能外流，脓液转清，则形成前庭大腺囊肿，多为单侧，大小不等，可持续数年不增大。患者往往无自觉症状。

（2）病史评估：了解患者有无反复的外阴感染史及卫生习惯。

2.身心状况

（1）症状：初起时局部肿胀、疼痛、烧灼感，行走不便，可伴有大小便困难等。有时可出现发热等全身症状（表 8-1）。

表 8-1　前庭大腺炎临床类型及身体状况

临床类型	身体状况
急性期	(1)大阴唇下 1/3 处疼痛、肿胀,严重时行走受限。检查局部可见皮肤红、肿、热、压痛。 (2)脓肿形成时,可触及波动感,脓肿直径可达 5～6 cm,可自行破溃。如破口大,引流通畅,脓液流出后炎症消退;如破口小,引流欠佳,炎症持续不退或反复发作。 (3)可出现全身不适、发热等全身症状
慢性期	慢性期囊肿形成,患者感到外阴部有坠胀感或性交不适。检查时局部可触及囊性肿物,大小不一,有时可反复急性发作

(2)体征:外阴部皮肤红肿、压痛明显。当脓肿形成时,疼痛加剧,并可触及波动感,脓肿直径可达 5～6 cm。

(3)心理-社会状况:了解病程,了解患者对症状的反应,有无烦躁、不安等心理,患者常有因害羞或怕痛而未及时诊治的心理障碍。

(二)辅助检查

取前庭大腺开口处分泌物做细菌培养,确定病原体。

(三)护理诊断及合作性问题

(1)皮肤完整性受损:与脓肿自行破溃或手术切开引流有关。

(2)疼痛:与局部炎症刺激有关。

(四)护理目标

(1)患者皮肤保持完整。

(2)疼痛缓解或好转。

(五)护理措施

1.一般护理

急性期患者应卧床休息,饮食易消化、富含营养。

2.心理护理

患者常常烦躁不安、焦虑紧张,应尊重患者,为患者保密,以解除其忧虑,使其积极治疗,帮助其建立治愈疾病的信心和生活的勇气。

3.病情监护

观察患者的生命体征,重点观察体温变化,观察伤口愈合情况。

4.治病护理

(1)治疗原则:急性期局部热敷或坐浴,抗生素消炎治疗;脓肿形成或囊肿较大时,切开引流或行囊肿造口术,保持腺体功能,防止复发。

(2)治疗配合:急性炎症发作时,取前庭大腺开口处分泌物做细菌培养,确定病原体。根据细菌培养结果和药物敏感试验选用抗生素口服或肌内注射。脓肿形成或囊肿较大时,切开引流或行囊肿造口术,并放置引流条。术后保持局部清洁,引流条每天更换一次,外阴用 1∶5 000 氯己定棉球擦拭,每天擦洗外阴 2 次,也可用清热解毒中药热敷或坐浴,每天 2 次。

(六)健康指导

(1)向患者及家属讲解此病的病因及预防措施,指导患者注意外阴清洁卫生。

(2)告知患者及家属月经期、产褥期禁止性交;月经期应使用消毒卫生巾预防感染;术后注意事项及正确用药。告知患者相关卫生保健常识,养成良好卫生习惯。

(七)护理评价

(1)患者诉说外阴不适症状减轻,舒适感增加。

(2)患者接受医护人员指导,焦虑缓解或消失。

阴道炎是阴道黏膜及黏膜下结缔组织的炎症,是妇科常见病。正常健康妇女由于解剖结构、组织特点,阴道对病原体的侵入有自然防御功能。当各种因素导致自然防御功能降低,阴道内生态平衡遭到破坏时,病原体侵入导致阴道炎症。幼女及绝经后妇女由于雌激素缺乏,阴道上皮薄,阴道抵抗力低,比青春期及育龄期妇女更易受感染。

三、滴虫性阴道炎

滴虫性阴道炎是由阴道毛滴虫引起的最常见的阴道炎。阴道毛滴虫主要寄生于女性阴道,也可存在于尿道、尿道旁腺及膀胱。男性可存在于包皮皱襞、尿道及前列腺内。滴虫适宜生长在温度为 25～40 ℃,pH 为 5.2～6.6 的潮湿环境。月经前后,阴道内酸性减弱,接近中性,隐藏在腺体及阴道皱襞中的滴虫常得以繁殖,而发生滴虫性阴道炎。此病的传播途径有经性交的直接传播及经游泳池、浴盆、厕所、衣物、器械等途径的间接传播。

(一)护理评估

1.健康史

(1)病因评估:阴道毛滴虫呈梨形,体积为多核白细胞的 2～3 倍。滴虫顶端有 4 根鞭毛,体部有波动膜,后端尖并有轴柱凸出。活的滴虫透明无色,如水滴,鞭毛随波动膜的波动而活动(图 8-1)。阴道毛滴虫极易传播,pH 在 4.5 以下时便受到抑制甚至致死。pH 上升至 7.5 时,其繁殖可完全被抑制。在妊娠期和月经来潮前后,阴道 pH 升高,可使阴道毛滴虫的感染率和发病率升高。

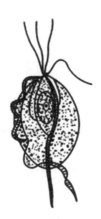

图 8-1 滴虫模式图

(2)病史评估:评估发作与月经周期的关系,既往阴道炎病史,个人卫生情况;分析感染经过;了解治疗经过。

2.身心状况

(1)症状:主要症状为白带呈稀薄泡沫状,量多及伴有外阴、阴道口瘙痒。如有其他细菌混合感染,白带可呈黄绿色、血性、脓性且有臭味。局部可有灼热、疼痛、性交痛。合并尿路感染,可有尿频、尿痛、血尿。阴道毛滴虫能吞噬精子,阻碍乳酸生成,影响精子在阴道内存活,可致不孕。

(2)体征:妇科检查时可见阴道黏膜充血,严重时有散在的出血点。有时可见阴道后穹隆处有液性或脓性泡沫状分泌物。

(3)心理-社会状况:患者常因炎症反复发作而烦恼,出现无助感。

(二)辅助检查

(1)悬滴法:在玻片上加1滴温生理盐水,自阴道后穹隆处取少许分泌物混于生理盐水中,用低倍镜检查,如有滴虫,可见其活动。阳性率可达80%～90%。取分泌物检查前24～48小时,避免性交、阴道灌洗及阴道上药。

(2)培养法:适于症状典型而悬滴法未见滴虫者,可用培养基培养,其准确率可达98%。

(三)护理诊断及合作性问题

(1)知识缺乏:缺乏对疾病传染途径的认识及缺乏阴道炎治疗的知识。

(2)舒适改变:与外阴瘙痒、分泌物增多有关。

(3)组织完整性受损:与分泌物增多、外阴瘙痒、搔抓有关。

(四)护理目标

(1)患者能说出疾病传染的途径、阴道炎的治疗与日常防护知识。

(2)患者分泌物减少,舒适度提高。保持组织完整性,无破损。

(五)护理措施

1.一般护理

注意个人卫生,保持外阴部清洁、干燥,避免搔抓外阴导致皮肤破损。

2.心理护理

解除患者因疾病带来的烦恼,减轻其对确诊后的心理压力,增强治疗疾病的信心。告知患者夫妇滴虫性阴道炎的传播途径、临床表现、治疗方法和注意事项,减轻他们的焦虑心理,同时鼓励他们积极配合治疗。

3.病情观察

观察患者的外阴瘙痒症状、阴道分泌物的量及颜色等。

4.治疗护理

(1)治疗原则:杀灭阴道毛滴虫,保持阴道的自净作用,防止复发,夫妻双方要同时治疗,切断直接传染途径。

(2)治疗配合。①局部治疗:增强阴道酸性环境,用1%乳酸溶液、0.5%醋酸溶液或1∶5 000高锰酸钾溶液冲洗阴道后,每晚睡前用甲硝唑200 mg,置于阴道后穹隆,每天一次,10天为1个疗程。②全身治疗:甲硝唑(灭滴灵)每次200～400 mg,每天3次,口服,10天为1个疗程。③指导患者正确用药,按疗程坚持用药,注意冲洗液的浓度、温度。④观察用药后反应:甲硝唑口服后偶见胃肠道反应,如食欲缺乏、恶心、呕吐、白细胞减少、皮疹等,一旦发现,应报告医师并停药。妊娠期、哺乳期妇女应慎用,因为药能通过胎盘进入胎儿体内,并可由乳汁排泄。

(六)健康指导

(1)做好卫生宣教,积极开展普查普治,消灭传染源,严格禁止滴虫阴道炎或带虫者进入游泳池。医疗单位做好消毒隔离,防止交叉感染。治疗期间勤换内裤,内裤、坐浴及洗涤用物应煮沸消毒5～10分钟以消灭病原体,禁止性生活,避免交叉或重复感染的机会。哺乳期妇女在用药期间或用药后 24 小时内不宜哺乳。经期暂停坐浴、阴道冲洗及阴道用药。

（2）夫妻应双双检查，男方若查出毛滴虫，夫妻应同治，有助于提高疗效，治疗期间应禁止性生活。

（3）治愈标准：治疗后应在每次月经干净后复查 1 次，连续 3 次均为阴性，方为治愈。

（七）护理评价

（1）患者自诉外阴不适症状减轻，舒适感增加，悬滴法试验连续 3 个周期复查为阴性。

（2）患者正确复述预防及治疗此疾病的相关知识。

四、外阴阴道假丝酵母菌病

外阴阴道假丝酵母菌病（vulvovaginal candidiasis，VVC）也称外阴阴道念珠菌病，是一种常见的外阴、阴道炎，80%～90%的病原体为白假丝酵母菌，其发病率仅次于滴虫阴道炎。白假丝酵母菌是真菌，不耐热，加热至 60 ℃，持续 1 小时，即可死亡；但对干燥、日光、紫外线及化学制剂的抵抗力较强。

（一）护理评估

1.健康史

（1）病因评估：念珠菌为条件致病菌，可存在口腔、肠道和阴道而不引起症状。当阴道内糖原增多、酸度增加、局部细胞免疫力下降时，念珠菌可繁殖并引起炎症，故外阴阴道假丝酵母菌病多见于孕妇、糖尿病患者及接受大量雌激素治疗者。此外，长期应用抗生素、服用类固醇皮质激素或免疫缺陷综合征等，可以改变阴道内微生物之间的相互制约关系，易发此症；紧身化纤内裤、肥胖可使会阴局部的温度及湿度增加，也易使念珠菌得以繁殖而引起感染。

（2）传播途径评估：①内源性感染为主要感染，假丝酵母菌除寄生阴道外，还可寄生于人的口腔、肠道，这些部位的假丝酵母菌可互相传染。②通过性交直接传染。③通过接触感染的衣物等间接传染。

（3）病史评估：了解有无糖尿病及长期使用抗生素、雌激素、类固醇皮质激素病史，了解个人卫生习惯及有无不洁性生活史。

2.身心状况

（1）症状：外阴、阴道奇痒，坐卧不安，痛苦异常，可伴有尿痛、尿频、性交痛。阴道分泌物为干酪样或豆渣样。

（2）体征：妇科检查见小阴唇内侧、阴道黏膜红肿并附着白色块状薄膜，容易剥离，下面为糜烂及溃疡。

（3）心理-社会状况：患者常因外阴瘙痒痛苦不堪，由于影响休息与睡眠，产生忧虑与烦躁，评估患者心理障碍及影响疾病治疗的原因。

3.辅助检查

（1）悬滴法：在玻片上加 1 滴温生理盐水，自阴道后穹隆处取少许分泌物混于生理盐水中，用低倍镜检查，若找到白假丝酵母菌的芽孢和假菌丝即可确诊。

（2）培养法：适于症状典型而悬滴法未见白假丝酵母菌者，可用培养基培养。

（二）护理诊断及合作性问题

1.焦虑

焦虑与易复发，影响休息与睡眠有关。

2.组织完整性受损

组织完整性受损与分泌物增多、外阴瘙痒、搔抓有关。

（三）护理目标

（1）患者情绪稳定，积极配合治疗与护理。

（2）患者病情改善，舒适度提高。

（3）保持组织完整性，组织无破损。

（四）护理措施

1.一般护理

注意个人卫生，保持外阴部清洁、干燥，避免搔抓外阴以免皮肤破损。

2.心理护理

向患者讲解外阴阴道假丝酵母菌病的病因、治疗方法和注意事项等，消除患者的顾虑和焦虑心理，使其积极配合治疗。

3.病情观察

观察患者的外阴瘙痒症状、阴道分泌物的量及颜色等。

4.治疗护理

（1）治疗原则：消除诱因，改变阴道酸碱度，根据患者情况选择局部或全身应用抗真菌药杀灭致病菌。

（2）用药护理：①局部治疗，用 2％～4％碳酸氢钠溶液冲洗阴道或坐浴，再选用制霉菌素栓剂、克霉唑栓剂、咪康唑栓剂等置于阴道内，一般 7～10 天为 1 个疗程。②全身用药，若局部用药效果较差或病情顽固者，可选用伊曲康唑、氟康唑、酮康唑等口服。③用药注意，孕妇要积极治疗，否则阴道分娩时新生儿易感染发生鹅口疮。妊娠期坚持局部治疗，禁用口服唑类药物。勤换内裤，内裤、坐浴及洗涤用物应煮沸消毒 5～10 分钟以消灭病原体，避免交叉和重复感染的机会。④用药护理，嘱阴道灌洗或坐浴应注意药液浓度和治疗时间，灌洗药物要充分溶化，温度一般为40 ℃，切忌过烫，以免烫伤皮肤。

（五）健康指导

（1）做好卫生宣教，养成良好的卫生习惯，每天洗外阴、换内裤。切忌搔抓。

（2）约 15％的男性与女性患者接触后患有龟头炎，对有症状男性也应进行检查与治疗。

（3）鼓励患者坚持用药，不随意中断疗程。

（4）嘱积极治疗糖尿病等疾病，正确使用抗生素、雌激素，以免诱发外阴阴道假丝酵母菌病。

（六）护理评价

（1）患者分泌物减少，性状转为正常，舒适感增加。

（2）患者正确复述预防及治疗此疾病的相关知识，做到积极配合并坚持治疗。

五、萎缩性阴道炎

萎缩性阴道炎属非特异性阴道炎，常见于绝经后及卵巢切除后或盆腔放疗者。绝经后的萎缩性阴道炎又称老年性阴道炎。

（一）护理评估

1.健康史

（1）病因评估：①妇女绝经后；②手术切除卵巢；③产后闭经；④药物假绝经治疗；⑤盆腔放

后等。由于雌激素水平降低,阴道上皮萎缩变薄,上皮细胞内糖原减少,阴道内 pH 增高,阴道自净作用减弱,局部抵抗力降低,致病菌入侵后易繁殖引起炎症。

(2)病史评估:了解有无糖尿病及长期使用抗生素、雌激素、类固醇皮质激素病史;了解个人卫生习惯及有无不洁性生活史;了解有无进行盆腔放疗等。

2.身心状况

(1)症状:白带增多,多为黄水状,严重感染时可呈脓性,有臭味。黏膜有浅表溃疡时,分泌物可为血性,有的患者可有点滴出血,可伴有外阴瘙痒、灼热、尿频、尿痛、尿失禁等症状。

(2)体征:妇科检查可见阴道皱襞消失,上皮菲薄,黏膜出血,表面可有小出血点或片状出血点;严重时可形成浅表溃疡,阴道弹性消失、狭窄,慢性炎症、溃疡还可引起阴道粘连,导致阴道闭锁。

(3)心理-社会状况:老年人常因思想比较保守,不愿就医而出现无助感。其他患者常因知识缺乏而病急乱投医,因此,应注意评估影响患者不愿就医的因素及家庭支持系统。

3.辅助检查

取分泌物检查,悬滴法排除滴虫性阴道炎和外阴阴道假丝酵母菌病;有血性分泌物时,常需做宫颈刮片或分段诊刮排除宫颈癌和子宫内膜癌。

(二)护理诊断及合作性问题

(1)舒适改变:与外阴瘙痒、疼痛、分泌物增多有关。

(2)知识缺乏:与缺乏绝经后妇女预防保健知识有关。

(3)有感染的危险:与局部分泌物增多、破溃有关。

(三)护理目标

(1)患者分泌物减少,性状转为正常,舒适感增加。

(2)患者正确复述预防及治疗此疾病的相关知识,做到积极配合并坚持治疗。

(3)患者无感染发生或感染被及时发现和控制,体温、血常规正常。

(四)护理措施

1.一般护理

嘱患者保持外阴清洁,勤换内裤。穿棉织内裤,减少刺激等。

2.心理护理

使患者了解老年性阴道炎的病因和治疗方法,减轻其焦虑;对卵巢切除、放疗者给予心理安慰与相关医学知识解释,增强其治疗疾病的信心;解释雌激素替代疗法可缓解症状,帮助其建立治愈疾病的信心。

3.病情观察

观察白带性状、量、气味,有无外阴瘙痒、灼热及膀胱刺激症状等。

4.治疗护理

(1)治疗原则:增强阴道黏膜的抵抗力,抑制细菌生长繁殖。

(2)治疗配合:①增加阴道酸度,用 0.5% 醋酸或 1% 乳酸溶液冲洗阴道,每天 1 次。阴道冲洗后,将甲硝唑 200 mg 或氧氟沙星 200 mg,放入阴道深部,每天 1 次,7～10 天为 1 个疗程。②增加阴道抵抗力,针对病因给予雌激素制剂,可局部用药,也可全身用药。将己烯雌酚 0.125～0.250 mg,每晚放入阴道深部,4 天为 1 个疗程。③全身用药,可口服尼尔雌醇,首次 4 mg,以后每 2～4 周 1 次,每晚 2 mg,维持 2～3 个月。

（五）健康指导

（1）对围绝经期、老年妇女进行健康教育，使其掌握预防老年性阴道炎的措施及技巧。

（2）指导患者及其家属阴道灌洗、上药的方法和注意事项。用药前洗净双手及会阴，减少感染的机会。自己用药有困难者，指导其家属协助用药或由医务人员帮助使用。

（3）告知使用雌激素治疗可出现的症状，嘱乳癌或子宫内膜癌患者慎用雌激素制剂。

（六）护理评价

（1）患者分泌物减少，性状转为正常，舒适感增加。

（2）患者正确复述预防及治疗此疾病的相关知识，做到积极配合并坚持治疗。

（殷利君）

第二节　子宫颈炎

子宫颈炎是指子宫颈发生的急性/慢性炎症。子宫颈炎是妇科常见疾病之一，包括宫颈阴道部炎症及宫颈管黏膜炎症。临床上分为急性子宫颈炎和慢性子宫颈炎。临床多见的子宫颈炎是急性子宫颈管黏膜炎，若急性子宫颈炎未经及时诊治或病原体持续存在，可导致慢性子宫颈炎症。

由于宫颈管黏膜上皮为单层柱状上皮，抗感染能力较差，当遇到多种病原体侵袭、物理化学因素刺激、机械性子宫颈损伤、子宫颈异物等，引起子宫颈局部充血、水肿，上皮变性、坏死，黏膜、黏膜下组织、腺体周围大量中性粒细胞浸润，或子宫颈间质内有大量淋巴细胞、浆细胞等慢性炎细胞浸润，可伴有子宫颈腺上皮及间质增生和鳞状上皮化生。因子宫颈阴道部鳞状上皮与阴道鳞状上皮相延续，亦可由阴道炎症引起宫颈阴道部炎症。

病原体种类：①性传播疾病的病原体主要是淋病奈瑟菌及沙眼衣原体。②内源性病原体，与细菌性阴道病病原体、生殖道支原体感染有关。

一、护理评估

（一）健康史

1.一般资料

年龄、月经史、婚育史，是否处在妊娠期。

2.既往疾病史

详细了解有无阴道炎、性传播疾病及子宫颈炎症的病史，包括发病时间、病程经过、治疗方法及效果。

3.既往手术史

详细询问分娩手术史，了解阴道分娩时有无宫颈裂伤；是否做过妇科阴道手术操作及有无宫颈损伤、感染史。

4.个人生活史

了解个人卫生习惯，分析可能的感染途径。

（二）生理状况

1.症状

（1）急性子宫颈炎：阴道分泌物增多，呈黏液脓性，阴道分泌物的刺激可引起外阴瘙痒及灼热感；可出现月经间期出血、性交后出血等症状；常伴有尿道症状，如尿急、尿频、尿痛。

（2）慢性子宫颈炎：患者多无症状，少数患者可有阴道分泌物增多，呈淡黄色或脓性，偶有接触性出血、月经间期出血，偶有分泌物刺激引起外阴瘙痒或不适。

2.体征

（1）急性子宫颈炎：检查见脓性或黏液性分泌物从子宫颈管流出；用棉拭子擦拭子宫颈管时，容易诱发子宫颈管内出血。

（2）慢性子宫颈炎：检查可见宫颈呈糜烂样改变，或有黄色分泌物覆盖子宫颈口或从宫颈管流出，也可见子宫颈息肉或子宫颈肥大。

3.辅助检查

（1）实验室检查：分泌物涂片做革兰染色，中性粒细胞＞30/高倍视野；阴道分泌物湿片检查白细胞＞10/高倍视野；做淋菌奈瑟菌及沙眼衣原体检测，以明确病原体。

（2）宫腔镜检查：镜下可见血管充血，宫颈黏膜及黏膜下组织、腺体周围大量中性粒细胞浸润，腺腔内可见脓性分泌物。

（3）宫颈细胞学检查：宫颈刮片、宫颈管吸片，与宫颈上皮瘤样病变或早期宫颈癌相鉴别。

（4）阴道镜及活组织检查：必要时进行，以明确诊断。

（三）高危因素

（1）性传播疾病，年龄＜25岁，多位性伴侣或新性伴侣且为无保护性交。

（2）细菌性阴道病。

（3）分娩、流产或手术致子宫颈损伤。

（4）卫生不良或雌激素缺乏，局部抗感染能力差。

（四）心理-社会因素

1.对健康问题的感受

是否存在因无明显症状，而不重视或延误治疗。

2.对疾病的反应

是否因病变在宫颈，又涉及生殖器官与性，而不愿及时就诊；或因阴道分泌物增多引起不适；或治疗效果不明显而烦躁不安；或遇有白带带血或接触性出血时，担心疾病的严重程度，疑有癌变而恐惧、焦虑。

3.家庭、社会及经济状况

家人对患者是否关心；家庭经济状况及是否有医疗保险。

二、护理诊断

（一）皮肤完整性受损

其与宫颈上皮糜烂及炎性刺激有关。

（二）舒适的改变

其与白带增多有关。

(三)焦虑

其与害怕宫颈癌有关。

三、护理措施

(一)症状护理

1.阴道分泌物增多

观察阴道分泌物颜色、性状、气味及量,选择合适的药液进行阴道冲洗。在不清楚种类时,不可滥用冲洗液,指导患者勤换会阴垫及内裤,保持外阴清洁干燥。

2.外阴瘙痒与灼痛

嘱患者尽量避免搔抓,防止外阴部皮肤破损,减少活动,避免摩擦外阴。

(二)用药护理

药物治疗主要用于急性子宫颈炎。

1.遵医嘱用药

(1)经验性抗生素治疗:在未获得病原体检测结果前,采用针对衣原体的经验性抗生素治疗,阿奇霉素 1 g,单次顿服,或多西环素 100 mg,每天 2 次,连服 7 天。

(2)针对病原体的抗生素治疗:临床上除选用抗淋病奈瑟菌的药物外,同时应用抗衣原体感染的药物。对于单纯急性淋病奈瑟菌性子宫颈炎,常用药物有头孢菌素,如头孢曲松钠 250 mg,单次肌内注射,或头孢克肟 400 mg,单次口服等;对沙眼衣原体所致子宫颈炎,治疗药物有四环素类,如多西环素 100 mg,每天 2 次,连服 7 天。

2.用药观察

注意观察药物的不良反应,若出现不良反应,立即停药并通知医师。

3.用药注意事项

注意药物的半衰期及有效作用时间;注意药物的配伍禁忌;抗生素应现配现用。

4.用药指导

若病原体为沙眼衣原体及淋病奈瑟菌,应对性伴侣进行相应的检查和治疗。

(三)物理治疗及手术治疗的护理

1.宫颈糜烂样改变

若为无症状的生理性柱状上皮异位,无须处理;对伴有分泌物增多、乳头状增生或接触性出血,可给予局部物理治疗,包括激光、冷冻、微波等,也可以给予中药作为物理治疗前后的辅助治疗。

2.慢性子宫颈黏膜炎

针对病因给予治疗,若病原体不清可试用物理治疗,方法同上。

3.子宫颈息肉

配合医师行息肉摘除术。

4.子宫颈肥大

一般无须治疗。

(四)心理护理

(1)加强疾病知识宣传,引导患者正确认识疾病,以及时就诊,接受规范治疗。

(2)向患者解释疾病与健康的问题,鼓励患者表达自己的想法。对病程长、迁延不愈的患者,给予关心和耐心解说,告知疾病的过程及防治措施;对病理检查发现宫颈上皮有异常增生的病例,告知通过密切监测,坚持治疗,可阻断癌变途径,以缓解焦虑心理,增加治疗的信心。

(3)与家属沟通,让其多关心患者,支持患者,坚持治疗,促进康复。

四、健康指导

(一)讲解疾病知识
向患者讲解子宫颈炎的疾病知识,告知及时就诊和规范治疗的重要性。

(二)个人卫生指导
嘱患者保持外阴清洁,每天清洗外阴2次,养成良好的卫生习惯,尤其是经期、孕产期及产褥期卫生,避免感染发生。

(三)随访指导
告知患者,物理治疗后有分泌物增多,甚至有多量水样排液,在术后1～2周脱痂时可有少量出血,是创面愈合的过程,不必应诊;如出血量多于月经量则需到医院就诊处理;在物理治疗后2个月内禁止性生活、盆浴和阴道冲洗;治疗后经过2个月经周期,于月经干净后3～7天来院复查,评价治疗效果,效果欠佳者可进行第二次治疗。

(四)体检指导
坚持每1～2年做1次体检,以及早发现异常,以及早治疗。

五、注意事项

(1)治疗前,应常规做宫颈刮片行细胞学检查。

(2)在急性生殖器炎症期不做物理治疗。

(3)治疗时间应选在月经干净后3～7天内进行。

(4)物理治疗后可出现阴道分泌物增多,甚至有大量水样排液,在术后1～2周脱痂时可有少许出血。

(5)应告知患者,创面完全愈合时间为4～8周,期间禁盆浴、性交和阴道冲洗。

(6)物理治疗有引起术后出血、宫颈管狭窄、感染的可能,应定期复查,观察创面愈合情况直到痊愈,同时检查有无宫颈管狭窄。

(殷利君)

第三节　盆腔炎性疾病

盆腔炎性疾病(PID)是指女性上生殖道的一组炎性疾病,主要包括子宫内膜炎、输卵管炎、输卵管卵巢脓肿、盆腔腹膜炎。最常见的是输卵管炎及输卵管卵巢脓肿。

女性生殖系统具有比较完善的自然防御功能,当自然防御功能遭到破坏,或机体免疫力降低、内分泌发生变化或外源性病原体入侵而导致子宫内膜、输卵管、卵巢、盆腔腹膜、盆腔结缔组织发生炎症。感染严重时,可累及周围器官和组织,当病原体毒性强、数量多、患者抵抗力低时,常发生败血症及脓毒血症,若未得到及时治疗可能发生盆腔炎性疾病后遗症。

一、护理评估

(一)健康史

(1)了解既往疾病史、用药史、月经史及药物过敏史。

(2)了解流产、分娩的时间、经过及处理。

(3)了解本次患病的起病时间、症状、疼痛性质、部位、有无全身症状。

(二)生理状况

1.症状

(1)轻者无症状或症状轻微不易被发现,常表现为持续性下腹痛,活动或性交后加重;发热、阴道分泌物增多等。

(2)重者可表现为寒战、高热、头痛、食欲减退;月经期发病者可表现为经量增多、经期延长;腹膜炎者出现消化道症状,如恶心、呕吐、腹胀等;若脓肿形成,可有下腹包块及局部刺激症状。

2.体征

(1)急性面容、体温升高、心率加快。

(2)下腹部压痛、反跳痛及肌紧张。

(3)检查见阴道充血;大量脓性臭味分泌物从宫颈口外流;穹隆有明显触痛;宫颈充血、水肿、举痛明显;子宫体增大有压痛且活动受限;一侧或双侧附件增厚,有包块,压痛。

3.辅助检查

(1)实验室检查:宫颈黏液脓性分泌物,或阴道分泌物0.9%氯化钠溶液湿片中见到大量白细胞;红细胞沉降率升高;血C反应蛋白升高;宫颈分泌物培养或革兰染色涂片淋病奈瑟菌阳性或沙眼衣原体阳性。

(2)阴道超声检查:显示输卵管增粗,输卵管积液,伴或不伴有盆腔积液、输卵管卵巢肿块。

(3)腹腔镜检查:输卵管表面明显充血;输卵管壁水肿;输卵管伞端或浆膜面有脓性渗透物。

(4)子宫内膜活组织检查证实子宫内膜炎。

(三)高危因素

1.年龄

盆腔炎性疾病高发年龄为15～25岁。

2.性活动及性卫生

初次性交年龄小、有多个性伴侣、性交过频及性伴侣有性传播疾病;有使用不洁的月经垫、经期性交等。

3.下生殖道感染

性传播疾病,如淋病奈瑟菌性宫颈炎、衣原体性宫颈炎及细菌性阴道病。

4.子宫腔内手术操作后感染

刮宫术、输卵管通液术、子宫输卵管造影术、宫腔镜检查、人工流产、放置宫内节育器等手术时,消毒不严格或术前适应证选择不当,导致感染。

5.邻近器官炎症直接蔓延

如阑尾炎、腹膜炎等蔓延至盆腔。

6.复发

盆腔炎性疾病再次发作。

（四）心理-社会因素

1.对健康问题的感受

是否存在因无明显症状或症状轻,而不重视致延误治疗。

2.对疾病的反应

是否由于慢性疾病过程长,患者思想压力大而产生焦虑、烦躁情绪;若病情严重,则担心预后,患者往往有恐惧、无助感。

3.家庭、社会及经济状况

是否存在因炎症反复发作,严重影响妇女生殖健康甚至导致不孕,且增加家庭与社会经济负担。

二、护理诊断

（一）疼痛

其与感染症状有关。

（二）体温过高

其与盆腔急性炎症有关。

（三）睡眠形态紊乱

其与疼痛或心理障碍有关。

（四）焦虑

其与病程长治疗效果不明显或不孕有关。

（五）知识缺乏

其与缺乏经期卫生知识有关。

三、护理措施

（一）症状护理

1.密切观察

分泌物增多,观察阴道分泌物颜色、性状、气味及量,选择合适的药液进行阴道冲洗。在不清楚阴道炎的种类时,不可滥用冲洗液,指导患者勤换会阴垫及内裤,保持外阴清洁干燥。

2.支持疗法

卧床休息,取半卧位,有利于脓液积聚于直肠子宫陷凹,使炎症局限;给高热量、高蛋白、高维生素饮食或半流质饮食,以及时补充丢失的液体;对出现高热的患者,采取物理降温,出汗时及时更衣,保持身体清洁舒服;若患者腹胀严重,应行胃肠减压。

3.症状观察

密切监测生命体征,测体温、脉搏、呼吸、血压,每 4 小时 1 次;物理降温后 30 分钟测体温,以观察降温效果。若患者突然出现腹痛加剧、寒战、高热、恶心、呕吐、腹胀,应立即报告医师,同时做好剖腹探查的准备。

（二）用药护理

1.门诊治疗

指导患者遵医嘱用药,了解用药方案并告知注意事项。常用方案:头孢西丁钠 2 g,单次肌内注射,同时口服丙磺舒 1 g,然后改为多西环素 100 mg,每天 2 次,连服 14 天,可同时加服甲硝唑

400 mg,每天 2～3 次,连服 14 天;或选用其他第三代头孢菌素与多西环素、甲硝唑合用。

2.住院治疗

严格遵医嘱用药,了解药方案并密切观察用药反应。

(1)头孢霉素类或头孢菌素类药物:头孢西丁钠 2 g,静脉滴注,每 6 小时 1 次。头孢替坦二钠 2 g,静脉滴注,每 12 小时 1 次。加多西环素 100 mg,每 12 小时 1 次,静脉输注或口服。对不能耐受多西环素者,可用阿奇霉素替代,每次 500 mg,每天 1 次,连用 3 天。对输卵管卵巢脓肿患者,可加用克林霉素或甲硝唑。

(2)克林霉素与氨基糖苷类药物联合方案:克林霉素 900 mg,每 8 小时 1 次,静脉滴注;庆大霉素先给予负荷量(2 mg/kg),然后予维持量(1.5 mg/kg),每 8 小时 1 次,静脉滴注;临床症状、体征改善后继续静脉应用 24～48 小时,克林霉素改口服,每次 450 mg,1 天 4 次,连用 14 天;或多西环素 100 mg,每 12 小时1 次,连续用药 14 天。

3.观察药物疗效

若用药后 48～72 小时,体温持续不降,患者症状加重,应及时报告医师处理。

4.中药治疗

主要为活血化瘀、清热解毒药物。可遵医嘱指导服中药或用中药外敷腹部,若需进行中药保留灌肠,按保留灌肠操作规程完成。

(三)手术护理

1.药物治疗无效

经药物治疗 48～72 小时,体温持续不降,患者中毒症状加重或包块增大者。

2.脓肿持续存在

经药物治疗病情好转,继续控制炎症数天(2～3 周),包块仍未消失但已局限化。

3.脓肿破裂

突然腹痛加剧,寒战、高热、恶心、呕吐、腹胀,检查腹部拒按或有中毒性休克表现。

(四)心理护理

(1)关心患者,倾听患者诉说,鼓励患者表达内心感受,通过与患者进行交流,建立良好的护患关系,尽可能满足患者的合理需求。

(2)加强疾病知识宣传,解除患者思想顾虑,增加其对治疗的信心。

(3)与家属沟通,指导家属关心患者,与患者及家属共同探讨适合个人的治疗方案,取得家人的理解和帮助,减轻患者心理压力。

四、健康指导

(一)讲解疾病知识

向患者讲解盆腔炎性疾病的疾病知识,告知及时就诊和规范治疗的重要性。

(二)个人卫生指导

保持会阴清洁做好经期、孕期及产褥期的卫生宣传。

(三)性生活指导及性伴侣治疗

注意性生活卫生,月经期禁止性交。

(四)饮食生活指导

给予高热量、高蛋白、高维生素饮食,增加营养,积极锻炼身体,注意劳逸结合,不断提高机体抵抗力。

（五）随访指导

对于抗生素治疗的患者,应在 72 小时内随诊,明确有无体温下降、反跳痛减轻等临床症状改善。若无改善,需做进一步检查。对沙眼衣原体及淋病奈瑟菌感染者,可在治疗后 4～6 周复查病原体。

五、注意事项

（一）倾听患者主诉

应仔细倾听患者主诉,全面了解患者疾病史,认真阅读治疗方案,制订相应的护理计划,配合完成相应治疗和处理。

（二）预防宣传

(1)注意性生活卫生,减少性传播疾病。

(2)及时治疗下生殖道感染。

(3)进行公共卫生教育,提高公民对生殖道感染的认识,明白预防感染的重要性。

(4)严格掌握妇科手术指征,做好术前准备,严格无菌操作,预防感染。

(5)及时治疗盆腔炎性疾病,防止后遗症发生。

（殷利君）

第四节　痛　　经

痛经是指在行经前、后或月经期出现下腹疼痛、坠胀伴腰酸及其他不适,严重影响生活和工作质量者。痛经分为原发性痛经与继发性痛经两类。前者指生殖器官无器质性病变的痛经,称功能性痛经;后者指盆腔器质性病变引起的痛经,如子宫内膜异位症等。本节仅叙述原发性痛经。

一、护理评估

（一）健康史

原发性痛经常见于青少年,多发生在有排卵的月经周期,精神紧张、恐惧、寒冷刺激及经期剧烈运动可加重疼痛。评估时需了解患者的年龄和月经史、疼痛特点及与月经的关系、伴随症状和缓解疼痛的方法等。

（二）身体状况

1.痛经

痛经是主要症状,多自月经来潮后开始,最早出现在月经来潮前 12 小时,月经第 1 天疼痛最剧烈,持续 2～3 天后逐渐缓解。疼痛呈痉挛性,多位于下腹正中,常放射至腰骶部、外阴与肛门,少数人的疼痛可放射至大脚内侧。可伴面色苍白、出冷汗、恶心、呕吐、腹泻、头晕、乏力等。痛经多于月经初潮后 1～2 年发病。

2.妇科检查

生殖器官无器质性病变。

（三）心理-社会状况

患者缺乏痛经的相关知识,担心痛经可能影响健康及婚后的生育能力,表现为情绪低落、烦躁、焦虑;伴随着月经的疼痛,常常使患者抱怨自己是女性。

(四)辅助检查

B超检查生殖器官有无器质性病变。

(五)处理要点

以解痉、镇痛等对症治疗为主,并注意对患者的心理治疗。

二、护理问题

(一)急性疼痛

急性疼痛与经期宫缩有关

(二)焦虑

焦虑与反复疼痛及缺乏相关知识有关。

三、护理措施

(一)一般护理

(1)下腹部局部可用热水袋热敷。

(2)鼓励患者多饮热茶、热汤。

(3)注意休息,避免紧张。

(二)病情观察

(1)观察疼痛的发生时间、性质、程度。

(2)观察疼痛时的伴随症状,如恶心、呕吐、腹泻。

(3)了解引起疼痛的精神因素。

(三)用药护理

遵医嘱给予解痉、镇痛药,常用药物有前列腺素合成酶抑制剂(如吲哚美辛、布洛芬等),亦可选用避孕药或中药治疗。

(四)心理护理

讲解有关痛经的知识及缓解疼痛的方法,使患者了解经期下腹坠胀、腰酸、头痛等轻度不适是生理反应。原发性痛经不影响生育,生育后痛经可缓解或消失,从而消除患者紧张、焦虑的情绪。

(五)健康指导

进行经期保健的教育,包括注意经期清洁卫生,保持精神愉快,加强经期保护,避免剧烈运动及过度劳累,防寒保暖等。疼痛难忍时一般选择非麻醉性镇痛药治疗。

(殷利君)

第五节 功能失调性子宫出血

功能失调性子宫出血(dysfunctional uterine bleeding,DUB)简称功血,为妇科常见病。它是由于调节生殖系统的神经内分泌机制失常引起的异常子宫出血,而全身及内、外生殖器官无器质性病变存在。常表现为月经周期长短不一、经期延长、经量过多或不规则阴道出血。功血可分为排卵性功血和无排卵性功血两类,约 85% 病例属无排卵性功血。功血可发生于月经初潮至绝经期间的任何年龄,约 50% 患者发生于绝经前期,育龄期约占 30%,青春期约占 20%。

一、护理评估

(一)健康史

1.无排卵性功血

(1)青春期:与下丘脑-垂体-卵巢轴调节功能未健全有关,过度劳累、精神紧张、恐惧、忧伤、环境及气候改变等应激刺激,及肥胖、营养不良等因素易导致下丘脑-垂体-卵巢轴调节功能紊乱,卵巢不能排卵。

(2)绝经过渡期:因卵巢功能衰退,卵巢对促性腺激素敏感性降低,卵泡在发育过程中因退行性变而不能排卵。

(3)生育期:可因内、外环境改变,如劳累、应激、流产、手术或疾病等引起短暂无排卵。亦可因肥胖、多囊卵巢综合征、高催乳素血症等因素长期存在,引起持续无排卵。

2.排卵性功血

黄体功能不足原因在于神经内分泌调节功能紊乱,导致卵泡期促卵泡生成素(FSH)缺乏,卵泡发育缓慢,雌激素分泌减少,正反馈作用不足,黄体生成素(LH)峰值不高,使黄体发育不全、功能不足。子宫内膜不规则脱落者,由于下丘脑-垂体-卵巢轴调节功能紊乱或黄体机制异常引起萎缩过程延长。

评估时注意了解患者的发病年龄、月经史、婚育史及发病诱因,有无性激素治疗不当及全身性出血性疾病史。

(二)身体状况

1.月经紊乱

(1)无排卵性功血:最常见的症状是子宫不规则性出血,特点是月经周期紊乱,经期长短不一,经量多少不定。可先有数周或数月停经,然后阴道流血,量较多,持续 2~3 周或更长时间,不易自止,无腹痛或其他不适。

(2)排卵性功血:黄体功能不足者月经周期缩短,月经频发(月经周期短于 21 天),不易受孕或怀孕早期易流产;子宫内膜不规则脱落者月经周期正常,但经期延长,长达 9~10 天,多发生于产后或流产后。

2.贫血

因出血多或时间长,患者出现头晕、乏力、面色苍白等贫血征象。

3.体格检查

体格检查包括全身检查和妇科检查,排除全身性疾病及生殖器官器质性病变。

(三)心理-社会状况

青春期患者常因害羞而影响及时诊治,生育期患者担心影响生育而焦虑,围绝经期患者因治疗效果不佳或怀疑为恶性肿瘤而焦虑、紧张、恐惧。

(四)辅助检查

1.诊断性刮宫

诊断性刮宫可了解子宫内膜反应、子宫内膜病变,达到止血的目的。不规则流血者可随时刮宫,用以止血。确定有无排卵或黄体功能,于月经前一天或者月经来潮 6 小时内做诊断性刮宫,无排卵性功血的子宫内膜呈增生期改变,黄体功能不足显示子宫内膜分泌不良。子宫内膜不规则脱落,于月经周期第5～6天进行诊断性刮宫,增生期与分泌期子宫内膜共存。

2.B超检查

了解子宫内膜厚度及生殖器官有无器质性改变。

3.血常规及凝血功能检查

了解有无贫血、感染及凝血功能障碍。

4.宫腔镜检查

直接观察子宫内膜,选择病变区进行活组织检查。

5.卵巢功能检查

判断卵巢有无排卵或黄体功能。

(五)处理要点

1.无排卵性功血

青春期和生育期患者以止血、调整周期、促排卵为原则。围绝经期患者以止血、防止子宫内膜癌变为原则。

2.排卵性功血

黄体功能不足的治疗原则是促进卵泡发育,刺激黄体功能及黄体功能替代,分别应用氯米芬、人绒毛膜促性腺激素(HCG)和黄体酮;子宫内膜不规则脱落的治疗原则是促使黄体及时萎缩,子宫内膜及时完整脱落,常用药物有孕激素和HCG。

二、护理问题

(一)潜在并发症

贫血。

(二)知识缺乏

缺乏性激素治疗的知识。

(三)有感染的危险

感染与经期延长、机体抵抗力下降有关。

(四)焦虑

焦虑与性激素使用及药物不良反应有关。

三、护理措施

(一)一般护理

患者体质往往较差,应加强营养,改善全身情况,可补充铁剂、维生素C和蛋白质。成人体内大约每100 mL血中含50 mg铁,行经期妇女,每天从食物中吸收铁0.7～2.0 mg,经量多者应额外补充铁。向患者推荐含铁较多的食物如猪肝、胡萝卜、葡萄干等。按照患者的饮食习惯,为患者制订适合于个人的饮食计划,保证患者获得足够的营养。

(二)病情观察

观察并记录患者的生命体征、出量及入量,嘱患者保留出血期间使用的会阴垫及内裤,以便更准确地估计出血量,出血较多者,督促其卧床休息,避免过度疲劳和剧烈活动,贫血严重者,遵医嘱做好配血、输血、止血措施,执行治疗方案,维持患者正常血容量。

(三)对症护理

1.无排卵性功血

(1)止血:对大量出血患者,要求在性激素治疗8小时内见效,24～48小时内出血基本停止,若96小时以上仍不止血者,应考虑有器质性病变存在。

性激素止血。①雌激素:应用大剂量雌激素可迅速提高血内雌激素浓度,促使子宫内膜生长,短期内修复创面而止血,主要用于青春期功血。目前多选用妊马雌酮2.5 mg或己烯雌酚1～2 mg。②孕激素:适用于体内已有一定水平雌激素的患者。常用药物如甲羟黄体酮或炔诺酮,用药原则同雌激素。③雄激素:拮抗雌激素、增加子宫平滑肌及子宫血管张力而减少出血,主要用于围绝经期功血患者的辅助治疗,可随时停用。④联合用药:止血效果优于单一药物,可用三合激素或口服短效避孕药,血止后逐渐减量。

刮宫术:止血及排除子宫内膜癌变,适用于年龄大于35岁、药物治疗无效或存在子宫内膜癌高危因素的患者。

其他止血药:卡巴克洛和酚磺乙胺可减少微血管的通透性,氨基己酸、氨甲苯酸、氨甲环酸等可抑制纤维蛋白溶酶,有减少出血量的辅助作用,但不能赖以止血。

(2)调整月经周期:一般连续用药3个周期。在此过程中务必积极纠正贫血,加强营养,以改善体质。

雌、孕激素序贯疗法:人工周期,通过模拟自然月经周期中卵巢的内分泌变化,将雌、孕激素序贯应用,使子宫内膜发生相应变化,引起周期性脱落。适用于青春期功血或生育期功血者,可诱发卵巢自然排卵。雌激素自月经来潮第5天开始用药,妊马雌酮1.25 mg或己烯雌酚1 mg,每晚1次,连服20天,于服雌激素最后10天加用甲羟黄体酮每天10 mg,两药同时用完,停药后3～7天出血。于出血第5天重复用药,一般连续使用3个周期。用药2～3个周期后,患者常能自发排卵。

雌、孕激素联合疗法:可周期性口服短效避孕药,适用于生育期功血、内源性雌激素水平较高者或绝经过渡期功血者。

后半周期疗法:于月经周期的后半周期开始(撤药性出血的第16天)服用甲羟黄体酮,每天10 mg,连服10天为1个周期,共3个周期为1个疗程。适用于青春期或绝经过渡期功血者。

(3)促排卵:适用于育龄期功血者。常用药物如氯米芬、人绒毛膜促性腺激素(HCG)等。于月经第5天开始每天口服氯米芬50 mg,连续5天,以促进卵泡发育。B超监测卵泡发育接近成熟时,可大剂量肌内注射HCG 5 000 U以诱发排卵。青春期不提倡使用。

(4)手术治疗:以刮宫术最常用,既能明确诊断,又能迅速止血。绝经过渡期出血患者激素治疗前宜常规刮宫,最好在子宫镜下行分段诊断性刮宫,以排除子宫内细微器质性病变。对青春期功血刮宫应持慎重态度。必要时行子宫次全切除或子宫切除术。

2.排卵性功血

(1)黄体功能不足,药物治疗如下。①黄体功能替代疗法:自排卵后开始每天肌内注射黄体酮10 mg,共10～14天,用以补充黄体分泌黄体酮的不足。②黄体功能刺激疗法:通常应用HCG以促进及支持黄体功能。于基础体温上升后开始,隔天肌内注射HCG 1 000～2 000 U,共5次,可使血浆黄体酮明显上升,随之正常月经周期恢复。③促进卵泡发育:于月经第5天开始,每晚口服氯米芬50 mg,共5天。

(2)子宫内膜不规则脱落,药物治疗如下。①孕激素:自排卵后第1～2天或下次月经前

10～14 天开始,每天口服甲羟黄体酮 10 mg,连续 10 天,有生育要求可肌内注射黄体酮。②HCG:用法同黄体功能不足。

3.性激素治疗的注意事项

(1)严格遵医嘱正确用药,不得随意停服或漏服,以免使用不当引起子宫出血。

(2)药物减量必须按规定在血止后开始,每 3 天减量 1 次,每次减量不超过原剂量的 1/3,直至维持量,持续用至血止后 20 天停药。

(3)雌激素口服可能引起恶心、呕吐等胃肠道反应,可饭后或睡前服用;对存在血液高凝倾向或血栓性疾病史者禁忌使用。

(4)雄激素用量过大可能出现男性化不良反应。

(四)预防感染

(1)测体温、脉搏。

(2)指导患者保持会阴部清洁,出血期间禁止盆浴及性生活。

(3)注意有无腹痛等生殖器官感染征象。

(4)按医嘱使用抗生素。

(五)心理护理

注意情绪调节,避免过度紧张与精神刺激。特别是青春期少女,父母们不仅要关注女孩的学习状况与膳食状况,还要重视女孩的情绪变化,与其多沟通,了解其内心世界的变化,帮助其释放不良情绪,以使其保持相对稳定的精神-心理状态,避免情绪上的大起大落。

(六)健康指导

(1)宜清淡饮食,多食富含维生素 C 的新鲜瓜果、蔬菜。注意休息,保持心情舒畅。

(2)强调严格掌握雌激素的适应证,并合理使用,对更年期及绝经后妇女更应慎用,应用时间不宜过长,量不宜大,并应严密观察反应。

(3)月经期避免剧烈运动,禁止盆浴及性生活,保持会阴部清洁。

(殷利君)

第六节　外阴、阴道创伤

外阴、阴道部位置虽较隐蔽,但损伤并不少见。此处组织薄弱、神经敏感、血管丰富,受伤后损害重,较疼痛。解剖上前为尿道口,后为肛门,易继发感染,使病情复杂化。

一、护理评估

(一)病因评估

(1)分娩:分娩是导致外阴、阴道创伤的主要原因。

(2)外伤:如骑跨在自行车架上或自高处跌落骑跨于硬物上,外阴骤然触于锐器上,创伤有时可伤及阴道,甚至穿过阴道损伤尿道、膀胱或直肠。

(3)幼女受到强暴所致软组织受损。

(4)初次性交可使处女膜破裂;绝大多数可自行愈合,偶可见裂口延至小阴唇、阴道或伤及穹隆,引起大量阴道流血。

(二)身心状况

1.症状

疼痛为主要症状,程度可轻可重,患者常坐卧不安,行走困难,随着局部肿块的逐渐增大,疼痛也越来越严重,甚至出现疼痛性休克;水肿或血肿导致局部肿胀,也是常见症状;少量或大量血液自阴道或外阴创伤处流出。

2.体征

患者出血多,可出现脉搏快、血压低等出血性休克或贫血的体征。妇科检查外阴肿胀出血,形成外阴血肿时,可见外阴部有紫蓝色肿块突起,有明显压痛。

(三)心理-社会状况

由于是意外事件,且创伤又涉及女性最隐蔽部位,患者及家属常表现出明显的忧虑和担心。

二、辅助检查

出血多者红细胞计数及血红蛋白值下降,合并感染者,可见白细胞增高。

三、护理诊断及合作性问题

(一)疼痛

疼痛与外阴、阴道的创伤有关。

(二)恐惧

恐惧与突发创伤事件,担心预后对自身的影响有关。

(三)感染

感染与伤口受到污染,未得到及时治疗有关。

四、护理目标

(1)患者疼痛缓解,舒适感增加。

(2)患者无感染发生或感染被及时发现和控制,体温、血常规正常。

五、护理措施

(一)一般护理

患者平卧、给氧。做好血常规检查,建立静脉通道,配血,必要时输血。

(二)心理护理

对患者及家属表示理解,护士应使用亲切温和的语言给予安慰,鼓励他们面对现实,积极配合治疗。

(三)病情监测

密切观察患者生命体征及尿量变化,并准确记录;严密观察患者血肿的大小及其变化,有无活动性出血;术后观察患者阴道及外阴伤口有无出血,有无进行性疼痛加剧或阴道、肛门坠胀等再次血肿的症状。

(四)治疗护理

1.治疗原则

根据不同情况,给予相应处理,原则是止痛、止血、抗休克和抗感染。

2.治疗配合

(1)预防和纠正休克:立即建立静脉通道,做好输血、输液准备,遵医嘱及时给予患者止血药、镇静药、镇痛药;做好手术准备。

(2)配合护理:对损伤程度轻,血肿<5 cm 的患者,采取正确的体位,避免血肿受压;及时给予患者止血、止痛药;24 小时内可冷敷,降低局部神经敏感性和血流速度,有利于减轻患者的疼痛和不适;还可以用丁字带、棉垫加压包扎,预防血肿扩散。24 小时后热敷或外阴部烤灯,促进血肿或水肿的吸收。保持外阴清洁,每天外阴冲洗 3 次,大小便后立即擦洗。血肿较大者,需手术切开血肿行血管结扎术后抗感染治疗。

(3)术前准备:需要急诊手术的应进行皮肤、肠道的准备。

(4)术后护理:术后常需外阴加压包扎或阴道填塞纱条,患者疼痛较重,应积极止痛。外阴包扎松解或阴道纱条取出后,注意观察患者阴道及外阴伤口有无再次血肿的症状。保持外阴清洁,遵医嘱给予抗生素预防感染。

(五)健康指导

减少会阴部剧烈活动,避免疼痛;合理膳食;保持心情平静。保持局部清洁、干燥;遵医嘱用药;发现异常,及时就诊。

(六)护理评价

评价护理目标是否达到,护理措施的实施情况,健康指导是否落实到位,有无新的护理问题出现。

(殷利君)

第七节　尿　　瘘

尿瘘是指人体泌尿系统与其他系统之间形成的异常通道。其表现为患者无法自主排尿,尿液不断外流。根据尿瘘的发生部位,它可分为膀胱阴道瘘、尿道阴道瘘、膀胱宫颈瘘、膀胱尿道阴道瘘、膀胱宫颈阴道瘘及输尿管阴道瘘等。临床上以膀胱阴道瘘最多见,有时可同时并存两种以上的尿瘘。

一、护理评估

(一)健康史

1.病因评估

导致尿瘘的原因很多,以产伤和妇科手术损伤为多见。

(1)产伤:难产是造成尿瘘的主要原因,在我国约占 90%。根据损伤过程,尿瘘分为坏死型和创伤型两类。坏死型尿瘘是由于产程过长,软产道组织被压迫过久以致局部组织缺血坏死形成;创伤型尿瘘是由于剖宫产手术或产科助产手术操作不当直接损伤所致。

(2)妇科手术创伤:经阴道或经腹的手术时,盆腔粘连操作不细致而误伤膀胱、尿道或输尿管所致。

(3)其他:药物侵蚀、生殖系统肿瘤、放疗、结核浸润膀胱、尿道,长期放置子宫托等导致。

2.病史评估

询问患者分娩史,了解有无难产、盆腔手术史;有无外伤及阴道用药;极少数有生殖器、膀胱肿瘤、结核、放疗等病病史。评估患者目前存在的问题。

(二)身心状况

1.症状

(1)漏尿:漏尿为主要的临床表现,尿液不断由阴道排出,无自主排尿。漏尿出现时间的早晚与尿瘘形成的原因有关,手术直接损伤者术后立即出现,坏死型尿瘘多在产后或手术后3～7天出现。

(2)外阴皮炎:外阴皮肤由于尿液长期刺激,导致外阴、臀部,甚至大腿内侧常出现湿疹或皮炎,继发感染后,患者感外阴灼痛、行动不便等。

(3)尿路感染:多伴尿路感染可出现尿频、尿急、尿痛症状。

2.体征

妇科检查可发现尿液从阴道流出的部位,可见外阴、臀部和大腿内侧皮肤炎症部位出现湿疹,甚至浅表溃疡,还能明确漏孔的位置、大小等。

3.心理-社会状况

生殖器官瘘管是一种极为痛苦的损伤性疾病,由于排尿不能自行控制,使外阴部长期浸泡在尿液中,生活不便,身体发出异常的气味,不仅给患者带来了肉体上的痛苦,而且患者因害怕与人群接近,精神上负担也很大,表现为自卑、无助。

二、辅助检查

(一)亚甲蓝试验

目的是鉴别患者漏孔类型。将200 mL稀释好的亚甲蓝经尿道注入膀胱,膀胱宫颈瘘可自宫颈外口流出,膀胱阴道瘘者可见蓝色液体从阴道壁小孔溢出,阴道内流出清凉液体,说明流出的尿液来自肾脏,系输尿管阴道瘘。

(二)靛胭脂试验

将靛胭脂5 mL,静脉推注,10分钟内看见蓝色液体流入阴道,可确诊者输尿管阴道瘘。适用于亚甲蓝实验阴道流出清亮尿液的患者。

(三)其他

膀胱镜检查可了解膀胱内瘘孔位置和数目;亦可做肾盂输尿管造影,以了解输尿管的情况。

三、护理诊断及合作性问题

(一)皮肤完整性受损

皮肤完整性受损与尿液长期刺激外阴皮肤有关。

(二)社交孤立

社交孤立与长期漏尿,身体有异味,不愿与人交往有关。

(三)有感染危险

感染与留置导尿管时间长,机体抵抗力低有关。

四、护理目标

(1)患者皮肤完整性无受损,舒适感增加。

(2)患者恢复信心,情绪稳定,积极配合治疗与护理。

(3)患者无感染发生或感染被及时发现和控制,体温、血常规正常。

五、护理措施

(一)一般护理

指导患者保持外阴部清洁、干燥,鼓励患者多饮水。由于尿漏,很多患者为了减少排尿,往往自己限制饮水量,造成对皮肤刺激更大的酸性尿液,而多饮水可达到稀释尿液,减少对皮肤的刺激作用,还能起到自身冲洗膀胱的目的。护理人员应向患者解释限制饮水的危害,指导患者每天饮水不少于 3 000 mL。

(二)心理护理

关心体贴患者,理解患者因疾病所导致的不良心理反应和痛苦,耐心讲解尿瘘相关知识,回答患者所提出的各种问题,消除其思想顾虑。

(三)病情监测

观察患者尿液流出位置,漏尿时的伴随症状,对已手术的患者,注意观察术后的愈合情况。

(四)治疗护理

1.治疗要点

手术为首选治疗。对分娩或妇科手术后 7 天内发生的漏尿,可先长时间留置导尿管和/或放置输尿管导管,并变换体位,部分患者可自愈。根据瘘孔部位及类型选择经腹、经阴道或经阴道腹部联合手术的方式。

2.护理配合

(1)术前护理:除按外阴、阴道手术术前常规准备外,有外阴湿疹、溃疡者,需治疗待痊愈后再行手术。老年妇女或闭经者,术前 1 周给予雌激素口服,促使阴道上皮增生,有利于术后伤口的愈合。有尿路感染者应先遵医嘱控制感染后,再行手术。

(2)术后护理:术后护理是手术能否成功的关键,除按外阴、阴道手术术后常规护理外,还应注意。①术后体位,应根据患者瘘孔位置决定,原则上是使瘘孔处于高位,减少尿液浸渍感染。瘘孔在侧面者可采取健侧卧位;膀胱阴道瘘若瘘孔在后底部,应采取俯卧位;由于患者手术后俯卧位会压迫伤口,而又难以保持一种姿势时,多采用侧卧位与平卧位交替进行。②尿管护理,术后保留尿管或耻骨上膀胱造瘘 10~14 cm,注意固定尿管,保持引流通畅,发现阻塞及时处理。尿管拔除后协助患者每 1~2 小时排尿一次,以后逐步延长排尿时间。③术后遵医嘱给予抗生素,每天补液 2 500~3 000 mL,鼓励患者多饮水,稀释尿液,防止发生血尿或尿液浓缩沉积过多形成结石。④术后加强盆底肌锻炼,预防咳嗽和便秘等使腹压增加的因素。

六、健康指导

3 个月内避免性生活,鼓励患者适当活动,避免重体力劳动;尿瘘修补术手术成功者妊娠后应加强孕期保健,并提前住院行剖宫产;如手术失败,指导患者保护会阴,尽量避免外阴皮肤的刺激,同时告之下次手术时间,增强患者再次手术的信心。

七、护理评价

评价护理目标是否达到,护理措施的实施情况,健康指导是否落实到位,有无新的护理问题出现。

(殷利君)

第八节　子　宫　脱　垂

子宫脱垂是指子宫从正常位置沿阴道下降,子宫颈外口达到坐骨棘水平以下,甚至子宫部分或全部脱出阴道口外,常伴有阴道前后壁膨出。

一、护理评估

(一)健康史

1.病因与发病机制

(1)分娩损伤:分娩损伤是最主要的原因。在分娩过程中,产妇过早屏气,第二产程延长或经阴道手术助产,盆底肌肉、筋膜以及子宫韧带过度伸展,甚至撕裂,分娩后未及时修补或修补不佳。产褥期产妇过早体力劳动,过高的腹压会压迫子宫向下移位发生脱垂。

(2)长期腹压增加:如长期慢性咳嗽、习惯性便秘、久站、久蹲等使腹内压增高,迫使子宫向下移位,导致脱出,产褥期腹压增加更容易导致子宫脱垂。

(3)盆底组织发育不良或退行性变:子宫脱垂偶见于未产妇女,主要为先天性盆底组织发育不良所致。老年妇女盆底组织萎缩退化或支持组织削弱,也可发生子宫脱垂。

2.病史评估

了解患者分娩史,评估其有无第二产程延长、阴道助产等难产史,产后恢复情况;了解患者有无慢性病病史,如长期慢性咳嗽等;是否存在先天性盆底组织发育不良。

(二)身心状况

1.症状

子宫脱垂轻度时(Ⅰ度)可无自觉症状,加重后(Ⅱ度、Ⅲ度)出现以下症状。

(1)下坠感及腰背酸痛:常在久站、走路与重体力劳动时加重,卧床休息后症状减轻。

(2)肿物自阴道脱出:走路、蹲或排便等腹压增加时,阴道口有一肿物脱出。轻者平卧休息后可自行恢复,重者不能自行恢复,需用手还纳,甚至用手也难以还纳,行走不便。

(3)阴道分泌物增多:脱出的子宫及阴道壁由于反复摩擦而发生感染,有脓血性分泌物渗出。

(4)大小便异常:由于膀胱、尿道膨出,患者常伴有尿频、尿急甚至尿潴留或压力性尿失禁。直肠膨出的患者可伴有便秘和排便困难等。

2.体征

患者取膀胱截石位,根据患者向下用力屏气时子宫下降的程度,将子宫脱垂分为三度。

Ⅰ度:轻型为子宫颈外口距处女膜处小于4 cm,但未达处女膜缘;重型为宫颈外口已达处女膜缘,检查时在阴道口可见子宫颈。

Ⅱ度:轻型为宫颈已脱出阴道口,但宫体仍在阴道内;重型为宫颈或部分宫体脱出阴道口外。

Ⅲ度:子宫颈及宫体全部脱出至阴道口外。脱出的子宫及阴道壁由于长期暴露摩擦,导致宫颈及阴道壁可见溃疡,有少量阴道出血或脓性分泌物。

3.心理-社会状况

由于长期的子宫脱垂使患者行动不便,不能从事体力劳动,使工作和生活受到影响,患者感到烦恼、痛苦;严重会影响性生活,患者常出现烦躁、焦虑、情绪低落等。

二、辅助检查

注意检查血常规,注意张力性尿失禁及妇科检查情况。

三、护理诊断及合作性问题

(1)焦虑:与长期的子宫脱出影响日常生活和工作有关。

(2)舒适的改变:与子宫脱出影响行动有关。

(3)组织完整性受损:与外露子宫、阴道前后壁长期摩擦有关。

四、护理目标

(1)患者情绪稳定,能配合治疗、护理活动。

(2)患者病情缓解,舒适感增加。

(3)患者组织完整,无受损。

五、护理措施

(一)一般护理

(1)指导患者保持外阴干燥、清洁,每天用流水冲洗外阴,禁止使用刺激性强的药液。有溃疡者每天用 0.02％高锰酸钾液坐浴 1～2 次,每次 20～30 分钟,勤换内衣裤。

(2)有肿块脱出者及早就医,及时回纳脱出物并教会患者正确的回纳手法,病情重不能回纳者,应卧床休息,减少下地活动次数和时间。

(3)教给患者做盆底肌肉锻炼,如做提肛运动;指导患者避免增加腹压的因素,如咳嗽、久站及久蹲等;保持大便通畅,每天进食蔬菜应保持 500 g。

(4)每天为患者提供酸性果汁,可保持尿液呈酸性,不利于细菌生长;指导患者练习卧床排尿;若有肿块脱出影响排尿,指导患者排尿前先将脱出物还纳;尿潴留留置尿管者,应间歇放尿以训练膀胱功能。排尿功能恢复正常后,鼓励患者每天饮水 2 000 mL 以上。

(5)嘱患者加强营养,进食高蛋白、高维生素食物,增强体质。

(二)心理护理

帮助患者树立战胜疾病的信心,耐心讲解子宫脱垂的知识和预后,鼓励病友间交流沟通,促进积极因素。

(三)病情监护

观察患者有无外阴异物感,子宫脱垂的程度;注意阴道分泌物的颜色、气味、性状。

(四)治疗护理

1.治疗原则

治疗以安全、简单、有效为原则。

(1)非手术治疗,适用于Ⅰ度轻型子宫脱垂,年老不能耐受手术或需要生育者。①支持疗法:注意休息,增加营养,保持大便通畅,避免重体力劳动,治疗增加腹压的疾病,加强盆底肌的锻炼。

②子宫托:子宫托是一种支持子宫和阴道壁使其维持在阴道内不脱出的工具,适用于各度子宫脱垂及阴道前后壁膨出的患者。重度子宫脱垂伴盆底肌明显萎缩以及宫颈或阴道壁有炎症或有溃疡者均不宜使用,经期和妊娠期停用。

(2)手术治疗,适用于非手术治疗无效或Ⅱ度、Ⅲ度子宫脱垂者。手术方式主要包括:阴道前后壁修补术;阴道前后壁修补加主韧带缩短及宫颈部分切除术,也叫曼彻斯特手术;经阴道子宫全切除及阴道前后壁修补术;阴道纵隔成形术等。

2.治疗配合及特殊专科护理

(1)支持治疗的护理:教会患者做盆底肌肉锻炼增强盆底肌肉张力。做缩肛运动,用力收缩3~10秒,放松5~10秒,每次连续5~10分钟,每天3~4次,持续3个月。

(2)教会患者使用子宫托(图8-2)。①放托:患者排空直肠、膀胱,洗净双手,取半卧位或蹲位,双腿分开,一手持子宫托盘呈倾斜位进入阴道内,将托柄向内、向上旋转,直至托盘达子宫颈,向下屏气,使托盘吸附于宫颈,托柄弯曲度朝前,对正耻骨弓后面。②取托:手指捏住托柄轻轻摇晃,待负压消失后向后外方牵拉取出。③注意事项:放置子宫托之前阴道应有一定水平的雌激素作用,绝经后的妇女可用阴道雌激素霜剂,4~6周后再使用子宫托;经期和妊娠期停用;选择大小合适的子宫托,以放置后不脱出又无不适为宜;每晚取出洗净,次晨放入,切忌久置不取,以免过久压迫导致生殖道糜烂、溃疡甚至瘘;放托后,分别于第1、3、6个月时到医院检查1次,以后每3~6个月到医院复查。

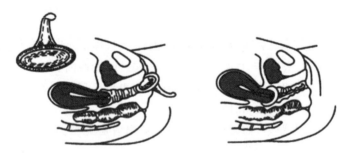

图 8-2　喇叭形子宫托及放置

(3)做好术前、术后护理。术前护理同外阴、阴道手术护理。术后除按外阴、阴道手术患者的护理外,应卧床休息7~10天,留尿管10~14天。避免增加腹压,坚持肛提肌锻炼。

六、健康指导

休息3个月,3个月内禁止性生活、盆浴,半年内避免重体力劳动;术后2个月、3个月分别门诊复查;宣传产后护理保健知识,进行产后体操锻炼和盆底肌锻炼,增强体质;积极治疗便秘、慢性咳嗽等长期性疾病;实行计划生育。

七、护理评价

评价护理目标是否达到,护理措施的实施情况,健康指导是否落实到位,有无新的护理问题出现。

(殷利君)

第九节　子宫内膜异位症

子宫内膜异位症是指具有生长功能的子宫内膜生长在子宫腔内壁以外引起的症状和体征。异位的子宫内膜绝大多数局限在盆腔内的生殖器官和邻近器官的腹膜面,故临床上称为盆腔子宫内膜异位症。当子宫内膜生长在子宫肌层内称子宫腺肌病,部分患者两者可合并存在。

子宫内膜异位症的发病率近年来明显增高,是目前常见的妇科病之一。多见于 30～40 岁的妇女。本病为良性病变,但有远距离转移和种植能力。初潮前无发病者,绝经后异位的子宫内膜组织可逐渐萎缩吸收,妊娠或使用性激素抑制卵巢功能可暂时阻止本病的发展,因此,子宫内膜的发病与卵巢的周期性变化有关。也发生周期性出血,引起周围组织纤维化、粘连,病变局部形成紫蓝色硬结或包块。卵巢的子宫内膜异位症最为常见,卵巢内的异位内膜因反复出血而形成多个囊肿,但以单个多见,故又称为卵巢子宫内膜异位囊肿。囊肿内含暗褐色黏稠的陈旧血,状似巧克力液体,故又称为卵巢巧克力囊肿。

一、护理评估

(一)病史

1.月经史

初潮年龄,月经周期、经期、经量是否正常,有无痛经或其他伴随症状。痛经的性质,是否为进行性加重。

2.婚育史

结婚年龄,婚次,夫妻性生活情况,有无经期性交,生育情况,足月产、早产、流产次数,现有子女数等。

3.既往病史

有无先天性生殖道畸形、子宫手术或经期盆腔检查等情况。

(二)身心状态

1.身体状态

(1)痛经:痛经是子宫内膜异位症的典型症状,其特点为继发性和进行性加重。疼痛多位于下腹部和腰骶部,可放射至阴道、会阴、肛门或大腿,常于月经来潮前 1～2 天开始,经期第一天最为剧烈,以后逐渐减轻,至月经干净时消失。

(2)月经失调:部分患者有经量增多和经期延长,少数出现经前期点滴出血。月经失调可能与卵巢无排卵、黄体功能不足等有关。

(3)性交痛:由于异位的内膜出现在子宫直肠陷凹或病变导致子宫后倾固定,性交时子宫颈受到碰撞及子宫收缩和向上提升,可引起疼痛。

(4)不孕:占 40％左右,其不孕的原因可能与盆腔内器官和组织广泛粘连和输卵管的蠕动减弱,影响卵子的排出、摄取和受精卵的运行有关。

2.心理状态

由于疼痛、不孕造成患者顾虑重重,心理压力大,需要手术的患者会有紧张、恐惧等心理问题。

(三)诊断性检查

1.妇科检查

典型者子宫后倾固定,盆腔检查可扪及盆腔内有触痛性结节或子宫旁有不活动的囊性包块。

2.辅助检查

(1)B超检查:可确定卵巢子宫内膜异位囊肿的位置、大小和形状。

(2)腹腔镜检查:可发现盆腔内器官或子宫直肠陷凹、子宫骶骨韧带等处有紫蓝色结节。

二、护理诊断

(一)焦虑

焦虑与不孕和需要手术有关。

(二)知识缺乏

缺乏自我照顾及与手术相关的知识。

(三)舒适改变

其与痛经及手术后伤口有关。

三、护理目标

(1)患者能正确认识疾病的性质及发生原因,解除紧张、恐惧的心理,坚定治疗信心。

(2)患者自觉疼痛症状缓解。

四、护理措施

(1)心理护理:许多年轻患者因顽固的痛经、不孕等情况而焦虑。护理人员应多关心和理解患者,说明该病只要坚持用药或采取必要的手术便可改善症状,鼓励患者树立信心,积极配合治疗,对尚未生育的患者应给予指导和帮助,促使其尽早受孕。

(2)做好卫生宣传教育工作,防止经血逆流,如有先天性生殖道畸形或后天性炎性阴道狭窄、宫颈粘连等应及时手术。凡进入宫腔内的经腹手术,应保护腹壁切口和子宫切口,防止子宫内膜种植到腹壁切口或子宫切口。经期应避免盆腔检查和性交。

(3)使用激素治疗患者,应介绍服药的注意事项及用后可能出现的反应(恶心、食欲缺乏、闭经、乏力或体重增加等),使其解除思想顾虑,提高治疗效果。

(4)用药期间注意有无卵巢子宫内膜异位囊肿破裂的征象,如出现急性腹痛应及时通知医师,并做好剖腹探查的各项准备。

(5)对需要手术者应按腹部手术做好术前准备和术后护理。

(6)出院健康教育,加强患者对病程及治疗的认识,指导伤口处理和康复教育,术后6周避免盆浴和性生活,6周后来院复查。

五、评价

(1)患者无焦虑的表现并对治疗充满信心。

(2)患者能按时服药并了解药物的反应。

(3)自觉症状缓解和消失。

(殷利君)

第十节　子宫腺肌病

　　子宫腺肌病是指当子宫内膜腺体和间质侵入子宫肌层时,形成弥漫或局限性的病变,是妇科常见病。多发生于 30～50 岁经产妇;约 15％的患者同时合并子宫内膜异位症;约 50％的患者合并子宫肌瘤;临床病理切片检查,发现 10％～47％子宫肌层中有子宫内膜组织,但 35％无临床症状。

　　多次妊娠及分娩、人工流产、慢性子宫内膜炎等造成子宫内膜基底层损伤,子宫内膜自基底层侵入子宫肌层内生长,可能是主要原因。此外,由于内膜基底层缺乏黏膜下层的保护,在解剖机构上子宫内膜易于侵入肌层。腺肌病常合并子宫肌瘤和子宫内膜增生,提示高水平雌孕激素刺激,也可能是促进内膜向肌层生长的原因之一。

　　应视患者症状、年龄、生育要求而定。药物治疗,适用于症状较轻,有生育要求和接近绝经期的患者;年轻或希望生育的子宫腺肌瘤患者,可试行病灶挖除术;症状严重、无生育要求或药物治疗无效者,应行全子宫切除术。

一、护理评估

(一)健康史

　　了解患者年龄、婚姻、月经史、婚育史、生育史、出现典型症状的情况以及对患者身心的影响,了解患者既往患病史。子宫腺肌病多发生于生育年龄的经产妇,常合并内异症和子宫肌瘤,有多次妊娠及分娩或过度刮宫史。生殖道阻塞,如单角子宫、宫颈阴道不通畅患者等常同时合并腺肌病。

(二)生理状况

1.症状

询问患者是否有经量过多、经期延长和逐渐加重的进行性痛经。

2.体征

妇科检查时子宫均匀性增大或局限性隆起、质硬且有压痛。

3.辅助检查

阴道 B 超提示子宫增大,肌层中不规则回声增强;盆腔 MRI 可协助诊断;宫腔镜下取子宫肌肉活检,可确诊。

(三)高危因素

1.年龄

40 岁以上的经产妇。

2.子宫损伤

多次妊娠、人工流产、慢性子宫内膜炎等造成子宫内膜基底层损伤。

3.先天不足

生殖道阻塞,如单角子宫、宫颈阴道不通、有子宫无阴道的先天畸形等。

4.卵巢功能失调

高水平雌孕激素刺激者,如子宫肌瘤、子宫内膜增生患者。

(四)心理-社会因素

了解患者对疾病的认知,是否存在焦虑、恐惧等表现;了解患者家庭关系,是否因不孕或继发不孕影响夫妻、家庭关系;了解患者的经济水平等。

二、护理诊断

(一)焦虑

焦虑与月经改变和痛经有关。

(二)知识缺乏

缺乏自我照顾及与手术相关的知识。

(三)舒适改变

舒适改变与痛经有关。

三、护理目标

(1)患者能正确认识疾病的性质及发生原因,解除紧张、恐惧的心理,坚定治疗信心。

(2)患者自觉疼痛症状缓解。

四、护理措施

(一)症状护理

1.月经改变

经量增多者,指导患者使用透气棉质卫生巾,保留卫生巾称重,以评估月经量;经期延长者,早晚用温开水清洗外阴各 1 次,以防逆行感染。若合并贫血,需指导患者遵医嘱服用药物,观察贫血的改善情况。

2.痛经

询问患者疼痛部位、性质、疼痛开始时间及持续时间。疼痛轻者,指导患者腹部热敷、卧床休息;疼痛重者,遵医嘱给予前列腺素合成酶抑制剂。

(二)用药护理

1.口服避孕药

其适用于轻度内异症患者,常用低剂量高效孕激素和炔雌醇复合制剂,用法为每天 1 片,连续用 6～9 个月,护士需观察药物疗效,观察有无恶心、呕吐等不良反应。

2.促性腺激素释放激素激动剂

常用药物:亮丙瑞林 3.75 mg,月经第 1 天皮下注射后,每隔28 天注射 1 次,共 3～6 次。需观察有无潮热、阴道干燥、性欲减退和骨质丢失等不良反应,停药后可消失。连续用药 3 个月以上者,需添加小剂量雌激素和孕激素,以防止骨质丢失。

3.左炔诺黄体酮宫内节育器(LNG-ZUS)

治疗初期部分患者会出现淋漓出血、下移甚至脱落等,需加强随访。

(三)手术护理

1.保守手术

如小病灶挖除术或子宫肌壁楔形切除术,可明显减轻症状并增加妊娠概率。指导其术后6 个月受孕。

2.子宫切除术

年轻或未绝经的患者可保留卵巢;绝经后或合并严重子宫内膜异位症者,可行双卵巢切除术。

(四)心理护理

(1)痛经、月经改变以及贫血者影响生活质量,患者焦虑烦躁,向患者说明月经时轻度疼痛不适是生理反应,给予舒缓的音乐、舒适的环境,保证足够的休息和睡眠,患者及家属、护士共同制订规律而适度的锻炼计划,家属督促患者适度锻炼,可缓解患者的心理压力。

(2)手术患者担心预后和性生活,说明子宫切除术后症状可基本消失,生活质量会得到改善。此外,子宫是月经来潮和孕育胎儿的器官,切除子宫不会男性化,增加对治疗的信心。

(五)健康指导

(1)指导患者随访:手术患者出院后3个月到门诊复查,了解术后康复情况。

(2)保守手术和子宫切除患者,术后休息1~3个月,3个月之内避免性生活及阴道冲洗,避免提举重物,防止正在愈合的腹部肌肉用力,并应逐渐加强腹部肌肉的力量。未经医护人员许可避免从事可增加盆腔充血的活动,如跳舞、久站等。

(3)有生殖道阻塞疾病时,嘱患者积极治疗,实施整形手术。

(4)对实施保守手术治疗的患者,指导其术后6个月受孕。

(5)注意高危因素与妇科疾病的相关性,定期做好妇科病普查。

五、评估

(1)医务人员避免过度刮宫,减少内膜碎片进入肌层的机会。

(2)药物治疗过程中如出现严重的绝经期症状,可酌情反向添加治疗提高雌激素水平,降低相关血管症状和骨质疏松的发生,也可提高患者的顺应性。

(殷利君)

第十一节　葡　萄　胎

葡萄胎是因妊娠后胎盘滋养细胞增生,间质高度水肿,出现大小不一的水泡,水泡间借蒂相连成串,形如葡萄而得名,也称水泡状胎块。葡萄胎分为完全性葡萄胎和部分性葡萄胎两类,其中大多数为完全性葡萄胎。其主要病理变化:完全性葡萄胎表现为水泡状胎块占满整个子宫腔,无胎儿及其附属物。镜下见绒毛体积增大,滋养细胞增生,间质高度水肿和间质内胎源性血管消失。部分性葡萄胎表现为仅部分绒毛变为水泡,常合并胚胎组织,胎儿多已死亡。镜下见部分绒毛水肿,滋养细胞轻度增生,间质内可见有核红细胞的胎源性血管,还可见胚胎和胎膜的组织结构。

一、护理评估

(一)健康史

了解患者有无导致葡萄胎的高危因素,如妊娠年龄、社会经济地位、营养状况等。了解患者及其家族的既往疾病史,包括滋养细胞疾病史、月经史、生育史等。

(二)身体状况

1.症状

(1)停经后阴道流血:最常见症状,多在停经8～12周后出现不规则阴道流血,量多少不定,呈反复性,有时血中可发现水泡状物排出。葡萄胎反复出血如不及时治疗,可导致贫血及继发感染。

(2)妊娠呕吐:较正常妊娠发生早,症状严重而持续时间长。

(3)妊娠期高血压疾病征象:可在妊娠20周前出现高血压、水肿和蛋白尿且症状严重。

(4)腹痛:由葡萄胎生长迅速使子宫过度扩张所致,表现为阵发性下腹痛,一般不剧烈,能忍受。若发生黄素化囊肿扭转或破裂,可出现急腹症。

2.体征

(1)子宫异常增大、变软:大多数葡萄胎患者的子宫大于相应的停经月份的妊娠子宫,质地变软,并伴有血清HCG水平异常升高。

(2)卵巢黄素化囊肿:由于大量HCG刺激卵巢,卵泡内膜细胞发生黄素化而形成囊肿,称为卵巢黄素化囊肿。常为双侧,葡萄胎清除后2～4个月可自行消退。

(三)心理-社会状况

患者知情后会出现极大的情绪不安,担心疾病会恶变或对今后生育有影响,并表现出对清宫手术的恐惧和担心。

(四)辅助检查

1.人绒毛膜促性腺激素(HCG)测定

葡萄胎因滋养细胞高度增生,产生大量HCG,患者血清、尿中的HCG均增高,且持续不降。如血清中的β-HCG在100 kU/L以上。

2.B超检查

可见子宫大于相应孕周大小的子宫,无妊娠囊或胎心搏动,子宫腔内充满不均质密集状或短条状回声,呈"落雪状",若水泡较大而形成大小不等的回声区,则呈"蜂窝状"。

(五)处理要点

1.清宫术

葡萄胎一经确诊,应及时清除子宫腔内容物。术后选取水泡小、贴近子宫壁的组织送病理检查。子宫大一次刮净有困难时,可于1周后行第二次刮宫。

2.预防性化疗

下列情况可考虑采用预防性化疗:①清宫后HCG持续不降或下降缓慢者;②子宫明显大于相应孕周大小的子宫者;③黄素化囊肿直径大于6 cm者;④年龄大于40岁者;⑤无条件随访者。常选用甲氨蝶呤、氟尿嘧啶或放线菌素-D单一药物化疗1个疗程。

3.子宫切除术

对于年龄大于40岁、无生育要求者,可行全子宫切除术,保留双侧卵巢。但子宫切除不能防止转移,不能替代化疗。手术后仍需定期随访。

二、护理问题

(一)焦虑/恐惧

焦虑/恐惧与担心疾病预后有关。

（二）有感染的危险

感染与反复阴道流血及清宫术有关。

（三）知识缺乏

缺乏疾病的信息和随访的有关知识。

三、护理措施

（一）一般护理

保持病房内空气清新、安静舒适,告知患者卧床休息。鼓励患者进高热量、高蛋白质、高维生素、易消化的食物,以增强机体的抵抗力。

（二）病情观察

1.严密观察

阴道流血情况排出物中有无水泡样组织,并嘱患者保留会阴垫,以便准确估计出血量。

2.监测生命体征

发现患者阴道大量流血及清宫术中大出血时,应立即报告医师,并严密观察患者面色、血压、脉搏、呼吸等征象。

（三）对症护理

（1）术前应建立静脉通路,补充血容量,吸氧,备好缩宫素、抢救药品及物品。

（2）保持外阴部清洁,每天擦洗。

（3）遵医嘱使用抗生素,复查血常规。

（四）心理护理

引导患者说出心理感受,评估患者对疾病的心理承受能力、接受清官术的心理准备及目前存在的主要心理问题。多与患者沟通,解答患者疑问,解除不必要的思想顾虑。

（五）健康指导

葡萄胎患者作为高危人群,其随访有重要意义。通过定期随访,可早期发现妊娠滋养细胞肿瘤并及时治疗。随访应包括:①HCG 定量测定,葡萄胎清宫术后每周测定 1 次,直至降低到正常水平。随后 3 个月内仍每周 1 次,此后 3 个月每 2 周 1 次,然后每月检查 1 次持续半年,此后每半年 1 次,共随访 2 年。②在随访 HCG 的同时,应注意月经是否规则,有无异常阴道流血、咳嗽、咯血及其他转移灶症状,定时做妇科检查、盆腔 B 超检查及胸部 X 线检查。

葡萄胎随访期间必须严格避孕 1 年。首选避孕套,一般不选用宫内节育器或药物避孕,以免穿孔或混淆子宫出血的原因。

（王桂芳）

第十二节　子宫肌瘤

子宫肌瘤是女性生殖器官中最常见的一种良性肿瘤。主要由子宫平滑肌组织增生而成,其间还有少量的纤维结缔组织。多见于 30～50 岁女性。由于肌瘤生长速度慢,对机体影响不大。所以,子宫肌瘤的临床报道发病率远比真实的要低。

一、护理评估

(一)健康史

了解患者一般情况,评估月经史、婚育史,是否有不孕、流产史;询问有无长期使用雌激素类药物。如果接受过治疗,还应了解治疗的方法及所用药物的名称、剂量、用法及用药后的反应等。

(二)身体状况

1.症状

了解有无月经异常、腹部肿块、白带增多或贫血、腹痛等临床表现,了解出现症状的时间及具体表现。

2.体征

了解妇科检查结果,子宫是否均匀或不规则增大、变硬,阴道有无子宫肌瘤脱出等情况。了解 B 超检查所示结果中肌瘤的大小、个数及部位等。

(三)心理-社会状况

患者及家属对子宫肌瘤缺乏认识,担心肿瘤为恶性,对治疗方案的选择犹豫不决,对需要手术治疗而焦虑不安,担心手术切除子宫可能会影响其女性特征,影响夫妻生活。

二、护理诊断

(1)营养失调(低于机体需要量):与月经改变、长期出血导致贫血有关。

(2)知识缺乏:缺乏子宫肌瘤疾病发生、发展、治疗及护理知识。

(3)焦虑:与月经异常,影响正常生活有关。

(4)自我形象紊乱:与手术切除子宫有关。

三、护理目标

(1)患者获得子宫肌瘤及其健康保健知识。

(2)患者贫血得到纠正,营养状况改善。

(3)患者出院时,不适症状缓解。

四、护理措施

(一)心理护理

评估患者对疾病的认知程度,尊重患者,耐心解答患者提出的问题,告知患者和家属子宫肌瘤是妇科最常见的良性肿瘤,手术或药物治疗都不会影响今后日常生活和工作,让患者消除顾虑,纠正错误认识,配合治疗。

(二)缓解症状

对出血多需住院的患者,护士应严密观察并记录其生命体征变化情况,协助医师完成血常规及凝血功能检查、备血、核对血型、交叉配血等。注意收集会阴垫,评估出血量。按医嘱给予止血药和子宫收缩剂,必要时输血、补液、抗感染或刮宫止血。巨大子宫肌瘤者常出现局部压迫症状,如排尿不畅者应予以导尿;便秘者可用缓泻剂缓解不适症状。带蒂的浆膜下肌瘤发生扭转或肌瘤红色变性时应评估腹痛的程度、部位、性质,有无恶心、呕吐、体温升高征象。需剖腹探查时,护士应迅速做好急诊手术前准备和术中术后护理。保持患者的外阴清洁干燥,如黏膜下肌瘤脱出宫颈口者,应保持其局部清洁,预防感染,为经阴道摘取肌瘤者做好术前准备。

(三)手术护理

经腹或腹腔镜下行肌瘤切除或子宫切除术的患者按腹部手术患者的一般护理,并要特别注意观察术后阴道流血情况。经阴道黏膜下肌瘤摘除术常在蒂部留置止血钳 24～48 小时,取出止血钳后需继续观察阴道流血情况,按阴道手术患者进行护理。

(四)健康教育

1.保守治疗的患者

需定期随访,护士要告知患者随访的目的、意义和随访时间。应 3～6 个月定期复查,期间监测肌瘤生长状况、了解患者症状的变化,如有异常及时和医师联系,修正治疗方案。对应用激素治疗的患者,护士要向患者讲解用药的相关知识,使患者了解药物的治疗作用、使用剂量、服用时间、方法、不良反应及应对措施,避免擅自停药和服药过量引起撤退性出血和男性化。

2.手术后的患者

出院后 1 个月门诊复查,了解患者术后康复情况,并给予术后性生活、自我保健、日常工作恢复等健康指导。任何时候出现不适或异常症状,需及时随诊。

五、结果评价

(1)患者能叙述子宫肌瘤保守治疗的注意事项或术后自我护理措施。

(2)患者面色红润,无疲倦感。

(3)患者出院时,能列举康复期随访时间及注意问题。

(王桂芳)

第十三节　子　宫　肉　瘤

子宫肉瘤是来源于子宫肌层或肌层内结缔组织和子宫内膜间质的恶性程度较高的女性生殖器官肿瘤。

一、护理评估

(一)临床表现

早期症状不明显,随着病情发展,可出现下列表现。

(1)阴道不规则出血。

(2)阴道分泌物增多或排液。

(3)原有子宫肌瘤短期内增大,腹痛、腹部包块。

(4)可有膀胱或直肠压迫症状。

(5)体征:子宫增大外形不规则,可见脱出宫颈口及阴道内赘生物,晚期可呈冰冻骨盆、腹水、贫血及恶病质。

(二)治疗

治疗以手术为主,术后加用放疗或化疗。

（三）康复

（1）做好心理护理，鼓励患者表达自己感受。

（2）遵医嘱用药。

（3）定期随访，及时发现异常。

二、护理诊断

（一）绝望

绝望与疾病的诊断有关。

（二）疼痛

疼痛与疾病及手术有关。

（三）睡眠形态紊乱

睡眠形态紊乱与疾病的诊断及环境改变有关。

（四）知识缺乏

知识缺乏与对疾病知识及术前术后注意事项不了解有关。

三、护理目标

（1）患者能提高对本病的认识，消除绝望心理，增强治疗信心。

（2）减轻缓解疼痛。

（3）改善睡眠质量，适应术前术后环境。

（4）了解疾病知识及术前术后注意事项。

四、护理措施

（一）术前护理

（1）向患者介绍有关子宫肉瘤的医学常识，介绍诊治过程中出现的各种情况及应对措施。

（2）遵医嘱做好术前护理，饮食以高蛋白易消化为主。

（二）协助术后康复

（1）连续心电监护，每小时观察并记录一次生命体征及血氧饱和度。

（2）注意输液速度，记录出入量。

（3）保持尿管、盆腔引流管通畅，认真观察引流物性状及量。

（4）观察伤口有无渗出，腹带松紧适宜，减轻伤口张力。

（5）遵医嘱给予止痛剂。

（6）指导患者进行床上肢体活动，防止静脉血栓及压疮发生。

（三）健康指导

（1）保持外阴清洁干燥。

（2）术后禁止性生活 3 个月。

（3）遵医嘱每个月入院化疗。

（4）应定期进行肺部检查。

五、评价

（1）患者能列举常用的缓解心理应激的措施，心情平稳，积极配合治疗。

（2）患者术后疼痛逐渐缓解或消失。

（3）患者能叙述影响睡眠的因素及应对技巧。

（4）患者出院时，能列举康复期随访事宜。

（王桂芳）

第十四节　子宫颈癌

子宫颈癌又称宫颈浸润癌，是除乳腺癌以外最常见的妇科恶性肿瘤。虽然它的发病率很高，但是宫颈癌有较长的癌前病变阶段，加上近40年来国内外已经普遍开展宫颈细胞防癌普查，使宫颈癌和癌前病变得以早期诊断和早期治疗，宫颈癌的发病率和死亡率也随之不断下降。

一、分类及病理

宫颈癌的好发部位是位于宫颈外口处的鳞-柱状上皮交界区。根据发生癌变的组织不同，宫颈癌可分为：鳞状细胞浸润癌，占宫颈癌的80%~85%；腺癌，占宫颈癌的15%~20%；鳞腺癌，由鳞癌和腺癌混合构成，占宫颈癌的3%~5%，少见，但恶性度最高，预后最差。

本节原位癌、浸润癌指的都是鳞癌。鳞癌与腺癌在外观上并无特殊差别，因为鳞状细胞与柱状细胞都可侵入对方领域，所以，两者均可发生在宫颈阴道部或宫颈管内。

（一）巨检

在发展为浸润癌以前，鳞癌肉眼观察无特殊异常，类似一般的宫颈糜烂（主要是环绕宫颈外口有较粗糙的颗粒状糜烂区，或有不规则的溃破面，触之易出血），随着浸润癌的出现，子宫颈可以表现为以下4种不同类型（图8-3）。

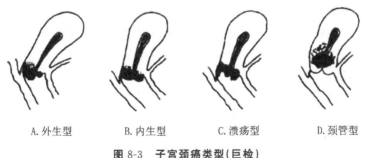

A. 外生型　　　B. 内生型　　　C. 溃疡型　　　D. 颈管型

图8-3　子宫颈癌类型（巨检）

1. 外生型

外生型又称增生型或菜花型，癌组织开始向外生长，最初呈息肉样或乳头状隆起，继而又发展为向阴道内突出的大小不等的菜花状赘生物，质地脆，易出血。

2. 内生型

内生型又称浸润型，癌组织向宫颈深部组织浸润，宫颈变得肥大而硬，甚至整个宫颈段膨大像直筒一样。但宫颈表面还比较光滑或是仅有浅表溃疡。

3.溃疡型

不论外生型还是内生型,当癌进一步发展时,肿瘤组织发生坏死脱落,可形成凹陷性溃疡,有时整个子宫颈都为空洞所代替,形如火山口样。

4.颈管型

癌灶发生在宫颈外口内,隐蔽在宫颈管,侵入宫颈及子宫峡部供血层以及转移到盆壁的淋巴结。不同于内生型,后者是由特殊的浸润性生长扩散到宫颈管。

(二)显微镜检

1.宫颈上皮内瘤样病变(CIN)

在移行带区形成过程中,未分化的化生鳞状上皮代谢活跃,在一些物质(精子、精液组蛋白、人乳头瘤病毒等)的刺激下,可发生细胞分化不良、排列紊乱,细胞核异常、有丝分裂增加,形成宫颈上皮内瘤样病变,包括宫颈不典型增生和宫颈原位癌。这两种病变是宫颈浸润癌的癌前病变。

通过显微镜下的观察,宫颈癌的进展可分为以下几个阶段(图8-4)。

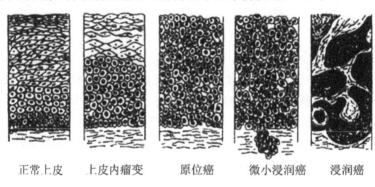

| 正常上皮 | 上皮内瘤变 | 原位癌 | 微小浸润癌 | 浸润癌 |

图 8-4 宫颈正常上皮-上皮内瘤变-浸润癌

(1)宫颈不典型增生:指上皮底层细胞增生活跃、分化不良,从正常的1~2层增生至多层,甚至占据了大部分上皮组织,而且细胞排列紊乱,细胞核增大、染色加深、染色质分布不均,出现很多核异质改变,称为不典型增生。又可分为轻、中、重3种不同程度。重度时与原位癌不易区别。

(2)宫颈原位癌:鳞状上皮全层发生癌变,但是基底膜仍然保持完整,称原位癌。不典型增生和原位癌均局限于上皮内,所以合称子宫颈上皮内瘤样病变(CIN)。

2.宫颈早期浸润癌

原位癌继续发展,已有癌细胞穿过鳞状上皮基底层进入间质,但浸润不深<5 mm,并未侵犯血管及淋巴管,癌灶之间孤立存在未出现融合。

3.宫颈浸润癌

癌继续发展,浸润深度>5 mm,且侵犯血管及淋巴管,癌灶之间呈网状或团块状融合。

二、转移途径

以直接蔓延和淋巴转移为主,血行转移极少见。

(一)直接蔓延

直接蔓延最常见。癌组织直接侵犯邻近组织和器官,向下蔓延至阴道壁。向上累及到子宫腔;向两侧扩散至主韧带、阴道旁组织直至骨盆壁;向前、后可侵犯膀胱、直肠、盆壁等。

（二）淋巴转移

癌组织局部浸润后侵入淋巴管形成瘤栓,随淋巴液引流进入局部淋巴结,在淋巴管内扩散。淋巴转移一级组包括宫旁、宫颈旁、闭孔、髂内、髂外、髂总、骶前淋巴结;二级组包括腹股沟深浅淋巴结、腹主动脉旁淋巴结。

（三）血行转移

血行转移极少见,晚期可转移至肺、肝或骨骼等。

三、临床分期

采用国际妇产科联盟(FIGO,2000 年)修订的宫颈癌临床分期,大体分为 5 期(表 8-2)。

表 8-2　子宫颈癌的临床分期(FIGO,2000 年)

期别	肿瘤累及范围
0 期	原位癌(浸润前癌)
Ⅰ 期	癌灶局限于宫颈(包括累及宫体)
Ⅰ$_a$ 期	肉眼未见癌灶,仅在显微镜下可见浸润癌。
Ⅰ$_{a1}$ 期	间质浸润深度≤3 mm,宽度≤7 mm
Ⅰ$_{a2}$ 期	间质浸润深度>3 至≤5 mm,宽度≤7 mm
Ⅰ$_b$ 期	肉眼可见癌灶局限于宫颈,或显微镜下可见病变>Ⅰ$_{a2}$ 期
Ⅰ$_{b1}$ 期	肉眼可见癌灶最大直径≤4 cm
Ⅰ$_{b2}$ 期	肉眼可见癌灶最大直径>4 cm
Ⅱ 期	癌灶已超出宫颈,但未达盆壁。癌累及阴道,但未达阴道下 1/3
Ⅱ$_a$ 期	无宫旁浸润
Ⅱ$_b$ 期	有宫旁浸润
Ⅲ 期	癌肿扩散至盆壁和/或累及阴道下 1/3,导致肾盂积水或无功能肾
Ⅲ$_a$ 期	癌累及阴道下 1/3,但未达盆壁
Ⅲ$_b$ 期	癌已达盆壁,或有肾盂积水或无功能肾
Ⅳ 期	癌播散超出真骨盆,或癌浸润膀胱黏膜及直肠黏膜
Ⅳ$_a$ 期	癌播散超出真骨盆或癌浸润膀胱黏膜或直肠黏膜
Ⅳ$_b$ 期	远处转移

四、临床表现

（一）症状

早期,可无症状;随着癌细胞的进展,可出现以下表现。

1.阴道流血

流血由癌灶浸润间质内血管所致,出血量根据病灶大小、受累间质内血管的情况而定。年轻患者常表现为接触性出血,即性生活后或妇科检查后少量出血。也有表现为经期延长、周期缩短、经量增多等。年老患者常表现为绝经后不规则阴道流血。

一般外生型癌出血较早,量多;内生型癌出血较晚,量少。一旦侵犯较大血管可引起致命大出血。

2.阴道排液

一般发生在阴道出血之后,白色或血性,稀薄如水样或米泔样。初期量不多、有腥臭;晚期,癌组织坏死、破溃,继发感染则出现大量脓性或米汤样恶臭白带。

3.疼痛

疼痛为癌晚期症状。当宫旁组织明显浸润,并已累及盆壁、神经,可引起严重的腰骶部或坐骨神经痛。盆腔病变严重时,可以导致下肢静脉回流受阻,引起下肢肿胀和疼痛。

4.其他

(1)邻近器官受累症状。①压迫或侵犯膀胱、尿道及输尿管:排尿困难、尿痛、尿频、血尿、尿闭、膀胱阴道瘘、肾盂积水、尿毒症等。②累及直肠:里急后重、便血、排便困难、便秘或肠梗阻、直肠阴道瘘。③宫旁组织受侵:组织增厚、变硬、弹性消失,可直达盆壁,子宫固定不动,可形成"冰冻盆腔"。

(2)恶病质:晚期癌症,长期消耗,出现身心交瘁、贫血、低热、消瘦、虚弱等全身衰竭表现。

(二)体征

早期宫颈癌局部无明显病灶,宫颈光滑或轻度糜烂与一般宫颈炎肉眼难以区别。随着病变的发展,类型不同,体征也不同。外生型宫颈上有赘生物呈菜花状、乳头状,质脆易出血。内生型宫颈肥大、质硬、如桶状,表面可光滑。晚期癌组织坏死脱落可形成溃疡或空洞。阴道受累时,阴道壁变硬弹性减退,有赘生物生长。若侵犯宫旁组织,三合诊检查可扪及宫颈旁组织增厚、变硬、呈结节状,甚至形成冰冻骨盆。

五、治疗原则

以手术治疗为主,配合放疗和化疗。

(一)手术治疗

手术治疗适用于 I_A 期~ II_A 期无手术禁忌证患者。根据临床分期不同,可选择全子宫切除术、子宫根治术和盆腔淋巴结清扫术。年轻患者可保留卵巢及阴道。

(二)放射治疗

放射治疗适用于各期患者,主要是年老、严重并发症或 III 期以上不能手术的患者。分为腔内和体外照射两种方法。早期以腔内放射为主、体外照射为辅;晚期则以体外照射为主、腔内放射为辅。

(三)手术加放射治疗

手术加放射治疗适用于癌灶较大,先行放疗局限病灶后再行手术治疗;或手术后疑有淋巴或宫旁组织转移者,放疗作为手术的补充治疗。

(四)化学治疗

化学治疗用于晚期或有复发转移的患者,也可用于手术或放疗的辅助治疗,目前多主张联合化疗方案。

六、护理评估

(一)健康史

详细了解年轻患者有无接触性出血、年老患者绝经后阴道不规则流血情况。评估患者有无患病的高危因素存在,如慢性宫颈炎的病史及是否有 HPV、巨细胞病毒等的感染;婚育史、性生活史、高危男子性接触史等。

（二）身体状况

1.症状

详细了解患者阴道流血的时间、量、质、色等，有无妇科检查或性生活后的接触性出血；阴道排液的性状、气味；有无邻近器官受累的症状；有无疼痛，疼痛的部位、性质、持续时间等。全身有无贫血、消瘦、乏力等恶病质的表现。

2.体征

评估妇科检查的结果，如宫颈有无异常、有无糜烂和赘生物，宫颈是否出血、肥大、质硬、宫颈管外形呈桶状等。

（三）心理-社会状况

子宫颈癌确诊早期，患者常因无症状或症状轻微，往往对诊断表示怀疑和震惊而四处求医，希望否定癌症诊断；当诊断明确，患者会感到恐惧和绝望，害怕疼痛和死亡，迫切要求治疗，以减轻痛苦、延长寿命。另外，恶性肿瘤对患者身体的折磨会给患者带来巨大的心理应激，而且手术范围大，留置尿管的时间长，疾病和手术对身体的损伤大，恢复时间长，患者很长时间不能正常地生活、工作。

（四）辅助检查

宫颈癌发展过程长尤其是癌前病变阶段，所以应该积极开展防癌普查，提倡"早发现、早诊断，早治疗"。早期宫颈癌因无明显症状和体征，需采用以下辅助检查。

1.宫颈刮片细胞学检查

普查宫颈癌的主要方法，也是早期发现宫颈癌的主要方法之一。注意在宫颈外口鳞-柱上皮交界处取材，防癌涂片用巴氏染色。结果分5级：Ⅰ级正常、Ⅱ级炎症、Ⅲ级可疑癌、Ⅳ级高度可疑癌、Ⅴ级癌。巴氏Ⅲ级及以上细胞，需行活组织检查。

2.碘试验

将碘溶液涂于宫颈和阴道壁，观察其着色情况。正常宫颈阴道部和阴道鳞状上皮含糖原丰富，被碘溶液染成棕色或深赤褐色。若不染色为阳性，说明鳞状上皮不含糖原。瘢痕、囊肿、宫颈炎或宫颈癌等鳞状上皮不含糖原或缺乏糖原，均不染色，所以本试验对癌无特异性。碘试验主要识别宫颈病变危险区，以便确定活检取材部位，提高诊断率。

3.阴道镜检查

宫颈刮片细胞学检查Ⅲ级或以上者，应行阴道镜检查，观察宫颈表面上皮及血管变化，发现病变部位，指导活检取材，提高诊断率。

4.宫颈和宫颈管活组织检查

确诊宫颈癌和癌前病变的金标准。

可在宫颈外口鳞-柱上皮交界处3、6、9、12点4处取材或碘试验不着色区、阴道镜病变可疑区取材做病理检查。宫颈活检阴性时，可用小刮匙刮取宫颈管组织送病理检查。

七、护理诊断

（1）排尿异常：与宫颈癌根治术后对膀胱功能影响有关。

（2）营养失调：与长期的阴道流血造成的贫血及癌症的消耗有关。

（3）焦虑：与子宫颈癌确诊带来的心理应激有关。

(4)恐惧:与宫颈癌的不良预后有关。

(5)自我形象紊乱:与阴道流恶臭液体及较长时间留置尿管有关。

八、护理目标

(1)患者能接受诊断,配合各种检查、治疗。

(2)出院时,患者排尿功能恢复良好。

(3)患者能接受现实,适应术后生活方式。

九、护理措施

(一)心理护理

多陪伴患者,经常与患者沟通,了解其心理特点,与患者、家属一起寻找引起不良心理反应的原因,教会患者缓解心里应激的措施,学会用积极的应对方法,如寻求别人的支持和帮助、向别人倾诉内心的感受等,使患者能以最佳的心态接受并积极配合治疗。

(二)饮食与营养

根据患者的营养状况、饮食习惯协助制订营养食谱,鼓励患者进食高能量、高维生素及营养素全面的饮食,以满足机体的需要。

(三)阴道、肠道准备

术前3天需每天行阴道冲洗2次,冲洗时动作应轻柔,以免损伤子宫颈脆性癌组织引起阴道大出血。肠道按清洁灌肠来准备。另外,术前教会患者进行肛门、阴道肌肉的缩紧与舒张练习,掌握锻炼盆底肌肉的方法。

(四)术后帮助膀胱功能恢复

由于手术范围大,可能损伤支配膀胱的神经,膀胱功能恢复缓慢,所以,一般留置尿管7~14天,甚至21天。

1.盆底肌肉的锻炼

术前教会患者进行盆底肌肉的缩紧与舒张练习,术后第2天开始锻炼,术后第4天开始锻炼腹部肌肉,如抬腿、仰卧起坐等。有资料还报道改变体位的肌肉锻炼有利排尿功能的恢复,锻炼的强度应逐渐增加。

2.膀胱肌肉的锻炼

在拔除尿管前3天开始定时开放尿管,每2~3小时放尿1次,锻炼膀胱功能,促进排尿功能的恢复。

3.导残余尿

在膀胱充盈的情况下拔除尿管,让患者立即排尿,排尿后,导残余尿,每天1次。如残余尿连续3次在100 mL以下,证明膀胱功能恢复尚可,不需再留置尿管;如残余尿超过100 mL,应及时给患者再留置尿管,保留3~5天后,再行拔管,导残余尿,直至低于100 mL以下。

(五)保持负压引流管的通畅

手术创面大,渗出多,同时淋巴回流受阻,术后常在盆腔放置引流管,应密切注意引流管是否通畅,引流液的量、色、质,一般引流管于48~72小时后拔除。

(六)出院指导

(1)定期随访:护士应向出院患者和家属说明随访的重要性及随访要求。第1年内,出院后

1个月首次随访,以后每2～3个月随访1次;第2年每3～6个月随访1次;第3～5年,每半年随访1次;第6年开始每年随访1次。如有不适随时就诊。

（2）少数患者出院时尿管未拔,应教会患者留置尿管的护理,强调多饮水、外阴清洁的重要性,勿将尿袋高于膀胱口,避免尿液倒流,继续锻炼盆底肌肉、膀胱功能,及时到医院拔尿管、导残余尿。

（3）康复后应逐步增加活动强度,适当参加社交活动及正常的工作等,以便恢复原来的角色功能。

十、结果评价

（1）患者住院期间能以积极态度配合诊治全过程。

（2）出院时,患者无尿路感染症状,拔管后已经恢复正常排尿功能。

（3）患者能正常与人交往,正确树立自我形象。

（王桂芳）

第十五节　子宫内膜癌

子宫内膜癌发生于子宫体的内膜层,又称子宫体癌。绝大多数为腺癌,故亦称子宫内膜腺癌。其多见于老年妇女,是女性生殖器三大恶性肿瘤之一,仅次于子宫颈癌,居第2位,近年来我国该病的发病率有上升趋势。腺癌是一种生长缓慢,发生转移也较晚的恶性肿瘤。但是,一旦蔓延至子宫颈,侵犯子宫肌层或子宫外,其预后极差。

一、病因

确切病因尚不清楚,可能与下列因素相关。

(一)体质因素

易发生于肥胖、高血压、糖尿病、绝经延迟、未孕或不育的妇女。这些因素是子宫内膜癌的高危因素。

(二)长期持续的雌激素刺激

在长期持续雌激素刺激而又无孕激素拮抗的情况下,可发生子宫内膜增生症(单纯型或复杂型,伴有或不伴不典型增生),子宫内膜癌发病的危险性增高。临床常见于无排卵性疾病、卵巢女性化肿瘤等。

(三)遗传因素

约20％的癌患者有家族史。

二、病理

(一)巨检

病变多发生于子宫底部内膜,尤其是两侧宫角。根据病变形态及范围分为两种类型。

1.局限型

肿瘤局限于部分子宫内膜,常发生在宫底部或宫角部,呈息肉状或菜花状,表面有溃疡,容易出血,易侵犯肌层。

2.弥漫型

癌肿累及大部分或全部子宫内膜,呈菜花状,可充满宫腔或脱出子宫颈口外。癌组织表面灰白色或淡黄色。质脆,易出血、坏死或有溃疡形成,侵入肌层少。晚期癌灶可侵入深肌层或宫颈,若阻塞宫颈管引起宫腔积脓。

(二)镜检

1.内膜样腺癌

内膜样腺癌最常见,占子宫内膜癌的 80%～90%,腺体异常增生,癌细胞大而不规则,核大深染。分裂活跃。

2.腺癌伴鳞状上皮分化

腺癌中含成团的分化良好的良性鳞状上皮称为腺角化癌,恶性为鳞腺癌,介于两者之间为腺癌伴鳞状上皮不典型增生。

3.浆液性腺癌

浆液性腺癌占有 10%。复杂乳头样结构、裂隙样腺体、明显的细胞复层、芽状结构形成和核异型。恶性程度很高,常见于年老的晚期患者。

4.透明细胞癌

肿瘤呈管状结构,镜下见多量大小不等、背靠背排列的小管,内衬透明的鞋钉状细胞。

三、转移途径

多数生长缓慢,局限于内膜或宫腔内时间较长,也有极少数发展较快,短期内出现转移。

(一)直接蔓延

癌灶沿子宫内膜向上蔓延生长,经子宫角达输卵管,向下蔓延累及宫颈、阴道;向肌层浸润,可穿透浆膜而延及输卵管、卵巢,并广泛种植于盆腔腹膜、子宫直肠陷凹及大网膜。

(二)淋巴转移

淋巴转移为内膜癌的主要转移途径。其转移途径与肿瘤生长的部位有关。宫底部的癌灶可沿阔韧带上部的淋巴管网转移到卵巢,再向上到腹主动脉旁淋巴结。子宫角及前壁的病灶可经圆韧带转移到腹股沟淋巴结。子宫后壁的病灶可沿骶韧带至直肠淋巴结。子宫下段及宫颈管的病灶与宫颈癌的淋巴转移途径相同。

(三)血行转移

血行转移少见,出现较晚,主要转移到肺、肝、骨等处。

四、临床分期

现广泛采用国际妇产科联盟(FIGO,2000)规定的手术病理分期(表 8-3)。

表 8-3　子宫内膜癌临床分期(FIGO,2000)

期别	肿瘤累及范围
0 期	原位癌(浸润前癌)
Ⅰ 期	癌局限于宫体
Ⅰ$_a$	癌局限于子宫内膜

续表

期别	肿瘤累及范围
Ⅰb	癌侵犯肌层≤1/2
Ⅰc	癌侵犯肌层>1/2
Ⅱ期	癌累及宫颈,无子宫外病变
Ⅱa	仅宫颈黏膜腺体受累
Ⅱb	宫颈间质受累
Ⅲ期	癌扩散于子宫外的盆腔内,但未累及膀胱、直肠
Ⅲa	癌累及浆膜和/或附件和/或腹腔细胞学检查阳性
Ⅲb	阴道转移
Ⅲc	盆腔淋巴结和/或腹主动脉淋巴结转移
Ⅳ期	癌累及膀胱及直肠(黏膜明显受累),或有盆腔外远处转移
Ⅳa	癌累及膀胱和/或直肠黏膜
Ⅳb	远处转移,包括腹腔内转移和/或腹股沟淋巴结转移

五、临床表现

(一)症状

极早期的患者无明显症状,随着病程进展后出现下列症状。

1.阴道流血

不规则阴道流血为最常见的症状,量一般不多。绝经后患者主要表现为间歇性或持续性出血,量不多;未绝经者则表现为月经紊乱:经量增多,经期延长,或经间期出血。

2.阴道排液

少数患者述阴道排液增多,为癌肿渗出液或感染坏死所致。早期多为浆液性或浆液血性白带,晚期合并感染则为脓性或脓血性,有恶臭。

3.疼痛

通常不引起疼痛。晚期癌肿侵犯盆腔或压迫神经,可引起下腹部及腰骶部疼痛,并向下肢放射。若癌肿累及宫颈,堵塞宫颈管致使宫腔积脓时,可出现下腹胀痛或痉挛样疼痛。

4.全身症状

晚期可出现贫血、消瘦、乏力、发热、恶病质、全身衰竭等症状。

(二)体征

早期妇科检查无明显异常。随着病情发展,可有子宫增大、质地变软。有时可见癌组织自宫颈口脱出,质脆,易出血。若并发宫腔积脓,子宫明显增大、有压痛。若周围有浸润,子宫常固定,宫旁、盆腔内可触及不规则结节状物。

六、治疗原则

主要治疗方法为手术、放疗及药物治疗。早期以手术为主,晚期则采用放射、药物等综合治疗。

七、护理评估

(一)健康史

了解患者一般情况,评估高危因素,如老年、肥胖、高血压、糖尿病、不孕不育、绝经期推迟及用雌激素替代治疗等,了解有无家族肿瘤史;了解患者疾病诊疗过程及用药情况。

(二)身体状况

1.症状

评估阴道流血、排液、疼痛及有无肿瘤转移的临床表现。

2.体征

了解妇科检查的结果,如有子宫增大、变软,是否可以触及转移性结节或肿块,有无明显触痛等情况。

(三)心理-社会状况

子宫内膜癌多发生于绝经后妇女,因子女工作忙,疏于对患者的关心,使患者在精神上有较强的失落感;或因未婚、婚后不孕等易产生孤独感;加上恶性肿瘤的发生,更增加了患者的恐惧心理。

(四)辅助检查

根据病史、临床表现及辅助检查做出诊断。

1.分段诊刮

确诊子宫内膜癌最可靠的方法。先刮宫颈管,再刮宫腔,刮出物分瓶标记送病理检查。刮宫时操作要轻柔,特别是刮出豆渣样组织时,应立即停止操作,以免子宫穿孔或癌肿扩散。

2.B超

子宫增大,宫腔内可见实质不均的回声区,形态不规则,宫腔线消失。若肌层中有不规则回声紊乱区,则提示肌层有浸润。

3.宫腔镜检查

可直接观察病变大小、形态,并取活组织病理检查。

4.细胞学检查

用宫腔吸管或宫腔刷取宫腔分泌物找癌细胞,阳性率可达90%。

5.其他

CT、MRI、淋巴造影检查及血清CA125检查等。

八、护理诊断

(一)焦虑

与住院及手术有关。

(二)知识缺乏

缺乏子宫内膜癌相关的治疗、护理知识。

九、护理目标

(1)患者获得有关子宫内膜癌的治疗、护理知识。

(2)患者焦虑减轻,主动参与诊治过程。

十、护理措施

(一)心理护理

帮助患者熟悉医院环境,为患者提供安静、舒适的休息环境。告知患者子宫内膜癌的病程发展慢,是女性生殖系统恶性肿瘤预后较好的一种,以缓解或消除心理压力,增强治病的信心。

(二)生活护理

(1)卧床休息,注意保暖。鼓励患者进食高蛋白、高热量、高维生素、易消化饮食。进食不足或营养状况极差者,遵医嘱静脉补充营养。

(2)严密观察生命体征、腹痛、手术切口、血常规变化;保持会阴清洁,每天用 0.1% 苯扎溴铵溶液会阴冲洗,正确使用消毒会阴垫,发现感染征象及时报告医师,并遵医嘱及时使用抗生素和其他药物。

(三)治疗配合

对于采用不同治疗方法的患者,实施相应的护理措施。手术患者注意术后病情观察,记录阴道残端出血的情况,指导患者适度地活动。孕激素治疗过程中注意药物的不良反应,指导患者坚持用药。化疗患者要注意骨髓抑制现象,做好支持护理。

(四)健康教育

1.普及防癌知识

大力宣传定期防癌普查的重要性,定期进行防癌检查;正确掌握使用雌激素的指征;绝经过渡期妇女月经紊乱或不规则流血者,应先除外子宫内膜癌;绝经后妇女出现阴道流血者警惕子宫内膜癌的可能;注意高危因素,重视高危患者。

2.定期随访

手术、放疗、化疗患者应定期随访。随访时间:术后 2 年内,每 3～6 个月 1 次;术后 3～5 年内,每 6～12 个月 1 次。随访中注意有无复发病灶,并根据患者康复情况调整随访时间。随访内容:盆腔检查、阴道脱落细胞学检查、胸片(6 个月至 1 年)。

十一、结果评价

(1)患者能叙述子宫内膜癌治疗和护理的有关知识。

(2)患者睡眠良好,焦虑缓解。

(王桂芳)

第九章

产科护理

第一节 妊娠剧吐

妊娠剧吐是指妊娠期恶心，频繁呕吐，不能进食，导致脱水，酸、碱平衡失调以及水、电解质紊乱，甚至肝、肾功能损害，严重可危及孕妇生命。其发生率 0.3%～1.0%。

一、病因

尚未明确，可能与下列因素有关。

(一)绒毛膜促性腺激素(HCG)水平增高

因早孕反应的出现和消失的时间与孕妇血清 HCG 值上升、下降的时间一致；另外多胎妊娠、葡萄胎患者 HCG 值，显著增高，发生妊娠剧吐的比率也增高；而终止妊娠后，呕吐消失。但症状的轻重与血 HCG 水平并不一定呈正相关。

(二)精神及社会因素

恐惧妊娠、精神紧张、情绪不稳、经济条件差的孕妇易患妊娠剧吐。

(三)幽门螺杆菌感染

近年研究发现妊娠剧吐的患者与同孕周无症状孕妇相比，血清抗幽门螺杆菌的 IgG 浓度升高。

(四)其他因素

维生素缺乏，尤其是维生素 B_6 缺乏可导致妊娠剧吐；变态反应；研究发现几种组织胺受体亚型与呕吐有关，临床上抗组胺治疗呕吐有效。

二、病理生理

(1)频繁呕吐导致失水、血容量不足、血液浓缩、细胞外液减少，钾、钠等离子丢失使电解质平衡失调。

(2)不能进食，热量摄入不足，发生负氮平衡，使血浆尿素氮及尿酸升高；由于机体动用脂肪组织供给热量，脂肪氧化不全，导致丙酮、乙酰乙酸及 β-羟丁酸聚集，产生代谢性酸中毒。

(3)由于脱水、缺氧血转氨酶值升高，严重时血胆红素升高。机体血液浓缩及血管通透性增加,另外,钠盐丢失,不仅尿量减少,尿中可出现蛋白及管型。肾脏继发性损害,肾小管有退行性变,部分细胞坏死,肾小管的正常排泄功能减退,终致血浆中非蛋白氮、肌酐、尿酸的浓度迅速增加。肾功能受损和酸中毒使细胞内钾离子较多地移到细胞外,出现高钾血症,严重时心脏停搏。

(4)病程长达数周者,可致严重营养缺乏,由于维生素 C 缺乏,血管脆性增加,可致视网膜出血。

三、临床表现

(一)恶心、呕吐
多见于年轻初孕妇,一般停经 6 周左右出现恶心、呕吐,逐渐加重直至频繁呕吐不能进食。

(二)水、电解质紊乱
严重呕吐、不能进食导致失水、电解质紊乱,使氢、钠、钾离子大量丢失,出现低钾血症。营养摄入不足可致负氮平衡,使血浆尿素氮及尿素增高。

(三)酸、碱平衡失调
机体动用脂肪组织供给能量,使脂代谢中间产物酮体增多,引起代谢性酸中毒。病情发展,可出现意识模糊。

(四)维生素缺乏
频繁呕吐、不能进食可引起维生素 B_1 缺乏,导致 Wernicke-Korsakoff 综合征。维生素 K 缺乏,可致凝血功能障碍,常伴血浆蛋白及纤维蛋白原减少,增加孕妇出血倾向。

四、辅助检查

(一)尿液检查
患者尿比重增加,尿酮体阳性,肾功能受损时,尿中可出现蛋白和管型。

(二)血液检查
血液浓缩,红细胞计数增多,血细胞比容上升,血红蛋白值增高;血酮体可为阳性,二氧化碳结合力降低;肝、肾功能受损害时胆红素、转氨酶、肌酐和尿素氮升高。

(三)眼底检查
严重者出现眼底出血。

五、诊断及鉴别诊断

根据病史、临床表现及妇科检查,诊断并不困难。可用 B 型超声检查排除滋养叶细胞疾病,此外尚需与可引起呕吐的疾病,如急性病毒性肝炎、胃肠炎、胰腺炎、胆管疾病、脑膜炎、脑血管意外及脑肿瘤等鉴别。

六、并发症

(一)Wernicke-Korsakoff 综合征
发病率为妊娠剧吐患者的 10%,是由于妊娠剧吐长期不能进食,导致维生素 B_1 缺乏引起的中枢系统疾病,Wernicke 脑病和 Korsakoff 综合征是一个病程中的先后阶段。

维生素 B_1 是糖代谢的重要辅酶,参与糖代谢的氧化脱羧代谢,维生素 B_1 缺乏时,体内丙酮酸及乳酸堆积,发生糖代谢的三羧酸循环障碍,使得主要靠糖代谢供给能量的神经组织、骨骼肌和心肌代谢出现严重障碍。病理变化主要发生在丘脑、下丘脑的脑室旁区域、中脑导水管的周围区灰质、乳头体、第四脑室底部,迷走神经运动背核,可出现不同程度的神经细胞和神经纤维轴索或髓鞘的丧失,伴有星形细胞和小胶质细胞的增生。毛细血管扩张,血管的外膜和内皮细胞明显增生,有散在小出血灶。

Wernicke 脑病表现为眼球震颤、眼肌麻痹等眼部症状,躯干性共济失调及精神障碍,可同时出现,但大多数患者精神症状迟发。Korsakoff 综合征表现为严重的近事记忆障碍,表情呆滞、缺乏主动性,产生虚构与错构。部分伴有周围神经病变。严重时发展为永久性的精神、神经功能障碍,出现神经错乱、昏迷甚至死亡。

(二)Mallory-Weis 综合征

胃-食管连接处的纵向黏膜撕裂出血,引起呕血和黑便。严重时,可使食管穿孔,表现为胸痛、剧吐、呕血,需急症手术治疗。

七、治疗

治疗原则:休息,适当禁食,计出入量,纠正脱水、酸中毒及电解质紊乱,补充营养,并需要良好的心理支持。

(一)补液治疗

每天应补充葡萄糖液、生理盐水、平衡液,总量 3 000 mL 左右,加维生素 B_6 100 mg。维生素 C 2～3 g,维持每天尿量≥1 000 mL,肌内注射维生素 B_1,每天 100 mg。为了更好地利用输入的葡萄糖,可适当加用胰岛素。根据血钾、血钠情况决定补充剂量。根据二氧化碳结合力值或血气分析结果,予以静脉滴注碳酸氢钠溶液。

一般经上述治疗 2～3 天后,病情大多迅速好转,症状缓解。待呕吐停止后,可试进少量流食,以后逐渐增加进食量,调整静脉输液量。

(二)终止妊娠

经上述治疗后,若病情不见好转,反而出现下列情况,应迅速终止妊娠:①持续黄疸。②持续尿蛋白。③体温升高,持续在 38 ℃以上。④心率＞120 次/分。⑤多发性神经炎及神经性体征。⑥出现 Wernicke-Korsakoff 综合征。

(三)妊娠剧吐并发 Wernicke-Korsakoff 综合征的治疗

如不紧急治疗,该综合征的死亡率高达 50％,即使积极处理,死亡率约 17％。在未补给足量维生素 B_1 前,静脉滴注葡萄糖会进一步加重三羧酸循环障碍,使病情加重,导致患者昏迷甚至死亡。对长期不能进食的患者应给维生素 B_1 注射液 400～600 mg 分次肌内注射,以后每天 100 mg 肌内注射至能正常进食为止,然后改口服,并给予多种维生素。同时应对其内分泌及神经状态进行评价,对病情严重者及时终止妊娠。早期大量维生素 B_1 治疗,上述症状可在数天至数周内有不同程度的恢复,但仍有 60％的患者不能得到完全恢复,特别是记忆恢复往往需要1年左右的时间。

八、护理

(一)心理护理

了解患者的心理状态,充分调动患者的主动性,帮患者分析病情,使患者了解妊娠剧吐是一种常见的生理现象,经过治疗和护理是可以预防和治愈的,消除不必要的思想顾虑,克服妊娠剧吐带来的不适,树立妊娠的信心,提高心理舒适度。

(二)输液护理

考虑患者的感受,输液前做好解释工作,操作时做到沉着、稳健、熟练、一针见血,尽可能减少穿刺中的疼痛,经常巡视输液情况,观察输液是否通畅,针头是否脱出,输液管有无扭曲、受压,注射部位有无液体外溢、疼痛等。

(三)饮食护理

妊娠剧吐往往与孕妇自主神经系统稳定性、精神状态、生活环境有密切关系,患者在精神紧张下,呕吐更加频繁,引起水、电解质紊乱,由于呕吐后怕进食,长期饥饿热量摄入不足,故在治疗同时应注意患者的心理因素,予以解释安慰,妊娠剧吐患者见到食物往往有种恐惧心理,食欲缺乏,因此,呕吐时禁食,使胃肠得到休息。但呕吐停止后应适当进食,饮食以清淡、易消化为主,还应含丰富蛋白质和碳水化合物,可少量多餐,对患者进行营养与胎儿发育指导,把进餐当成轻松愉快的享受而不是负担,使胎儿有足够的营养,顺利度过早孕反应期。

(四)家庭护理

(1)少吃多餐,选择能被孕妇接受的食物,以流质为主,避免油腻、异味,吐后应继续再吃,若食后仍吐,多次进食补充,仍可保持身体营养的需要,同时避免过冷过热的食物。必要时饮口服补液盐。

(2)卧床休息,环境安静,通风,减少在视线范围内引起不愉快的情景和异味。呕吐时做深呼吸和吞咽动作(即大口喘气),呕吐后要及时漱口,注意口腔卫生。另外要保持外阴的清洁,床铺的整洁。

(3)关心、体贴孕妇,解除不必要的顾虑,孕妇保持心情愉快,避免急躁和情绪激动。

(4)若呕吐导致体温上升,脉搏增快,眼眶凹陷,皮肤无弹性,精神异常,要立即送医院。

九、健康指导

(1)保持情绪的安定与舒畅。

(2)居室尽量布置得清洁、安静、舒适。避免异味的刺激。呕吐后应立即清除呕吐物,以避免恶性刺激,并用温开水漱口,保持口腔清洁。

(3)注意饮食卫生,饮食宜营养价值稍高且易消化为主。可采取少吃多餐的方法。

(4)为防止脱水,应保持每天的液体摄入量,平时宜多吃一些西瓜、生梨、甘蔗等水果。

(5)呕吐严重者,须卧床休息。

(6)保持大便的通畅。

(7)呕吐较剧者,可在食前口中含生姜 1 片,以达到暂时止呕的目的。

(王桂芳)

第二节　异位妊娠

受精卵在于子宫体腔以外着床称为异位妊娠,习称宫外孕。异位妊娠依受精卵在子宫体腔外种植部位不同分为输卵管妊娠、卵巢妊娠、腹腔妊娠、阔韧带妊娠和宫颈妊娠(图 9-1)。

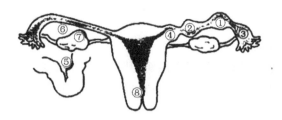

①输卵管壶腹部妊娠；②输卵管峡部妊娠；③输卵管伞部妊娠；④输卵管间
质部妊娠；⑤腹腔妊娠；⑥阔韧带妊娠；⑦卵巢妊娠；⑧宫颈妊娠

图 9-1 异位妊娠的发生部位

异位妊娠是妇产科常见的急腹症，发病率约 1%，是孕产妇的主要死亡原因之一。以输卵管妊娠最常见。输卵管妊娠占异位妊娠 95% 左右，其中壶腹部妊娠最多见，约占 78%，其次为峡部、伞部、间质部妊娠较少见。

一、病因

(一)输卵管炎症

此是异位妊娠的主要病因。可分为输卵管黏膜炎和输卵管周围炎。输卵管黏膜炎轻者可发生黏膜皱褶粘连、管腔变窄。或使纤毛功能受损，从而导致受精卵在输卵管内运行受阻并于该处着床；输卵管周围炎病变主要在输卵管浆膜层或浆肌层，常造成输卵管周围粘连、输卵管扭曲、管腔狭窄、蠕动减弱而影响受精卵运行。

(二)输卵管手术史输卵管绝育史及手术史者

输卵管妊娠的发生率为 10%～20%。尤其是腹腔镜下电凝输卵管及硅胶环套术绝育，可因输卵管瘘或再通而导致输卵管妊娠。曾经接受输卵管粘连分离术、输卵管成形术(输卵管吻合术或输卵管造口术)者，在再次妊娠时输卵管妊娠的可能性亦增加。

(三)输卵管发育不良或功能异常

输卵管过长、肌层发育差、黏膜纤毛缺乏、双输卵管、输卵管憩室或有输卵管副伞等，均可造成输卵管妊娠。输卵管功能(包括蠕动、纤毛活动以及上皮细胞分泌)受雌、孕激素调节。若调节失败，可影响受精卵正常运行。

(四)辅助生殖技术

近年，由于辅助生育技术的应用，使输卵管妊娠发生率增加，既往少见的异位妊娠，如卵巢妊娠、宫颈妊娠、腹腔妊娠的发生率增加。1998 年，美国报道因助孕技术应用所致输卵管妊娠的发生率为 2.8%。

(五)避孕失败

宫内节育器避孕失败，发生异位妊娠的机会较大。

(六)其他

子宫肌瘤或卵巢肿瘤压迫输卵管，影响输卵管管腔通畅，使受精卵运行受阻。输卵管子宫内膜异位可增加受精卵着床于输卵管的可能性。

二、病理

(一)输卵管妊娠的特点

输卵管管腔狭小,管壁薄且缺乏黏膜下组织,其肌层远不如子宫肌壁厚与坚韧,妊娠时不能形成完好的蜕膜,不利于胚胎的生长发育,常发生以下结局:

1.输卵管妊娠流产

输卵管妊娠流产多见于妊娠 8~12 周输卵管壶腹部妊娠。受精卵种植在输卵管黏膜皱襞内,由于蜕膜形成不完整,发育中的胚泡常向管腔突出,最终突破包膜而出血,胚泡与管壁分离,若整个胚泡剥离落入管腔,刺激输卵管逆蠕动经伞端排出到腹腔,形成输卵管妊娠完全流产,出血一般不多。若胚泡剥离不完整,妊娠产物部分排出到腹腔,部分尚附着于输卵管壁,形成输卵管妊娠不全流产,滋养细胞继续侵蚀输卵管壁,导致反复出血,形成输卵管血肿或输卵管周围血肿,血液不断流出并积聚在直肠子宫陷窝形成盆腔血肿,量多时甚至流入腹腔。

2.输卵管妊娠破裂

输卵管妊娠破裂多见于妊娠 6 周左右输卵管峡部妊娠。受精卵着床于输卵管黏膜皱襞间,胚泡生长发育时绒毛向管壁方向侵蚀肌层及浆膜,最终穿破浆膜,形成输卵管妊娠破裂。输卵管肌层血管丰富。短期内可发生大量腹腔内出血,使患者出现休克。其出血量远较输卵管妊娠流产多,腹痛剧烈;也可反复出血,在盆腔与腹腔内形成血肿。孕囊可自破裂口排出,种植于任何部位。若胚泡较小则可被吸收;若过大则可在直肠子宫陷凹内形成包块或钙化为石胎。

输卵管间质部妊娠虽少见,但后果严重,其结局几乎均为输卵管妊娠破裂。由于输卵管间质部管腔周围肌层较厚、血运丰富,因此破裂常发生于孕 12~16 周。其破裂犹如子宫破裂,症状较严重,往往在短时间内出现低血容量休克症状。

3.陈旧性宫外孕

输卵管妊娠流产或破裂,若长期反复内出血形成的盆腔血肿不消散,血肿机化变硬并与周围组织粘连,临床上称为陈旧性宫外孕。

4.继发性腹腔妊娠

无论输卵管妊娠流产或破裂,胚胎从输卵管排入腹腔内或阔韧带内,多数死亡,偶尔也有存活者。若存活胚胎的绒毛组织附着于原位或排至腹腔后重新种植而获得营养,可继续生长发育,形成继发性腹腔妊娠。

(二)子宫的变化

输卵管妊娠和正常妊娠一样,合体滋养细胞产生 HCG 维持黄体生长,使类固醇激素分泌增加,致使月经停止来潮、子宫增大变软、子宫内膜出现蜕膜反应。若胚胎受损或死亡,滋养细胞活力消失,蜕膜自宫壁剥离而发生阴道流血。有时蜕膜可完整剥离,随阴道流血排出三角形蜕膜管型;有时呈碎片排出。排出的组织见不到绒毛,组织学检查无滋养细胞,此时血 β-HCG 下降。子宫内膜形态学改变呈多样性,若胚胎死亡已久,内膜可呈增生期改变,有时可见 Arias-Stella(A-S)反应,镜检见内膜腺体上皮细胞增生、增大,细胞边界不清,腺细胞排列成团突入腺腔,细胞极性消失,细胞核肥大、深染,细胞质有空泡。这种子宫内膜过度增生和分泌反应,可能为类固醇激素过度刺激所引起;若胚胎死亡后部分深入肌层的绒毛仍存活,黄体退化迟缓,内膜仍可呈分泌反应。

三、临床表现

输卵管妊娠的临床表现与受精卵着床部位、有无流产或破裂,以及出血量多少与时间长短等有关。

(一)症状

典型症状为停经后腹痛与阴道流血。

1.停经

除输卵管间质部妊娠停经时间较长外,多有6~8周停经史。有20%~30%患者无停经史,将异位妊娠时出现的不规则阴道流血误认为月经。或由于月经过期仅数天而不认为是停经。

2.腹痛

腹痛是输卵管妊娠患者的主要症状。在输卵管妊娠发生流产或破裂之前,由于胚胎在输卵管内逐渐增大,常表现为一侧下腹部隐痛或酸胀感。当发生输卵管妊娠流产或破裂时,突感一侧下腹部撕裂样疼痛,常伴有恶心、呕吐。若血液局限于病变区,主要表现为下腹部疼痛,当血液积聚于直肠子宫陷凹时,可出现肛门坠胀感。随着血液由下腹部流向全腹,疼痛可由下腹部向全腹部扩散,血液刺激膈肌,可引起肩胛部放射性疼痛及胸部疼痛。

3.阴道流血

胚胎死亡后。常有不规则阴道流血,色暗红或深褐,量少呈点滴状,一般不超过月经量,少数患者阴道流血量较多,类似月经。阴道流血可伴有蜕膜管型或蜕膜碎片排出,系子宫蜕膜剥离所致。阴道流血一般常在病灶去除后方能停止。

4.晕厥与休克

由于腹腔内出血及剧烈腹痛,轻者出现晕厥,严重者出现失血性休克。出血量越多越快,症状出现越迅速越严重,但与阴道流血量不成正比。

5.腹部包块

输卵管妊娠流产或破裂时所形成的血肿时间较久者,由于血液凝固并与周围组织或器官(如子宫、输卵管、卵巢、肠管或大网膜等)发生粘连形成包块,包块较大或位置较高者,腹部可扪及。

(二)体征

根据患者内出血的情况,患者可呈贫血貌。腹部检查:下腹压痛、反跳痛明显,出血多时,叩诊有移动性浊音。

四、处理原则

处理原则以手术治疗为主,其次是药物治疗。

(一)药物治疗

1.化学药物治疗

主要适用于早期输卵管妊娠、要求保存生育能力的年轻患者。符合下列条件可采用此法:①无药物治疗的禁忌证;②输卵管妊娠未发生破裂或流产;③输卵管妊娠包块直径≤4 cm;④血β-HCG<2 000 U/L;⑤无明显内出血,常用甲氨蝶呤(MTX),治疗机制是抑制滋养细胞增生,破坏绒毛,使胚胎组织坏死、脱落、吸收。但在治疗中若病情无改善,甚至发生急性腹痛或输卵管破裂症状,则应立即进行手术治疗。

2.中医药治疗

中医学认为本病属血瘀少腹,不通则痛的实证。以活血化瘀、消癥为治则,但应严格掌握指征。

(二)手术治疗

手术治疗分为保守手术和根治手术。保守手术为保留患侧输卵管,根治手术为切除患侧输卵管。手术治疗适用于:①生命体征不稳定或有腹腔内出血征象者;②诊断不明确者;③异位妊娠有进展者(如血β-HCG处于高水平,附件区大包块等);④随诊不可靠者;⑤药物治疗禁忌证者或无效者。

1.保守手术

此适用于有生育要求的年轻妇女,特别是对侧输卵管已切除或有明显病变者。

2.根治手术

此适用于无生育要求的输卵管妊娠内出血并发休克的急症患者。

3.腹腔镜手术

这是近年治疗异位妊娠的主要方法。

五、护理

(一)护理评估

1.病史

应仔细询问月经史,以准确推断停经时间。注意不要将不规则阴道流血误认为末次月经,或由于月经仅过期几天,不认为是停经。此外,对不孕、放置宫内节育器、绝育术、输卵管复通术、盆腔炎等与发病相关的高危因素应予高度重视。

2.身心状况

输卵管妊娠发生流产或破裂前,症状及体征不明显。当患者腹腔内出血较多时呈贫血貌,严重者可出现面色苍白,四肢湿冷,脉快、弱、细,血压下降等休克症状。体温一般正常,出现休克时体温略低,腹腔内血液吸收时体温略升高,但不超过 38 ℃。下腹有明显压痛、反跳痛,尤以患侧为重,肌紧张不明显,叩诊有移动性浊音。血凝后下腹可触及包块。

由于输卵管妊娠流产或破裂后,腹腔内急性大量出血及剧烈腹痛,以及妊娠终止的现实都将是孕妇出现较为激烈的情绪反应。可表现为哭泣、自责、无助、抑郁和恐惧等行为。

3.诊断检查

(1)腹部检查:输卵管妊娠流产或破裂者,下腹部有明显压痛或反跳痛,尤以患侧为甚,轻度腹肌紧张;出血多时,叩诊有移动性浊音;如出血时间较长,形成血凝块,在下腹可触及软性肿块。

(2)盆腔检查:输卵管妊娠未发生流产或破裂者,除子宫略大较软外,仔细检查可能触及胀大的输卵管并有轻度压痛。输卵管妊娠流产或破裂者,阴道后穹隆饱满,有触痛。将宫颈轻轻上抬或左右摇动时引起剧烈疼痛,称为宫颈抬举痛或摇摆痛,是输卵管妊娠的主要体征之一。子宫稍大而软,腹腔内出血多时子宫检查呈漂浮感。

(3)阴道后穹隆穿刺:是一种简单、可靠的诊断方法,适用于疑有腹腔内出血的患者。由于腹腔内血液易积聚于子宫直肠陷凹,抽出暗红色不凝血为阳性,说明存在血腹症。无内出血、内出血量少、血肿位置较高或子宫直肠陷凹有粘连者,可能抽不出血液,因而穿刺阴性不能排除输卵管妊娠存在。如有移动性浊音,可做腹腔穿刺。

(4)妊娠试验:放射免疫法测血中 HCG,尤其是 β-HCG 阳性有助诊断。虽然此方法灵敏度高,异位妊娠的阳性率一般可达 80%～90%,但 β-HCG 阴性者仍不能完全排除异位妊娠。

(5)血清孕酮测定:对判断正常妊娠胚胎的发育情况有帮助,血清孕酮<5 ng/mL 应考虑宫内妊娠流产或异位妊娠。

(6)超声检查:B 超显像有助于诊断异位妊娠。阴道 B 超检查较腹部 B 超检查准确性高。诊断早期异位妊娠。单凭 B 超现象有时可能会误诊。若能结合临床表现及 β-HCG 测定等,对诊断的帮助很大。

(7)腹腔镜检查:适用于输卵管妊娠尚未流产或破裂的早期患者和诊断有困难的患者,腹腔内有大量出血或伴有休克者,禁做腹腔镜检查。在早期异位妊娠患者,腹腔镜可见一侧输卵管肿大,表面紫蓝色,腹腔内无出血或有少量出血。

(8)子宫内膜病理检查:诊刮仅适用于阴道流血量较多的患者,目的在于排除宫内妊娠流产。将宫腔排出物或刮出物做病理检查,切片中见到绒毛,可诊断为宫内妊娠,仅见蜕膜未见绒毛者有助于诊断异位妊娠。现已经很少依靠诊断性刮宫协助诊断。

(二)护理诊断

1.潜在并发症

出血性休克。

2.恐惧

与担心手术失败有关。

(三)预期目标

(1)患者休克症状得以及时发现并缓解。

(2)患者能以正常心态接受此次妊娠失败的事实。

(四)护理措施

1.接受手术治疗患者的护理

(1)护士在严密监测患者生命体征的同时,配合医师积极纠正患者休克症状,做好术前准备。手术治疗是输卵管异位妊娠的主要处理原则。对于严重内出血并发休克的患者,护士应立即开放静脉,交叉配血,做好输血输液的准备。以便配合医师积极纠正休克,补充血容量,并按急症手术要求迅速做好手术准备。

(2)加强心理护理:护士于术前简洁明了地向患者及家属讲明手术的必要性,并以亲切的态度和切实的行动赢得患者及家属的信任,保持周围环境的安静、有序,减少和消除患者的紧张、恐惧心理,协助患者接受手术治疗方案。术后,护士应帮助患者以正常的心态接受此次妊娠失败的现实,向她们讲述异位妊娠的有关知识,一方面可以减少因害怕再次发生移位妊娠而抵触妊娠的不良情绪,另一方面也可以增加和提高患者的自我保健意识。

2.接受非手术治疗患者的护理

对于接受非手术治疗方案的患者,护士应从以下几方面加强护理。

(1)护士需密切观察患者的一般情况、生命体征,并重视患者的主诉,尤应注意阴道流血量与腹腔内出血量不成比例,当阴道流血量不多时,不要误认为腹腔内出血量亦很少。

(2)护士应告诉患者病情发展的一些指征,如出血增多、腹痛加剧、肛门坠胀感明显等,以便当患者病情发展时,医患均能及时发现,给予相应处理。

(3)患者应卧床休息,避免腹部压力增大,从而减少异位妊娠破裂的机会。在患者卧床期间,护士需提供相应的生活护理。

（4）护士应协助正确留取血标本,以检测治疗效果。

（5）护士应指导患者摄取足够的营养物质,尤其是富含铁蛋白的食物,如动物肝脏、肉类、豆类、绿叶蔬菜以及黑木耳等,以促进血红蛋白的增加,增强患者的抵抗力。

3.出院指导

输卵管妊娠的预后在于防治输卵管的损伤和感染,因此护士应做好妇女的健康保健工作,防止发生盆腔感染。教育患者保持良好的卫生习惯,勤洗浴、勤换衣,性伴侣稳定。发生盆腔炎后须立即彻底治疗,以免延误病情。另外,由于输卵管妊娠者中约有10%的再发生率和50%～60%的不孕率。因此,护士需告诫患者,下次妊娠时要及时就医,并且不宜轻易终止妊娠。

（五）护理评价

（1）患者的休克症状得以及时发现并纠正。

（2）患者消除了恐惧心理.愿意接受手术治疗。

（王桂芳）

第三节 多胎妊娠

一、概述

（一）定义

一次妊娠宫腔内同时有两个或两个以上的胎儿时为多胎妊娠,以双胎妊娠为多见。随着辅助生殖技术广泛开展,多胎妊娠发生率明显增高。

（二）类型特点

多胎妊娠包括由一个卵子受精后分裂而形成的单卵双胎妊娠和由两个卵子分别受精而形成的双卵双胎妊娠,双卵双胎妊娠约占双胎妊娠的70%,两个卵子可来源于同一成熟卵泡或两侧卵巢的成熟卵泡。

（三）治疗原则

1.妊娠期

及早诊断出双胎妊娠者并确定羊膜绒毛性,增加其产前检查次数,注意休息,加强营养,注意预防贫血、妊娠期高血压疾病的发生,防止早产、羊水过多、产前出血等。

2.分娩期

观察产程和胎心变化,如发现有宫缩乏力或产程延长,应及时处理。第一个胎儿娩出后,应立即断脐,助手扶正第二个胎儿的胎位,使其保持纵产式,等待15～20分钟后,第二个胎儿自然娩出。如等待15分钟仍无宫缩,则可人工破膜或静脉滴注催产素促进宫缩。如发现有脐带脱垂或怀疑胎盘早剥时,即手术助产。如第一个胎儿是臀位,第二个胎儿为头位,应注意防止胎头交锁导致难产。

3.产褥期

第二个胎儿娩出后应立即肌内注射或静脉滴注催产素,腹部放置沙袋,防止腹压骤降引起休克,同时预防发生产后出血。

二、护理评估

(一)健康史

评估本次妊娠的双胎羊膜绒毛膜性,孕妇的早孕反应程度,食欲、呼吸情况,以及下肢水肿、静脉曲张程度。

(二)生理状况

1.孕妇的并发症

妊娠期高血压疾病、妊娠期肝内胆汁瘀积症、贫血、羊水过多、胎膜早破、宫缩乏力、胎盘早剥、产后出血、流产等。

2.围产儿并发症

早产、脐带异常、胎头交锁、胎头碰撞、胎儿畸形以及单绒毛膜双胎特有的并发症,如双胎输血综合征、选择性生长受限、一胎无心畸形等;极高危的单绒毛膜单羊膜囊双胎,由于两个胎儿共用一个羊膜腔,两胎儿间无羊膜分隔,因脐带缠绕和打结而发生宫内意外的可能性较大。

(三)辅助检查

1.B超检查

B超检查可以早期诊断双胎、畸胎,能提高双胎妊娠的孕期监护质量。在妊娠6～9周,可通过孕囊数目判断绒毛膜性;妊娠10～14周,可以通过双胎间的羊膜与胎盘交界的形态判断绒毛膜性。单绒毛膜双胎羊膜分隔与胎盘呈"T"征,而双绒毛膜双胎胎膜融合处夹有胎盘组织,所以胎盘融合处表现为"双胎峰"(或"λ"征)。

妊娠18～24周,最晚不要超过26周,对双胎妊娠进行超声结构筛查。双胎容易因胎儿体位的关系影响结构筛查质量,有条件的医院可根据孕周分次进行包括胎儿心脏在内的结构筛查。

2.血清学筛查

唐氏综合征在单胎与双胎妊娠孕中期血清学筛查的检出率分别为60％～70％和45％,其假阳性率分别为5％和10％。由于双胎妊娠筛查检出率较低,而且假阳性率较高,目前并不推荐单独使用血清学指标进行双胎的非整倍体筛查。

3.有创性产前诊断

双胎妊娠有创性产前诊断操作带来的胎儿丢失率要高于单胎妊娠,以及后续的处理如选择性减胎等也存在危险性,建议转诊至有能力进行宫内干预的产前诊断中心进行。

(四)高危因素

多胎妊娠者可出现妊娠期高血压疾病、妊娠肝内胆汁瘀积症、贫血、羊水过多、胎膜早破、宫缩乏力、胎盘早剥、产后出血、流产等多种并发症。

(五)心理-社会因素

双胎妊娠的孕妇在孕期必须适应两次角色转变,首先是接受妊娠,其次当被告知是双胎妊娠时,必须适应第二次角色转变,即成为两个孩子的母亲;双胎妊娠属于高危妊娠,孕妇既兴奋又常常担心母儿的安危,尤其担心胎儿的存活率。

三、护理措施

(一)常规护理

(1)增加产前检查的次数,每次监测宫高、腹围和体重。

(2)注意休息;卧床时最好取左侧卧位,增加子宫、胎盘的血供,减少早产的机会。

(3)加强营养,尤其是注意补充铁、钙、叶酸等,以满足妊娠的需要。

(二)症状护理

双胎妊娠孕妇胃区受压致食欲减退,因此应鼓励孕妇少量多餐,满足孕期需要,必要时给予饮食指导,如增加铁、叶酸、维生素的供给。因双胎妊娠的孕妇腰背部疼痛症状较明显,应注意休息,可指导其做骨盆倾斜运动,局部热敷也可缓解症状。采取措施预防静脉曲张的发生。

(三)用药护理

双胎妊娠可能出现妊娠期高血压疾病、妊娠肝内胆汁瘀积症、贫血、羊水过多、胎膜早破、胎盘早剥等多种并发症,按相应用药情况护理。

(四)分娩期护理

(1)阴道分娩时严密观察产程进展和胎心率变化,及时处理问题。

(2)防止第二胎儿胎位异常、胎盘早剥;防止产后出血的发生;产后腹部加压,防止腹压骤降引起的休克。

(3)如行剖宫产,需要配合医师做好剖宫产术前准备和产后双胎新生儿护理准备;如系早产,产后应加强对早产儿的观察和护理。

(五)心理护理

帮助双胎妊娠的孕妇完成两次角色转变,使其接受成为两个孩子母亲的事实。告知双胎妊娠虽属高危妊娠,但孕妇不必过分担心母儿的安危,说明保持心情愉快、积极配合治疗的重要性,指导家属准备双份新生儿用物。

四、健康指导

护士应指导孕妇注意休息,加强营养,注意阴道流血量和子宫复旧情况,防止产后出血。并指导产妇正确进行母乳喂养,选择有效的避孕措施。

五、注意事项

合理营养,注意补充铁剂,防止妊娠期贫血,妊娠晚期特别注意避免疲劳,加强休息,预防早产和分娩期并发症。

(赵利利)

第四节 羊 水 异 常

一、概述

(一)定义

1.羊水过多

妊娠期间羊水量超过 2 000 mL,为羊水过多。羊水的外观和性状与正常无异样,多数孕妇羊水增多缓慢,在较长时间内形成,称为慢性羊水过多;少数孕妇可在数天内羊水急剧增加,称为急性羊水过多。其发生率为 0.5％～1.0％。

2.羊水过少

妊娠晚期羊水量少于 300 mL 为羊水过少。羊水过少的发病率为 0.4％～4.0％,羊水过少严重影响胎儿预后,羊水量少于 50 mL,围生儿的死亡率也高达 88％。

(二)主要发病机制

胎儿畸形羊水循环障碍,多胎妊娠血压循环量增加,胎儿尿量增加,胎盘病变、妊娠合并症等导致羊水过多或过少。

(三)治疗原则

治疗方法取决于胎儿有无畸形、孕周大小及孕妇自觉症状的严重程度,羊水过多时应在分娩期警惕脐带脱垂和胎盘早剥的发生。

二、护理评估

(一)健康史

详细询问病史,了解孕妇年龄、有无妊娠合并症、有无先天畸形家族史及生育史。若孕妇羊水过少,应了解其自觉胎动情况。

(二)症状体征

1.羊水过多

(1)急性羊水过多:较少见,多发生于妊娠 20～24 周,由于羊水量急剧增多,在数天内子宫急剧增大,横膈上抬,患者出现呼吸困难,不能平卧,甚至出现发绀,孕妇表情痛苦,腹部因张力过大而感到疼痛,食量减少。由于胀大的子宫压迫下腔静脉,影响静脉回流,导致孕妇下肢及外阴部水肿、静脉曲张。

(2)慢性羊水过多:较多见,多发生于妊娠晚期,羊水可在数周内逐渐增多,多数孕妇能适应,常在产前检查时发现。孕妇子宫大于妊娠月份,腹部膨隆,腹壁皮肤发亮、变薄,触诊时感到皮肤张力大,胎位不清,胎心遥远或听不到。羊水过多的孕妇容易并发妊娠期高血压疾病、胎位不正、早产等。患者破膜后因子宫骤然缩小,可以引起胎盘早剥。产后因患者子宫过大,可引起子宫收缩乏力而致产后出血。

2.羊水过少

孕妇于胎动时感觉腹痛,检查时发现宫高、腹围小于同期正常妊娠孕妇,子宫的敏感度较高,轻微的刺激即可引起宫缩,临产后阵痛剧烈,宫缩不协调,宫口扩张缓慢,产程延长。羊水过少若发生在妊娠早期,可以导致胎膜与胎体相连;若发生妊娠中、晚期,子宫周围压力容易对胎儿产生影响,造成胎儿斜颈、曲背、手足畸形等异常。

(三)辅助检查

1.B 超

测量单一最大羊水暗区垂直深度(AFV),AFV≥8 cm 即可诊断为羊水过多,若用羊水指数法,羊水指数(AFI)≥25 cm 为羊水过多。测量单一最大羊水暗区垂直深度≤2 cm 即可考虑为羊水过少,≤1 cm 为严重羊水过少;若用羊水指数法,AFI≤5.0 cm 可诊断为羊水过少,＜8.0 cm 应警惕羊水过少的可能。除羊水测量外,B 超还可判断胎儿有无畸形,羊水与胎儿的交界情况等。

2.神经管缺陷胎儿的检测

此类胎儿可做羊水及母血甲胎蛋白(AFP)测定。若为神经管缺陷胎儿,羊水中的甲胎蛋白均值超过正常妊娠平均值 3 个标准差以上有助于诊断。

3.电子胎儿监护

电子胎儿监护可出现胎心变异减速和晚期减速。

4.胎儿染色体检查

需排除胎儿染色体异常时可做羊水细胞培养,或采集胎儿脐带血细胞培养,做染色体核型分析,荧光定量 PCR 法快速诊断。

5.羊膜囊造影

羊膜囊造影用以了解胎儿有无消化道畸形,但应注意造影剂对胎儿有一定损害,还可能引起胎儿早产和宫腔内感染,应慎用。

(四)高危因素

胎儿畸形、胎盘功能减退、羊膜病变、双胎、母胎血型不合、糖尿病、母体妊娠期高血压疾病可能导致的胎盘血流减少等。

(五)心理-社会因素

孕妇及家属因担心胎儿可能会有某种畸形,会感到紧张、焦虑不安,甚至产生恐惧心理。

三、护理措施

(一)常规护理

向孕妇及其家属介绍羊水过多或过少的原因及注意事项,包括:指导孕妇摄取低钠饮食,防止便秘;减少增加腹压的活动以防胎膜早破;改善胎盘血液供应;自觉胎动监测;出生后的胎儿应认真全面评估,识别畸形。

(二)症状护理

观察孕妇的生命体征,定期测量宫高、腹围和体重,判断病情进展,并及时发现并发症。观察胎心、胎动及宫缩,及早发现胎儿宫内窘迫及早产的征象。羊水过多时行人工破膜,应密切观察胎心和宫缩,及时发现胎盘早剥和脐带脱垂的征象。产后应密切观察子宫收缩及阴道流血情况,防止产后出血。发生羊水过少时,严格 B 超监测羊水量,并注意观察有无胎儿畸形。

(三)孕产期处理

1.羊水过多

腹腔穿刺放羊水时应防止速度过快、量过多,一次放羊水量不超过 1 500 mL,放羊水后腹部放置沙袋或加腹带包扎以防血压骤降发生休克。腹腔穿刺放羊水时应注意无菌操作,防止发生感染,同时按医嘱给予抗感染药物。

2.羊水过少

患者合并有过期妊娠、胎儿生长受限等,需及时终止妊娠,应遵医嘱做好阴道助产或剖宫产的准备。若羊水过少患者合并胎膜早破或者产程中发现羊水过少,需遵医嘱进行预防性羊膜腔灌注治疗,应注意严格无菌操作,防止发生感染,同时按医嘱给予抗感染药物。有国外文献报道,羊膜腔输液的治疗方法不降低剖宫产和新生儿窒息的发生率,反而可能增加胎粪吸入综合征的发生率,此项治疗手段现已较少应用。

(四)心理护理

让孕妇及家人了解羊水过多或过少的发生发展过程,正确面对羊水过多或过少可能给胎儿带来的不良结局,引导孕产妇减少焦虑,主动参与治疗护理过程。

四、健康指导

羊水过多或过少产妇若胎儿正常,母婴健康平安,应做好正常分娩及产后的健康指导;羊水过多或过少合并胎儿畸形者,应积极进行健康宣教,引导孕产妇正确面对终止妊娠,顺利度过产褥期。

五、注意事项

腹腔穿刺放羊水时严格操作;严密观察羊水量、性质、病情等变化。

(赵利利)

第五节 脐带异常

一、概述

(一)定义

脐带异常包括脐带先露或脱垂、脐带缠绕、脐带长度异常、脐带打结、脐带扭转等,可引起胎儿急性或慢性缺氧,甚至胎死宫内。本节以脐带先露与脱垂为例进行讨论。脐带先露是指胎膜未破时脐带位于胎先露部前方或一侧,脐带脱垂是指胎膜破裂后脐带脱出于宫颈口外,降至阴道内甚至露于外阴部。

(二)病因

导致脐带先露与脱垂的主要原因有头盆不称、胎头入盆困难、胎位异常(如臀先露、肩先露、枕后位)、胎儿过小、羊水过多、脐带过长、脐带附着异常及低置胎盘等。

(三)治疗原则

早期发现脐带异常,迅速解除脐带受压,选择正确的分娩方式,保障胎儿安全。

二、护理评估

(一)健康史

详细了解产前检查结果,有无羊水过多、胎儿过小、胎位异常、低置胎盘等。

(二)临床表现

1.症状

若脐带未受压可无明显症状,若脐带受压,产妇自觉胎动异常甚至消失。

2.体征

出现频繁的变异减速,上推胎先露部及抬高臀部后恢复,若胎儿缺氧严重可伴有胎心消失。胎膜已破者,阴道检查可在胎先露旁或前方触及脐带,甚至脐带脱出于外阴。

(三)辅助检查

1.产科检查

在胎先露旁或前方触及脐带,甚至脐带脱出于外阴。

2.胎儿电子监护

胎儿电子监护可发现伴有频繁的变异减速,甚至胎心音消失。

3.B型超声检查

B型超声检查有助于明确诊断。

(四)心理-社会因素

评估孕产妇及家属有无焦虑、恐慌等心理问题,对脐带脱垂的认识程度及家庭支持度。

(五)高危因素

(1)胎儿过小者。

(2)羊水过多者。

(3)脐带过长者。

(4)胎先露部入盆困难者。

(5)胎位异常者,如肩先露、臀先露等。

(6)胎膜早破而胎先露未衔接者。

(7)脐带附着位置低或低置胎盘者。

三、护理措施

(一)常规护理

除产科常规护理外,还需注意协助孕妇取臀高位卧床休息,以缓解脐带受压。

(二)分娩方式的选择

1.脐带先露

若为经产妇,胎膜未破,宫缩良好,且胎心持续良好者,可在严密监护下经阴道分娩;若为初产妇或足先露、肩先露者,应行剖宫产术。

2.脐带脱垂

胎心尚好,胎儿存活者,应尽快娩出胎儿。对于宫口开全,胎先露部已达坐骨棘水平以下者,还纳脐带后行阴道助产术;若产妇宫口未开全,应立即协助产妇取头低臀高位,将胎先露部上推,还纳脐带,应用宫缩抑制剂,缓解脐带受压,严密监测胎心的同时尽快行剖宫产术。

(三)心理护理

(1)了解孕产妇及家属的心理状态,并予以心理支持,缓解其紧张、焦虑情绪。

(2)讲解脐带脱垂相关知识,以取得其对诊疗护理工作的配合。

四、健康指导

(1)教会孕妇自数胎动,以便早期发现胎动异常。

(2)督促其定期产前检查,妊娠晚期及临产后再次行超声检查。

五、注意事项

脐带脱垂为非常紧急的情况,一旦发现,应立即进行脐带还纳,并保持手在阴道内,直到胎儿娩出。

(赵利利)

第六节 产力异常

一、疾病概要

产力是以子宫收缩力为主,子宫收缩力贯穿于分娩全过程。在分娩过程中,子宫收缩的节律性,对称性及极性不正常或强度、频率发生改变时,称子宫收缩力异常,简称产力异常。子宫收缩力异常临床上分为子宫收缩乏力和子宫收缩过强两类,每类又分为协调性子宫收缩和不协调收缩性子宫收缩,具体分类见(图 9-2)。

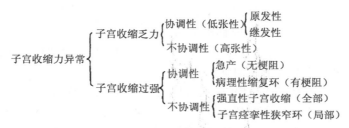

图 9-2 子宫收缩力异常的分类

二、子宫收缩乏力

(一)护理评估

1.病史

有头盆不称或胎位异常;胎儿先露部下降受阻;子宫壁过度伸展;多产妇子宫肌纤维变性;子宫发育不良或畸形;产妇精神紧张及过度疲劳;内分泌失调产妇体内雌激素、缩宫素、前列腺素、乙酰胆碱等分泌不足;过多应用镇静剂或麻醉剂等因素。

2.身心状况

(1)宫缩乏力:有原发性和继发性两种。原发性宫缩乏力是指产程开始就出现宫缩乏力,宫口不能如期扩张,胎先露部不能如期下降,导致产程延长;继发性宫缩乏力是指产程开始子宫收缩正常,只是在产程较晚阶段(多在活跃期后期或第二产程),子宫收缩转弱,产程进展缓慢甚至停滞。

协调性宫缩乏力(低张性宫缩乏力):子宫收缩具有正常的节律性、对称性和极性,但收缩力弱,宫腔内压力低,表现为持续时间短,间歇期长且不规律,宫缩<2 次/10 分钟。此种宫缩乏力,多属继发性宫缩乏力。协调性宫缩乏力时由于宫腔内压力低,对胎儿影响不大。

不协调性宫缩乏力(高张性宫缩乏力):子宫收缩的极性倒置,宫缩的兴奋点不是起自两侧宫角部,而是来自子宫下段的一处或多处冲动,子宫收缩波由下向上扩散,收缩波小而不规律,频率高,节律不协调;宫腔内压力虽高,但宫缩时宫底部不强,而是子宫下段强,宫缩间歇期子宫壁也不完全松弛,表现为子宫收缩不协调,宫缩不能使宫口扩张,不能使胎先露部下降,属无效宫缩。

(2)产程延长:通过肛查或阴道检查,发现宫缩乏力导致异常(图 9-3)。产程延长有以下7 种。

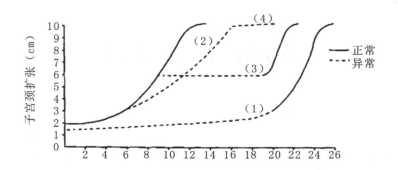

(1)潜伏期延长;(2)活跃期延长;(3)活跃期停滞;(4)第二产程延长

图 9-3 产程异常示意图

潜伏期延长:从临产规律宫缩开始至宫口扩张 3 cm 称潜伏期。初产妇潜伏期正常约需 8 小时,最大时限 16 小时,超过 16 小时称潜伏期延长。

活跃期延长:从宫口扩张 3 cm 开始至宫口开全称活跃期。初产妇活跃期正常约需 4 小时,最大时限 8 小时,超过 8 小时称活跃期延长。

活跃期停滞:进入活跃期后,宫口扩张无进展达 2 小时以上,称活跃期停滞。

第二产程延长:第二产程初产妇超过 2 小时,经产妇超过 1 小时尚未分娩,称第二产程延长。

第二产程停滞:第二产程达 1 小时胎头下降无进展,称第二产程停滞。

胎头下降延缓:活跃期晚期至宫口扩张 9~10 cm,胎头下降速度每小时少于 1 cm,称胎头下降延缓。

胎头下降停滞:活跃期晚期胎头停留在原处不下降达 1 小时以上,称胎头下降停滞。

以上 7 种产程进展异常,可以单独存在,也可以合并存在。当总产程超过 24 小时称滞产。

(3)对产妇的影响:由于产程延长可出现疲乏无力,肠胀气,排尿困难等,影响子宫收缩,严重时可引起脱水,酸中毒,低钾血症;由于第二产程延长,可导致组织缺血,水肿,坏死,形成膀胱阴道瘘或尿道阴道瘘;胎膜早破以及多次肛查或阴道检查增加感染机会;产后宫缩乏力影响胎盘剥离,娩出和子宫壁的血窦关闭,容易引起产后出血。

(4)对胎儿的影响:协调性宫缩乏力容易造成胎头在盆腔内旋转异常,使产程延长,增加手术产机会,对胎儿不利。不协调性宫缩乏力,不能使子宫壁完全放松,对子宫胎盘循环影响大,胎儿在子宫内缺氧,容易发生胎儿窘迫。胎膜早破易造成脐带受压或脱垂,造成胎儿窘迫甚至胎死宫内。

(二)护理诊断

1.疼痛

腹痛与不协调性子宫收缩有关。

2.有感染的危险

感染与产程延长、胎膜破裂时间延长有关。

3.焦虑

焦虑与担心自身和胎儿健康有关。

4.潜在并发症

胎儿窘迫,产后出血。

（三）护理目标

(1)疼痛减轻,焦虑减轻,情绪稳定。

(2)未发生软产道损伤、产后出血和胎儿缺氧。

(3)新生儿健康。

（四）护理措施

首先配合医师寻找原因,估计不能经阴道分娩者遵医嘱做好剖宫产术准备。或阴道分娩过程中应做好助产的准备。估计能经阴道分娩者应实施下列护理措施。

1.加强产时监护,改善产妇全身状况

加强产程观察,持续胎儿电子监护。第一产程应鼓励产妇多进食,必要时静脉补充营养;避免过多使用镇静药物,注意及时排空直肠和膀胱。

2.协助医师加强宫缩

(1)协调性宫缩乏力应实施下列措施。①人工破膜:宫口扩张3 cm或3 cm以上,无头盆不称,胎头已衔接者,可行人工破膜。②缩宫素静脉滴注:适用于协调性宫缩乏力,宫口扩张3 cm,胎心良好,胎位正常,头盆相称者。使用方法和注意事项为取缩宫素2.5 U加入5%葡萄糖液500 mL内,使每滴糖液含缩宫素0.33 mU,从4~5滴/分即每分钟12~15 mU,根据宫缩强弱进行调整,通常不超过30~40滴,维持宫缩为间歇时间2~3分钟,持续时间40~60秒。对于宫缩仍弱者,应考虑到酌情增加缩宫素剂量。在使用缩宫素时,必须有专人守护,严密观察,应注意观察产程进展,监测宫缩、听胎心率及测量血压。

(2)不协调性宫缩乏力应调节子宫收缩,恢复其极性。要点:①给予强镇静剂哌替啶100 mg,或地西泮10 mg静脉推注,不协调性宫缩多能恢复为协调性宫缩。②在宫缩恢复为协调性之前,严禁应用缩宫素。③若经处理,不协调性宫缩未能得到纠正,或伴有胎儿窘迫征象,或伴有头盆不称,均应行剖宫产术。④若不协调性宫缩已被控制,但宫缩仍弱时,可用协调性宫缩乏力时加强宫缩的各种方法处理。

3.预防产后出血及感染

破膜12小时以上应给予抗生素预防感染。当胎儿前肩娩出时,给予缩宫素10~20 U静脉滴注,使宫缩增强,促使胎盘剥离与娩出及子宫血窦关闭。

（五）护理教育

应对孕妇进行产前教育,使孕妇了解分娩是生理过程,增强其对分娩的信心。分娩前鼓励多进食,必要时静脉补充营养;避免过多使用镇静药物,注意检查有无头盆不称等,均是预防宫缩乏力的有效措施;注意及时排空直肠和膀胱,必要时可行温肥皂水灌肠及导尿。

三、子宫收缩过强

（一）护理评估

1.协调性子宫收缩过强(急产)

子宫收缩的节律性,对称性和极性均正常,仅子宫收缩力过强、过频。若产道无阻力,宫口迅速开全,分娩在短时间内结束,总产程不足3小时,称急产。经产妇多见。

对产妇及胎儿新生儿的影响:宫缩强过频,产程过快,可致初产妇宫颈,阴道以及会阴撕裂伤;接产时来不及消毒可致产褥感染;胎儿娩出后子宫肌纤维缩复不良,易发生胎盘滞留或产后出血;宫缩过强,过频影响子宫胎盘血液循环,胎儿在宫内缺氧,易发生胎儿窘迫,新生儿窒息其至死亡;胎儿娩出过快,胎头在产道内受到的压力突然解除,可致新生儿颅内出血;接产时来不及消毒,新生儿易发生感染;若坠地可致骨折、外伤。

2.不协调性子宫收缩过强

由于分娩发生梗阻或不适当地应用缩宫素,粗暴地进行阴道内操作或胎盘早剥血液浸润子宫肌层等因素造成。引起宫颈内口以上部分的子宫肌层出现强直性痉挛性收缩,宫缩间歇期短或无间歇。产妇烦躁不安,持续性腹痛,拒按。胎位触不清,胎心听不清。有时可出现病理缩复环,血尿等先兆子宫破裂征象。子宫壁局部肌肉呈痉挛性不协调性收缩形成的环状狭窄,持续不放松,称子宫痉挛性狭窄环。狭窄环可发生在宫颈,宫体的任何部分,多在子宫上下段交界处,也可在胎体某一狭窄部,以胎颈,胎腰处常见。

(二)护理措施

(1)有急产史的孕妇,在预产期前1~2周不应外出远走,以免发生意外,有条件应提前住院待产。临产后不应灌肠,提前做好接产及抢救新生儿窒息的准备。胎儿娩出时,勿使产妇向下屏气。若急产来不及消毒及新生儿坠地者,新生儿应肌内注射维生素 K_1 10 mg 预防颅内出血,并尽早肌内注射精制破伤风抗毒素1 500 U。产后仔细检查软产道,若有撕裂应及时缝合。若属未消毒的接产,应给予抗生素预防感染。

(2)确诊为强直性宫缩,应及时给予宫缩抑制剂,如 25% 硫酸镁 20 mL 加入 5% 葡萄糖液 20 mL 内缓慢静脉推注(不少于 5 分钟)。若属梗阻性原因,应立即行剖宫产术。若仍不能缓解强直性宫缩,应行剖宫产术。

(3)子宫痉挛性狭窄环,应认真寻找导致子宫痉挛性狭窄环的原因,及时纠正,停止一切刺激,如禁止阴道内操作,停用缩宫素等。若无胎儿窘迫征象,给予镇静剂,也可给予宫缩抑制剂,一般可消除异常宫缩。

(4)经上述处理,子宫痉挛性狭窄环不能缓解,宫口未开全,胎先露部高,或伴有胎儿窘迫征象,均应立即行剖宫产术。若胎死宫内,宫口已开全,可行乙醚麻醉,经阴道分娩。

(赵利利)

第七节　产 道 异 常

产道是胎儿经阴道娩出时必经的通道,包括骨产道及软产道。产道异常可使胎儿娩出受阻,临床上以骨产道异常多见。

一、骨产道异常

(一)疾病概要

骨盆是产道的主要构成部分,其大小和形状与分娩的难易有直接关系。骨盆结构形态异常,或径线较正常为短,称为骨盆狭窄。

1.骨盆入口平面狭窄

我国妇女状况常见有单纯性扁平骨盆和佝偻病性扁平骨盆两种类型。狭窄分级见表9-1。

表 9-1　骨盆入口狭窄分级

分级	狭窄程度	分娩方式选择
1 级临界性狭窄（临床常见）	骶耻外径 18 cm 入口前后径 10 cm	绝大多数可经阴道分娩
2 级相对狭窄（临床常见）	骶耻外径 16.5～17.5 cm 入口前后径 8.5～9.5 cm	需经试产后才能决定可否阴道分娩
3 级绝对狭窄	骶耻外径≤16.0 cm 入口前后径≤8.0 cm	必须剖宫产结束分娩

2.中骨盆及出口平面狭窄

我国妇女状况常见有漏斗骨盆和横径狭窄骨盆两种类型。狭窄分级见表 9-2。

表 9-2　骨盆中骨盆及出口狭窄分级

分级	狭窄程度	分娩方式选择
1 级临界性狭窄	坐骨棘间径 10 cm 坐骨结节间径 7.5 cm	根据头盆适应情况考虑可否经阴道分娩。不宜试产,考虑助产或剖宫产结束分娩。
2 级相对狭窄	坐骨棘间径 8.5～9.5 cm 坐骨结节间径 6.0～7.0 cm	
3 级绝对狭窄	坐骨棘间径≤8.0 cm 坐骨结节间径≤5.5 cm	

3.骨盆三个平面狭窄

骨盆三个平面狭窄称为均小骨盆。骨盆形状正常,但骨盆入口、中骨盆及出口平面均狭窄,各径线均小于正常值 2 cm 或以上,多见于身材矮小、体型匀称妇女。

4.畸形骨盆

畸形骨盆见于小儿麻痹后遗症、先天性畸形、长期缺钙、外伤以及脊柱与骨盆关节结核病等。骨盆变形,左右不对称,骨盆失去正常形态称畸形骨盆。

(二)护理评估

1.病史

询问孕妇幼年有无佝偻病、脊髓灰质炎、脊柱和髋关节结核以及外伤史。对经产妇,应了解既往有无难产史及其发生原因,新生儿有无产伤等。

2.身心状态

(1)骨盆入口平面狭窄的临床表现。①胎头衔接受阻:若入口狭窄时,即使已经临产而胎头仍未入盆,经检查胎头跨耻征阳性。胎位异常如臀先露、颜面位或肩先露的发生率是正常骨盆的 3 倍。②临床表现为潜伏期及活跃期早期延长:若已临产,根据骨盆狭窄程度,产力强弱,胎儿大小及胎位情况不同,临床表现也不尽相同。

(2)中骨盆平面狭窄的临床表现。①胎头能正常衔接:潜伏期及活跃期早期进展顺利。当胎头下降达中骨盆时,由于内旋转受阻,胎头双顶径被阻于中骨盆狭窄部位之上,常出现持续性枕横位或枕后位。同时出现继发性宫缩乏力,活跃期后期及第二产程延长甚至第二产程停滞。②中骨盆狭窄的临床表现:当胎头受阻于中骨盆时,有一定可塑性的胎头开始变形,颅骨重叠,胎头受压,使软组织水肿,产瘤较大,严重时可发生脑组织损伤,颅内出血及胎儿宫内窘迫。若中骨盆狭窄程度严重,宫缩又较强,可发生先兆子宫破裂及子宫破裂,强行阴道助产,可导致严重软产道裂伤及新生儿产伤。

(3)骨盆出口平面狭窄的临床表现:骨盆出口平面狭窄与中骨盆平面狭窄常同时存在。若单纯骨盆出口平面狭窄者,第一产程进展顺利,胎头达盆底受阻,胎头双顶径不能通过出口横径。强行阴道助产,可导致软产道,骨盆底肌肉及会阴严重损伤。

3.检查

(1)一般检查:测量身高,孕妇身高145 cm应警惕均小骨盆。观察孕妇体型,步态有无跛足,有无脊柱及髋关节畸形,米氏菱形窝是否对称,有无尖腹及悬垂腹等。

(2)腹部检查。①腹部形态:观察腹型,尺测子宫长度及腹围,预测胎儿体重,判断能否通过骨产道。②胎位异常:骨盆入口狭窄往往因头盆不称,胎头不易入盆导致胎位异常,如臀先露、肩先露。③估计头盆关系:正常情况下,部分初孕妇在预产期前2周,经产妇于临产后,胎头应入盆。如已临产,胎头仍未入盆,则应充分估计头盆关系。检查头盆是否相称的具体方法为孕妇排空膀胱,仰卧,两腿伸直。检查者将手放在耻骨联合上方,将浮动的胎头向骨盆腔方向推压。若胎头低于耻骨联合前表面,表示胎头可以入盆,头盆相称,称胎头跨耻征阴性;若胎头与耻骨联合前表面在同一平面,表示可疑头盆不称,称胎头跨耻征可疑阳性;若胎头高于耻骨联合前表面,表示头盆明显不称,称胎头跨耻征阳性。图9-4为头盆关系检查。

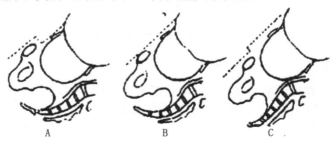

A.头盆相称;B.头盆可能不称;C.头盆不称

图9-4 头盆关系检查

(3)骨盆测量:①骨盆外测量:骨盆外测量各径线<正常值2 cm或以上为均小骨盆。骶耻外径<18 cm为扁平骨盆。坐骨结节间径<8 cm,耻骨弓角度<90°,为漏斗骨盆。骨盆两侧径(以一侧髂前上棘至对侧髂后上棘间的距离)及同侧(从髂前上棘至同侧髂后上棘间的距离)直径相差大于1 cm为偏斜骨盆。②骨盆内测量:骨盆外测量发现异常,应进行骨盆内测量。对角径<11.5 cm,骶岬突出为骨盆入口平面狭窄,属扁平骨盆。中骨盆平面狭窄及骨盆出口平面狭窄往往同时存在,应测量骶骨前面弯度,坐骨棘间径,坐骨切迹宽度。若坐骨棘间径<10 cm,坐骨切迹宽度<2横指,为中骨盆平面狭窄。若坐骨结节间径<8 cm,应测量出口后矢状径及检查骶尾关节活动度,估计骨盆出口平面的狭窄程度。若坐骨结节间径与出口后矢状径之和<15 cm,为骨盆出口狭窄。图9-5为"对角径"测量法。

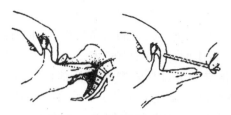

图 9-5　"对角径"测量法

（三）护理诊断

1.恐惧

恐惧与分娩结果未知及手术有关。

2.有新生儿受伤的危险

受伤与手术产有关。

3.有感染的危险

感染与胎膜早破有关。

4.潜在并发症

失血性休克。

（四）护理目标

（1）产妇恐惧感减轻。

（2）孕产妇及新生儿未出现因护理不当引起并发症。

（五）护理措施

1.心理支持及一般护理

在分娩过程中,应安慰产妇,使其精神舒畅,信心倍增,保证营养及水分的摄入,必要时补液。还需注意产妇休息,要监测宫缩强弱,应勤听胎心,检查胎先露部下降及宫口扩张程度。

2.执行医嘱

（1）明确狭窄骨盆类别和程度,了解胎位,胎儿大小,胎心率,宫缩强弱,宫口扩张程度,破膜与否,结合年龄,产次,既往分娩史进行综合判断,决定分娩方式。

（2）骨盆入口平面狭窄在临产前或在分娩发动时有下列情况时实施剖宫产术。①明显头盆不称（绝对性骨盆狭窄）:骶耻外径≤16.0 cm,骨盆入口前后径≤8.0 cm,胎头跨耻征阳性者。若胎儿死亡,如骨盆入口前后径＜6.5 cm 时,虽碎胎也不能娩出,必须剖宫。②轻度狭窄,同时具有下列情况者:胎儿大、胎位异常、高龄初产妇、重度妊高征及胎儿珍贵患者。③屡有难产史且无一胎儿存活者。

（3）试产。骨盆入口平面狭窄属轻度头盆不称（相对性骨盆狭窄）:骶耻外径 16.5～17.5 cm,骨盆入口前后径 8.5～9.5 cm,胎头跨耻征可疑阳性。足月活胎体重＜3 000 g,胎心率和产力正常,可在严密监护下进行试产。试产时应密切观察宫缩、胎心音及胎头下降情况,并注意产妇的营养和休息。如宫口渐开大,儿头渐下降入盆,即为试产成功,多能自产,必要时可用负压吸引或产钳助产。若宫缩良好,经 2～4 小时（视头盆不称的程度而定）胎头仍不下降、宫口扩张迟缓或停止扩张者,表明试产失败,应及时行剖宫产术结束分娩。若试产时出现子宫破裂先兆或胎心音有改变,应从速剖宫,并发宫缩乏力、胎膜早破及持续性枕后位者,也以剖宫为宜。如胎儿已死,则以穿颅为宜。

（4）中骨盆及骨盆出口平面狭窄的处理：中骨盆狭窄者，若宫口已开全，胎头双顶径下降至坐骨棘水平以下时，可采用手法或胎头吸引器将胎头位置转正，再行胎头吸引术或产钳术助产；若胎头双顶径阻滞在坐骨棘水平以上时，应行剖宫产术。

出口狭窄多伴有中骨盆狭窄。出口是骨产道最低部位，应慎重选择分娩方式。出口横径＜7 cm时，应测后矢状径，即自出口横径的中心点至尾骨尖的距离。如横径与后矢状径之和＞15 cm，胎头可通过，大都须作较大的会阴切开，以免发生深度会阴撕裂。如二者之和＜15 cm，则胎头不能通过，需剖宫或穿颅。

（5）骨盆三个平面狭窄的处理：若估计胎儿不大，胎位正常，头盆相称，宫缩好，可以试产，通常可通过胎头变形和极度俯屈，以胎头最小径线通过骨盆腔，可能经阴道分娩。若胎儿较大，有明显头盆不称，胎儿不能通过产道，应尽早行剖宫产术。

（6）畸形骨盆的处理：根据畸形骨盆种类，狭窄程度，胎儿大小，产力等情况具体分析。若畸形严重，明显头盆不称者，应及时行剖宫产术。

3.其他

预防并发症及加强新生儿护理

二、软产道异常

软产道异常亦可引起难产，软产道包括子宫下段、宫颈、阴道及外阴。软产道异常所致的难产少见，容易被忽视。应于妊娠早期常规行双合诊检查，以了解外阴、阴道及宫颈情况，以及有无盆腔其他异常等，具有一定临床意义。

（一）外阴异常

有会阴坚韧、外阴水肿、外阴瘢痕等。

（二）阴道异常

有阴道横隔、阴道纵隔、阴道狭窄、阴道尖锐湿疣、阴道囊肿和肿瘤等。

（三）宫颈异常

有宫颈外口黏合、宫颈水肿、宫颈坚韧常见于高龄初产妇、宫颈瘢痕、宫颈癌、宫颈肌瘤、子宫畸形等。

（四）盆腔肿瘤

有子宫肌瘤或卵巢肿瘤等。

（赵利利）

第八节 胎位异常

一、概要

胎位异常是造成难产的常见因素之一。最常见的异常胎位为臀位，占 3％～4％。本节仅介绍持续性枕后位、枕横位、臀先露、肩先露。

（一）持续性枕后位、枕横位

在分娩过程中，胎头以枕后位或枕横位衔接。在下降过程中，胎头枕部因强有力宫缩绝大多数能向前转，转成枕前位自然分娩。仅有 5%～10% 胎头枕骨持续不能转向前方，直至分娩后期仍位于母体骨盆后方或侧方，致使分娩发生困难者，称持续性枕后位或持续性枕横位。国外报道发病率均为 5% 左右。

（二）臀先露

臀先露是最常见的异常胎位，占妊娠足月分娩总数的 3%～4%，多见于经产妇。臀先露以骶骨为指示点，有骶左前、骶左横、骶左后、骶右前、骶右横、骶右后 6 种胎位。根据胎儿两下肢所取姿势，分为 3 类：单臀先露或腿直臀先露，最多见；完全臀先露或混合臀先露，较多见；不完全臀先露或足位，较少见。

（三）肩先露

胎体纵轴与母体纵轴相垂直为横产式。胎体横卧于骨盆入口之上，先露部为肩，称肩先露，又称横位，占妊娠足月分娩总数的 0.25%，是一种对母儿最不利的胎位。胎儿极小或死胎浸软极度折叠后才能自然娩出外，正常大小的足月胎儿不可能从阴道自产。根据胎头在母体左或右侧和胎儿肩胛朝向母体前或后方，有肩左前、肩左后、肩右前、肩右后 4 种胎位。

二、护理评估

（一）病史

骨盆形态、大小异常是发生持续性枕后位、枕横位的重要原因。胎头俯屈不良、子宫收缩乏力、头盆不称、前置胎盘、膀胱充盈、子宫下段宫颈肌瘤等均可影响胎头内旋转，形成持续性枕横位或枕后位。

肩先露与臀先露发生原因相似有：①胎儿在宫腔内活动范围过大，如羊水过多、经产妇腹壁松弛以及早产儿羊水相对过多，胎儿容易在宫腔内自由活动形成臀先露。②胎儿在宫腔内活动范围受限，如子宫畸形、胎儿畸形等。③胎头衔接受阻，如狭窄骨盆，前置胎盘易发生。

（二）身心状况与检查

1.持续性枕后位、枕横位

（1）表现：临产后胎头衔接较晚及俯屈不良，常导致协调性宫缩乏力及宫口扩张缓慢，产妇自觉肛门坠胀及排便感，致使宫口尚未开全时过早使用腹压。持续性枕后位常致活跃期晚期及第二产程延长。

（2）腹部检查：在宫底部触及胎臀，胎背偏向母体后方或侧方，在对侧明显触及胎儿肢体。若胎头已衔接，有时可在胎儿肢体侧耻骨联合上方扪到胎儿颏部。胎心在脐下一侧偏外方听得最响亮，枕后位时因胎背伸直，前胸贴近母体腹壁，胎心在胎儿肢体侧的胎胸部位也能听到。

（3）肛门检查或阴道检查：当肛查宫口部分扩张或开全时，若为枕后位，感到盆腔后部空虚，查明胎头矢状缝位于骨盆斜径上。前囟在骨盆右前方，后囟（枕部）在骨盆左后方则为枕左后位，反之为枕右后位。查明胎头矢状缝位于骨盆横径上，后囟在骨盆左侧方，则为枕左横位，反之为枕右横位。当出现胎头水肿，颅骨重叠，囟门触不清时，需行阴道检查借助胎儿耳郭及耳屏位置及方向判定胎位，若耳郭朝向骨盆后方，诊断为枕后位；若耳郭朝向骨盆侧方，诊断为枕横位。

（4）B超检查：根据胎头颜面及枕部位置，能准确探清胎头位置以明确诊断。

（5）危害：①对产妇的影响有胎位异常导致继发性宫缩乏力，使产程延长，常需手术助产，容易发生软产道损伤,增加产后出血及感染机会。若胎头长时间压迫软产道,可发生缺血坏死脱落,形成生殖道瘘。②对胎儿的影响有第二产程延长和手术助产机会增多,常出现胎儿窘迫和新生儿窒息,使围生儿死亡率增高。

2.臀先露

(1)表现:孕妇常感肋下有圆而硬的胎头。常致宫缩乏力,宫口扩张缓慢,产程延长。

(2)腹部检查:子宫呈纵椭圆形,胎体纵轴与母体纵轴一致。在宫底部可触到圆而硬,按压时有浮球感的胎头。若未衔接,在耻骨联合上方触到不规则,软而宽的胎臀,胎心在脐左(或右)上方听得最清楚。衔接后,胎臀位于耻骨联合之下,胎心听诊以脐下最明显。

(3)肛门检查及阴道检查肛门检查时,触及软而不规则的胎臀或触到胎足、胎膝(图 9-6、图 9-7)。

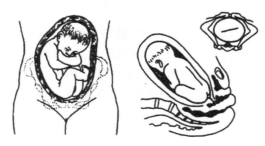

图 9-6　臀先露检查示意图

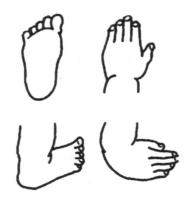

图 9-7　胎手与胎足的鉴别

(4)B 超检查:可明确诊断,能准确探清臀先露类型以及胎儿大小,胎头姿势等。

(5)危害。①对产妇的影响:容易发生胎膜早破或继发性宫缩乏力,使产后出血与产褥感染的机会增多,容易造成宫颈撕裂甚至延及子宫下段。②对胎儿及新生儿的影响:胎臀高低不平,对前羊膜囊压力不均匀,常致胎膜早破,发生脐带脱垂是头先露的 10 倍,脐带受压可致胎儿窘迫甚至死亡;胎膜早破,使早产儿及低体重儿增多。后出胎头牵出困难,常发生新生儿窒息,臂丛神经损伤及颅内出血。

3.肩先露

(1)表现:分娩初期,因先露部高,不能紧贴子宫下段及宫颈内口,缺乏直接刺激,容易发生宫缩乏力;由于先露部不能紧贴骨盆入口,致前后羊水沟通,当宫缩时,宫颈口处胎膜所承受的压力很大,胎肩对宫颈压力不均,容易发生胎膜破裂及脐带脱垂。破膜后羊水迅速外流,胎儿上肢或脐带容易脱出,导致胎儿窘迫甚至死亡。羊水流出后,胎体紧贴宫壁,宫缩转强,胎肩被挤入盆腔,胎臂可脱出于阴道口外,而胎头和胎体则被阻于骨盆入口之上,称为"忽略性横位。"此时由于羊水流失殆尽,子宫不断收缩,上段越来越厚,下段异常伸展变薄,出现"病理性缩复环",可导致子宫破裂。由于失血、感染及水、电解质发生紊乱等,可严重威胁产妇生命,多数胎儿因缺氧而死亡。有时破膜后,分娩受阻,子宫呈麻痹状态,产程延长,常并发严重宫腔感染。

（2）腹部检查:外形呈横椭圆形,子宫底部较低,耻骨联合上方空虚,在腹部一侧可触到大而硬的胎头,对侧为臀,胎心在脐周两旁最清晰。子宫呈横椭圆形,子宫长度低于妊娠周数,子宫横径宽。宫底部及耻骨联合上方较空虚,在母体腹部一侧触到胎头,另侧触到胎臀。肩前位时,胎背朝向母体腹壁,触之宽大平坦;肩后位时,胎儿肢体朝向母体腹壁,触及不规则的小肢体。胎心在脐周两侧最清楚。根据腹部检查多能确定胎位。

（3）肛门检查或阴道检查:在临产初期,先露部较高,不易触及,当宫口已扩开。由于先露部不能紧贴骨盆入口,致前后羊水沟通,当宫缩时,宫颈口处胎膜所承受的压力很大,易发生胎膜破裂及脐带或胎臀脱垂。胎膜未破者,因胎先露部浮动于骨盆入口上方,肛查不易触及胎先露部。若胎膜已破,宫口已扩张者,阴道检查可触到肩胛骨或肩峰,肋骨及腋窝。肩胛骨朝向母体前或后方,可决定肩前位或肩后位。例如,胎头在母体右侧,肩胛骨朝向后方,则为肩右后位。胎手若已脱出于阴道口外,可用握手法鉴别是胎儿左手或右手。

（4）B超检查:能准确探清肩先露,并能确定具体胎位。

三、护理诊断

（一）恐惧
恐惧与分娩结果未知及手术有关。

（二）有新生儿受伤的危险
受伤与胎儿缺氧及手术产有关。

（三）有感染的危险
感染与胎膜早破有关。

（四）潜在并发症
产后出血、子宫破裂、胎儿窘迫。

四、护理目标

（1）产妇恐惧感减轻,积极配合医护工作。
（2）孕产妇及新生儿未出现因护理不当引起并发症。
（3）产妇与家属对胎儿夭折能正确面对。

五、护理措施

（一）及早发现异常并纠正
妊娠期加强围生期保健,宣传产前检查,妊娠发现胎位异常者,配合医师进行纠正。28周以前臀位多能自行转成头位,可不予处理。30周以后仍为臀位者,应设法纠正。常用的矫正方法有以下几种。

1.胸膝卧位

让孕妇排空膀胱,松解裤带,做胸膝卧位姿势,每天2次,每次15分钟,使胎臀离开骨盆腔,有助于自然转正。为了方便进行早晚各做一次为宜,连做1周后复查。

2.激光照射或艾灸至阴穴

激光照射至阴穴,左右两侧各照射10分钟,每天1次,7次为1个疗程,有良好效果。也可用艾灸条,每天1次,每次15~20分钟,5次为1个疗程。1周后复查B超。

3.外转胎位术

现已少用。腹壁较松子宫壁不太敏感者,可试外倒转术,将臀位转为头位。倒转时切勿用力过猛,亦不宜勉强进行,以免造成胎盘早剥。倒转前后均应仔细听胎心音。

(二)执行医嘱,协助做好不同方式分娩的一切准备

1.持续性枕后位、枕横位

在骨盆无异常,胎儿不大时,可以试产。试产时应严密观察产程,注意胎头下降,宫口扩张程度,宫缩强弱及胎心有无改变。

(1)第一产程:①潜伏期需保证产妇充分营养与休息。若有情绪紧张,睡眠不好可给予哌替啶或地西泮。②活跃期宫口开大3~4 cm,产程停滞除外头盆不称可行人工破膜;若产力欠佳,静脉滴注缩宫素。在试产过程中,出现胎儿窘迫征象,应行剖宫产术结束分娩。

(2)第二产程:若第二产程进展缓慢,初产妇已近2小时,经产妇已近1小时,应行阴道检查。当胎头双顶径已达坐骨棘平面或更低时,可先行徒手将胎头枕部转向前方;若转成枕前位有困难时,也可向后转成正枕后位,再以产钳助产。若以枕后位娩出时,需作较大的会阴后一斜切开。若胎头位置较高,疑有头盆不称,需行剖宫产术,中位产钳禁止使用。

(3)第三产程:因产程延长,容易发生产后宫缩乏力,胎盘娩出后应立即静脉注射或肌内注射子宫收缩剂,以防发生产后出血。有软产道裂伤者,应及时修补。新生儿应重点监护。产后应给予抗生素预防感染。

2.臀先露

臀位分娩的关键在于胎头能否顺利娩出,胎头娩出的难易,与胎儿与骨盆的大小以及与宫颈是否完全扩张有直接关系。对疑有头盆不称、高龄初产妇及经产妇屡有难产史者,均应仔细检查骨盆及胎儿的大小,常规作B超以进一步判断胎儿大小,排除胎儿畸形。未发现异常者,可从阴道分娩,如有骨盆狭窄或相对头盆不称(估计胎儿体重≥3 500 g),或足先露、胎膜早破、胎儿宫内窘迫、脐带脱垂者,以剖宫取胎为宜。因此应根据产妇年龄,胎产次,骨盆类型,胎儿大小,胎儿是否存活,臀先露类型以及有无合并症,于临产初期做出正确判断,决定分娩方式。

(1)择期剖宫产的指征:狭窄骨盆,软产道异常,胎儿体重≥3 500 g,胎儿窘迫,高龄初产,有难产史,不完全臀先露等,均应行剖宫产术结束分娩。

(2)决定经阴道分娩的处理。

1)第一产程。待产时应耐心等待,做好产妇的思想工作,以解除顾虑,产妇应侧卧,不宜站立走动,少作肛查,不灌肠,尽量避免胎膜破裂。勤听胎心音,一旦破膜,应立即听胎心。若胎心变慢或变快,应行肛查,必要时行阴道检查,了解有无脐带脱垂。若有脐带脱垂,胎心尚好,宫口未开全,为抢救胎儿,需立即行剖宫产术。若无脐带脱垂,可严密观察胎心及产程进展。若出现协调性宫缩乏力,应设法加强宫缩。

臀位接产的关键在于胎头的顺利娩出,而胎头的顺利娩出有赖于产道,特别是宫颈是否充分扩张。胎膜破裂后,当宫口开大4～5 cm时,胎臀或胎足出现于阴道口时,消毒外阴之后,用一消毒巾盖住,每次阵缩用手掌紧紧按住使之不能立即娩出,使用"堵"外阴方法。此法有利于后出胎头的顺利娩出。在"堵"的过程中,应每隔10～15分钟听胎心一次,并注意宫口是否开全。宫口已开全再堵易引起胎儿窘迫或子宫破裂。宫口近开全时,要做好接产和抢救新生儿窒息的准备。"堵"时用力要适当,忌用暴力,直到胎臀显露于阴道口,检查宫口确已开全为止。"堵"的时间一般需0.5～1.0小时,初产妇有时需堵2～3小时。

2)第二产程。臀位阴道分娩,有自然娩出、臀位助产及臀位牵引等3种方式。自然分娩系胎儿自行娩出;臀位助产是胎臀及胎足自行娩出后,胎肩及胎头由助产者牵出;臀位牵引系胎儿全部由助产者牵引娩出,为手术的一种,应有一定适应证。后者对胎儿威胁较大。接产前,应导尿排空膀胱。初产妇应做会阴切开术。3种分娩方式分述如下。①自然分娩:胎儿自然娩出,不做任何牵拉。极少见,仅见于经产妇,胎儿小,宫缩强,骨盆腔宽大者。②臀助产术:当胎臀自然娩出至脐部后,胎肩及后出胎头由接产者协助娩出。脐部娩出后,一般应在2～3分钟娩出胎头,最长不能超过8分钟。后出胎头娩出有主张用单叶产钳,效果佳。③臀牵引术:胎儿全部由接产者牵拉娩出,此种手术对胎儿损伤大,一般情况下应禁止使用。

3)第三产程:产程延长易并发子宫收缩乏力性出血。胎盘娩出后,应肌内注射缩宫素或麦角新碱,防止产后出血。行手术操作及有软产道损伤者,应及时检查并缝合,给予抗生素预防感染。

3.肩先露

妊娠期发现肩先露应及时矫正。可采用胸膝卧位,激光照射(或艾灸)至阴穴。上述矫正方法无效,应试行外转胎位术转成头先露,并包扎腹部以固定胎头。若行外转胎位术失败,应提前住院决定分娩方式。

分娩期应根据产妇年龄、胎产次、胎儿大小、骨盆有无狭窄、胎膜是否破裂、羊水留存量、宫缩强弱、宫颈口扩张程度、胎儿是否存活、有无并发感染及子宫先兆破裂等决定分娩方式。

(1)足月活胎,对于有骨盆狭窄、经产妇有难产史、初产妇横位估计经阴道分娩有困难者,应于临产前行择期剖宫产术结束分娩。

(2)初产妇,足月活胎,临产后应行剖宫产术。如系经产妇,宫缩不紧,胎膜未破,仍可试外倒转术,若外倒转失败,也可考虑剖宫产。

(3)破膜后,立即做阴道检查,了解宫颈口扩张情况、胎方位及有无脐带脱垂等。如胎心好,宫颈口扩张不大,特别是初产妇有脐带脱垂,估计短时期内不可能分娩者,应即剖宫取胎。如为经产妇,宫颈口已扩张至5 cm以上,胎膜破裂不久,可在全麻麻醉下试做内倒转术,使横位变为臀位,待宫口开全后再行臀位牵引术。如宫口已近开全或开全,倒转后即可作臀牵引。

(4)破膜时间过久,羊水流尽,子宫壁紧贴胎儿,胎儿存活,已形成忽略性横位时,应立即剖宫取胎。如胎儿已死,可在宫颈口开全后做断头术,出现先兆子宫破裂或子宫破裂征象,无论胎儿死活,均应立即行剖宫产术。如宫腔感染严重,应同时切除子宫。

(5)胎儿已死,无先兆子宫破裂征象,若宫口近开全,在全麻下行断头术或碎胎术。

(6)胎盘娩出后应常规检查阴道、宫颈及子宫下段有无裂伤,并及时做必要的处理。如有血尿,应放置导尿管,以防尿瘘形成。产后用抗生素预防感染。

(7)临时发现横位产及无条件就地处理者,可给哌替啶100 mg或氯丙嗪50 mg,设法立即转院,途中尽量减少颠簸,以防子宫破裂。

(赵利利)

第九节　前　置　胎　盘

妊娠 28 周后,胎盘附着于子宫下段,甚至胎盘下缘达到或覆盖宫颈内口,其位置低于胎先露部,称为前置胎盘。前置胎盘是妊娠晚期严重并发症,也是妊娠晚期阴道流血最常见的原因。其发病率国外报道 0.5%,国内报道 0.24%～1.57%。

一、病因

目前尚不清楚,高龄初产妇(年龄＞35 岁)、经产妇及多产妇、吸烟或吸毒妇女为高危人群。其病因可能与下述因素有关。

(一)子宫内膜病变或损伤

多次刮宫、分娩、子宫手术史等是前置胎盘的高危因素。上述情况可损伤子宫内膜,引起子宫内膜炎或萎缩性病变,再次受孕时子宫蜕膜血管形成不良、胎盘血供不足,刺激胎盘面积增大延伸到子宫下段。前次剖宫产手术瘢痕可妨碍胎盘在妊娠晚期向上迁移。增加前置胎盘的可能性。据统计发生前置胎盘的孕妇,85%～95% 为经产妇。

(二)胎盘异常

双胎妊娠时胎盘面积过大,前置胎盘发生率较单胎妊娠高 1 倍;胎盘位置正常而副胎盘位于子宫下段接近宫颈内口;膜状胎盘大而薄,扩展到子宫下段,均可发生前置胎盘。

(三)受精卵滋养层发育迟缓

受精卵到达子宫腔后,滋养层尚未发育到可以着床的阶段,继续向下游走到达子宫下段,并在该处着床而发育成前置胎盘。

二、分类

根据胎盘下缘与宫颈内口的关系,将前置胎盘分为 3 类(图 9-8)。

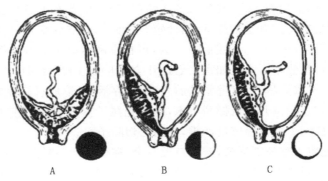

图 9-8　前置胎盘的类型
A.完全性前置胎盘;B.部分性前置胎盘;C.边缘性前置胎盘

(1)完全性前置胎盘又称中央性前置胎盘,胎盘组织完全覆盖宫颈内口。

(2)部分性前置胎盘宫颈内口部分为胎盘组织所覆盖。

(3)边缘性前置胎盘胎盘附着于子宫下段,胎盘边缘到达宫颈内口,未覆盖宫颈内口。

胎盘位于子宫下段,与胎盘边缘极为接近,但未达到宫颈内口,称为低置胎盘。胎盘下缘与宫颈内口的关系可因宫颈管消失、宫口扩张而改变。前置胎盘类型可因诊断时期不同而改变,如临产前为完全性前置胎盘,临产后因口扩张而成为部分性前置胎盘。目前临床上均依据处理前最后一次检查结果来决定其分类。

三、临床表现

(一)症状

前置胎盘的典型症状是妊娠晚期或临产时,发生无诱因、无痛性反复阴道流血。妊娠晚期子宫下段逐渐伸展,牵拉宫颈内口,宫颈管缩短;临产后规律宫缩使宫颈管消失成为软产道的一部分。宫颈外口扩张,附着于子宫下段及宫颈内口的胎盘前置部分不能相应伸展而与其附着处分离,血窦破裂出血。前置胎盘出血前无明显诱因,初次出血量一般不多,剥离处血液凝固后,出血自然停止;也有初次即发生致命性大出血而导致休克的。由于子宫下段不断伸展,前置胎盘出血常反复发生,出血量也越来越多。阴道流血发生的迟早、反复发生次数、出血量多少与前置胎盘类型有关。完全性前置胎盘初次出血时间早,多在妊娠28周左右,称为"警戒性出血"。边缘性前置胎盘出血多发生于妊娠晚期或临产后,出血量较少。部分性前置胎盘的初次出血时间、出血量及反复出血次数,介于两者之间。

(二)体征

患者一般情况与出血量有关,大量出血呈现面色苍白、脉搏增快微弱、血压下降等休克表现。腹部检查:子宫软,无压痛,大小与妊娠周数相符。由于子宫下段有胎盘占据,影响胎先露部入盆,故胎先露高浮,易并发胎位异常。反复出血或一次出血量过多,使胎儿宫内缺氧,严重者胎死宫内。当前置胎盘附着于子宫前壁时,可在耻骨联合上方听到胎盘杂音。临产时检查见宫缩为阵发性,间歇期子宫完全松弛。

四、处理原则

处理原则是抑制宫缩、止血、纠正贫血和预防感染。根据阴道流血量、有无休克、妊娠周数、胎位、胎儿是否存活、是否临产及前置胎盘类型等综合作出决定。

(一)期待疗法

应在保证孕妇安全的前提下尽可能延长孕周,以提高围生儿存活率。适用于妊娠<34周、胎儿体重<2 000 g、胎儿存活、阴道流血量不多、一般情况良好的孕妇。

尽管国外有资料证明,前置胎盘孕妇的妊娠结局住院与门诊治疗并无明显差异,但我国仍应强调住院治疗。住院期间密切观察病情变化,为孕妇提供全面优质护理是期待疗法的关键措施。

(二)终止妊娠

1.终止妊娠指征

(1)孕妇反复发生多量出血甚至休克者,无论胎儿成熟与否,为了母亲安全应终止妊娠。

(2)期待疗法中发生大出血或出血量虽少,但胎龄达孕36周以上,胎儿成熟度检查提示胎儿肺成熟者。

(3)胎龄未达孕36周,出现胎儿窘迫征象,或胎儿电子监护发现胎心异常者。

(4)出血量多,危及胎儿。

(5)胎儿已死亡或出现难以存活的畸形,如无脑儿。

2.剖宫产

剖宫产可在短时间内娩出胎儿,迅速结束分娩,对母儿相对安全,是处理前置胎盘的主要手段。剖宫产指征应包括完全性前置胎盘,持续大量阴道流血;部分性和边缘性前置胎盘出血量较多,先露高浮,短时间内不能结束分娩;胎心异常。术前应积极纠正贫血、预防感染等,备血,做好处理产后出血和抢救新生儿的准备。

3.阴道分娩

边缘性前置胎盘、枕先露、阴道流血不多、无头盆不称和胎位异常,估计在短时间内能结束分娩者,可予以试产。

五、护理

(一)护理评估

1.病史

除个人健康史外,在孕产史中尤其注意识别有无剖宫产术、人工流产术及子宫内膜炎等前置胎盘的易发因素。此外妊娠中特别是孕 28 周后,是否出现无痛性、无诱因、反复阴道流血症状,并详细记录具体经过及医疗处理情况。

2.身心状况

患者的一般情况与出血量的多少密切相关。大量出血时可见面色苍白、脉搏细速、血压下降等休克症状。孕妇及其家属可因突然阴道流血而感到恐惧或焦虑,既担心孕妇的健康,更担心胎儿的安危,可能显得恐慌、紧张、手足无措。

3.诊断检查

(1)产科检查:子宫大小与停经月份一致,胎儿方位清楚,先露高浮,胎心可以正常,也可因孕妇失血过多致胎心异常或消失。前置胎盘位于子宫下段前壁时,可于耻骨联合上方听见胎盘血管杂音。临产后检查,宫缩为阵发性,间歇期子宫肌肉可以完全放松。

(2)超声波检查:B超断层相可清楚看到子宫壁、胎头、宫颈和胎盘的位置,胎盘定位准确率达 95% 以上,可反复检查,是目前最安全、有效的首选检查方法。

(3)阴道检查:目前一般不主张应用。只有在近临产期出血不多时,终止妊娠前为除外其他出血原因或明确诊断决定分娩方式前考虑采用。要求阴道检查操作必须在输血、输液和做好手术准备的情况下方可进行。怀疑前置胎盘的个案,切忌肛查。

(4)术后检查胎盘及胎膜:胎盘的前置部分可见陈旧血块附着呈黑紫色或暗红色,如这些改变位于胎盘的边缘,而且胎膜破口处距胎盘边缘<7 cm,则为部分性前置胎盘。如行剖宫产术,术中可直接了解胎盘附着的部分并确立诊断。

(二)护理诊断

1.潜在并发症

出血性休克。

2.有感染的危险

有感染的危险与前置胎盘剥离面靠近子宫颈口、细菌易经阴道上行感染有关。

(三)预期目标

(1)接受期待疗法的孕妇血红蛋白不再继续下降,胎龄可达或更接近足月。

（2）产妇产后未发生产后出血或产后感染。

（四）护理措施

根据病情须立即接受终止妊娠的孕妇，立即安排孕妇去枕侧卧位，开放静脉，配血，做好输血准备。在抢救休克的同时，按腹部手术患者的护理进行术前准备，并做好母儿生命体征监护及抢救准备工作。接受期待疗法的孕妇的护理措施如下。

1.保证休息

减少刺激孕妇需住院观察，绝对卧床休息，尤以左侧卧位为佳，并定时间断吸氧，每天 3 次，每次 1 小时，以提高胎儿血氧供应。此外，还需避免各种刺激，以减少出血可能。医护人员进行腹部检查时动作要轻柔，禁做阴道检查和肛查。

2.纠正贫血

除采取口服硫酸亚铁、输血等措施外，还应加强饮食营养指导，建议孕妇多食高蛋白及含铁丰富的食物，如动物肝脏、绿叶蔬菜和豆类等，一方面有助于纠正贫血，另一方面还可以增强机体抵抗力，同时也促进胎儿发育。

3.监测生命体征

及时发现病情变化严密观察并记录孕妇生命体征，阴道流血的量、色，流血事件及一般状况，检测胎儿宫内状态。按医嘱及时完成实验室检查项目，并交叉配血备用。发现异常及时报告医师并配合处理。

4.预防产后出血和感染

（1）产妇回病房休息时严密观察产妇的生命体征及阴道流血情况，发现异常及时报告医师处理，以防止或减少产后出血。

（2）及时更换会阴垫，以保持会阴部清洁、干燥。

（3）胎儿分娩后，以及早使用宫缩剂，以预防产后大出血；对新生儿严格按照高危儿处理。

5.健康教育

护士应加强对孕妇的管理和宣教。指导围孕期妇女避免吸烟、酗酒等不良行为，避免多次刮宫、引产或宫内感染，防止多产，减少子宫内膜损伤或子宫内膜炎。对妊娠期出血，无论量多少均应就医，做到及时诊断、正确处理。

（五）护理评价

（1）接受期待疗法的孕妇胎龄接近（或达到）足月时终止妊娠。

（2）产妇产后未出现产后出血和感染。

（赵利利）

第十节 胎 盘 早 剥

妊娠 20 周以后或分娩期正常位置的胎盘在胎儿娩出前部分或全部从子宫壁剥离，称为胎盘早剥。胎盘早剥是妊娠晚期严重并发症，具有起病急、发展快特点，若处理不及时可危及母儿生命。胎盘早剥的发病率：国外 1‰～2‰，国内 0.46‰～2.10‰。

一、病因

胎盘早剥确切的原因及发病机制尚不清楚,可能与下述因素有关。

(一)孕妇血管病变

孕妇患严重妊娠期高血压疾病、慢性高血压、慢性肾脏疾病或全身血管病变时,胎盘早剥的发生率增高。妊娠合并上述疾病时,底蜕膜螺旋小动脉痉挛或硬化,引起远端毛细血管变性坏死甚至破裂出血,血液流至底蜕膜层与胎盘之间形成胎盘后血肿。致使胎盘与子宫壁分离。

(二)机械性因素

外伤尤其是腹部直接受到撞击或挤压;脐带过短(<30 cm)或脐带围绕颈、绕体相对过短时,分娩过程中胎儿下降牵拉脐带造成胎盘剥离;羊膜穿刺时刺破前壁胎盘附着处,血管破裂出血引起胎盘剥离。

(三)宫腔内压力骤减

双胎妊娠分娩时,第一胎儿娩出过速;羊水过多时,人工破膜后羊水流出过快,均可使宫腔内压力骤减,子宫骤然收缩,胎盘与子宫壁发生错位剥离。

(四)子宫静脉压突然升高

妊娠晚期或临产后,孕妇长时间仰卧位,巨大妊娠子宫压迫下腔静脉,回心血量减少,血压下降。此时子宫静脉淤血、静脉压增高、蜕膜静脉床淤血或破裂,形成胎盘后血肿,导致部分或全部胎盘剥离。

(五)其他一些高危因素

如高龄孕妇、吸烟、可卡因滥用、孕妇代谢异常、孕妇有血栓形成倾向、子宫肌瘤(尤其是胎盘附着部位肌瘤)等与胎盘早剥发生有关。有胎盘早剥史的孕妇再次发生胎盘早剥的危险性比无胎盘早剥史者高10倍。

二、分类及病理变化

胎盘早剥主要病理改变是底蜕膜出血并形成血肿,使胎盘从附着处分离。按病理类型,胎盘早剥可分为显性、隐性及混合性3种(图9-9)。若底蜕膜出血量少,出血很快停止,多无明显的临床表现,仅在产后检查胎盘时发现胎盘母体面有凝血块及压迹。若底蜕膜继续出血,形成胎盘后血肿,胎盘剥离面随之扩大,血液冲开胎盘边缘并沿胎膜与子宫壁之间经过颈管向外流出,称为显性剥离或外出血。若胎盘边缘仍附着于子宫壁或由于胎先露部固定于骨盆入口,使血液积聚于胎盘与子宫壁之间,称为隐性剥离或内出血。由于子宫内有妊娠产物存在,子宫肌不能有效收缩,以压迫破裂的血窦而止血,血液不能外流,胎盘后血肿越积越大,子宫底随之升高。当出血达到一定程度时,血液终会冲开胎盘边缘及胎膜外流,称为混合型出血。偶有出血穿破胎膜溢入羊水中成为血性羊水。

胎盘早剥发生内出血时,血液积聚于胎盘与子宫壁之间,随着胎盘后血肿压力的增加,血液浸入子宫肌层,引起肌纤维分离、断裂甚至变性,当血液渗透至子宫浆膜层时,子宫表面现紫蓝色瘀斑,称为子宫胎盘卒中,又称为库弗莱尔子宫。有时血液还可渗入输卵管系膜、卵巢生发上皮下、阔韧带内。子宫肌层由于血液浸润、收缩力减弱,造成产后出血。

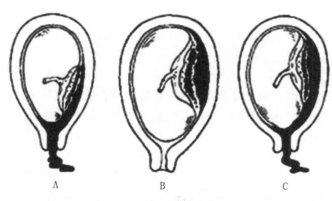

图 9-9　胎盘早剥类型
A.显性剥离;B.隐性剥离;C.混合性剥离

　　严重的胎盘早剥可以引发一系列病理生理改变。从剥离处的胎盘绒毛和蜕膜中释放大量组织凝血活酶,进入母体血循环,激活凝血系统,导致弥散性血管内凝血(DIC),肺、肾等脏器的毛细血管内微血栓形成,造成脏器缺血和功能障碍。胎盘早剥持续时间越长,促凝物质不断进入母血,激活纤维蛋白溶解系统,产生大量的纤维蛋白原降解产物(FDP),引起继发性纤溶亢进。发生胎盘早剥后,消耗大量凝血因子,并产生高浓度 FDP,最终导致凝血功能障碍。

三、临床表现

　　根据病情严重程度,Sher 将胎盘早剥分为 3 度。

(一)Ⅰ度

　　Ⅰ度多见于分娩期,胎盘剥离面积小,患者常无腹痛或腹痛轻微,贫血体征不明显。腹部检查见子宫软,大小与妊娠周数相符,胎位清楚,胎心率正常。产后检查见胎盘母体面有凝血块及压迹即可诊断。

(二)Ⅱ度

　　Ⅱ度为胎盘剥离面为胎盘面积 1/3 左右。主要症状为突然发生持续性腹痛、腰酸或腰背痛,疼痛程度与胎盘后积血量成正比。无阴道流血或流血量不多,贫血程度与阴道流血量不相符。腹部检查见子宫大于妊娠周数,子宫底随胎盘后血肿增大而升高。胎盘附着处压痛明显(胎盘位于后壁则不明显),宫缩有间歇,胎位可扪及,胎儿存活。

(三)Ⅲ度

　　Ⅲ度为胎盘剥离面超过胎盘面积 1/2。临床表现较Ⅱ度重。患者可出现恶心、呕吐、面色苍白、四肢湿冷、脉搏细数、血压下降等休克症状,且休克程度大多与阴道流血量不成正比。腹部检查见子宫硬如板状,宫缩间歇时不能松弛,胎位扪不清,胎心消失。

四、处理原则

　　纠正休克、及时终止妊娠是处理胎盘早剥的原则。患者入院时,情况危重、处于休克状态,应积极补充血容量,及时输入新鲜血液,尽快改善患者状况。胎盘早剥一旦确诊,必须及时终止妊娠。终止妊娠的方法根据胎次、早剥的严重程度、胎儿宫内状况及宫口开大等情况而定。此外,对并发症如凝血功能障碍、产后出血和急性肾衰竭等进行紧急处理。

五、护理

(一)护理评估

1.病史

孕妇在妊娠晚期或临产时突然发生腹部剧痛,有急性贫血或休克现象,应引起高度重视。护士需结合有无妊娠期高血压疾病或高血压病史、胎盘早剥史、慢性肾炎史、仰卧位低血压综合征史及外伤史,进行全面评估。

2.身心状况

胎盘早剥孕妇发生内出血时,严重者常表现为急性贫血和休克症状,而无阴道流血或有少量阴道流血。因此对胎盘早剥孕妇除进行阴道流血的量、色评估外,应重点评估腹痛的程度、性质、孕妇的生命体征和一般情况,以及时、准确地了解孕妇的身体状况。胎盘早剥孕妇入院时情况危急,孕妇及其家属常常感到高度紧张和恐惧。

3.诊断检查

(1)产科检查:通过四步触诊判断胎方位、胎心情况、宫高变化、腹部压痛范围和程度等。

(2)B型超声检查:正常胎盘B型超声图像应紧贴子宫体部后壁、前壁或侧壁,若胎盘与子宫体之间有血肿时,在胎盘后方出现液性低回声区,暗区常不止一个,并见胎盘增厚。若胎盘后血肿较大时,能见到胎盘胎儿面凸向羊膜腔,甚至能使子宫内的胎儿偏向对侧。若血液渗入羊水中,见羊水回声增强、增多,系羊水混浊所致。当胎盘边缘已与子宫壁分离,未形成胎盘后血肿,则见不到上述图像,故B型超声检查诊断胎盘早剥有一定的局限性。重型胎盘早剥时常伴胎心、胎动消失。

(3)实验室检查:主要了解患者贫血程度及凝血功能。重型胎盘早剥患者应检查肾功能与二氧化碳结合力。若并发DIC时进行筛选试验(血小板计数、凝血酶原时间、纤维蛋白原测定),结果可疑者可做纤溶确诊试验(凝血酶时间、优球蛋白溶解时间、血浆鱼精蛋白副凝时间)。

(二)可能的护理诊断

1.潜在并发症

弥散性血管内凝血。

2.恐惧

此与胎盘早剥引起的起病急、进展快,危及母儿生命有关。

3.预感性悲哀

此与死产、切除子宫有关。

(三)预期目标

(1)孕妇出血性休克症状得到控制。

(2)患者未出现凝血功能障碍、产后出血和急性肾衰竭等并发症。

(四)护理措施

胎盘早剥是一种妊娠晚期严重危及母儿生命的并发症,积极预防非常重要。护士应使孕妇接受产前检查,预防和及时治疗妊娠期高血压疾病、慢性高血压、慢性肾病等;妊娠晚期避免仰卧位及腹部外伤;施行外倒转术时动作要轻柔;处理羊水过多和双胎者时,避免子宫腔压力下降过快等。对于已诊断为胎盘早剥的患者,护理措施如下。

1.纠正休克

改善患者的一般情况护士应迅速开放静脉,积极补充其血容量,及时输入新鲜输血。既能补充血容量,又可补充凝血因子。同时密切监测胎儿状态。

2.严密观察病情变化

及时发现并发症凝血功能障碍表现为皮下、黏膜或注射部位出血,子宫出血不凝,有时有尿血、咯血及呕血等现象;急性肾衰竭可表现为尿少或无尿。护士应高度重视上述症状,一旦发现,及时报告医师并配合处理。

3.为终止妊娠做好准备

一旦确诊,应及时终止妊娠,以孕妇病情轻重、胎儿宫内状况、产程进展、胎产式等具体状态决定分娩方式,护士需为此做好相应准备。

4.预防产后出血

胎盘早剥的产妇胎儿娩出后易发生产后出血,因此分娩后应及时给予宫缩剂,并配合按摩子宫,必要时按医嘱做切除子宫的术前准备。未发生出血者,产后仍应加强生命体征观察,预防晚期产后出血的发生。

5.产褥期的处理

患者在产褥期应注意加强营养,纠正贫血。更换消毒会阴垫,保持会阴清洁,预防感染。根据孕妇身体情况给予母乳指导。死产者及时给予退乳措施,可在分娩后 24 小时内尽早服用大剂量雌激素,同时紧束双乳,少进汤类;水煎生麦芽当茶饮;针刺足临泣、悬钟等穴位等。

(五)护理评价

(1)母亲分娩顺利,婴儿平安出生。

(2)患者未出现并发症。

(赵利利)

第十一节 胎 膜 早 破

胎膜早破(premature rupture of membranes,PROM)是指在临产前胎膜自然破裂。它是常见的分娩期并发症,妊娠满 37 周的发生率为 10%,妊娠不满 37 周的发生率为 2.0%～3.5%。胎膜早破可引起早产及围生儿死亡率增加,亦可导致孕产妇宫内感染率和产褥期感染率增加。

一、病因

一般认为胎膜早破与以下因素有关,常为多因素所致。

(一)上行感染

可由生殖道病原微生物上行感染,引起胎膜炎,使胎膜局部张力下降而破裂。

(二)羊膜腔压力增高

常见于多胎妊娠、羊水过多等。

(三)胎膜受力不均

胎先露高浮、头盆不称、胎位异常可使胎膜受压不均导致破裂。

(四)营养因素

缺乏维生素 C、锌及铜,可使胎膜张力下降而破裂。

（五）宫颈内口松弛

常因手术创伤或先天性宫颈组织薄弱,宫颈内口松弛,胎膜进入扩张的宫颈或阴道内,导致感染或受力不均,而使胎膜破裂。

（六）细胞因子

IL-1、IL-6、IL-8、TNF-α 升高,可激活溶酶体酶,破坏羊膜组织,导致胎膜早破。

（七）机械性刺激

创伤或妊娠后期性交也可导致胎膜早破。

二、临床表现

（一）症状

孕妇突感有较多液体自阴道流出,有时可混有胎脂及胎粪,无腹痛等其他产兆,当咳嗽、打喷嚏等腹压增加时,羊水可少量间断性排出。

（二）体征

肛诊或阴检时,触不到羊膜囊,上推胎儿先露部可见到羊水流出。如伴羊膜腔感染时,可有臭味,并伴有发热、母儿心率增快、子宫压痛,以及白细胞计数增多、C反应蛋白升高。

三、对母儿的影响

（一）对母亲的影响

胎膜早破后,生殖道病原微生物易上行感染,通常感染程度与破膜时间有关。羊膜腔感染易发生产后出血。

（二）对胎儿的影响

胎膜早破经常诱发早产,早产儿易发生呼吸窘迫综合征。羊膜腔感染时,可引起新生儿吸入性肺炎,严重者发生败血症、颅内感染等。脐带受压、脐带脱垂时可致胎儿窘迫。胎膜早破发生的孕周越小,胎肺发育不良发生率越高,围生儿死亡率越高。

四、处理原则

预防感染和脐带脱垂,如有感染、胎窘征象,及时行剖宫产终止妊娠。

五、护理

（一）护理评估

1.病史

询问病史,了解是否有发生胎膜早破的病因,确定具体的胎膜早破的时间、妊娠周数,是否有宫缩、见红等产兆,是否出现感染征象,是否出现胎窘现象。

2.身心状况

观察孕妇阴道流液的色、质、量,是否有气味。孕妇常可能因为不了解胎膜早破的原因,而对不可自控的阴道流液形成恐慌,可能担心自身与胎儿的安危。

3.辅助检查

（1）阴道流液的pH测定:正常阴道液pH为4.5～5.5,羊水pH为7.0～7.5。若pH＞6.5,提示胎膜早破,准确率90％。

（2）肛查或阴道窥阴器检查：肛查时未触到羊膜囊，上推胎儿先露部，有羊水流出。阴道窥阴器检查时见液体自宫口流出或可见阴道后穹隆有较多混有胎脂和胎粪的液体。

（3）阴道液涂片检查：阴道液置于载玻片上，干燥后镜检可见羊齿植物叶状结晶为羊水，准确率95%。

（4）羊膜镜检查：可直视胎先露部，看不到前羊膜囊，即可诊断。

（5）胎儿纤维结合蛋白（fetal fibronectin，fFN）测定：fFN 是胎膜分泌的细胞外基质蛋白。当宫颈及阴道分泌物内 fFN 含量＞0.05 mg/L 时，胎膜抗张能力下降，易发生胎膜早破。

（6）超声检查：羊水量减少可协助诊断，但不可确诊。

（二）护理诊断

（1）有感染的危险：与胎膜破裂后，生殖道病原微生物上行感染有关。

（2）知识缺乏：缺乏预防和处理胎膜早破的知识。

（3）有胎儿受伤的危险：与脐带脱垂、早产儿肺部发育不成熟有关。

（三）护理目标

（1）孕妇无感染征象发生。

（2）孕妇了解胎膜早破的知识如突然发生胎膜早破，能够及时进行初步应对。

（3）胎儿无并发症发生。

（四）护理措施

1.预防脐带脱垂的护理

胎膜早破并胎先露未衔接的孕妇绝对卧床休息，多采用左侧卧位，注意抬高臀部防止脐带脱垂造成胎儿宫内窘迫。注意监测胎心变化，进行肛查或阴检时，确定有无隐性脐带脱垂，一旦发生，立即通知医师，并于数分钟内结束分娩。

2.预防感染

保持床单位清洁。使用无菌的会阴垫于外阴处，勤于更换，保持清洁干燥，防止上行感染。更换会阴垫时观察羊水的色、质、量、气味等。嘱孕妇保持外阴清洁，每天对其会阴擦洗2次。同时观察产妇的生命体征，血生化指标，了解是否存在感染征象。按医嘱一般破膜大于12小时给予抗生素防止感染。

3.监测胎儿宫内情况

密切观察胎心率的变化，嘱孕妇自测胎动。如有混有胎粪的羊水流出，即为胎儿宫内缺氧的表现，应及时予以吸氧，左侧卧位，并根据医嘱做好相应的护理。

若胎膜早破孕周小于35周者。根据医嘱予地塞米松促进胎肺成熟。若孕周小于37周并已临产，或孕周大于37周。胎膜早破大于12～18小时后仍未临产者，可根据医嘱尽快结束分娩。

4.健康教育

孕期时为孕妇讲解胎膜早破的定义与原因，并强调孕期卫生保健的重要性。指导孕妇，如出现胎膜早破现象，无须恐慌，应立即平卧，及时就诊。孕晚期禁止性交，避免腹部碰撞或增加腹压。指导孕期补充足量的维生素和锌、铜等微量元素。如宫颈内口松弛者，应多卧床休息，并遵医嘱根据需要于孕14～16周时行宫颈环扎术。

（赵利利）

第十二节 早　产

早产是指妊娠满 28 周至不足 37 周(196～258 天)间分娩者。此时娩出的新生儿称为早产儿,体重为 1 000～2 499 g。各器官发育尚不够健全,出生孕周越小,体重越轻,预后越差。国内早产占分娩总数的 5%～15%。约 15%早产儿于新生儿期死亡。近年由于早产儿治疗学及监护手段的进步,其生存率明显提高,伤残率下降,国外学者建议将早产定义时间上限提前到妊娠 20 周。

一、病因

(1)胎膜早破、绒毛膜羊膜炎最常见,30%～40%早产与此有关。

(2)下生殖道及泌尿系统感染,如 B 族溶血性链球菌、沙眼衣原体、支原体感染、急性肾盂肾炎等。

(3)妊娠并发症与并发症,如妊娠期高血压疾病、妊娠期肝内胆汁淤积症,妊娠合并心脏病、慢性肾炎、病毒性肝炎、急性肾盂肾炎、急性阑尾炎、严重贫血、重度营养不良等。

(4)子宫过度膨胀及胎盘因素,如羊水过多、多胎妊娠、前置胎盘、胎盘早剥、胎盘功能减退等。

(5)子宫畸形,如纵隔子宫、双角子宫等。

(6)宫颈内口松弛。

(7)每天吸烟>10 支,酗酒。

二、临床表现

早产的主要临床表现是子宫收缩,最初为不规则宫缩,常伴有少许阴道流血或血性分泌物,以后可发展为规则宫缩,其过程与足月临产相似,胎膜早破较足月临产多见。宫颈管先逐渐消退,然后扩张。妊娠满 28 周至不足 37 周出现至少 10 分钟一次的规则宫缩,伴宫颈管缩短,可诊断先兆早产。妊娠满 28 周至不足 37 周出现规则宫缩(20 分钟≥4 次,或 60 分钟≥8 次,持续>30 秒),伴宫颈缩短≥80%,宫颈扩张1 cm以上。诊断为早产临产。部分患者可伴有少量阴道流血或阴道流液。以往有晚期流产、早产史及产伤史的孕妇容易发生早产。诊断早产一般并不困难,但应与妊娠晚期出现的生理性子宫收缩相区别。生理性子宫收缩一般不规则、无痛感,且不伴有宫颈管消退和宫口扩张等改变。

三、处理原则

若胎膜未破,胎儿存活、无胎儿窘迫,无严重妊娠并发症及并发症时,应设法抑制宫缩,尽可能延长孕周;若胎膜已破,早产不可避免时,应设法提高早产儿存活率。

四、护理

(一)护理评估

1.病史

详细评估可致早产的高危因素,如孕妇以往有流产、早产史或本次妊娠期有阴道流血史,则发生早产的可能性大,应详细询问并记录患者既往出现的症状及接受治疗的情况。

2.身心诊断

妊娠晚期者子宫收缩规律(20分钟≥4次),伴以宫颈管消退≥75%,以及进行性宫颈扩张2 cm以上时,可诊断为早产者临产。

早产已不可避免时,孕妇常会不自觉地把一些相关的事情与早产联系起来而产生自责感;由于孕妇对结果的不可预知,恐惧、焦虑、猜测也是早产孕妇常见的情绪反应。

3.辅助检查

通过全身检查及产科检查,结合阴道分泌物的生化指标检测,核实孕周,评估胎儿成熟度、胎方位等;观察产程进展,确定早产的进程。

(二)可能的护理诊断

1.有新生儿受伤的危险

受伤与早产儿发育不成熟有关。

2.焦虑

焦虑与担心早产儿预后有关。

(三)预期目标

(1)新生儿不存在因护理不当而产生的并发症。

(2)患者能平静地面对事实,接受治疗及护理。

(四)护理措施

1.预防早产

孕妇良好的身心状况可减少早产的发生,突发的精神创伤亦可诱发早产。因此,应做好孕期保健工作,指导孕妇加强营养,保持平静心情。避免诱发宫缩的活动,如抬举重物、性生活等。高危孕妇必须多卧床休息,以左侧卧位为宜,以增加子宫血循环,改善胎儿供氧,慎做肛查和引导检查等,积极治疗并发症。宫颈内口松弛者应于孕14~18周或更早些时间做预防性宫颈环扎术,防止早产的产生。

2.药物治疗的护理

先兆早产的主要治疗为抑制宫缩,与此同时,还要积极控制感染、治疗并发症。护理人员应能明确具体药物的作用和用法,并能识别药物的不良反应,以避免毒性作用的发生,同时,应对患者做相应的健康教育。常用抑制宫缩的药物有以下几类。

(1)β肾上腺素受体激动素:其作用为激动子宫平滑肌β受体,从而抑制宫缩。此类药物的不良反应为心跳加快、血压下降、血糖增高、血钾降低、恶心、出汗、头痛等。常用药物有利托君、沙丁胺醇等。

(2)硫酸镁:镁离子直接作用于肌细胞,使平滑肌松弛,抑制子宫收缩。一般采用25%硫酸镁20 mL加于5%葡萄糖液100~250 mL中,在30~60分钟内缓慢静脉滴注,然后用25%硫酸镁20~10 mL加于5%葡萄糖液100~250 mL中,以每小时1~2 g的速度缓慢静脉滴注,直至宫缩停止。

(3)钙通道阻滞剂:阻滞钙离子进入细胞而抑制宫缩。常刚硝苯地平5~10 mg,舌下含服,每天3次。用药时必须密切注意孕妇及血压的变化,若合并使用硫酸镁时更应慎重。

(4)前列腺素合成酶抑制剂:前列腺素有刺激子宫收缩和软化宫颈的作用,其抑制剂则有减少前列腺素合成的作用,从而抑制宫缩。常用药物有吲哚美辛及阿司匹林等。但此类药物可抑制胎儿前列腺素的合成和释放,使胎儿体内前列腺素减少,而前列腺素有药物可通过胎盘抑制胎儿前列腺素的合成和释放,使胎儿体内前列腺素减少,而前列腺素有维持胎儿动脉导管开放的作用,缺乏时导管可能过早关闭而致胎儿血液循环障碍。因此,临床已较少应用,必要时仅能短期(不超过1周)服用。

3.预防新生儿并发症的发生

在保胎过程中,应每天行胎心监护,教会患者自数胎动,有异常时及时采用应对措施。在分娩前按医嘱给孕妇糖皮质激素如地塞米松、倍他米松等,可促胎肺成熟,是避免发生新生儿呼吸窘迫综合征的有效步骤。

4.为分娩做准备

如早产已不可避免,应尽早决定合理分娩的方式,如臀位、横位,估计胎儿成熟度低;而产程又需较长时间者,可选用剖宫产术结束分娩;经阴道分娩者,应考虑使用产钳和会阴切开术以缩短产程,从而减少分娩过程中对胎头的压迫。同时,充分做好早产儿保暖和复苏的准备,临产后慎用镇静剂,避免发生新生儿呼吸抑制的情况;产程中应给孕妇吸氧;新生儿出生后,立即结扎脐带,防止过多母血进入胎儿循环,造成循环系统负荷过载。

5.为孕妇提供心理支持

安排时间与孕妇进行开放式的讨论,让患者了解早产的发生并非她的过错,有时甚至是无缘由的。也要避免为减轻孕妇的负疚感而给予过于乐观的保证。由于早产是出乎意料的,孕妇多没有精神和物质准备,对产程的孤独无助感尤为敏感,因此,丈夫、家人和护士在身旁提供支持较足月分娩更显重要,并能帮助孕妇重建自尊,以良好的心态承担早产儿母亲的角色。

(五)护理评价

(1)患者能积极配合医护措施。

(2)母婴顺利经历全过程。

(赵利利)

第十三节　羊　水　栓　塞

羊水栓塞(amniotic fluid embolism,AFE)是指在分娩过程中,羊水突然进入母体血循环而引起的急性肺栓塞、休克和弥散性血管内凝血(DIC)、肾衰竭和猝死的严重分娩并发症。其起病急、病情凶险,是造成孕产妇死亡的重要原因之一,发生于足月分娩者死亡率高达70%～80%。也可发生在妊娠早、中期的流产,但病情较轻,死亡率较低。

一、病因

羊水栓塞是由污染羊水中的有形物质(胎儿毳毛、角化上皮、胎脂、胎粪)进入母体血循环引起。通常有以下几个原因。

(1)羊膜腔内压力增高(子宫收缩过强),胎膜与宫壁分离或宫颈口扩张引起宫颈黏膜损伤时,静脉血窦开放,羊水进入母体血循环。

(2)宫颈裂伤、子宫破裂、前置胎盘、胎盘早剥或剖宫产术中羊水通过病理性开放的子宫血窦进入母体血循环。

(3)羊膜腔穿刺或钳刮术时子宫壁损伤处静脉窦也可以成为羊水进入母体通道。

二、病理生理

近年来研究认为,羊水栓塞主要是变态反应。羊水进入母体循环后,通过阻塞肺小血管,引起变态反应而导致凝血机制异常,使机体发生一系列的病理生理变化。

(一)肺动脉高压

羊水内的有形物质如胎儿毳毛、胎脂、胎粪、角化上皮细胞等直接形成栓子。一方面,羊水的有形物质激活凝血系统,使小血管内形成广泛的血栓而阻塞肺小血管,反射性引起迷走神经兴奋,使肺小血管痉挛加重。另一方面,羊水内有形物质经肺动脉进入肺循环,阻塞小血管,引起肺内小支气管痉挛,支气管内分泌物增加,使肺通气、换气量减少,反射性地引起肺小血管痉挛,肺小管阻塞而引起肺动脉压增高,导致急性右心衰竭,继而发生呼吸和循环功能衰竭、休克,甚至死亡。

(二)过敏性休克

羊水中有形物质成为致敏原,作用于母体,引起变态反应所导致的过敏性休克,多在羊水栓塞后立即出现血压骤降甚至消失,甚至心、肺功能衰竭的表现。

(三)弥散性血管内凝血(DIC)

妊娠时母体血液呈高凝状态。羊水中含有大量促凝物质可激活母体凝血系统,进入母血循环后,在血管内产生大量的微血栓,消耗大量的凝血因子和纤维蛋白原,从而导致 DIC。同时纤维蛋白原下降时,可激活纤溶系统,由于大量凝血物质的消耗和纤溶系统的激活,产妇血液系统由高凝状态转变为纤溶亢进,血液不凝固,极易发生严重的产后出血及失血性休克。

(四)急性肾衰竭

由于休克和 DIC,导致肾脏急剧缺血,进一步发生肾衰竭。

三、临床表现

(一)症状

羊水栓塞起病急骤、来势凶险,多发生于分娩过程中,尤其发生在胎儿娩出前后的短时间内。临床经过可分为以下 3 个阶段。

1.急性休克期

在分娩过程中。尤其是刚破膜不久,产妇突感寒战、烦躁不安、气急、恶心、呕吐等先兆症状,继而出现呛咳、呼吸困难、发绀、抽搐、昏迷,迅速出现循环衰竭,进入休克或昏迷状态。病情严重者仅在数分钟内死亡。

2.出血期

患者渡过呼吸、循环衰竭和休克而进入凝血功能障碍阶段,表现为难以控制的大量出血,血液不凝,身体其他部位出血如切口渗血、全身皮肤黏膜出血、血尿、消化道大出血或肾脏出血,产妇可死于出血性休克。

3.急性肾衰竭

后期存活的患者出现少尿、无尿和尿毒症的症状。主要为循环功能衰竭引起的肾脏缺血,DIC 早期形成的血栓堵塞肾内小血管,引起肾脏缺血、缺氧,导致肾脏器质性损害。

(二)体征

心率增快,血压骤降,肺部听诊可闻及湿啰音。全身皮肤黏膜有出血点及瘀斑,阴道流血不止,切口渗血不凝。

四、处理原则

及时处理,立即抢救,抗过敏,纠正呼吸、循环系统衰竭和改善低氧血症,抗休克,防止 DIC 和肾衰竭的发生。

五、护理

(一)护理评估

1.病史

评估发生羊水栓塞临床表现的各种诱因,有无胎膜早破或人工破膜,前置胎盘或胎盘早剥,宫缩过强或强直性宫缩,中期妊娠引产或钳刮术,羊膜腔穿刺术等病史。

2.身心状况

胎膜破裂后,胎儿娩出后或手术中产妇突然出现寒战、呛咳、气急、烦躁不安、尖叫、呼吸困难、发绀、抽搐、出血不凝、不明原因休克等症状和体征,血压下降或消失,应考虑为羊水栓塞,立即进行抢救。

3.辅助检查

(1)血涂片查找羊水有形物质:采集下腔静脉血,镜检见到羊水有形成分可确诊。

(2)床旁胸部 X 线片:可见肺部双侧弥漫性点状、片状浸润影,沿肺门分布,伴轻度肺不张和右心扩大。

(3)床旁心电图或心脏彩色多普勒超声检查:提示右心房、右心室扩大,ST 段下降。

(4)若患者死亡,行尸检时,可见肺水肿、肺泡出血。心内血液查到有羊水有形物质,肺小动脉或毛细血管有羊水有形成分栓塞,子宫或阔韧带血管内查到羊水有形物质。

(二)护理诊断

(1)气体交换受损:与肺血管阻力增加、肺动脉高压、肺水肿有关。

(2)组织灌注无效:与弥散性血管内凝血及失血有关。

(3)有胎儿窘迫的危险:与羊水栓塞、母体血循环受阻有关。

(三)护理目标

(1)实施抢救后,患者胸闷、气急、呼吸困难等症状有所改善。

(2)患者心率、血压恢复正常,出血量减少,肾功能恢复正常。

(3)新生儿无生命危险。

(四)护理措施

1.羊水栓塞的预防

加强产前检查,及时注意有无诱发因素,及时发现前置胎盘、胎盘早剥等并发症并予以积极处理。严密观察产程进展情况,正确掌握缩宫素的使用方法,防止宫缩过强。严格掌握人工破膜的指征和时间,宜在宫缩间歇期行人工破膜术,破口要小,并注意控制羊水流出的速度。

2.配合医师,并积极抢救患者

(1)吸氧:最初阶段是纠正缺氧。给予患者半卧位,加压给氧,必要时给予气管插管或者气管切开,减轻肺水肿,改善脑缺氧。

(2)抗过敏:根据医嘱,尽快给予大剂量肾上腺糖皮质激素抗过敏、解除痉挛,保护细胞。可予地塞米松 20～40 mg 静脉推注,以后根据病情可静脉滴注维持。氢化可的松 100～200 mg 加入 5%～10% 葡萄糖注射液 50～100 mL 快速静脉滴注,后予 300～800 mg 加入 5% 葡萄糖注射液 250～500 mL 静脉滴注,日用上限可达 500～1 000 mg。

(3)缓解肺动脉高压:解痉药物能改善肺血流灌注,预防有心衰竭所致的呼吸循环衰竭。首选盐酸罂粟碱,30～90 mg 加入 25% 葡萄糖注射液 20 mL 缓慢推注,能松弛平滑肌、扩张冠状动脉、肺和脑动脉,降低小血管阻力。与阿托品合用扩张小动脉效果更佳。其次使用阿托品,阿托品能阻断迷走神经反射所导致的肺血管和支气管痉挛。1 mg 阿托品加入 10%～25% 葡萄糖注射液 10 mL,每 15～30 分钟静脉推注1次。直至症状缓解,微循环改善为止。第三,使用氨茶碱。氨茶碱具有松弛支气管平滑肌、解除肺血管痉挛的作用,250 mg 氨茶碱加入 25% 葡萄糖注射液 20 mL 缓慢推注。第四,酚妥拉明为 α 肾上腺素能抑制剂,能解除肺血管痉挛,降低肺动脉阻力,消除肺动脉高压。可用 5～10 mg 加入 10% 葡萄糖注射液100 mL 静脉滴注。

(4)抗休克。①补充血容量、使用升压药物:扩容常使用右旋糖酐-40 静脉滴注,并且补充新鲜的血液和血浆。在抢救过程中,监测中心静脉压,了解心脏负荷情况,并据此调节输液量和输液速度。升压药物可用多巴胺 20 mg 加入 5% 葡萄糖溶液 250 mL 静脉滴注,随时根据血压调节滴速。②纠正酸中毒:根据血氧分析和血清电解质结果,判断是否存在酸中毒。一旦发现,5% 碳酸氢钠 250 mL 静脉滴注。及时应用可纠正休克和代谢失调,并根据血清电解质,及时纠正电解质紊乱。③纠正心力衰竭消除肺水肿:使用毛花苷 C 或毒毛花苷 K 静脉滴注。同时使用呋塞米静脉推注,有利于消除肺水肿,防止急性肾衰竭。

(5)防治 DIC:DIC 阶段应早期抗凝,补充凝血因子,及时输注新鲜血液和血浆、纤维蛋白原等;应用肝素,尤其在羊水栓塞时其血液呈高凝状态时短期内使用。用药过程中监测出凝血时间,如使用肝素过量(凝血时间>30 分钟),则出现出血倾向,如伤口渗血、血肿、阴道流血不止等,可用鱼精蛋白对抗。

DIC 晚期纤溶时期,抗纤溶可使用氨基己酸、氨甲苯酸、氨甲环酸抑制纤溶激活酶,使纤溶酶原不被激活,从而抑制纤维蛋白溶解。抗纤溶的同时补充纤维蛋白原和凝血因子,防止大出血。

(6)预防肾衰竭:抢救的同时注意尿量,如补足血容量后仍然少尿或无尿,需要及时使用呋塞米等利尿剂,预防与治疗肾衰竭。

(7)预防感染:使用肾毒性较小的抗生素防止感染。

(8)产科处理:第一产程发病的产妇应立即考虑行剖宫产终止妊娠,去除病因。第二产程发病者,及时行阴道助产结束分娩,并且密切观察出血量、出凝血时间等,如果发生产后出血不止,应及时配合医师,做好子宫切除术的准备。

3.提供心理支持

如果在发病抢救过程中,产妇神志清醒,应给予产妇鼓励,安抚其紧张和恐惧的心理,使其配合医师抢救;对于家属要表示理解和抚慰,向家属解释产妇的病情,争取家属的支持和配合。在产妇病情稳定的情况下,可允许家属探视并且陪伴产妇,同时,病情稳定的康复期,可与产妇和家属一起制定康复计划,适时地给予相应的健康教育。

(赵利利)

第十四节　子宫破裂

子宫破裂是指在分娩期或妊娠晚期子宫体部或子宫下段发生破裂,是产科严重的并发症,若不及时诊治,可随时威胁母儿生命。

根据子宫破裂发生的时间可分为妊娠期破裂和分娩期破裂;根据子宫破裂发生的部位可分为子宫体部破裂和子宫下段破裂;根据子宫破裂发生的程度可分为完全性破裂和不完全性破裂。完全破裂是指子宫壁的全层破裂,导致宫腔内容物进入腹腔,破裂常发生于子宫下段。不完全破裂是指子宫内膜、肌层部分或全部破裂,而浆膜层完整,常发生于子宫下段,宫腔与腹腔不相通,而往往在破裂侧进入阔韧带之间,形成阔韧带血肿。

一、病因

(一)梗阻性难产

它是引起子宫破裂最常见的原因。骨盆狭窄、头盆不称、软产道阻塞(发育畸形、瘢痕或肿瘤等),胎位异常(肩先露、额先露),胎儿异常(巨大胎儿、胎儿畸形)等,均可以导致胎先露部下降受阻,子宫上段为克服产道阻力而强烈收缩,使子宫下段过分伸展变薄超过最大限度,而发生子宫破裂。

(二)瘢痕子宫

剖宫产、子宫修补术、子宫肌瘤剔除术等都会使术后子宫肌壁留有瘢痕,于妊娠晚期或者临产后因子宫收缩牵拉及宫腔内压力增高而致子宫瘢痕破裂。宫体部瘢痕多于妊娠晚期发生自发破裂,多为完全破裂;子宫下段瘢痕破裂多发生于临产后,为不完全破裂。前次手术后伴感染或愈合不良者,发生子宫破裂概率更大。

(三)宫缩剂使用不当

分娩前肌内注射缩宫素或过量静脉滴注缩宫素,使用前列腺素栓剂及其他子宫收缩药物使用不当,均可导致子宫收缩过强,造成子宫破裂。多产、高龄、子宫畸形或发育不良、多次刮宫史、宫腔感染等都会增加子宫破裂的概率。

(四)手术创伤

手术创伤多发生于不适当或粗暴的阴道助产手术,如宫颈口未开全时行产钳或臀牵引术,强行剥离植入性胎盘或严重粘连胎盘,行毁胎术、穿颅术时器械、胎儿骨片伤及子宫等情况均可导致子宫破裂。

二、临床表现

子宫破裂多发生于分娩期,通常是个逐渐发展的过程,可分为先兆子宫破裂和子宫破裂两个阶段。其症状与破裂发生的时间、部位、范围、出血量、胎儿及子宫肌肉收缩情况有关。

(一)先兆子宫破裂

子宫病理性缩复环形成、下腹部压痛、胎心率异常、血尿,是先兆子宫破裂的四大主要表现。

1.症状

常见于产程长、有梗阻性难产因素的产妇。产妇通常在临产过程中,当宫缩愈强。但胎儿下降受阻,产妇表现为烦躁不安、疼痛难忍、下腹部拒按、呼吸急促、脉搏加快,同时膀胱受压充血,出现排尿困难及血尿。

2.体征

因胎先露部下降受阻,子宫收缩过强,子宫体部肌肉增厚变短,子宫下段肌肉变薄拉长,在两者间形成环状凹陷,称为病理性缩复环。可见该环逐渐上升至脐平或脐上,压痛明显(图9-10)。因子宫收缩过强过频,胎儿可能触不清,胎心率先加快后减慢或听不清,胎动频繁。

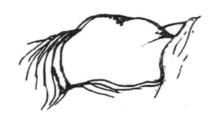

图 9-10　病理性缩复环

(二)子宫破裂

1.症状

产妇突感下腹部撕裂样剧痛,子宫收缩停止,腹部稍感舒适。后因血液、羊水进入腹腔,出现全腹持续性疼痛,伴有面色苍白、冷汗淋漓、脉搏细速、呼吸急促等现象。

2.体征

产妇全腹压痛、反跳痛,腹壁下可扪及胎体,子宫位于侧方,胎心胎动消失。阴道出血可见鲜血流出,下降中的胎儿先露部消失,扩张的宫颈口回缩,部分产妇可扪及子宫下段裂口及宫颈。若为子宫不完全破裂者,上述体征不明显,仅在不全破裂处有压痛、腹痛,若破裂口累及两侧子宫血管,可致急性大出血或形成阔韧带内血肿,查体时可在子宫一侧扪及逐渐增大且有压痛的包块。

三、处理原则

(一)先兆子宫破裂

立即抑制宫缩,使用麻醉药物或者肌内注射哌替啶,即刻行剖宫产终止妊娠。

(二)子宫破裂

在输血、输液、吸氧等抢救休克的同时,无论胎儿是否存活,都尽快做好剖宫产的准备,进行手术治疗。根据产妇全身状况、破裂的部位和程度、破裂的时间、有无感染征象等决定手术方法。

四、护理

(一)护理评估

1.病史

收集产妇既往有无与子宫破裂相关的病史,如子宫手术瘢痕、剖宫产史;此次妊娠有无出现高危因素,如胎位不正、头盆不称等;临产期间有无滥用缩宫素。

2.身心状况

评估产妇目前的临床表现和生命体征、情绪变化。如宫缩的强度、间隔时间、腹部疼痛的性质,有无排尿困难、有无血尿、有无出现病理性缩复环,同时监测胎儿宫内情况,了解有无出现胎儿窘迫征象。产妇精神状态有无烦躁不安、恐惧、焦虑、衰竭等现象。

3.辅助检查

(1)腹部检查:可了解产妇腹部疼痛的部位和体征,从而判断子宫破裂的阶段。

(2)实验室检查:血常规检查可了解有无白细胞计数升高、血红蛋白下降等感染、出血征象;同时尿常规检查可了解有无肉眼血尿。

(3)超声检查:可协助发现子宫破裂的部位和胎儿的位置。

(二)护理诊断

1.疼痛

疼痛与产妇出现强直性宫缩、子宫破裂有关。

2.组织灌注无效

组织灌注无效与子宫破裂后出血量多有关。

3.预感性悲哀

预感性悲哀与担心自身预后和胎儿可能死亡有关。

(三)护理目标

(1)及时补充血容量,产妇低血容量予以纠正。

(2)能够抑制强直性子宫收缩,产妇疼痛略有缓解。

(3)产妇情绪能够得到安抚和平稳。

(四)护理措施

1.预防子宫破裂

向孕产妇宣教,做好计划生育工作,避免多次人工流产,减少多产。认真做好产前检查,如有瘢痕子宫、产道异常者提前入院待产。正确处理产程,严密观察产程进展,尽早发现先兆子宫破裂的征象并进行及时处理。严格掌握使用缩宫素的指征和禁忌证,避免滥用,滴注缩宫素时应有专人看护并记录,从小剂量起,逐渐增加,严防发生过强宫缩。

2.先兆子宫破裂的护理

密切观察产程进展,注意胎儿心率变化。待产时,如果宫缩过强过频,下腹部压痛明显,或出现病理性缩复环时,及时报告医师,停止缩宫素等一切操作,严密监测产妇生命体征,根据医嘱使用抑制宫缩药物。

3.子宫破裂的护理

迅速开放静脉通路,短时间内补充液体、输血,补足血容量,同时吸氧、保暖,纠正酸中毒,进行抗休克处理,根据医嘱做好手术前各项准备,严密监测产妇生命体征、24小时出入量,各种实验室检查结果,评估出血量,根据医嘱使用抗生素防止感染。

4.心理支持

协助医师根据产妇的情况,向产妇及家属解释病情治疗计划,取得家属的支持和产妇的配合。如果出现胎儿死亡的产妇,要努力开解其悲伤的心情,鼓励其说出内心感受,为其提供安静的环境,同时给予关心和生活上的护理,努力帮助其接受现实,调整情绪,为产妇提供相应的产褥期休养计划,做好关于其康复的各种宣教。

(赵利利)

第十五节 产褥期抑郁症

产褥期抑郁症又称产后抑郁症,是指产妇在分娩后出现抑郁症状,是产褥期精神综合征中最常见的一种类型。易激惹、恐怖、焦虑、沮丧和对自身及婴儿健康过度担忧,常失去生活自理及照料婴儿的能力,有时还会陷入错乱或嗜睡状态。多于产后 2 周发病,于产后 4～6 周症状明显,既往无精神障碍史。有关其发生率,国内研究资料多为 10％～18％,国外资料高达 30％以上。

一、病因

与生理、心理及社会因素密切相关。其中,B 型血性格、年龄偏小、独生子女、不良妊娠结局对产妇的抑郁情绪影响很大。此外,与缺乏妊娠、分娩及小儿喂养常识也有一定关系。

(一)社会因素

家庭对婴儿性别的敏感,以及孕期发生不良生活事件越多,越容易患产褥期抑郁症。孕期、分娩前后诸如孕期工作压力大、失业、夫妻分离、亲人病丧等生活事件的发生,以及产后体形改变,都是患病的重要诱因。产后遭到家庭和社会的冷漠,缺乏帮助与支持,也是致病的危险因素。

(二)遗传因素

遗传因素是精神障碍的潜在因素。有精神病家族史,特别是有家族抑郁症病史的产妇。产褥期抑郁症的发病率高。在过去有情感性障碍的病史、经前抑郁症史等均可引起该病。

(三)心理因素

由于分娩带来的疼痛与不适使产妇感到紧张恐惧,出现滞产、难产时,产妇的心理准备不充分,紧张、恐惧的程度增加,导致躯体和心理的应激增强,从而诱发产褥期抑郁症的发生。

二、临床表现

心情沮丧、情绪低落,易激惹、恐怖、焦虑,对自身及婴儿健康过度担忧,失去生活自理及照料婴儿能力,有时还会出现嗜睡、思维障碍、迫害妄想,甚至伤婴或出现自杀行为。

三、处理原则

产褥期抑郁症通常需要治疗,包括心理治疗和药物治疗。

(一)心理治疗

通过心理咨询,以解除致病的心理因素(如婚姻关系不良、想生男孩却生女孩、既往有精神障碍史等)。对产褥妇多加关心和无微不至的照顾,尽量调整好家庭中的各种关系,指导其养成良好睡眠习惯。

(二)药物治疗

应用抗抑郁症药,主要是选择 5-羟色胺再吸收抑制剂、三环类抗抑郁药等,例如,帕罗西汀以 20 mg/d 为开始剂量,逐渐增至 50 mg/d 口服;舍曲林以 50 mg/d 为开始剂量,逐渐增至 200 mg/d 口服;氟西汀以 20 mg/d 为开始剂量,逐渐增至 80 mg/d 口服;5 mg/d 阿米替林以 50 mg/d 为开始剂量,逐渐增至 150 mg/d 口服等。这类药物优点为不进入乳汁中,故可用于产褥期抑郁症。

(三)BN-脑神经平衡疗法

世界精神病学协会(WPA)、亚洲睡眠研究会(ASRS)、抑郁症防治国际委员会(PTD)、中国红十字会全国精神障碍疾病预防协会、广州海军医院精神病治疗中心宣布,治疗精神疾病技术的新突破;BN-脑神经介入平衡疗法为精神科领域治疗权威技术正式在广州海军医院启动。BN-脑神经介入平衡疗法引进当今世界最为先进的脑神经递质检测技术,打破了传统的诊疗手段,采用全球最尖端测量设备,结合BN-脑神经介入平衡疗法开创精神科领域检测治疗新标准。

四、诊断标准

产褥期抑郁症至今尚无统一的诊断标准。美国精神病学会(1994)在《精神疾病的诊断与统计手册》一书中,制定了产褥期抑郁症的诊断标准。在产后2周内出现下列5条或5条以上的症状,必须具备①②两条:①情绪抑郁;②对全部或多数活动明显缺乏兴趣或愉悦;③体重显著下降或增加;④失眠或睡眠过度;⑤精神运动性兴奋或阻滞;⑥疲劳或乏力;⑦遇事皆感毫无意义或自罪感;⑧思维力减退或注意力涣散;⑨反复出现死亡想法。

五、护理

(一)引导解决心理问题
耐心倾听产妇的诉说,做好心理疏导工作,解除产妇不良的社会、心理因素,减轻产妇的心理负担。

(二)关心、体贴产妇
加强与产妇的沟通,取得其信任,缓解其焦虑情绪。

(三)指导、帮助产妇
进行母乳喂养、照顾婴儿,使产妇逐步适应母亲角色,增强产妇的自信心。

(四)做好基础护理工作
使产妇感到舒适,缓解躯体症状,并指导产妇养成良好的睡眠习惯。

(五)重视高危因素
对存在抑郁症的高危因素、有焦虑症状及手术结束妊娠的产妇应高度重视,加强心理关怀与生活护理。

(六)发动产妇的家庭成员及其他的支持系统
使他们理解、关心产妇,多与产妇进行交流沟通,形成良好的家庭氛围。

(七)做好出院指导
出院时做好指导工作,并定期随访,提供心理咨询,解决产妇的心理问题。

六、预防

(一)加强对孕妇的精神关怀
利用孕妇学校等多种渠道普及有关妊娠、分娩常识,减轻孕妇妊娠、分娩的紧张、恐惧心情,完善自我保健。

(二)运用医学心理学、社会学知识
对孕妇在分娩过程中,多关心和爱护,对于预防产褥期抑郁症行积极意义。

(董林林)

第十六节 产后乳腺炎

产后乳腺炎是乳腺的化脓性感染,初产妇常见,多为凝固酶阳性的金黄色葡萄球菌感染,通常在产后2～3周时发生。

急性乳腺炎常发生在初产妇产后哺乳期,由于婴儿吸吮乳头时致使乳头裂伤,乳汁淤滞,如不注意哺乳前后乳头卫生,细菌可以沿乳腺管致乳腺感染,引起乳腺急性炎症。

来自婴儿鼻咽部的细菌,婴儿吸吮时,通过乳头皮肤裂口,经乳腺导管侵入乳腺小叶或经淋巴浸润到间隙而发生急性乳腺炎。

一、护理评估

(一)病史

询问产妇系经产妇或初产妇;妊娠期(尤其妊娠中、晚期)乳房保健的情况,发生异常时如乳头凹陷等,是否做过相应的矫正和处理;产后哺乳的姿势、习惯,婴儿衔接的姿势,是否做到有效吸吮,每次哺乳后乳汁排空的情况;哺乳前后乳头的清洁卫生,发现乳头破损或皲裂是否及时处理。另外婴儿的口腔卫生亦不容忽视。

(二)身心状况

最初感乳房肿胀疼痛,患处出现有压痛的硬块,表面皮肤红热,同时可有发热、无力、酸痛等全身表现。炎症继续发展,则上述征象加重,此时疼痛呈搏动性,患者可有寒战、高热、脉率加快。患侧腋窝淋巴结常肿大,并有压痛,炎块常在数天内软化而形成脓肿。

(三)实验室检查

血常规检查示白细胞计数明显增高,母乳细菌培养可找出致病菌的种类。

二、护理诊断

(一)疼痛

感染后乳房肿胀、压痛。

(二)体温过高

体温过高与乳房创伤有关。

(三)母乳喂养中断

母乳喂养中断与乳腺炎需暂停哺乳有关。

三、护理目标

(1)患者主诉疼痛减轻或消失。

(2)患者的体温尽快恢复正常。

(3)母亲维持正常的乳汁分泌,好转或痊愈后能继续进行母乳喂养。

四、护理措施

(1)安排时间与患者及家属交谈,听取他们诉说所忧虑的事情。

（2）纠正乳头裂伤、乳腺管阻塞情形，护理人员协助产妇做到正确的喂养姿势，体位舒适，婴儿含接姿势正确，有效母乳喂养，让母亲心情愉快，体位舒适和全身肌肉松弛，有益于乳汁排出。

（3）产妇要认真做好乳房的保健和护理，喂奶前清洁双手、热敷乳房，柔和地按摩乳房再让婴儿吸吮，喂完奶后挤出少量乳汁涂搽在乳头上，防止乳头裂伤，待其干燥后再穿上棉制胸罩，以托起乳房和改善乳房的血液循环，哺乳结束时，不要强行用力拉出乳头，因在口腔负压情况下拉出乳头，易引起局部疼痛或皮损，应让婴儿自己张口，乳头自然地从口中脱出。

（4）炎症早期，乳房胀痛时，可给予冰敷减轻疼痛，直至症状改善，但不可按摩，以免炎症扩散。

（5）炎症严重的乳房应停止母乳喂养，将母乳用人工或吸奶器抽空，并用柔软的棉垫支托患侧。

（6）如已有脓肿形成，则用湿热敷，以抑制脓肿扩大，减轻水肿，可切开引流排脓。

（7）使用止痛剂、镇静剂，以缓解疼痛，促进其休息和睡眠。

（8）症状出现，应及时、足量地给予有效的广谱抗生素，以保证炎症及时控制。

（9）炎症反应引起的发热，可用温水擦浴，以缓解体温升高，严密地观察体温、脉搏、呼吸、血压。

（10）患侧乳房用合适的胸罩托起，鼓励产妇进食，以保证良好的营养，有利于健康的恢复。

（11）产妇暂停喂养，无法满足新生儿的需要，而降低了产妇的自信心，影响母亲角色的自我概念，可向产妇提供有关乳腺炎及乳腺脓肿的相关知识，尽快帮助产妇恢复喂奶。

（12）向产妇解释，乳腺炎治疗好后，不会影响哺喂母乳的能力。

（13）增进自我照顾的能力，预防乳腺炎的复发，告知乳腺炎的预防方法与症状出现的处理。

（14）预防乳头破裂，新生儿吸吮时间不要过长，吸吮姿势要正确，喂养时尽量使乳房与新生儿紧贴，以免拉扯乳头。

（15）每次哺乳，应两侧乳房交替进行，排空乳房，防止乳腺管被阻塞，保持乳头柔软干燥，注意乳房的护理。

（16）如有复发应及时随诊。

（董林林）

第十章

结核病护理

第一节 结核性脑膜炎

结核性脑膜炎简称结脑,是中枢神经系统结核病最常见的类型,是结核分枝杆菌经血液循环或直接途径侵入蛛网膜下腔,引起软脑膜、蛛网膜进而累及脑神经、脑实质、脑血管和脊髓的疾病。早期患者多有发热、乏力、食欲缺乏、恶心、头痛等,可有畏光、易激动、便秘、尿潴留;中期出现脑膜刺激征,表现头痛、呕吐、颈项强直等,当颅内压增高时可出现剧烈头痛、喷射性呕吐、意识障碍、昏迷等;脑实质受损时可出现偏瘫、四肢徐动、震颤;脊髓受损时可出现双下肢肌力下降,尿潴留、尿失禁,便秘结、便失禁等;晚期严重颅内压升高可致脑疝。治疗上采用以有效抗结核药物为主,糖皮质激素应用,降颅压控制脑水肿,促进脑细胞代谢、改善脑功能的综合性治疗措施。

一、一般护理

(1)执行内科一般护理常规。

(2)保持病室清洁、安静,光线柔和,减少周围环境的不良刺激。

(3)保持患者情绪稳定,勿过于激动。减少探视,治疗、护理操作尽量集中进行。

(4)体位的护理,安静卧床休息,避免多次翻动患者颈部及突然改变其体位,颅压增高的患者床头宜抬高 15°~30°,以加速静脉回流,减轻脑水肿。昏迷患者平卧位,头偏向一侧。卧床时间根据病情而定,一般在脑膜刺激症状消失、高颅压缓解、脑脊液改变明显好转后可逐渐起床活动。

(5)重症患者做好皮肤、口腔、会阴护理,落实预防压疮、口腔感染、泌尿系统感染等的护理措施。

二、饮食护理

保证每天的入量和营养需求,给予高热量、清淡、易消化的食物,不能自行进食者给予肠内、肠外营养。保持排便通畅,必要时给缓泻剂或小量灌肠。颅压高者忌用大量溶液灌肠。

三、用药护理

(一)抗结核药物

抗结核药物是治疗结核性脑膜炎的关键,结核性脑膜炎化疗应遵循三个原则。

（1）早期、联合、适量、规律、全程的结核病化疗原则。

（2）尽量选用具有杀菌作用和通过血-脑脊液屏障良好的药物。

（3）注意观察药物不良反应，及时作出调整及相应处理。由于结核性脑膜炎所在部位及病理变化的特殊性，结核性脑膜炎化疗药品剂量一般比肺结核剂量偏大，个别药品宜静脉给药，疗程更长，不适合采用间歇给药方式。在制订化疗方案时，必须考虑药品对血-脑脊液屏障通透性的因素。异烟肼（H，INH）、吡嗪酰胺（Z，PZA）、环丝氨酸（Cs）可通过正常血-脑脊液屏障达到有效药品浓度；利福平（R，RFP）不能或不易通过正常的血-脑脊液屏障，但可透过炎症血-脑脊液屏障达到有效治疗浓度；链霉素（S，SM）、乙胺丁醇（E，EMB）和对氨基水杨酸钠（PAS）难以透过血-脑脊液屏障，即使对炎症血-脑脊液屏障的通透性也有争议。因 HRZ 疗效确切，为必选药品，总疗程不少于 1 年。治疗期间向患者讲解服药的方法及注意事项、不良反应等，鼓励并督导患者遵嘱按时按量规律服药，完成疗程。并注意观察疗效和不良反应。

（二）应用脱水剂

应用脱水剂治疗，可提高血浆渗透压，造成血液与脑组织、脑脊液间的压力差，使脑组织、脑脊液的水分向血液转移，再经肾脏排出达到脱水的目的，从而使脑水肿减轻，脑体积缩小，颅内压降低。常用 20％甘露醇静脉滴注，注意血管的选择和滴速，一般 250 mL 在 15～30 分钟滴完，用药后 2～3 小时达高峰，可维持 4～6 小时，需要时 6 小时可重复使用。用药过程中注意观察患者心、肾功能，同时注意防止药液外渗。

（三）糖皮质激素

结核性脑膜炎在强力、有效抗结核治疗基础上合并应用激素治疗已被广泛采纳，对降低病死率、减少后遗症、消除中毒症状，恢复已受损的血-脑脊液屏障等方面有明显疗效。激素用于结核性脑膜炎治疗，可减少脑膜的炎症渗出，促进脑和脑膜的炎症消散和吸收，防止纤维组织增生；减轻继发的动脉内膜炎和脑软化及神经根炎；减轻炎症反应，抑制结缔组织增生，减轻粘连和瘢痕形成；减轻脑水肿，抑制脑脊液分泌，减少脑室系统脑脊液的容量，使高颅压得到控制。对于急性期患者多用大剂量短程地塞米松疗法，在给药方式上因患者多有呕吐、食欲缺乏等症状，服药后不能保证吸收，故以静脉输注为宜。成人起始剂量一般为 20～30 mg/d，根据临床症状、脑压、脑脊液生化变化情况酌情减量，并由静脉转为口服，总疗程 1～2 个月。应用糖皮质激素要严格遵医嘱给药，并督导患者服用，不可随意增药、减药，以免发生反跳现象。

（四）鞘内注药

鞘内注药，适用于较重病例，有意识障碍者；脑脊液蛋白定量明显增高者，高颅压（颅内压＞250 mmH$_2$O）等。在全身用药的基础上选用鞘内注药，常用药物地塞米松 5 mg，异烟肼 100 mg，每周 2～3 次。护理人员应配合医师做好注药前的准备和注药的配合，操作过程要严格按无菌要求，注药前可缓慢回抽脑脊液稀释后，再缓慢注入。同时密切观察患者的面色、意识、生命体征变化。

四、并发症护理

（一）意识障碍

结核性脑膜炎并高颅压时，由于颅内压增高，脑灌注降低，导致大脑皮质、脑干网状结构缺血、缺氧，从而引起不同程度的意识障碍，严重时可致昏迷。一旦发生昏迷，需采取积极有效的抢救及治疗护理措施，密切观察。

(二)脑疝

脑疝是颅内压增高的严重后果,是结核性脑膜炎死亡的主要原因之一。需密切观察患者病情变化,防止并及时发现颅内压增高所致脑疝。治疗护理中要避免屏气、剧烈咳嗽、便秘、尿潴留等导致颅内压增加的诱因,如患者出现剧烈头痛、喷射性呕吐,嗜睡、谵妄、昏迷等意识障碍是颅内压增高的表现,需遵医嘱及时给予降颅压处理,防止发生脑疝。

(三)脑实质损害

注意患者肢体活动情况,有无偏瘫、四肢手足徐动、震颤、抽搐等脑实质损害的表现,要落实患者安全防护措施,防止损伤,遵医嘱给予脑代谢活化剂治疗。

(四)发热

发热患者对症处理,高热时注意保护头部,必要时给冰帽或冰袋。

(五)水、电解质紊乱

患者由于意识障碍、进食减少、呕吐、中枢性高热等原因,在脱水治疗时,可并发水、电解质紊乱,最常见的是低钾血症、低钠血症。需注意观察其临床表现,记录出入量,动态监测电解质,遵医嘱给予口服或静脉补钾及钠盐。

五、病情观察

(一)生命体征

密切观察患者生命体征的变化,头痛的性质、程度、部位、持续时间及频次,两侧瞳孔的大小及变化,意识与表情,呕吐的性质及内容物,肢体活动情况,肌力的变化等。

(二)抽搐

观察患者有无抽搐,抽搐的次数、部位、性质、持续时间,进行抽搐护理常规操作。

(三)颅内压

观察患者颅内压的变化,有无脑膜刺激征及颅内压增高表现,如剧烈头痛,喷射性呕吐,颈肌强直,克氏征、布氏征阳性,皮肤感觉过敏,对听觉和视觉刺激过敏等。

(四)脑脊液

行腰椎穿刺的患者,注意观察脑脊液流出的速度、脑压,穿刺中患者的面色、意识、呼吸、脉搏的变化。

(五)不良反应

观察患者应用抗结核药物的不良反应。

六、行脑室或腰大池引流患者的护理

(1)做好引流前的护理评估和用物准备及穿刺中的配合。

(2)做好管路护理,预防管路脱出,保持引流装置的无菌并妥善固定。一般脑室引流瓶(袋)入口处应高于外耳道 10～15 cm;当患者改变体位时,遵医嘱相应调整引流管口高度,使颅内压维持在正常水平。

(3)保持引流管通畅,防止引流装置扭曲、受压、打折等,搬运患者时将引流管夹闭;控制引流速度和引流量,防止引流过多、过快导致低颅压性头痛、呕吐,观察引流液的量、颜色、性状并准确记录。

(4)保持置管部位的贴膜清洁干燥,定时更换。观察置管部位皮肤有无发红、肿胀或穿刺点渗漏等异常现象,发现异常及时通知医师给予处理。

(5)引流期间注意观察患者颅内高压症状的改善情况,有无脑出血、感染等并发症发生。

七、健康指导

(1)宣教疾病知识,使患者及家属认识本病及严重程度,积极配合治疗与护理,提高依从性。

(2)合理安排休息与活动,保证睡眠。注意营养,增强机体抗病能力,避免情绪波动及呼吸道感染。

(3)在应用抗结核药物过程中如出现皮疹、胃肠不适、巩膜黄染、耳鸣、视物模糊、关节疼痛等不良反应时及时就诊。

(4)坚持规律、全程应用抗结核药物的重要性,不可自行减药、停药,取得患者及家属的主动配合完成疗程,防止病情反复。

(5)指导患者及家属肢体运动功能锻炼方法。

(6)遵医嘱定期复查,以便了解病情变化,及时调整治疗方案。

(王丽娟)

第二节　支气管结核

支气管结核是发生在气管、支气管黏膜或黏膜下层的结核病,因此也称支气管内膜结核。

支气管结核在抗结核化疗前时代发病率很高。Auerbach 曾报道对 1 000 例肺结核尸体解剖,发现有 41.0% 患者有支气管结核。有学者在 1943 年亦曾报道,肺结核患者中 42.7% 有支气管结核。但是在抗结核化疗时代,支气管结核的发病率较前明显减少。1984 年有学者报道对 1 000 例结核病患者尸检中发现支气管结核者仅 42 例,占 4.2%。值得指出的是,支气管结核的发病率与病例选择有明显关系。如果对结核患者无选择性地进行支气管镜检查,则支气管结核的发病率低,如选择有支气管结核症状的患者做检查,则发病率高。支气管结核的发病率又与肺结核病情有关,重症结核、有空洞者及痰结核分枝杆菌阳性的肺结核患者,支气管结核的发病率较轻症、无空洞,痰菌阴性者高了 3 倍。另据国外统计,支气管结核发病率农村高于城郊,城郊高于城市,这可能与农村重症结核患者较多,且治疗不规则有关。

支气管结核女性多于男性,男女比例为 1∶4.2,各年龄组均可发生。多数支气管结核继发于肺结核,以 20～29 岁年龄组占多数,少数继发于支气管淋巴结结核,以儿童及青年为多。近年由于肺结核患病趋向老年化,老年患支气管结核有增加的趋势。

一、发病机制及病理

(一)发病机制

支气管结核均为继发性,多数继发于肺结核,少数继发于支气管淋巴结结核,经淋巴和血行播散引起支气管内膜结核者极少见。

1.结核分枝杆菌接触感染

此为支气管结核最常见的感染途径。气管支气管是呼吸通道,结核患者含有大量结核分枝杆菌的痰液通过气管,或空洞、病灶内的含结核分枝杆菌的干酪样物质通过引流支气管时,直接侵及支气管黏膜,或经黏液腺管口侵及支气管壁。

2.邻近脏器结核病波及支气管

肺实质结核病进展播散时波及支气管,肺门及纵隔淋巴结发生结核性干酪样坏死时,可浸润穿破邻近支气管壁,形成支气管结核或支气管淋巴瘘,个别脊柱结核患者的椎旁脓肿可波及气管、支气管,形成脓肿支气管瘘。

3.淋巴血行感染

结核分枝杆菌沿支气管周围的淋巴管、血管侵及支气管,病变首先发生在黏膜下层,然后累及黏膜层,但这种淋巴血行感染的发生机会较少。

(二)病理改变

支气管结核早期组织学改变为黏膜表面充血、水肿,分泌物增加,黏膜下形成结核结节和淋巴细胞浸润。此种改变与一般非特异性炎症不易区别。当病变继续发展,可产生支气管黏膜萎缩及纤维组织增生,当病变发生干酪样坏死时,可形成深浅不一、大小不等的结核性溃疡,底部充满肉芽组织,表面覆以黄白色干酪样物,肉芽组织向管腔内生长,可造成管腔狭窄或阻塞。

通过合理有效的抗结核治疗,随着炎症消退,溃疡愈合,少数狭窄或阻塞的支气管可获得缓解,但多数随着支气管壁弹性组织破坏和纤维组织增生,狭窄或阻塞情况反而加重,引起肺不张、肺气肿、张力性空洞及支气管扩张等并发症。

当气管支气管旁淋巴结干酪样坏死时,淋巴结可发生破溃穿透支气管壁,形成支气管—淋巴瘘,瘘孔多为单发,亦可数个同时或相继发生。干酪样物排空后,淋巴结可形成空洞,成为排菌源泉。

二、临床表现

支气管结核患者的临床症状视病变范围、程度及部位有所不同。

(一)咳嗽

几乎所有的支气管结核患者都有不同程度的咳嗽。典型的支气管结核的咳嗽是剧烈的阵发性干咳。镇咳药物不易制止。

(二)喘鸣

支气管结核时,黏膜可发生充血、水肿、肥厚等改变,常造成局部的管腔狭窄,气流通过狭窄部时,便会发生喘鸣。发生于小支气管狭窄所致的喘鸣,只有用听诊器才能听到,发生于较大支气管的喘鸣,患者自己就能听到。

(三)咯血

气管支气管黏膜有丰富的血管供血。支气管结核时,黏膜充血,毛细血管扩张,通透性增加。患者剧烈咳嗽时,常有痰中带血或少量咯血,溃疡型支气管结核或支气管淋巴瘘患者可因黏膜上的小血管破溃而发生少量或中等量咯血,个别患者发生大咯血。

(四)阵发性呼吸困难

呼吸困难程度因病情而异。有支气管狭窄的患者,如有黏稠痰液阻塞了狭窄的管腔,患者可发生一时性的呼吸困难。当痰液咳出后,支气管又通畅,呼吸困难即可解除。淋巴结内干酪样物质突然大量破入气管内腔时,可导致严重呼吸困难,甚至可发生窒息。

三、各项检查

(一)纤维支气管镜检查

纤维支气管镜检查是诊断支气管结核的主要方法。支气管镜不但能直接窥视支气管黏膜的各种病理改变,而且通过活检、刷检、灌洗等检查手段,可获得病因学诊断的依据。但是支气管镜检查时支气管结核的发现率各作者的报告有很大的差别。造成这种情况的原因很多,其中一个很重要的原因是不同作者对纤维支气管镜下支气管结核诊断标准的认识和理解常有很大的不同。例如,同样的支气管黏膜充血、水肿、不同医师可能作出不同的诊断。因此每个进行支气管镜检查的医师应当认真考虑自己在支气管镜检查时所采用的诊断标准,其正确性到底如何,最好的鉴定办法是肺切除标本病理检查和/或支气管黏膜活体组织检查与支气管镜诊断做对照。北京市结核病研究所气管镜室曾对 208 例患者进行了肺切除标本病理检查与气管镜诊断的对照研究,结果显示,支气管镜诊断正确率为 62.9%,诊断不正确者 37.1%,其中结核误诊率为 4.3%,而结核漏诊率为 32.8%。分析漏诊的原因主要为支气管结核的结核病变位于黏膜下,而黏膜完全正常,因此支气管镜无法发现病变(占有 28.9%);黏膜及黏膜下均有结核病变,但黏膜病变是微小结核结节,而主要病变位于黏膜下层(占 13.2%);仅黏膜有微小、局限的结核结节(占57.9%)。国内外文献曾有作者称这种支气管镜难以发现的微小黏膜或黏膜下结核病变为"隐性支气管结核"。

支气管结核的纤支镜所见通常可分为以下五种类型。

1.浸润型

表现为局限性或弥漫性黏膜下浸润。急性期黏膜高度充血、水肿、易出血,慢性期黏膜苍白、粗糙呈颗粒状增厚,软骨环模糊不清,可产生不同程度的狭窄,黏膜下结核结节或斑块常呈黄白色乳头状隆起突入管腔,可破溃坏死,也可痊愈而遗留瘢痕。

2.溃疡型

可继发于浸润型支气管结核或由支气管淋巴结核溃破而引起,黏膜表面有散在或孤立的溃疡,溃疡底部有肉芽组织,有时溃疡被一层黄白色干酪样坏死物覆盖,如坏死物质阻塞管腔或溃疡底部肉芽组织增生,常可引起管腔阻塞。

3.增殖型

主要是增生的肉芽组织呈颗粒状或菜花状向管腔凸出,易出血,可发生支气管阻塞或愈合而形成瘢痕。

4.纤维狭窄型

纤维狭窄型为支气管结核病变的愈合阶段。支气管黏膜纤维性病变,常造成管腔狭窄,严重者管腔完全闭塞。

5.淋巴结支气管瘘

(1)穿孔前期:支气管镜下可见局部支气管因淋巴结管外压迫而管壁膨隆,管腔狭窄,局部黏膜充血、水肿或增厚。

(2)穿孔期:淋巴结溃破入支气管腔,形成瘘孔,支气管腔除有管外压迫外,局部黏膜可见小米粒大小的白色干酪样物质冒出,犹如挤牙膏状,用吸引器吸除干酪样物后,随着咳嗽又不断有干酪样物从此处冒出,瘘孔周围黏膜可有严重的充血水肿。

(3)穿孔后期:原瘘孔处已无干酪样物冒出,呈光滑的凹点,周围黏膜大致正常,有时瘘孔及周围黏膜有黑灰色炭疽样物沉着,呈现"炭疽样"瘘孔,此种陈旧性瘘孔可持续数年不变。

(二)X线检查

1.直接影像

胸部透视或X线平片不易显示气管、支气管结核。断层摄影可能显示支气管内有肉芽、息肉。管腔狭窄等改变。支气管造影术不但可以清晰显示上述改变,有时还可显示溃疡性病变及淋巴结支气管瘘。

2.间接影像

胸部X线检查发现张力性空洞、肺不张、局限性阻塞性肺气肿、不规则支气管播散病变,提示可能有支气管结核。

四、诊断

根据病史、症状、体征、胸部X线片及痰结核分枝杆菌检查,多数患者可以确诊支气管结核。对于尚不能确诊的病例,可作纤维支气管镜检查,必要时通过活检,刷检及支气管灌洗等检查进一步明确诊断。

凡是原因不明的咯血、咳嗽持续2周以上或胸部经常出现局限性或一侧性哮鸣音,或胸部X线片上出现肺不张、肺门浸润、肺门肿块影、肺门附近张力性空洞或不规则支气管播散病灶者,应做痰涂片检查和进一步的选择性X线检查,除外支气管结核。

原因不明的下列患者应作纤维支气管镜检查以了解有无支气管结核存在:①剧烈干咳或伴有少量黏稠痰超过1个月,胸部X线片上无活动性病灶,抗生素、平喘药治疗无效者;②反复咯血超过1个月,尤其是肺门有钙化灶者;③经常出现局限性或一侧性哮鸣音者;④反复在肺部同一部位发生炎症者;⑤肺不张者。

五、治疗

(一)全身抗结核治疗

无论是单纯的或并发于肺结核的气管、支气管结核均应进行有效的、合理的全身抗结核药物治疗。

(二)局部治疗

由于支气管黏膜有丰富的血运供应,因此全身治疗时,支气管黏膜多能达到有效的药物浓度,因此局部治疗并不是必需的。但如经一定时期的常规抗结核药物治疗而效果不够理想,病变仍较严重,或临床症状明显时,可并用下述局部治疗:

1.雾化吸入

可选用局部刺激性较小的药物,如异烟肼0.2 g和链霉素0.25～0.50 g溶于生理盐水3～5 mL进行雾化吸入,每天1～2次,疗程1～2个月。

2.支气管镜下治疗

深而广泛的溃疡型和肉芽肿型支气管结核,可在全身化疗的同时配合纤支镜下局部给药治疗,每周1次,纤支镜下用活检钳或刮匙,分次清除局部干酪样坏死物和部分肉芽组织,局部病灶黏膜下注入利福霉素每次125 mg,8～12次为1个疗程。

北京市结核病胸部肿瘤研究所1985—1998年对62例支气管内膜结核患者给予全身化疗合并支气管镜下局部给药治疗,取得较好的疗效。其中溃疡型内膜结核18例,肉芽肿型内膜结核44例,气管内注入利福霉素每周每次125 mg,经注药5～12次,62例患者中50例(82.5%)管腔阻塞解除或改善,12例(17.5%)无效。本组患者中17例患者气管内给药前痰菌阳性已持续1年以上,经气管内注药治疗后12例管腔复通,痰菌阴转。

3.其他

近年来,对于瘢痕狭窄型支气管内膜结核,国内外开展安置镍钛合金支气管支架的治疗方法,对于缓解阻塞性炎症及肺不张,改善肺功能有一定疗效。

六、护理

(1)支气管内膜结核患者治疗时间长,应多与患者沟通,讲解支气管内膜结核的治疗护理过程,使患者对疾病有初步的认识,积极配合治疗和护理。

(2)同种患者入住一室,出入戴口罩,室内每天用含氯消毒液消毒一次,紫外线照射30分钟。严格探视制度,以免传染。

(3)活动期卧床休息,病室环境保持安静清洁,阳光充足,空气流通。恢复期患者可参加户外活动和适当体育锻炼。

(4)进食高蛋白、高热量、高维生素、富含钙质的食物。如牛奶、鸡蛋、豆腐、鱼、肉、新鲜蔬菜、水果等。

(5)提醒和督促患者按时服药,在解释药物不良反应时强调药物的治疗效果,让患者了解不良反应发生的可能性小,一旦发生只要及时处理,大部分不良反应可以完全消失。

(6)当患者建立起按时服药习惯后应予以鼓励,反复强调为争取痊愈必须坚持规则、全程化疗。

(7)雾化吸入治疗的患者,说明治疗的目的及注意事项,使患者乐意接受治疗。

(8)手术治疗的患者,按外科手术护理常规执行。

七、健康教育

(1)嘱患者咳嗽或打喷嚏时用二层餐巾纸遮住口鼻,然后将餐巾纸放入袋中直接焚毁。或将痰吐入带盖的痰缸内加入含氯消毒液浸泡。接触痰液后用流动水清洗双手。

(2)嘱患者每天开窗通风,早晚刷牙,饭后漱口,勤更衣,勤洗澡。衣物、被褥、书籍等污染物可采取在烈日下曝晒 2~3 小时等方法进行杀菌处理。

(3)督导患者坚持规则、全程化疗,注意药物不良反应。一旦出现反应及时随诊,听从医师的处理。

(4)雾化吸入治疗的患者用药时间长,应教会患者雾化吸入器的正确使用方法、注意事项、故障的处理等。

(5)定期随诊,接受有关检查,追踪时间至少 1 年。

(王丽娟)

第三节　肺结核合并矽肺

一、概述

矽肺是因长期吸入生产性粉尘而引起的以肺组织弥漫性纤维化为主的全身性疾病。矽肺患者是肺结核的高发人群,两病并存,多数是在矽肺的基础上并发结核病,由于受这两种疾病病理过程和结核分枝杆菌生物学特性的影响,二氧化硅和结核分枝杆菌互为佐剂,互相促进结核病和矽肺病变的发展,加速病情恶化。

二、护理评估

(一)健康史评估

(1)评估患者的职业,是否长期接触粉尘。

(2)评估患者的生活习惯,是否长期吸烟、酗酒。

(3)评估患者既往健康状况,是否易患感冒和呼吸道感染。

(4)评估患者有无与结核病患者的密切接触史。

(二)身体状况评估

1.症状

(1)咳嗽、咳痰:咳嗽是矽肺患者最常见的症状,早期尘肺患者可无咳嗽、咳痰,仅有胸闷或胸痛。长时间咳灰黑色脓痰,提示肺结核合并矽肺患者病情进展,由于肺结核合并矽肺患者存在不同程度的粉尘性支气管炎,纤毛上皮细胞被破坏,故亦可表现为干咳或有痰不易咳出。

(2)呼吸困难:当合并感染、肺源性心脏病(肺心病)、气胸等时,呼吸困难可突然加剧,甚至危及患者生命。

(3)发热:肺结核合并矽肺患者无其他细菌感染时,热型与肺结核热型一致,表现为午后低热,体温不超过 38 ℃。如同时合并普通细菌感染,可表现为高热,热型不定。

(4)胸痛:肺结核合并矽肺患者胸痛症状突出,由胸膜增厚粘连所致,大多数为钝痛,持续时间长,深呼吸和咳嗽时加重。

(5)咯血:是肺结核合并矽肺患者病情恶化的症状之一。

(6)结核中毒症状:可有盗汗、乏力、食欲缺乏等结核中毒症状。

2.体征

轻症患者临床上可无阳性体征,重症患者肺部可闻及湿啰音,出现并发症,如气胸、纵隔气肿、肺大疱等,可出现相应的体征。

(三)辅助检查

1.实验室检查

痰涂片、痰培养阳性是确诊肺结核合并矽肺的可靠依据。

2.影像学检查

(1)X 线检查特点:①矽肺与肺结核好发部位相似,一般多发于两肺上叶尖后段。基本影像表现也与肺结核一样,主要以结节状、斑片状、纤维条索状、大小不等空洞为基本形态。②肺结核合并矽肺时,结节影略大于单纯尘肺结节和结核点状结节,直径大约 5 mm,因尘肺结节与结核干酪物融合,周边境界模糊,其内可有小空腔。③肺结核合并矽肺呈大块融合病灶时,表现为密度较高但不均匀的实变影,由于病灶增大和发生不同程度干酪化,可迅速出现空洞,周边可有卫星灶。④多见大空洞,也可为大小空洞相互交错穿通所致,故空洞壁厚薄不均,内壁不规则。

(2)CT 检查:可弥补胸部 X 线片的一些不足,尤其对一些诊断比较困难的病例,可以作为一种补充的手段。

3.纤维支气管镜检查

广泛应用于菌阴肺结核合并矽肺的诊断。

4.其他

如超声检查。

（四）心理-社会状况

矽肺属于慢性病,病程长,有时治疗效果不明显,再加上合并肺结核,患者长期受疾病的折磨,容易出现焦虑、烦躁、恐惧心理。

三、常见护理诊断/问题

（一）气体交换受损
气体交换受损与肺组织纤维化有关。

（二）清理呼吸道无效
清理呼吸道无效与肺部炎症、痰液黏稠、无力咳嗽有关。

（三）活动无耐力
活动无耐力与肺结核、矽肺导致供氧系统受损有关。

（四）焦虑
焦虑与结核病程长及治疗预后不确定有关。

（五）有传播感染的危险
感染与暴露于空气传播的结核菌有关。

（六）知识缺乏
缺乏疾病发生、发展、治疗等相关知识。

（七）潜在并发症
感染、肺心病、气胸等。

四、计划与实施

肺结核合并矽肺的患者,往往病情重,病程长,复治患者多,并发症多,早期诊断,规范治疗,精心护理,完成全程治疗对患者预后至关重要。

（一）一般护理

1.合理休息与锻炼

在结核中毒症状明显如低热、乏力、食欲减退、盗汗疲劳的情况下,鼓励患者练呼吸操、打太极拳、散步等,调节身心,以增强体质,提高机体免疫力。

2.科学饮食

肺结核是慢性消耗性疾病,饮食和药物同样重要,营养的供给与消耗应保持平衡,才能维持良好的健康状况。鼓励少量多餐,进食高热量、高蛋白、多种维生素易消化饮食,如牛奶、豆浆、鸡蛋、鱼肉、新鲜蔬菜、水果等。

（二）预防重复感染

（1）加强病区管理,减少陪护及探视人员,避免互串病房,以免引起交叉感染。

（2）注意环境清洁,定时开门窗通风,紫外线消毒病室 1～2 次/天,物体表面、地面用有效消毒剂擦拭。

（3）吸氧装置定期更换,使用一次性吸氧管,每周更换湿化瓶。

（4）不随地吐痰,患者的痰液、分泌物、餐具严格消毒。

（三）病情观察及护理

肺结核合并矽肺患者胸闷、气喘明显,有时难以平卧;胸痛咳嗽的患者夜间不能入睡;咯血患者会产生焦虑、恐惧心理,有时会有窒息的危险,需及时巡视病房,观察病情变化,若发现问题,及时处理,避免意外发生。

1.注意观察体温、脉搏、呼吸变化

肺结核合并矽肺患者常有午后低热,体温在 37～38 ℃,如出现高热、咳嗽加剧,应注意是否有结核病灶播散。

2.注意观察咳嗽、咳痰情况

痰液量、色、性状变化提示病情转归,如咳大量脓痰表示有金黄色葡萄球菌感染;咳黄绿痰表示铜绿假单胞菌感染;而痰中带血或咯血,提示感染严重或结核空洞的存在,侵蚀了毛细血管及大血管,需报告医师及时处理。

3.氧疗护理

给予低流量吸氧 1～2 L/min,向患者或家属讲清吸氧的目的及注意事项。夜间吸氧时,因夜间迷走神经兴奋性增高,呼吸运动减弱,二氧化碳排出量减少,易加重高碳酸血症。呼吸困难时,可给予短时间高流量吸氧。

4.注意观察药物的不良反应

肺结核合并矽肺患者需长期服用药物,要注意药物的不良反应,给患者介绍服药过程中可能发生的不良反应,使他们有思想准备,如用异烟肼后可引起肝脏的损害及外周神经炎,可以通过观察及定期复查,及时发现,采取相应措施,避免给患者带来不必要的痛苦。

(四)心理护理

矽肺属于慢性病,病程长,有时治疗效果不明显,再加上合并肺结核,患者长期受疾病的折磨,容易出现焦虑、烦躁、恐惧心理。护理上要帮助他们认识病情,介绍治疗方法及治疗效果,增强患者的信心,减轻患者的焦虑及恐惧心理。经常与患者交谈,生活上多关心,多使用鼓励性、安慰性、解释性、指导性语言。

五、护理评价

经过治疗和护理后,患者是否达到以下标准。

(1)能进行有效咳嗽,有效排出气道内分泌物,保持呼吸道通畅。

(2)有良好的心理状态,正确面对疾病。

(3)患者主动配合治疗和护理,遵医嘱服药。

(4)增进饮食,保证必要的营养摄入。

(王丽娟)

第四节　肺结核合并肝炎

一、护理评估

(一)健康史

大部分抗结核药都可引起不同程度的肝损害,联合用药的情况下更容易发生。因此,结核病患者在抗结核治疗过程中应警惕肝损害的发生;肝功能异常者,如乙型病毒性肝炎、酒精中毒性肝炎和营养不良的患者,在抗结核治疗后更易发生肝损害。

（二）身体状况

除结核病相对应的临床表现外，还具有以下临床特征。

1.症状

食欲缺乏，消化功能差，进食后腹胀，没有饥饿感；厌吃油腻食物，如果进食便会引起恶心、呕吐，活动后易感疲倦。

2.体征

（1）巩膜或皮肤黄染，或出现"三黄"症状。黄疸型肝炎患者都有尿黄的症状。初起尿色淡黄，逐日加深，浓如茶色或豆油状，继而皮肤及巩膜发黄。

（2）出现肝区隐痛、肝区肿胀。肝炎患者常常诉说肝区痛，涉及右上腹或右背部，疼痛程度不一，有的胀痛、钝痛或针刺样痛，活动时加剧，且时间不一；有时左侧卧位时疼痛减轻。

（3）少数重型肝出现蜘蛛痣和肝掌症状。蜘蛛痣是一种特殊的毛细血管扩张症，多出现于面部、颈部及胸部，亦有其他部位出现者。表现为中心部直径 2 mm 以下的圆形小血管瘤，向四周伸出许多毛细血管，且有分支，看上去像一只红色的蜘蛛趴在皮肤上。若用铅笔尖压迫中心部，蜘蛛痣就会消失，因为蜘蛛痣的血流方向是从中心点流向周围毛细血管分支，若中心部受压则血流阻断，蜘蛛痣因缺血而消失。

（三）辅助检查

1.血常规

急性肝炎初期白细胞总数正常或略高，一般不超过 $10 \times 10^9 / L$，黄疸期白细胞总数正常或稍低，淋巴细胞相对增多，偶可见异形淋巴细胞。重型肝炎时白细胞可升高，红细胞下降，血红蛋白下降。肝炎肝硬化伴脾功能亢进者可有血小板、红细胞、白细胞减少的"三少"现象。

2.尿常规

尿胆红素和尿胆原的检测是早期发现肝炎的简易有效方法，同时有助于黄疸的鉴别诊断。肝细胞性黄疸时两者均阳性，溶血性黄疸时以尿胆原为主，梗阻性黄疸以尿胆红素为主。深度黄疸或发热患者，尿中除胆红素阳性外，还可出现尿白质、红、白细胞或管型。

3.肝功能检查、血清酶测定

（1）谷丙转氨酶（ALT）：是目前临床上反映肝细胞功能最常用指标。ALT 在肝细胞损伤时释放入血。血清 ALT 升高，对肝病诊断的特异性比谷草转氨酶（AST）高，因为其他脏器中 ALT 含量比 AST 低得多。急性肝炎时 ALT 明显升高，AST/ALT 常＜1，黄疸出现后 ALT 开始下降。慢性肝炎和肝硬化时 ALT 轻度或中度升高或反复异常，AST/ALT常＞1。比值越高，则预后越差，病程中 AST/ALT 比值降低，提示未损及肝细胞线粒体，预后较佳。重型肝炎患者可出现 ALT 快速下降伴胆红素不断升高——"酶胆红离"现象，提示肝细胞大量坏死。

（2）谷草转氨酶（AST）：此酶在心肌含量最高，之后依次为肝、骨骼肌、肾、胰。在肝脏，AST 80%存在于肝细胞线粒体中，仅 20% 在胞质。在肝病时，血清 AST 升高的程度与肝病严重程度呈正相关。当病变持久且较严重时，线粒体中 AST 释放入血流，其值可明显升高。急性肝炎时，若 AST 持续保持在高水平，有转为慢性肝炎的可能肌及其他脏器细胞受损时，AST 亦升高，应予以鉴别，以免此类疾病被肝炎症状所掩盖。

（3）乳酸脱氢酶（LDH）：肝病时可显著升高，但肌病时亦可升高，须配合临床加以鉴别。

（4）γ 谷氨酰胺酶（γGT）：肝炎和肝癌患者可显著升高，在胆管阻塞的情况下更明显，γGT 的活性变化与肝病病理改变有良好的一致性。

（5）胆碱酯酶：由肝细胞合成，其活性降低提示肝细胞已有较明显损伤，其值越低，提示病情越重。

（6）碱性磷酸酶（ALP 或 AKP）：正常人血清中 ALT 主要来源于肝和骨组织，ALP 测定主要用于肝病和骨病的临床诊断。当肝内或肝外胆汁排泄受阻时，组织表达的 ALP 不能排出体外而回流入血，导致血清 ALP 活性升高。

（四）心理-社会状况

由于肺结核与肝炎均有传染性，治疗期长，费用高，对痰抗酸杆菌阳性患者实行结核杆菌隔离，亲朋好友来探视受到限制，与他人交流沟通不易，使患者普遍感到受到冷落，产生孤独感，常表现为感情脆弱、消沉、抑郁。随着治疗费用的增加，患者认为自己成为家庭的累赘，给家庭、经济及工作带来不良影响，进而产生悲观甚至厌世情绪。

二、常见护理诊断/问题

（一）低效性呼吸形态

低效性呼吸形态与痰多或咯血有关。

（二）活动无耐力

活动无耐力与肝炎所致的能量消耗增加有关。

（三）营养失调：低于机体需要量

营养失调与食欲缺乏摄入量减少有关。

（四）焦虑

焦虑与环境改变、知识缺乏及担心预后有关。

（五）知识缺乏

缺乏相关的疾病知识。

（六）皮肤完整性受损

皮肤完整性受损与营养不良及长期卧床有关。

（七）潜在并发症

肝性脑病、电解质紊乱和酸碱平衡失调、肝肾综合征、感染、脑水肿等。

三、护理措施

（一）一般护理

1.休息与卧床

绝对卧床休息，肺结核合并肝炎患者因为肝的代谢能力差，患者常有疲乏、失眠等表现，因此，要求患者绝对卧床休息，保持病房舒适安静，严格探视制度，保证患者得到充分休息，有利于受损肝的修复。护理人员应勤巡视病房，严密观察病情，有病情变化及时报告医师。待症状稍缓解后，可在床边活动，但掌握好适度，以不出房间为界，以不疲劳为宜。

2.皮肤护理

注意皮肤的清洁及舒适，每天用温水擦身。注意保暖，瘙痒严重时可涂止痒药，严防抓伤而引起皮肤感染。保持床铺及内衣的干燥平整，内衣使用柔软的棉内衣，勤更换。

3.生活护理

鼓励患者咳嗽，多饮水，以防尿路感染。对昏迷患者应做好口腔护理，定时用生理盐水或用漱口液清洁口腔,防止口腔溃疡及口臭。指导患者合理饮食,少食多餐,进食富含维生素、低脂、低盐易消化清淡饮食,对便秘患者应及时用甘油灌肠,或遵医嘱使用缓泻药,帮助排便,保持排便通畅。

(二)病情观察

1.观察黄疸的变化

患者黄疸的深浅变化,是病情好转或恶化的标志。通过患者的巩膜、皮肤和小便颜色的深浅变化,可以观察到黄疸的增长与消退情况,从而预测病情的发展趋势。

2.观察肝肾综合征的发生

肝肾综合征是继发于肝功能不全的肾功能不全。临床上主要表现为患者少尿(24 小时尿量 <500 mL)、无尿(24 小时尿量 <100 mL)和氮质血症等,所以记录患者的 24 小时尿量极为重要。

3.观察腹水情况

腹水是重症肝炎的表现之一。一般少量腹水不易被发现,腹水量增多时,表现腹部膨隆,大量腹水时,可见脐外凸,腹壁静脉曲张,可伴有全身水肿,尿量减少。护理腹水患者,每天要定时测量体重、腹围,准确记录出入量,以便调整利尿药剂量。

4.抗结核治疗期间的观察

肺结核合并肝炎的患者临床治疗比较困难。结核的治疗必须使用四联抗结核药,由于抗结核药物必须通过肝代谢,对肝的损害特别大,一般结核病患者经抗结核治疗后肝功能损害的比率较高,特别是四联抗结核治疗的强化治疗期,疗程比较长。为使病情尽快控制,避免复发,临床直接采用督导的短程化疗(DOTS),在治疗中密切观察化疗药物的不良反应。抗结核药物不良反应大,在治疗中观察患者对药物的敏感性,如果对症治疗不敏感应及时换药,以达到治疗效果。如服用利福平(RFP)应观察肝功能有无改变,皮肤有无黄染、恶心、呕吐症状;服用吡嗪酰胺(PZA)应观察周身关节有无疼痛感觉;在临床治疗期内严格监测病情变化,给予综合护理。

(三)对症护理

1.发热的护理

发热的高低与病情呈正相关。如午后低热是结核的毒性症状之一,当肺部病灶急剧进展播散时,可出现高热。肝损伤后,患者仍持续低热,提示有持续肝细胞坏死。此外发热也往往提示有感染的存在。嘱患者多卧床休息,每 30 分钟至 2 小时测量 1 次体温并做好记录,及时给予物理降温,必要时给予药物降温,降温过程中要注意防止出汗过多引起虚脱,出汗较多者及时更换衣服和床单,避免受凉,注意保暖,鼓励患者多饮水并适当补液。

2.腹痛、腹泻的护理

观察腹痛的程度、规律及伴随症状;腹泻者注意观察排便的次数、性状及颜色,准确记录排便量,监测排便常规、电解质,寻找腹泻的原因,做好饮食宣教。腹泻严重者适当禁食,准确记录 24 小时出入量。肛周皮肤潮红的患者,每次排便后用温水清洗干净再涂爽身粉,穿柔软舒适的衣裤。

3.肝性脑病的护理

昏迷患者取仰卧位,头偏向一侧,痰多者予以吸痰,保持呼吸道通畅,以防吸入性肺炎和窒息。加强安全措施,躁动患者可予以约束和床护栏保护患者,必要时用镇静药,加强巡视。

（四）用药护理

肺结核合并肝炎患者在用药过程中一定要注意有无消化道症状、发热、皮疹，应定期监测肝功能和血常规等，以便早期停用可疑药物及进行相应治疗；避免滥用药物及长期大量用药，选择药物时，尽量选用对肝损害小的药物；对有肝肾疾病、营养不良、老年人、儿童、药物过敏或过敏性体质患者，在药物的选择及剂量上应慎重考虑；对有药物性肝损害病史的患者，应避免再度给予相同的药物。

（五）饮食护理

（1）主要以适应肺结核患者饮食为主。指导患者增加营养，进食富含动物蛋白的鸡、鱼、瘦肉、蛋、奶、豆制品和新鲜蔬菜、水果，优质的动物蛋白食品占进食蛋白量的50%，合理的饮食既能保证结核患者康复的需要，又可避免因营养物质的过量摄入，增加肝负担。对因抗结核药物的不良反应致药物性肝病患者，指导其应避免进食过高热量的食品，如煎、炸食物、巧克力等妨碍肝细胞的修复。进食量少的患者则给予静脉补充适量清蛋白、氨基酸、葡萄糖和维生素。

（2）少食多餐，经常更换食物品种；注意食物色、香、味和添加调味品等方法增加患者食欲不能进食者按医嘱予以补液。保护肝细胞，促进其修复。蛋白质是肝修复和再生的材料，糖可以提供能量，维生素可以促进细胞的正常物质代谢的进行，低脂肪则是减少脂肪代谢对肝带来的负担。

（六）心理护理

（1）肺结核合并肝炎的患者，在治疗过程中抗结核药物极易加重肝损害，发展为重型肝炎患者往往会恐惧、紧张，尤其易自卑、绝望、丧失治疗的信心，严重者甚至会厌世轻生。所以对待患者要热情耐心、生活上多关心照顾，精神上多予以安慰，言行上尊重患者。

（2）耐心向患者解释病情，讲解肺结核和肝炎的一般知识，如病因、症状、治疗、预后及消毒隔离措施等，使患者对自己的疾病有较全面正确的认识，理解隔离措施的重要性，消除思想顾虑，保持心境平稳，树立信心，积极配合各项治疗、护理，取得更好的治疗效果，缩短住院目，节省费用。

（3）护理人员在与患者的交往中必须态度热情，言行谨慎，对患者过激的语言和行为要给予充分的理解，尊重患者的心理感受，维护患者的自尊心，给予患者精神上的安慰和鼓励，使患者重新认识自身存在的价值，鼓励患者投入家庭和社会，做力所能及的事情，满足其受尊重及自我实现的需要。

（4）针对不同的心理特点进行护理：焦虑恐惧型患者，医护人员要开导他们，使其增强战胜疾病的信心，要耐心倾听患者的各种主诉，及时处理患者的各种不适，尽量满足患者的要求。针对悲观忧郁型患者，需要家庭的情感支持，嘱家属多关心患者，要帮助患者树立战胜疾病的信心，学会自我调节控制情绪，积极配合治疗。针对孤单寂寞型患者，应该主动接近他们，温和热情地开导，关心他们的饮食起居，帮助他们解决生活上的实际困难，让他们得到心理上的安慰和寄托。

（七）健康指导

（1）向患者、家属、探视者讲解肺结核和肝炎防治的一般知识。对肺结核痰菌阳性患者，重点宣传结核病隔离的必要性，如到室外走动应戴口罩，痰液吐到专用有盖杯或纸巾上，收集于专用污物袋中焚烧；与他人说话时应保持1 m距离，咳嗽时不可面对他人，用纸巾捂口，以防止带菌唾沫传播结核杆菌。保持居室通风，勤翻晒床上用品，适度运动，增强体质，做力所能及的工作。

（2）保证休息：休息是治疗结核和肝炎的一项重要措施，应当根据肝损害的不同程度指导患者休息。肝功能轻中度损害者，可适当活动，以患者不感到疲乏为度；重度受损者，必须严格卧床休息,以减轻肝脏负担。因为安静卧位时可使肝血流量增加30%,利于肝细胞的恢复。

(3)戒烟禁酒:吸烟伤肺,饮酒伤肝。吸烟、酗酒导致营养不良、空气污染、抵抗力下降是结核病家庭传染的重要因素,并且是抗结核药物损害肝的高危因素。用耐心教育患者不吸烟、不饮酒,讲解其危害性,使他们能自愿戒烟禁酒,积极配合治疗。

(4)康复过程中注意检查服药,定期复查,加强营养。如出现乏力、食欲缺乏、呕吐、巩膜黄染应及时就诊,在医师的指导下完成全程抗结核治疗。如无特殊,每月到医院复查肝功能、肾功能、血常规、胸部 X 线片等。完成全疗程后根据医嘱停药。

四、护理评价

(1)患者能够正确对待疾病,保持乐观情绪。

(2)生活规律,劳逸结合,恢复期可参加散步、体操等轻体育运动。

(3)加强营养,适当增加蛋白质摄入,避免长期高热量、高脂肪饮食,戒烟酒。

(4)实施适当的家庭隔离,餐具用具洗漱用品专用,排泄物、分泌物用 3%含氯石灰(漂白粉)消毒后弃去。

(5)定期复查。

(王丽娟)

第五节　结核性胸膜炎

结核性胸膜炎是胸膜对结核分枝杆菌高度变态反应时产生的胸膜炎症,是最常见的一种胸膜炎,可发生于任何年龄,是儿童和青年最常见的胸膜炎。

结核性胸膜炎是结核分枝杆菌及其代谢产物进入高度过敏状态的机体胸膜腔所引起的胸膜炎症,是原发或继发结核累及胸膜的结果,属于肺结核五大类型中的第四型,其虽非肺部病变,但在临床上与肺结核有密切的关系。

一、病因及发病机制

结核性胸膜炎的病原体是结核分枝杆菌,发现结核菌达到胸膜腔的途径:病变直接蔓延,淋巴播散和血行播散。结核性胸膜炎的发生,目前认为与两个因素有重要关系,一方面由于结核菌及其代谢产物的刺激,另一方面是机体对结核菌及其代谢产物的敏感性增高。当机体处于高度变态反应状态,结核菌及其代谢产物侵入胸膜,则引起渗出性胸膜炎。当机体对结核菌变态反应较低,则只形成局限纤维性胸膜炎(即干性胸膜炎)。少数患者由干性胸膜炎进展为渗出性胸膜炎,胸膜炎症早期有胸膜充血、水肿和白细胞浸润占优势,随后淋巴细胞转为多数,胸膜内皮细胞脱落,其表面有纤维蛋白渗出,继而浆液渗出,形成胸腔积液,胸膜常有结核性结节形成。

二、临床表现

结核性胸膜炎可发生于任何年龄,但多见于儿童和 40 岁以下的青壮年。按病理解剖可分为干性胸膜炎和渗出性胸膜炎两大类。

（一）干性胸膜炎

干性胸膜炎可发生于胸膜腔的任何部分。症状轻重不一,有些患者很少或完全没有症状,而且可以自愈。有的患者起病较急,有畏寒,轻度或重度低烧,但主要症状是局限性针刺样胸痛。胸痛是因为壁层和脏层胸膜互相贴近摩擦所致,故胸痛多位于胸廓呼吸运动幅度最大的部位。如腋前线或腋后线下方,深呼吸和咳嗽时胸痛更严重。如病变发生于肺尖胸膜,胸痛可沿臂丛放射,使手臂疼痛和知觉障碍,如病变在膈肌中心部,疼痛可放射到同侧肩部。病变在膈肌周边部,疼痛可放射至上腹部和心窝部。由于患者疼痛不敢深呼吸,故呼吸急促而浅表,当刺激迷走神经时可引起顽固性咳嗽。查体可见呼吸运动受限,局部有压痛,呼吸音减低,最主要的是可听到胸膜摩擦音。此摩擦音不论呼气或吸气均可听到,且咳嗽后不变,这是胸膜摩擦音的特点。此时,胸膜摩擦音为重要体征。

（二）结核性渗出性胸膜炎

临床症状因发病部位、病理改变、积液量不同,有着较大的差异,一般常急性发病,但也可以缓慢发病。具体表现如下。

1.全身症状

全身症状常有结核中毒症状,如发热、消瘦、乏力、食欲缺乏、失眠及盗汗等。

2.发热

80%以上患者有发热,多为中、高度热,可持续数天至数周之久。抗结核药物及激素应用,以及胸腔抽液后,体温逐渐下降。

3.胸痛

起初胸腔积液不多,故胸痛明显,多为刺激性剧痛。待胸腔积液增多,将脏层和壁层胸膜分开,胸痛即消失。在病程后期,由于胸腔积液逐渐吸收而两层胸膜又接触摩擦或发生粘连又可出现胸痛,大多为隐痛,直至急性炎症消退为止。

4.咳嗽

80%的患者有咳嗽症状。干咳、无痰或少量黏液痰,这是因胸膜刺激而发生的反射性咳嗽。如大量积液压迫肺组织、支气管分泌物排泄不畅或同时有肺结核则可出现不同性质的咳嗽、咳痰。

5.呼吸困难

呼吸困难见于大量胸腔积液压迫肺组织、心、血管,导致呼吸面积及心排血量减低,患者可出现呼吸困难,端坐呼吸和发绀。胸腔积液越多,发生愈快,症状也愈剧烈。在抽液或渗液逐渐吸收后,呼吸困难即会改善。

三、诊断

由于胸腔积液中结核分枝杆菌检查阳性率低,结核性胸膜炎的诊断需要了解患者结核病接触史,结核病症状、体征、胸部 X 线、B 超检查、PPD 皮肤试验、血清抗结核抗体及胸腔积液及相关生化、细菌学、胸膜病理检查,进行综合分析作出诊断。可根据以下作出诊断。

（1）程度不同的咳嗽、胸痛、胸闷、发热、乏力、盗汗、消瘦等,女性可有月经混乱,可有结核病接触史、家族史。

（2）查体患侧胸廓饱满、叩诊呈浊音、听诊呼吸音低有胸膜摩擦音。

（3）胸部 X 线及 B 超检查可见胸膜肥厚、胸腔积液影。

（4）末梢血白细胞总数正常或偏高，血沉正常或快。

（5）PPD 皮肤试验阳性，少数阴性。

（6）胸腔积液为黄色渗出液，少数为红色血性。

（7）胸腔积液结核分枝杆菌涂片、培养阳性。

（8）胸腔积液生化检查腺苷脱氨酶（ADA）升高等。

四、治疗

（一）抗结核药物治疗

以异烟肼、利福平、吡嗪酰胺为主要短程化疗方案，6 个月疗程的短程化疗已被普遍公认的标准疗程。复治患者可选用敏感药物或二级药物治疗，疗程以 8～10 个月为宜。化疗期间应注意肝功能变化。

（二）胸腔穿刺抽液

及早清除积液，可解除肺及心、血管压迫、改善呼吸、减轻毒性症状，更重要的是防止纤维蛋白沉着和胸膜肥厚。少量积液一般不需抽液，或只做诊断性穿刺。因胸腔积液过多，呼吸困难明显者，经药物治疗渗液吸收缓慢可做胸腔穿刺抽液以缓解症状，避免纤维蛋白沉积使胸膜粘连增厚。首次抽液量不宜超过 700 mL，以后每次抽液不得超过 1 000 mL，以免胸腔压力骤降，发生纵隔移位，引起循环障碍或休克。操作过程中要密切观察患者有无头晕、面色苍白、出冷汗、心悸、胸部剧痛、刺激性咳嗽等情况。一旦发生立即停止抽液，并给予相应处理，如协助患者平卧，给予氧气吸入。必要时皮下注射 1∶1 000 肾上腺素。记录抽出液的色、质、量，标本及时送检。

（三）糖皮质激素治疗

具有抗过敏、降低机体敏感性、减少胸腔积液排出、促使吸收、防止胸膜粘连和减轻中毒症状等作用。急性结核性胸膜炎毒性症状严重，胸腔积液较多，在化疗和抽液的同时应用激素治疗，一般主张待体温正常，全身毒性症状消失，积液日渐吸收后逐渐减量，一般疗程为 4～6 周，个别停药后再次出现渗液，称为反跳现象，故停药速度不宜过快。

五、护理

（一）一般护理

卧床休息，病室保持安静、整洁、通风良好。生活起居要有规律，保持精神舒适，心情愉快，适当的锻炼身体，注意不可过于疲劳。一般卧位取半卧位，以减少耗氧量，若呼吸困难者，可配合氧疗，改善呼吸，有胸腔积液需采取患侧卧位，使健侧肺充分发挥代偿作用。病情允许的情况下，鼓励患者下床活动，增加肺活量。鼓励患者积极排痰，保持呼吸道通畅。

（二）饮食护理

结核病属于慢性消耗性疾病，长期低热加之胸腔积液，使大量蛋白渗出，指导患者选择高蛋白、高热量、高维生素易消化的饮食，如牛奶、豆浆、鸡蛋、鱼等，避免烟、酒、辛辣的刺激性食物，多吃新鲜蔬菜和水果，保证营养的摄入，以增强机体的抗病能力。尽量少吃或不吃海鲜。大量胸腔积液时适当限制食盐的摄入。

（三）高热护理

发热为本病最常见的临床表现，体温大都在 38～40 ℃，可持续数天或数周。当患者高热、打寒战时,要做好保暖工作,可以增加不同厚度的被褥,在使用热水袋时谨防烫伤。对于体温在38.5 ℃以上者出现高热问题时,应予每4小时测试体温一次,37.5 ℃以上者每天测试体温4次,直到体温恢复正常后72小时。体温超过38.5 ℃者,应给予物理降温或遵医嘱给药,30分钟后复测体温,如酒精擦洗、冰袋降温、冰帽降温等方式,防止高热后的惊厥。当患者出汗时,要及时擦汗、更衣,以免着凉,预防受凉以后可能导致疼痛或疼痛的加剧。

(四)用药护理

在实施抗结核的治疗过程中,还要遵守早期、联合、适量、规律、全程的原则,让患者可以按时、按量服用药物,杜绝自己停药、减药,服用药物期间如果伴有不良反应应及时就医。对慢性结核性胸膜炎及包裹性的胸膜炎可以进行胸腔内给药,在引流出胸腔积液后可以注入药物,注入药物后嘱患者多活动,不能下床者多翻身,以便药物在胸腔内混匀。用药后加强对患者的观察,以防发生药物反应。

(五)胸痛护理

胸痛是结核性胸膜炎首发或主要症状。疼痛本身是一种主观感觉,可因本身和心理压力加重或减轻。首先让患者采取舒适的卧位,护士要教会患者精神放松术,听听音乐,看有意义的书籍,以转移注意力来减轻疼痛。疼痛患者早期应卧床休息,减少活动,并取半卧位,使膈肌下降、胸腔扩大、肺活量增加而改善呼吸困难,发绀者给予舒适体位,可以抬高床头、半坐卧位或端坐位,必要时给予吸氧。吸氧的患者按照消毒隔离的要求做好鼻导管的相关护理。胸痛轻者可热敷,重者可用胶布紧贴患侧或者胸带外固定,减少胸壁运动,减轻疼痛。疼痛剧烈时也可遵医嘱予以止痛剂。教会患者腹式呼吸,以减少胸膜摩擦,卧床休息时采用患侧卧位。

(六)心理护理

结核疾病由于其发病时间较长,因而患者极易产生一些较为悲观、孤单、自卑及消极的心理问题。因而为了能够消除患者心理问题,医护人员在评估患者心理状态的同时要建立良好的护患关系,需要积极的开导患者,耐心的、热情地向患者讲解结核性胸膜炎的临床治疗手段及治愈率,告知其只要通过良好的临床治疗,该病是完全可以治愈的,以此来为患者树立坚持治疗的信心,将消极的不良情绪转变为积极向上的心态,进而积极的配合医护人员的治疗与护理。鼓励患者及家人建立良好的社会支持网,多与家人,朋友沟通联系,保持良好的心态与疾病斗争。

(七)健康指导

指导患者及家属充分的认识结核性胸膜炎的相关知识,能够积极主动地配合治疗,并能主动进行相应的康复锻炼。指导患者有意识的控制呼吸,胸腔积液吸收后开始深呼吸训练。方法:先深吸气,稍屏气,再慢慢地呼气。每次持续5~10分钟,每天1~2次。按医嘱按时按量激素治疗,必须根据医嘱调整剂量。坚持有规律的长期服药,定期复查。注意营养、避免疲劳,防止受凉,预防上呼吸道感染。加强体育锻炼,增强身体素质,提高身体的抗病能力。

(八)观察要点

注意观察体温、脉搏、呼吸的变化以及咳嗽、胸闷、胸痛等症状有无改善。定期监测动脉血气分析值的变化,血气分析报告值要及时与医师联系,观察药物的疗效及不良反应,激素应用时注意饮食、四肢活动、牙龈和胃肠道出血情况等。

(王丽娟)

第六节 肠 结 核

肠结核是结核分枝杆菌侵入肠道引起的慢性特异性感染,多继发于肠外结核,特别是开放性肺结核,且好发于回盲部。其临床表现为腹痛,大便习惯改变,腹部包块及发热、盗汗、消瘦等结核毒性反应,但缺乏特异的症状和体征。本病患者大多为青壮年,其治疗以抗结核药为主。通过合理、充分用药,本病一般可获痊愈。

一、主要表现

肠结核多见于 10～29 岁的青少年(60％),女性多于男性。患者常有体弱、消瘦、贫血、食欲下降、不规则发热和盗汗等全身症状。但增殖型肠结核全身症状较轻。

(一)溃疡型

溃疡型肠结核的临床表现主要是肠炎症状。患者多有慢性右下腹痛及脐周痛,有时疼痛可波及全腹。腹痛为隐痛或痉挛性疼痛,餐后加重,排便后减轻。除腹痛外,常有腹泻和便秘交替出现。腹泻多为水泻或稀便。病变累及结肠时,可有黏液和脓血便及里急后重感。尚有低热、盗汗、消瘦、食欲减退等全身症状。体检时右下腹有压痛,肠鸣音活跃,伴有肠腔狭窄时可见肠型。急性穿孔时,可出现剧烈腹痛和弥漫性腹膜炎体征。

(二)增殖型

增殖型病变在临床上主要表现为慢性不完全性低位肠梗阻症状。随着肠腔的缩小,梗阻趋向完全,此时有典型的肠梗阻症状:患者有腹胀、阵发性腹痛,停止排便排气,时有呕吐。体检时可见腹部胀气和肠型、肠鸣音亢进。有时也可扪及腹部肿块,肿块多位于右下腹、质地较硬,不易推动,较难与癌性肿块相鉴别。

二、治疗要点

(一)抗结核药物

常采用异烟肼 0.3 g,口服,1 次/天;利福平 0.45 g,口服,1 次/天,联合化疗,疗程 6～9 个月。对严重肠结核或伴有肠外结核者,一般加用链霉素 0.75 g,肌内注射,1 次/天,或吡嗪酰胺 0.5 g,口服,3 次/天,或乙胺丁醇 0.25 g,口服,3 次/天。

(二)全身支持疗法

全身支持治疗,加强营养支持。

(三)对症治疗

腹痛时用颠茄 16 mg,口服,3 次/天,或山莨菪碱 10 mg,肌内注射。腹泻严重应补液,纠正电解质紊乱。合并完全性肠梗阻、急性穿孔及大出血者,应及时采用外科手术治疗。

(四)手术治疗

伴有活动性肺结核的溃疡型肠结核患者不宜行外科治疗,因该型肠结核病变广泛,不易全部切除,术后复发可能甚大,且可导致结核播散。

三、护理措施

(一)疾病观察

(1)疼痛情况。

(2)腹泻及肠功能改变情况。

(3)消瘦及发热。

(二)护理要点

肠结核患者应注意劳逸结合,避免劳累,应加强营养,进食富含多种维生素、蛋白质和热量的饮食,腹痛可口服阿托品 0.3～0.6 mg、颠茄合剂 10～15 mL;腹泻可口服止泻药及钙剂,严重腹泻者应注意维持水、电解质平衡。

1.疼痛的护理

(1)与患者多交流,分散其注意力。

(2)严密观察腹痛特点,正确评估病程进展状况。

(3)采用按摩、针灸方法,缓解疼痛。

(4)根据医嘱给患者解痉、止痛药物。

(5)如患者突然疼痛加剧,压痛明显,或出现便血等应及时报告医师并积极抢救。

2.营养失调的护理

(1)给患者解释营养对治疗肠结核的重要性。

(2)与患者及家属共同制订饮食计划。应给予高热量、高蛋白、高维生素饮食。

(3)严重营养不良者应协助医师进行静脉营养治疗,以满足机体代谢需要。

(4)每周测量患者的体重,并观察有关指标,如电解质、血红蛋白。

四、保健

(一)休息与营养

活动性肠结核患者,须卧床休息,积极改善营养,必要时给予静脉高营养治疗,以增强抵抗力。

(二)预防

主要是针对肠外结核,特别是肺结核的预防。对于肺结核应早期诊断、早期治疗,肺结核患者不要吞咽痰液。加强防治结核病的卫生宣传教育,牛奶要经过灭菌消毒,提倡分餐制,切实做好卫生监督。

(王丽娟)

第七节 耐药结核病

一、分类

(一)耐药结核病(drug-resistant tuberculosis,DR-TB)

体外试验证实结核病患者感染的结核分枝杆菌对 1 种或多种抗结核药物耐药。

(二)单耐药结核病(drug-resistant tuberculosis,DRTB)

体外试验证实结核病患者感染的结核分枝杆菌对 1 种抗结核药物耐药。

(三)多耐药结核病(polydrug-resistant tuberculosis,PDR-TB)

体外试验证实结核病患者感染的结核分枝杆菌对包括异烟肼和利福平在内的 2 种以上抗结核药物耐药。

(四)耐多药结核病(multidrug-resistant tuberculosis,MDR-TB)

体外试验证实结核病患者感染的结核分枝杆菌至少对一线抗结核药物中的异烟肼和利福平耐药。

(五)广泛耐药结核病(extensively drug-resistant tuberculosis,XDR-TB)

体外试验证实结核病患者感染的结核分枝杆菌至少对一线抗结核药物中的异烟肼和利福平耐药外,同时对卡那霉素、阿米卡星、卷曲霉素中的任一注射类药物和氧氟沙星、左氧氟沙星、莫西沙星中的任喹诺酮类药物耐药。

(六)全耐药结核病(totally drug-resistant tuberculosis,TDR-TB)

体外试验证实结核病患者感染的结核分枝杆菌对所有一线抗结核药物(H、R、Z、S、E)和进行药敏试验的所有二线抗结核药物[氧氟沙星(Ofx)、卡那霉素(Km)、阿米卡星(Amk)、卷曲霉素(Cm)、乙硫异烟胺(Eto)、丙硫异烟胺(Pto)、环丝氨酸(Cs)、对氨水杨酸(PAS)等]均产生耐药。

二、护理评估

(一)健康史

耐药结核病的产生原因如下。

1.不合理化疗

如对有初始耐异烟肼或利福平的新发涂阳患者,在强化期仅给 2～3 种药物,造成强化期不强。强化期一般至少要有 2 种敏感的杀菌药物,加上 1～2 种抑菌药物,才能发挥有效的杀菌作用。又如对治疗失败者增加 1 种其他药物,或对复发病例重新单一加药,结果造成单药化疗,极易产生耐药性。

2.化疗管理不善

化疗过程中,未实施督导管理,特别在强化期,患者依从性差,造成不规则服药,中断治疗,随意更改方案,甚至未满疗程而过早停药。这是产生耐药性的常见且重要的原因。

3.药品供应问题

贫困患者由于经济上的原因或缺乏社会保障而不能获得所需要的全部抗结核病药物;抗结核药由于管理上的失误,或发展中国家经费有限等原因而致短缺频繁或长期缺货,以及药品质量致药物生物利用度差,影响疗效。

4.耐药结核的多发人群

(1)复治失败患者或慢性患者。

(2)耐药结核病患者接触者。

(3)初治失败。

(4)短程化疗 2 个或 3 个月末痰菌仍阳性患者。

(5)复发或复治患者。

（6）暴露于耐药结核病暴发或流行地区者。

（7）耐药结核病高流行地区。

（8）服用质量差或质量不明抗结核药物史者。

对以上患者均应行痰的结核杆菌培养及药物敏感试验明确是否为耐药结核病患者。

（二）身体状况

1.全身性结核病中毒症状

最主要表现是发热和盗汗,最早期的症状是困倦和乏力,最普遍的症状是食欲缺乏、体重减轻。女性患者还可能出现月经不调、自主神经功能紊乱等表现少数急性发展的肺结核可能出现高热等急性发病症状。

2.呼吸系统症状

最主要的表现是不同程度的咳嗽、咳痰或伴有不同程度的咯血。次要症状是间断反复感冒或胸部隐痛,呼吸困难,胸痛常与病变牵扯胸膜有关。呼吸困难在病变广泛或伴有胸腔积液、自发性气胸等情况时出现。

（三）辅助检查

判断结核病患者是否耐药,需要进行痰或胸腔积液、脑脊液、尿液等体液的结核杆菌培养及药物敏感试验,如体外试验结果证实对一种或多种抗结核药耐药即可诊断为耐药结核病。如果培养阴性,无法获得细菌学耐药结果,根据临床表现及影像学等检查结果可综合判断是否治疗有效及有无耐药可能,并酌情按照耐药方案进行治疗。

（四）心理-社会状况

耐药结核病是一种慢性传染病,治愈率低、病死率高,故一旦患了结核病,患者就认为是患了不治之症,会出现紧张、害怕、恐惧、焦虑的心理,常担心疾病是否可以治好、治疗需多长时间和治疗费用等问题,且因活动期具有传染性,常需要隔离治疗,易产生焦虑、抑郁、孤寂和被人嫌弃感及自卑、多疑心理;而不良的精神、心理因素又影响疾病的治疗和康复。因此,应根据患者的性格特征进行心理护理,教会患者保持情绪稳定,不可有悲观情绪让患者保持乐观、积极的心理,增强战胜疾病的信心。家庭成员应注意患者的心理变化,尽量为患者创造一个温馨、轻松的家庭氛围,与患者一起多了解结核病的防治知识,使其保持积极的生活态度和良好的心理状态。

三、常见护理诊断/问题

（一）低效性呼吸形态

低效性呼吸形态与痰多或咯血有关。

（二）有窒息的危险

窒息与大咯血有关。

（三）营养失调:低于机体需要量

营养失调与结核病消耗增加、摄入不足有关。

（四）焦虑

焦虑与疾病病程长有关。

（五）恐惧

恐惧与咯血或疾病恶化有关。

(六)知识缺乏

知识缺乏与医疗知识的复杂性有关。

(七)遵守治疗方案无效

遵守治疗方案无效与长期化疗及药物的不良反应有关。

(八)娱乐活动缺乏

娱乐活动缺乏与病程长、疾病有传染性有关。

四、护理措施

(一)一般护理

1.做好消毒、隔离工作

做好耐药结核病患者与其他患者、医务人员和工作人员的隔离工作,以防止耐药结核病在医院内传播。告知患者不能随地吐痰,可将痰吐于纸上回收焚烧处理,咳嗽、打喷嚏时要遮住口鼻,减少耐药结核菌的传播。家属与患者接触不能避免,易感性高,如感染耐药结核杆菌,要让家属掌握消毒隔离方法,保护易感人群。

2.床位安排

根据痰检结果,将痰菌阳性患者通过调换床位,集中安置在一定区域;对耐药结核病患者,安排在病房下风侧,通过卫生宣教,督促其戴口罩、不相互串病房,以减少交叉感染。

3.饮食指导

耐药肺结核是一种慢性消耗性疾病,丰富的营养对疾病的恢复起着重要的作用,应鼓励患者进高蛋白、高热量、高维生素的饮食,如牛奶、豆浆、鸡蛋、瘦肉、蔬菜水果等饮食应当尽量多样化,不吃刺激性强的食物。

4.休息、活动指导

保持充足的睡眠,进行适宜的活动锻炼。咯血者应卧床休息,待症状明显改善后进行活动,活动量应根据患者的病情而定。

(二)病情观察

严密观察患者的生命体征及病情变化。由于患者长期用药,注意观察有无巩膜及皮肤的黄染,若出现不良反应及时向医师报告予以对症处理。

(三)用药护理

(1)耐药结核病的治疗同样应坚持早期、联合、适量、规律、全程的原则,要向患者宣传不规则治疗的危害性及对预后的影响,使患者在治疗中能积极主动地接受治疗、配合治疗、规则治疗、完成治疗。嘱患者及家属切记规范服药和谨遵医嘱,做到按时、按量,不自行增、减药量和药物种类,不能漏服。

(2)对年龄偏大或记忆力减退患者,应让家属全面了解所用药物的治疗作用及不良反应以做好监督工作。

(3)由于临床患者对抗结核药的耐受性和肝肾功能情况不同及耐药结核病患者的存在,因此,治疗方案应个体化,要注意观察药物的不良反应,确保合理化疗的完成及提高耐药结核病痰菌阴转率。

(四)对症护理

除按医嘱用祛痰药外,还应采取协助患者排痰措施。

1.指导患者有效咳嗽

适用于神志清醒、尚能咳嗽的患者。患者取舒适体位,先行 5～6 次深呼吸,然后于深吸气末保持张口状,连续咳嗽数次使痰到咽部附近,再用力咳嗽将痰排出;或患者取坐位,两腿上置一枕顶住腹部,咳嗽时身体前倾,头、颈屈曲,张口咳嗽将痰液排出。嘱患者取侧卧屈膝位,有利于膈肌、腹肌收缩和增加腹压,并经常变换体位有利于痰液咳出。

2.拍背与胸壁震荡

适用于长期卧床、久病体弱、排痰无力的患者。患者取侧卧位,医护人员指关节微屈、手呈扶碗状,从肺底由外向内、由下向上轻拍胸壁震动气道,边拍边鼓励患者咳嗽,以利于痰液排出;或指导患者双侧前臂屈曲,两手掌置于锁骨下,咳嗽时以上前臂同时叩击前胸及侧胸壁,振动气管分泌物,以增加咳嗽、排痰效率。

3.吸入疗法

分湿化和雾化治疗法,适于痰液黏稠和排痰困难者。湿化治疗法是通过湿化器装置,将水或溶液蒸发成水蒸气或小水滴,以提高吸入气体的湿度,达到湿润气道黏膜、稀释痰液的目的。雾化治疗法常用超声发生器薄膜的高频震荡,使液体成为雾滴,其高密度而均匀的气雾颗粒能到达末梢气道,排痰效果好。若在雾化液中加入某些药物如痰溶解剂、平喘药、抗生素等,排痰、平喘、消炎的效果更佳。

4.体位引流

是利用重力作用使肺、支气管内分泌物排出体外。适用于痰液量较多、呼吸功能尚好者,根据患者病灶部位,采取相应的体位,使痰液潴留部位高于主支气管,同时辅以拍背,以便借助重力使痰液流出。

5.机械吸痰

适用于痰量较多、排痰困难、咳嗽反射弱的患者,尤其是昏迷患者行气管插管或气管切开时,可预防窒息。

(五)饮食指导

(1)结核病患者应给予高蛋白和热量。结核病的任何症状都会使组织蛋白和热能严重消耗,因此在食物蛋白质和热量的供应上,都要高于正常人,以奶类、蛋类、动物内脏、鱼虾、瘦肉、豆制品等食物作为蛋白质的来源。牛奶中含酪蛋白及钙质较丰富,是结核病患者较为理想的营养食品。热量供给量以维持患者正常体重为原则,糖类主食可按食量满足供给,不必加以限制,但脂肪不宜多吃,以免引起消化不良和肥胖。同时多食新鲜蔬菜、水果。维生素和无机盐对结核病康复促进作用很大。其中维生素 A 有增强身体抗病能力的作用;B 族维生素和维生素 C 可提高体内各代谢过程,增进食欲;如有反复咯血的患者,还应增加铁质供应,多吃绿叶蔬菜、水果及杂粮,可补充多种维生素和矿物质。

(2)对因抗结核药物不良反应致药物性肝病患者,指导其应避免进食过高热量的食品,如煎、炸食物、巧克力等,以防肝脂肪变性,妨碍肝细胞的修复。进食量少的患者则给予静脉补充适量清蛋白、氨基酸、葡萄糖和维生素。同时嘱患者戒烟、戒酒,合理安排休息,避免劳累,以促进身体的康复。

(六)心理护理

耐药肺结核患者因活动期具有传染性,常需隔离治疗,易产生焦虑、抑郁被人嫌弃感及自卑、多疑心理。且治疗疗程长,部分患者疗效不佳,常担心疾病预后、治疗费用等问题,而不良的精神、心理因素又影响疾病的治疗和康复。因此,应根据患者的性格特征进行心理护理,让患者保持乐观、积极的心理,增强战胜疾病的信心。嘱家庭成员注意患者的心理变化,尽量为患者创造一个温馨、轻松的家庭氛围,与患者一起多了解结核病的防治知识,使其保持积极的生活态度和良好的心理状态。

(七)健康指导

1.公共卫生指导

结核病是呼吸道传染病,在痰菌结果阴转之前一定要注意与家人及周围人群的适当隔离;不要随地吐痰,吐痰入盂(痰盂内放石灰水或消毒液),不要对着别人咳嗽,咳嗽时可用餐巾纸捂嘴,然后将纸烧掉,每次吐痰后应当漱口,不要吞咽痰液,应当用公筷;碗筷餐具用水煮沸至少5分钟可杀死结核菌,面巾和耐热的衣服可用开水烫,不耐热的衣服、书籍应在阳光下暴晒6小时。

2.药物治疗指导

坚持按医师制订的化疗方案治疗,服从医护人员的管理,树立坚定信心,充分与医师配合,完成规定的疗程是治好结核病的关键。

3.结核病的督导

耐多药结核病不同于一般的结核病,疗程长达24个月甚至更长,每天要按时服药,服药期间如果出现不良反应,应及时与督导医师沟通,不要随便自行停药,要定期复查胸部X线片和肝肾功能,如果出现肝功能异常,应及时保肝治疗

五、护理评价

通过积极的治疗,观察患者是否达到以下标准。

(1)按照化疗原则遵医嘱服药。

(2)科学膳食、规律生活。

(3)有良好的心理状态,正确面对疾病。

(4)积极采取预防传播的方法。

(王丽娟)

第十一章

消化内镜室护理

第一节　消化内镜诊疗区域的设置与院感管理

合理的布局和设置可为患者及工作人员提供良好的环境与工作动线,更是安全工作的基础。根据 FMS.8 要求,消化内镜中心的设计原则是:明确功能定位、形式适合功能、处处以患者为本。总体面积是根据诊疗工作的具体情况而定,包括开展的诊疗项目、每年诊治患者的数量、内镜技术水平等。设施布局应遵循 FMS.7 标准和国家的相关规定,并且符合《中华人民共和国消防法》。

一、内镜诊疗区域的布局和设置

内镜中心包含六大功能区域:操作区、候诊区、清洗消毒区、麻醉恢复区、教学区以及辅助区。以操作区为中心,其他各区为配合操作区而设置的。

(一)内镜操作区的设置

内镜操作区包含四间上消化道诊疗室,两间下消化道诊疗室,经内镜逆行胰胆管造影(Endoscopic Retrograde Cholangio-Pancreatography,ERCP),操作室一间,VIP 诊室两间。操作室数目的设计主要决定于诊疗人数。每个操作室的面积不小于 20 m²(房间内安放基本设备后,要保证检查床有 360°自由旋转的空间),保证内镜操作者及助手有充分的操作空间,开展治疗内镜或有教学任务的操作室可适当扩大面积。

每间诊疗室需要配备集成内镜主机、显示器、高频电发生器、医疗气体管道、电器信号线及网线、各种引流瓶及气体接口等。操作室内的物品与设施要求整齐划一,标识清晰可辨。

(二)麻醉恢复区(室)的设置

设立独立的麻醉恢复室,此区域内固定放置抢救车一部、麻醉车两部(进诊室施行麻醉时必备)。每个诊疗床配备一台监护设备、给氧系统、吸引系统及急救呼叫系统,由专业麻醉恢复护士进行监护。

(三)清洗消毒区(室)和镜库的设置

消化内镜中心设立独立的清洗消毒室,上下消化道清洗消毒设备分区,均配置全自动和/或人工内镜洗消机器、附件清洗用的超声清洗机器、测漏装置、干燥装置等。设立独立的内镜存储室两间,备有恒温空调设施,保持温度 20～25 ℃,相对湿度 30％～70％;自动空气消毒机,每天 2 次循环空气消毒;且要满足避光、干燥、清洁的要求。

(四)ERCP 室的基本设置

ERCP 由于需要借助于 X 线机显影,所以诊室要求更大,约 50 m²,可以容纳内镜设备、监护设备及 X 线设备,还有足够的空间便于内镜医师、护士及助手操作各种设备。此外,还要有足够的区域提供给麻醉支持及监护复苏设施。各种附件应摆放在容易拿取的地方。设置独立的 ERCP 配件柜,柜内采取抽屉式挂钩,各种配件分类清楚,根据型号有序挂放,易于获取。诊疗结束后柜门关闭,整齐划一,同时严密监控温湿度。每天紫外线空气消毒机进行消毒,每季度行空气培养监测。设有内镜转运车,洁污明显区分。

ERCP 手术需要医师及护士在患者身边贴身进行操作,手术空间紧邻 X 线机,所以实行 ERCP 操作的内镜医师和护士均应接受规范的 X 线相关知识培训,并持证上岗,佩戴 X 线剂量监测卡,每季度检测 X 线照射剂量。每一个在 X 线机周围工作的人员都应该注意职业防护,穿铅衣(铅的厚度为0.2～0.5 mm)防护 X 线。还应该戴铅围脖以保护甲状腺。科室配备足够的防护设施,定期进行清洗消毒,并监测防护设备的完整性。

二、内镜中心医院感染管理

内镜中心作为医院的重点院感监控部门,更要注重医院感染管理工作的医疗质量控制,制定和完善内镜中心各项规章制度,落实岗位培训制度,将内镜清洗消毒专业知识和相关的医院感染预防与控制知识纳入内镜中心工作人员的继续教育计划。

(一)人员要求

从事内镜清洗消毒的工作人员应遵循 PCI.11 标准:医院为员工、医师、患者、家属或其他明确涉及医疗服务的照护人提供感染预防和控制的培训,相对固定,人员配备应与内镜诊疗量相匹配,指定一位内镜护士负责内镜清洗消毒质量的监测工作,每月进行生物学检测。

(二)监测内容

PCI.10 标准:感染预防和控制流程与医院的总体质量改进和患者安全计划相结合,采用在流行病方面对医院具有重要意义的监测指标。监测的内容包括各种型号的内镜、活检钳、空气、使用中的消毒液、医务人员手表面、操作台、储镜柜等。对监测结果不达标的,应查找原因并有改进措施,直至监测合格。内镜数量少于等于 5 条的,每次全部监测;多于 5 条的,采用轮换抽检的方式,每次监测数量不低于内镜总数量的 25％。每条内镜每年至少监测一次。当内镜室负责清洗、消毒的工作人员变动时应增加内镜监测的比例和次数。当怀疑医院感染与内镜诊疗操作相关时,应进行致病性微生物监测。

(三)手卫生

手卫生是内镜的院感敏感性监测指标之一,医院及科室每月检查洗手设施齐全,每间诊室配备手卫生装置,采用非手触式水龙头,擦手纸,快速手消毒液。各电梯口、候诊区均有足量配置快速手消毒液,随手可得,应注意效期管理,在醒目位置注明开启时间和失效时间。

三、内镜清洗消毒流程

内镜使用应遵循 PCI.7 标准,医院通过确保充分的清洁、消毒、灭菌和恰当的储存来降低与医疗/手术的设备、器械和物品有关的感染风险,将所有用于患者诊疗操作后的内镜均视为具有感染性,使用后立即进行清洗消毒处理。不同系统(如呼吸、消化系统)软式内镜的诊疗工作应分室进行;上下消化道的内镜清洗消毒槽分区进行清洗消毒。

(一)内镜清洗消毒流程

内镜工作人员进行内镜诊疗或者清洗消毒时,应遵循标准预防原则和《医院隔离技术规范WS/T311-2009》的要求做好个人防护,穿戴必要的防护用品,如工作服、防渗透围裙、口罩、帽子、手套等。

内镜清洗消毒流程应做到由污到洁,操作规程以文字加图片方式在清洗消毒室明显的位置张贴,使工作人员易于辨识,提高依从性和正确性。

(二)内镜清洗消毒质量控制

内镜清洗消毒质量控制的过程及记录应可追溯。每条内镜使用及清洗消毒情况包括:诊疗日期、患者标识与内镜编号均应具备唯一性,同时记录清洗消毒起始时间及操作人员姓名。使用中的消毒液应按说明书进行有效浓度监测,实时记录,保存期大于 6 个月。

(三)内镜的生物学监测

内镜的生物学监测结果、手卫生和物表的监测结果保存期应超过 3 年。每天诊疗工作结束后,应对诊疗环境进行清洁和消毒处理。各仪器设备整理备用,按设备物资部评估要求进行定期的预防性维护。

(郭成圆)

第二节　消化内镜检查患者的安全管理

消化内镜检查是最常见的侵入性检查,诊治项目复杂、工作量大、患者交接频繁、存在较多的安全隐患。操作安全核查、预防跌倒的管理和患者交接是消化内镜诊疗操作中患者安全管理的关键环节。为确保患者安全,减少交接失误,医院依据 IPGS.4.1 标准使用操作安全核查表。

一、操作安全核查

医院就有创操作实施术前核查,并按相应的流程执行。核查实施应涵盖预约处核查、诊疗准备核查、诊疗操作前核查几项内容。依据安全核查表各项内容对患者进行核查评估,预约护士核对患者身份无误并初步排除内镜诊疗操作禁忌,确认检查时间。

(一)准备室检查前准备

患者进入准备室,再次按消化内镜诊疗操作核查表内容对患者逐项评估,除核对身份外,重点了解患者有无消化内镜诊疗操作禁忌,是否根据医嘱进行诊疗前准备,各项知情同意书是否签署完整等。

(二)诊疗操作间检查前

准备诊疗操作前核查是在患者进入诊疗操作间准备检查前,诊疗操作小组(至少医师、护士各 1 名)再次进行安全核查,医师重点了解患者病史资料,排除诊疗操作禁忌,明确诊疗目的及操作过程需要特别注意的事项,了解术前准备是否充分;护士重点了解患者体位是否正确,义齿等是否取出,是否按医嘱进行相关准备等,核查无误后方可进行诊疗操作。

实施内镜诊疗操作安全核查要从不同环节多次了解患者病史,及时给予相应的处理,避免严重并发症的发生,从而确保患者的医疗安全。

二、预防跌倒管理

IPGS.6 标准:医院制定并实施相应流程,以降低住院患者因跌倒导致伤害的风险。进行内镜检查的患者具有其特殊性,患者均为空腹,尤其是肠镜检查的患者更要求提前服用泻药,以保证检查中良好的视野,避免误诊。内镜中心为患者进行跌倒风险评估,内镜中心所有患者均为高风险的患者,对于特殊的患者,如高龄、行动不便、服用药物或者出血穿孔等急危重症患者优先进行诊疗,并设立特殊等待区域。该区域位于导诊台前方,靠近护士台,便于及时观察病情变化。预防跌倒措施包括:通过科内宣传栏、告示、预约单上温馨提示、预约时口头交代等形式进行预防跌倒、坠床的护理安全教育,告知患者家属陪同的重要性,指导患者来医院检查时着装简单合适,最好穿防滑鞋,合适的检查衣裤,以穿脱方便。

(一)加强预防跌倒与坠床的健康教育

在候诊时播放相关视频,指导患者正确上下检查床,正确使用轮椅、平车。教会患者如厕时,如有紧急情况,按厕所内呼叫器通知护士。

(二)环境整洁,标识清楚

保持候诊厅环境整洁,标识清楚,划分住院患者、危重患者、麻醉患者及跌倒高危人群候诊区域,有利于观察与护理;注意保持诊室、走廊、厕所地板的干燥。

(三)协助患者诊查

患者进入检查区域时协助患者家属正确使用轮椅或平车,对年老体弱患者协助搀扶入诊室,上下检查床时适当降低检查床高度,检查结束时保证有人搀扶并及时加床栏保护,操作过程中如果要变换体位应进行指导和协助,检查结束后叮嘱患者不要立即起床,应先平躺再慢慢坐起再下床。

(四)加强对麻醉胃肠镜检查患者的巡视

麻醉胃肠镜检查患者完全复苏后,护士监测患者的生命体征平稳并无头晕等不适才允许患者离开检查床,下床过程中仍然注意搀扶并让其在椅子上休息 30 分钟后才离开医院。并指导患者家属照顾患者预防跌倒。

三、患者交接

IPGS.2.2 标准:医院制定并实施交接的沟通流程。住院患者必须无缝式交接,由病房护士携带住院病历护送患者到内镜中心,当面与内镜护士进行交接,同时双方签名;患者检查后由内镜护士带回病房,再与病房护士当面交班,并签名;麻醉患者则交接给复苏室护士,再由复苏室护士交接给病房护士。

交接内容包括腕带、身份识别、意识、生命体征、知情同意书、检查资料、肠道准备情况、活动性义齿、皮肤完整性、术前术后用药情况、血管通道、切口敷料情况、留置管道、输液/输血情况、转运方式等。

（郭成圆）

第三节　染色内镜检查技术及护理

染色内镜检查技术包括染色剂染色和电子染色两种,作为消化道肿瘤的辅助检查方法,染色后对小病灶的检出率可比常规方法提高2～3倍。染色内镜检查通常要比普通内镜检查过程增加5～10分钟。

一、染色剂染色内镜

染色剂染色内镜是指应用特殊的染料对食管、胃、肠道黏膜染色,从而使黏膜的结构更加清晰,病变部位与周围的对比加强,轮廓更加清晰,从而提高病变的检出率。染色内镜最早于1966年由津田报道,此后报道日渐增多,应用的染料也逐渐增多,应用范围也从最初的胃黏膜染色扩展至食管、胃、小肠和大肠。

(一)适应证

(1)常规内镜无法诊断的病变。

(2)常规内镜检查所发现的食管、胃、大肠黏膜病变,包括黏膜粗糙、糜烂、溃疡等均可进行染色内镜检查。

(3)对Barrett食管及早期食管癌、胃黏膜肠上皮化生及早期胃癌、大肠黏膜病变及早期癌变的诊断。

(4)对幽门螺杆菌感染的诊断。

(二)禁忌证

(1)所有常规内镜检查的禁忌证均为染色内镜检查的禁忌证。

(2)对部分染色剂过敏的病症,如甲状腺功能亢进症是碘染色的相对禁忌证。

(三)术前准备

1.器械准备

(1)电子内镜:最好是电子放大内镜。

(2)主机和光源:根据内镜型号选用相匹配的类型及配置。

(3)注水瓶。

(4)吸引装置。

(5)各种型号的注射器。

(6)喷洒导管。

(7)蒸馏水。

(8)染色剂:根据病变需要选择染料,种类有以下三种。①活体染色剂(如卢戈碘液、亚甲蓝、甲苯胺蓝)能通过扩散主动吸收进入上皮细胞内。②局部对比染色剂(靛胭脂)仅积聚于黏膜表面的凹陷区,从而显示黏膜的表面轮廓。③反应性染色剂(如刚果红)可与上皮细胞表面的特定成分或与特定pH水平的酸性分泌物反应。

2.患者准备

(1)询问病史,评估患者情况,掌握适应证。

（2）向患者说明检查的目的和大致过程及可能出现的情况，并交代检查过程中的注意事项，解除患者焦虑和恐惧心理，以取得合作。

（3）检查前应取得患者的知情同意，签署知情同意书。

（4）由于部分染色剂（主要是碘）有引起过敏的可能性，需事先向患者及家属说明，必要时做碘过敏试验。

（四）术中护理配合

1.患者护理

（1）同常规胃镜或肠镜检查。

（2）检查过程中严密监测病情，注意观察患者神志、面色、生命体征的变化，如有异常，应立即停止，行对症处理。

（3）老年人、使用镇静剂和止痛剂者应加强监护，注意观察患者对止痛剂、镇静剂的反应。

（4）术中患者常出现恶心呕吐、腹痛、腹胀等反应，应轻声安慰患者，必要时对患者行肢体接触，按摩腹部，提醒术者抽气减压，使检查顺利进行。

（5）心理护理要贯穿检查全过程，由于染色内镜的观察一般比普通胃肠镜检查的时间稍长，患者对该检查缺乏了解，常担心染色剂的变态反应及不能承受检查等，易产生紧张、恐惧心理。检查过程中应注意缓解患者的心理压力。

2.治疗过程中的配合

常规配合同胃镜或肠镜检查，黏膜染色的配合如下。

（1）复方碘溶液染色法：一般用于食管，将内镜头端退至可疑病变近端，黏膜表面冲洗干净后，由钳道管口插入一条喷洒导管（最好用专用的喷洒型导管，这样着色均匀，用少量复方碘溶液即可达到目的），将复方碘溶液 3～5 mL 喷洒在病灶及周围黏膜上，1 分钟后观察黏膜染色情况，也可用浸泡法或涂布法，染色时间也只需 1 分钟。复方碘溶液黏膜染色不均匀时，可采用两次重复染色法，两次间隔时间不少于 2 分钟，染色总时间不少于 5 分钟。护士需协助扶镜，以防镜子滑出或移位。给病变部位前后染色时注意推注染料要缓慢，以免黏膜表面产生泡沫而影响观察。正常的食管鳞状上皮内含有丰富的糖原，与碘液接触后可呈现棕褐色，食管癌细胞内糖原含量减少甚至消失，遇碘不变色，这有助于病灶的定位活检；食管炎症、溃疡或肿瘤时上皮糖原含量减少，故染色较浅或不着色。观察完毕用生理盐水冲洗，喷洒、冲洗染剂要彻底，以免将未冲洗干净的染剂误认为是着色病灶，干扰诊断。抽吸干净染料胃液，减少患者不适。护士还要协助术者观察可疑病变，发现染色区或不染色区，应提醒术者于该处取病理活检，以提高早期食管癌或Barrett 食管的检出率。

（2）亚甲蓝染色法：正常胃黏膜不吸收亚甲蓝而不着色，胃黏膜肠上皮化生、不典型增生可吸收亚甲蓝而染成蓝色。胃癌灶也可被染色，但所需时间较长，可能与染料直接弥散作用有关。也可用于肠道黏膜染色。因胃黏膜表面的黏液易被染色而影响黏膜本身染色的观察，故清除胃黏膜表面黏液尤其重要。先肌内注射解痉剂，5 分钟后口服蛋白分解酶链蛋白酶 2×10^4 U、碳酸氢钠 1～2 g 及稀释 10 倍祛泡剂20～80 mL，转动体位 10～15 分钟，使胃壁各部分与药液充分接触。接着行胃镜检查，在镜下用喷洒导管对病变部位喷洒 0.5%～0.7%亚甲蓝溶液 10～20 mL，2～3 分钟后用水冲洗，观察黏膜染色情况。另一种方法为口服法，禁食 12 小时，清除黏液方法同上，口服 100～150 mg 亚甲蓝胶囊，让患者反复转动体位30 分钟及活动 1.0～1.5 小时，然后进镜观察。正常胃黏膜不着色，肠化生及不典型增生灶染成淡蓝色。胃癌病变染色需时较长，为

30～60 分钟,呈深蓝色或黑色,故胃癌的染色主要采用口服法。

(3)靛胭脂染色法:靛胭脂为对比染色剂,不使胃黏膜着色,而是沉积于胃窝内或其他异常凹陷病灶内与橘红色的胃黏膜形成明显的对比,易于显示胃黏膜表面的微细变化。也可用于肠道黏膜染色。先按前述方法清除胃内黏液,在镜下由钳道管口直接注入或用喷洒导管将 0.2%～0.4%靛胭脂溶液 30～50 mL 均匀地喷洒胃壁各部分。也可采用口服法将黏液清除剂与 1.2%靛胭脂溶液 20 mL 口服,15 分钟后进镜观察。正常胃黏膜区清晰可见,易发现常规胃镜难以发现的早期胃癌,有助于良、恶性溃疡的鉴别。靛胭脂必须用蒸馏水而非生理盐水配制,因为靛胭脂难以溶解于生理盐水,用生理盐水稀释后再进行黏膜染色时可发现较多的试剂颗粒,同时染色较淡,不能清晰显示细微病变。靛胭脂染色时,应着重观察病变部位的腺管开口类型以及病变的大小、形态、色泽、边界等,以期发现早期病变。

(4)刚果红染色法:刚果红在 pH 为 5.2 时呈红色,在 pH<3.0 时变为蓝黑色,利用该原理可测定胃黏膜酸分泌情况。胃镜下喷洒 0.3%刚果红及 0.2 mol/L 碳酸氢钠混合液至全胃,肌内注射五肽胃泌素6 μg/kg,15～30 分钟后观察胃黏膜着色情况。正常胃黏膜呈蓝黑色,说明有胃酸分泌,不变色则说明缺乏胃酸分泌,有助于确定萎缩性胃炎的程度及范围。

(5)亚甲蓝-刚果红染色法:术前 30 分钟服黏液清除剂,10 分钟后肌内注射丁溴东莨菪碱20 mg,20 分钟后行胃镜检查,吸尽剩余胃内液体,插入喷洒导管,对可疑病变处或全胃黏膜均匀地喷洒 0.5%亚甲蓝溶液;待亚甲蓝消失后,再喷洒 0.3%刚果红及 0.2 mol/L 碳酸氢钠混合液及肌内注射五肽胃泌素6 μg/kg,5～15 分钟后观察。黏膜染色情况同前,可以清楚观察到局部褪色区的轻微改变,指示活检部位以提高早期胃癌的诊断率。

(五)术后护理

1.患者护理

(1)复方碘溶液在食管染色后应告知患者短时间内咽部或胸骨后有烧灼感,一般不特别处理可自行缓解,特别不适者可口服凉开水或牛奶。若出现胸骨后疼痛、腹痛、恶心呕吐等症状,可于染色后注入 10%硫代硫酸钠以中和碘对食管黏膜的刺激,能明显减轻患者的不适感。

(2)应用靛胭脂、亚甲蓝等染色剂,特别是在肠道内染色,术后应告知患者两天内大便会有蓝色,是正常反应,不用慌张。

(3)术后 2 小时患者可以进半流质饮食或软食,避免生硬、粗糙、辛辣刺激性食物,忌含气饮料及烟酒。

(4)严密观察神志及生命体征的变化,如有腹痛、呕血及时报告医师等。

(5)如术前使用镇静剂者,必须在苏醒区留观 1 小时后离开,防止意外发生。

(6)其他同常规胃镜或肠镜检查后护理。

2.器械及附件处理

检查结束后,护士首先对染色内镜进行床侧初步清洁,接着将染色内镜及其附件按消毒规范进行处理。

(六)注意事项

(1)由于染色内镜的观察时间较长,心理护理要贯穿检查全过程,在术前、术中及术后均应进行。

(2)要重视对食管、胃、大肠黏膜的清洁,进行染色前应充分清洗抽吸,有利于色素与黏膜更好地接触。

(3)正确配制染色剂,护士必须熟悉各种染色剂的配制方法,要求当天配制当天使用,防止污染。根据不同部位,选择配制适当浓度的染料,如0.4%靛胭脂和0.5%～0.7%亚甲蓝溶液黏膜着色效果较好。

(4)黏膜染色要充分。染色剂与黏膜接触时间应充分、量要足够,可根据病变大小及要求选择用量,一般5～10 mL即可。

(5)导管应选择喷洒型,且内镜应匀速移行,保证染色剂喷洒均匀。

(6)染色后注意冲洗染色部位的染色剂。

(7)检查中要严密观察病情变化,加强监护。

二、电子染色内镜

电子染色内镜是指应用人工智能电子染色对食管、胃、肠道黏膜进行染色,以更好地观察组织表层结构和毛细血管走向,如实反映黏膜微凹凸变化,从而提高病变的检出率。电子染色内镜无须喷洒化学色素即可对病灶进行电子染色,更有利于细微病变和早期胃癌的发现。该胃镜操作与普通胃镜一样,电子染色仅进行模式转换即可,简单、方便,故目前临床应用非常广泛。

(一)适应证

同染色剂染色内镜。

(二)禁忌证

所有常规内镜检查的禁忌证均为电子染色内镜检查的禁忌证。

(三)术前准备

1.器械准备

(1)具有电子染色功能的电子内镜。

(2)各种型号注射器。

(3)蒸馏水。

(4)其他同常规胃镜或肠镜检查准备。

2.患者准备

(1)评估患者的身体状况以及适应证和禁忌证。

(2)检查治疗前向患者讲解检查全过程并及时签署知情同意书,取得患者及家属的同意和配合。

(3)做好心理护理,消除恐惧心理。

(4)其他同常规胃镜或肠镜检查准备。

(四)术中护理配合

1.患者护理

(1)检查过程中,注意观察患者神志、面色、生命体征的变化,如有异常,应立即停止,行对症处理。

(2)心理护理要贯穿检查全过程,由于电子染色内镜一般比普通胃肠镜检查的时间稍长,易产生紧张、恐惧心理。检查过程中应注意缓解患者的心理压力。

(3)检查中要严密监测病情,尤其对老年人、使用镇静剂和止痛剂者更应加强监护。

(4)其他同常规胃镜或肠镜检查。

2.治疗过程中的配合

（1）同胃镜或肠镜检查。

（2）医护配合：当术者发现病变后，护士先用蒸馏水将黏膜表面冲干净，然后术者根据需要选择合适的挡位（电子染色分为 10 挡），必要时加放大内镜进行观察。

（五）术后护理

1.患者护理

同染色剂染色内镜检查。

2.器械及附件处理

同染色剂染色内镜检查。

（六）注意事项

（1）加强心理护理，缓解患者心理压力。

（2）术中及术后要严密监测病情。尤其对老年人、使用镇静剂和止痛剂者应加强监护。

（3）其他：同染色剂染色内镜。

（郭成圆）

第四节　无痛内镜检查技术及护理

无痛内镜检查技术是指在静脉麻醉或清醒镇静状态下实施胃镜和结肠镜检查，使整个检查在不知不觉中完成，具有良好的安全性和舒适性。目前多采用清醒镇静的方法，在镇静药物的诱导下使患者能忍受持续保护性反应而导致的不适，以减轻患者的焦虑及恐惧心理，提高痛阈，但患者仍保持语言交流能力和浅感觉，可配合医师的操作。无痛内镜克服了传统内镜操作过程中患者紧张、恶心、腹胀等缺点，消除患者紧张、恐惧的情绪，提高对检查的耐受性；胃肠蠕动减少，便于医师发现细微病变；减少了患者因痛苦躁动引起的机械性损伤的发生及因紧张、恐惧和不合作而产生的心脑血管意外。护士应严格掌握各种药物的正确使用、注意术中的监测及并发症的及时发现与处理，密切配合医师完成检查，确保患者安全。

一、适应证

（1）有内镜检查适应证但恐惧常规内镜检查者。

（2）呕吐剧烈或其他原因难以承受常规内镜检查者。

（3）必须行内镜检查但伴有其他疾病者，如伴有癫痫史、小儿、高血压、轻度冠心病、陈旧性心肌梗死、精神病等不能合作者。

（4）内镜操作时间长、操作复杂者，如内镜下取异物等。

二、禁忌证

（1）生命处于休克等危重症者。

（2）严重肺部疾病，如慢性阻塞性肺疾病、睡眠呼吸暂停；严重肺心病、急性上呼吸道感染、支气管炎及哮喘病。

（3）腐蚀性食管炎、胃炎、胃潴留。

（4）中度以上的心功能障碍者、急性心肌梗死、急性脑梗死、脑出血、严重的高血压者。

（5）急剧恶化的结肠炎症（肠道及肛门急性炎症、缺血性肠炎等）、急性腹膜炎等。

（6）怀疑有胃肠穿孔者、肠瘘、腹膜炎及有广泛严重的肠粘连者。

（7）极度衰弱，不能耐受术前肠道准备及检查者。

（8）肝性脑病（包括亚临床期肝性脑病）。

（9）严重的肝肾功能障碍者。

（10）妊娠期妇女和哺乳期妇女。

（11）重症肌无力、青光眼、前列腺增生症有尿潴留史者。

（12）严重过敏体质，对异丙酚、咪达唑仑、芬太尼、东莨菪碱、脂类局麻药物过敏及忌用者。

（13）严重鼻鼾症及过度肥胖者宜慎重。

（14）心动过缓者慎重。

三、术前准备

（一）器械准备

（1）内镜及主机。

（2）常规内镜检查所需的物品（同常规胃肠镜检查）。

（3）镇静麻醉所需设备：麻醉机、呼吸机、心电监护仪、简易呼吸球囊、中心负压吸引、中心吸氧装置等。

（4）必备急救器材：抢救车（包括气管切开包、静脉切开包等）、血压计、听诊器、专科特殊抢救设备等。

（5）急救药品：肾上腺素、去甲肾上腺素、阿托品、地塞米松等。

（6）基础治疗盘（包括镊子、碘伏、棉签等）。

（7）各种型号注射器、输液器、输血器。

（8）镇静药物：主要包括苯二氮䓬类抗焦虑药和阿片类镇痛药。在镇静内镜检查中，一般都采取某几种药物联合应用，因为联合用药可以发挥协同作用，达到更好的镇静效果，但是这也增加了呼吸抑制和低血压等不良事件的发生。因此在用药类型和剂量选择时应因人而异，在联合用药时适当减量。在镇静期间需追加药物时，应与上次给药时间有充分的间隔，以保证药物起效。

（二）患者准备

镇静剂在内镜操作中，既要减轻患者操作中的痛苦，又要保证操作安全。因此，除按常规内镜检查准备外，还要注意以下几方面。

（1）仔细询问患者病史，了解重要脏器功能状况、既往镇静麻醉史、药物过敏史、目前用药、烟酒史等。体格检查包括生命体征、心肺听诊和肺通气功能评估。

（2）向患者说明检查的目的和大致过程，解除患者焦虑和恐惧心理，取得合作，签署检查和麻醉知情同意书。

（3）完善术前准备：如心电图、胸片等。

（4）除内镜检查常规术前准备外，检查当天禁食 8 小时，禁水 4 小时。

（5）建立一条静脉通道，维持到操作结束和患者不再有心肺功能不全的风险时。

（6）协助患者取左侧卧位，常规鼻导管给氧，行心电监护，监测血压、脉搏、平均动脉压、心电波形及血氧饱和度。由麻醉医师缓慢注射药物。

四、术中护理配合

（一）患者护理

（1）病情监测。观察患者意识、心率、血氧饱和度、皮肤温度和觉醒的程度等变化，在镇静操作前、中、后做好记录。①意识状态：镇静内镜检查需等患者睫毛反射消失后开始进镜。检查中，护士应常规监测患者对语言刺激的反应能力，除儿童、智力障碍者和不能合作者（这些患者应考虑予以深度镇静）。同时，注意观察患者的"肢体语言"（如发白的指关节开始放松、肩下垂、面部肌肉放松、面色安详等）也有利于判断是否达到松弛和无焦虑状态。一旦患者只对疼痛刺激发生躲闪反应时，提示镇静程度过深，有必要使用拮抗药对抗药物反应。②呼吸状况：镇静内镜的主要并发症是呼吸抑制。因此，镇静内镜检查中对呼吸状况的监测尤为重要。呼吸抑制的主要表现是低通气，护士在检查中要注意观察患者的自主呼吸运动或者呼吸音听诊，一旦发现患者呼吸异常或血氧饱和度下降，可指导患者深呼吸，并吸氧，同时通知术者并配合处理。③循环变化：镇静内镜过程中循环系统的并发症包括高血压、低血压、心律失常等。护士应严密观察患者的血压及心电图情况，如有异常应及时通知术者并配合处理。检查中早期发生心率、血压的改变有利于及早发现和干预阻止心血管的不良事件。血氧饱和度的监测有利于及时发现低氧血症，避免由此带来的心肌缺血和严重心律失常，降低了心搏骤停的危险性。

（2）对有恶心呕吐反应的患者，给予异丙嗪注射液 25 mg 静脉滴注。

（3）由于患者在检查中处于无意识状态，因此护士应特别注意防止患者坠床。

（4）将患者的头部向左侧固定，下颌向前托起，以保持呼吸道通畅。

（5）妥善固定牙垫以免滑脱而咬坏仪器。

（二）治疗过程中的配合

镇静内镜的医护配合同常规内镜检查的配合。

1.无痛胃镜及经口小肠镜

患者咽喉部均喷洒 2％利多卡因 2～3 次，行咽部麻醉或给予利多卡因凝胶口服。静脉缓慢注射阿托品 0.25～0.50 mg，芬太尼 0.03～0.05 mg，继而静脉注射异丙酚 1～2 mg/kg（速度 20～30 mg/10 s），待其肌肉松弛，睫毛反射消失后停止用药，开始插镜检查。根据检查时间的长短及患者反应，酌情加用异丙酚和阿托品。

2.无痛肠镜及经肛小肠镜

先小剂量静脉注射芬太尼 0.5 μg/kg，后将丙泊酚以低于 40 mg/10 s 的速度缓慢静脉注射，患者睫毛反射消失，进入睡眠状态，全身肌肉松弛后，术者开始操作，术中根据检查时间的长短及患者反应（如出现肢体不自主运动），酌情加用丙泊酚，最小剂量 50 mg，最大剂量 280 mg，退镜时一般不需要加剂量。

五、术后护理

（一）患者护理

（1）每 10 分钟监测一次意识状态、生命体征及血氧饱和度，直到基本恢复正常。

（2）因使用了镇静剂及麻醉剂，检查结束后不应急于起身，应该保持侧卧位休息，直到完全清醒,如有呛咳可用吸引器吸除口、鼻腔分泌物。

(3)胃镜检查后宜进食清淡、温凉、半流质饮食1天,勿食过热食物,24小时内禁食辛辣食物,12小时内不得饮酒。肠镜检查后当天不要进食产气食物,如牛奶、豆浆等。

(4)注意观察有无出现并发症如出血、穿孔、腹部不适等。

(5)门诊的患者需在内镜室观察1小时,神志清楚、生命体征恢复至术前或接近术前水平、能正确应答、无腹痛、恶心呕吐等不适可回家,需有家属陪同。个别有特殊病情的患者需留院观察。

(二)器械及附件处理

内镜的处理按内镜清洗消毒规范进行处理。

六、并发症及防治

(一)低氧血症

其原因除与丙泊酚和咪达唑仑本身药物作用外,可能与舌根后坠、咽部肌肉松弛阻塞呼吸道及检查过程中注气过多,引起肠肌上抬和肺压迫,导致肺通气不足有关。处理:立即托起下颌,增加氧流量至5~6 L/min及面罩吸氧。

预防:严格掌握适应证,遇高龄、肥胖、短颈、肺功能较差的患者时,要尽量托起下颌,使其头部略向后仰10°~20°,以保持呼吸道通畅,防止舌根后坠等阻塞呼吸道。同时,要加大给氧流量,避免操作过程中注气过多。

(二)低血压

其原因除与药物本身作用外,也与用药量偏大且推注速度较快有关。处理:①血压下降>30%者,予以麻黄碱10 mg静脉推注。②心率明显减慢,低于60次/分者,予以阿托品0.5 mg静脉推注。

预防:严格掌握给药速度和给药剂量,若以手控给药时,最好将药用生理盐水稀释后缓慢匀速静脉推注,可有效预防注射过快和用药量偏大引起的循环抑制并发症;有条件时,建议靶控输注给药,能更准确地调控血药浓度,从而降低变态反应。

(三)误吸

误吸的主要原因为麻醉深度不够以及液体或咽部分泌物误入气管。处理:增加丙泊酚首剂用药量;口腔及咽喉部有分泌物时快速去除。

预防:增加首剂用药量,待药物作用充分后再进镜;及时抽吸口腔和咽部分泌物;有胃潴留和检查前6小时内有进食、饮水者列为禁忌。

(四)心律失常

心率减慢在无痛内镜检查中较为常见,可能与迷走神经反射有关。处理:一般只要暂停操作即可恢复。如心率减慢<60次/分者,静脉注射阿托品0.5~1.0 mg后心率恢复正常。发生心动过速一般为麻醉剂量不足所致,如心率>100次/分时,可追加异丙酚剂量。出现频发性室性期前收缩用利多卡因静脉注射。

(五)眩晕、头痛、嗜睡

麻醉苏醒后部分患者出现头晕、头痛、嗜睡及步态不稳。主要与药物在人体代谢的个体差异有关,也与异丙酚引起血压下降脑供血不足有关。多见于高血压、平素不胜酒力的患者和女性患者,绝大多数经卧床或端坐休息后缓解。

（六）注射部位疼痛

异丙酚为脂肪乳剂，浓度高，刺激性强，静脉推注时有胀痛、刺痛、酸痛等不适。处理：注射部位疼痛一般持续时间短且能忍受，麻醉后疼痛会消失，无须特别处理。如在穿刺时将穿刺针放于血管中央，避免针头贴住血管壁，或选择较大静脉注药可减轻疼痛。

七、注意事项

（1）检查前全面评估，严格掌握适应证与禁忌证，充分与患者沟通，解除其顾虑。

（2）术后 2 小时需有人陪护，24 小时内不得驾驶机动车辆、进行机械操作和从事高空作业，以防意外。

（3）选择镇静麻醉药物时，注意药物类型和剂量应因人而异，在联合用药时适当减量。在镇静期间需追加药物时，应与上次给药时间有充分的间隔，以保证药物起效。

（4）给药时应通过缓慢增加药物剂量来达到理想的镇静/镇痛程度，比单纯一次给药效果更理想。根据患者的体表面积、年龄、体重和伴随病，从小剂量开始给药。

（5）应用异丙酚镇静时，该药物使诱导全身麻醉和呼吸暂停的风险增加，必须由受过专业训练的麻醉医师来应用。

（6）门诊患者严格把握出院指征，注意患者安全。

（7）其他同常规胃肠镜检查。

（郭成圆）

第五节　纤维胃镜检查技术及护理

一、发展史

消化内镜包括食管镜、胃镜、十二指肠镜、小肠镜、结肠镜、直肠镜、胆道镜、腹腔镜、母子镜、超声内镜、放大内镜、胶囊内镜等。硬式腔镜时代以前，临床上主要用于诊断消化管、消化腔的疾病。1939 年 Grafood 报道了首例经食管镜注射硬化剂治疗食管静脉曲张大出血止血成功。1946 年开展了腹腔镜下腹腔粘连带松解术。但由于硬式腔镜痛苦较大，意外较多，未能推广。自 1957 年纤维内镜问世后，开启了内镜发展、应用的新纪元，纤维内镜可以观察到人体内几乎所有腔隙管道，胃肠镜下微创手术治疗便迅速推广；随着电视内镜、电子内镜的开发，需要多人协作的复杂性治疗相继开展，如乳头括约肌切开取石术、取放支架、母子内镜的操作等，从而带动了先进的专用治疗器械的开发，使治疗内镜更安全、操作更容易、疗效更好。因此，目前消化内镜不仅可用于诊断疾病，还可用于微创治疗，使原本外科手术治疗的疾病，如食管狭窄支架放置术、良性息肉的切除术、肠套叠及乙状结肠扭转复位术、梗阻性化脓性胆管炎的鼻胆管外引流及乳头括约肌切开取石术等，相继由腔镜取代了传统的开腹手术。

随着内镜技术的不断发展，消化内镜检查及治疗已成为消化系统疾病诊治必不可少的手段。内镜作为一种侵入人体腔的仪器，由于其结构复杂，材料特殊，价格昂贵，使用频率高，因此，要求从事内镜工作的医护人员应遵循内镜的消毒、保养、维护、故障排除等程序，以减少或避免因维护与保养不当造成的内镜损伤。因胆道镜、腹腔镜手术由普通外科医师开展,故本章不予介绍。由于内镜技术发展迅猛,种类繁多,由于篇幅有限,本章选取了临床常用的纤维胃镜、电子胃镜、十二指肠镜、结肠镜、超声内镜、胶囊内镜重点叙述。

为了提高消化道疾病的诊断水平,医学界的先驱者们早在18世纪后期即开始考虑研制内镜。自1795年德国学者Bozzini用金属导管制成直肠镜以来,经历了硬式内镜、软式内镜、胃内照相机、纤维内镜等阶段。而照明则从原始的烛光,乙醇+松节油燃油灯及电灯的反射光照明,发展到内镜前端微型电灯泡照明及现代的经光导纤维传导的冷光照明。

纤维胃镜开发后,其临床应用亦越来越广泛,除了在硬式内镜时代的直接观察病变进行诊断,检查中采集分泌物进行微生物学检验和用活检钳钳取活组织进行病理组织学诊断外,还可用于黏膜剥离活检、全瘤活检、细胞学检查、黏膜染色等以协助诊断。由于纤维胃镜检查盲区少,痛苦小,视野清晰,安全性高等优点,胃镜下开展的微创治疗迅速推广,如内镜下止血、摘除息肉、上消化道狭窄的扩张、食管胃内异物的取出、上消化道穿孔的封闭等,目前消化系内镜已进入治疗内镜时代。

由于纤维胃镜是精密仪器,加之在临床的应用日益广泛,如果维护与保养不当,容易造成内镜的损伤,从而影响其使用寿命。因此,每一位从事内镜工作的医护人员不但应掌握内镜的使用、消毒、维护、保养及发生故障后的处理方法,还应在临床实际工作中爱惜内镜并认真执行操作规程。

二、基本结构及原理

(一)基本结构

一套完整的纤维胃镜由光学系统及机械系统构成,光学系统包括导光、导像系统;机械系统包括弯曲及调节系统、注水注气系统和吸引活检通道。

1.前端部

前端部即内镜的头部,包括下面结构。

(1)导像窗:亦称观察窗,接收图像供观察,由物镜、导像束的前端和窗玻璃组成。窗玻璃起密封保护作用,避免物镜和导像束受水和污物沾染。观察窗在前端与内镜纵轴垂直,为前视式胃镜。

(2)导光窗:亦称照明窗,由导光束前端传入冷光做照明用,前面有窗玻璃密封,导光窗视内镜型号不同,可有1~2个。

(3)送气送水孔:为送气送水出口,送气使空腔脏器扩张,便于观察,送水喷嘴对准导像窗,可清洁观察窗,使视野清晰。

(4)活检吸引孔:又称钳道管,一般只有一个镜孔,这是活检器械、手术器械或检查器械的伸出孔,此孔可兼作吸引用。手术式胃镜也即双管道胃镜,有两个镜孔,可伸出两种器械,便于进行胃镜手术。

2.弯曲部

弯曲部即内镜前端可控弯曲部,利用弯曲旋钮能控制前端向上、下、左、右弯曲,便于胃镜在消化管内腔进入及观察,减少或基本上消除盲区,使检查更为方便全面。

3.镜身

镜身即内镜插入部,外包软管,由聚乙烯或聚氯酯制成的塑料管及金属软管组成,内装导光束、导像束、活检及吸引管道、送气送水管和弯角牵引钢丝等。

4.操作部

胃镜操作部虽然随厂家设计不同,一般均由如下部件组成。

(1)目镜:供操作者观察及摄影。

(2)屈光调节环:调节物像的焦点。

(3)活检阀:插入活检钳及各种手术器械时腔内气体不致泄漏。

(4)吸引钮:通过负压吸引器可清腔内气体及水。

(5)注气注水钮:轻轻按下可送气,全部按下可送水。

(6)弯角钮:又称角度钮,转动弯角钮使弯曲部随意做不同方向弯曲,便于观察。弯角钮有大、小两个,旋转大弯角钮,胃镜弯曲部可做上、下弯曲,旋转小弯角钮,胃镜弯曲部可做左、右弯曲。

(7)固定钮:可使弯曲部固定在所需位置。

5.万能导索及光源插头

万能导索是胃镜和光源装置的耦合连接部分,它在操作部与镜身相接,它的光源插头与光源装置相接,亦称连接部。除光束外,其内并有送气送水管及吸引管,摄影用的同步自动闪光装置亦通过这部分与导光纤维相接,故称万能导索。其具有如下装置:

(1)导光管:是导光束与光源连接杆,由光源灯泡发出的光,聚光于导光管端,强冷光通过导光束传递到前端的导光窗射出,作照明用。

(2)送气送水管:连接于光源内电磁气泵管道上,受操作部的注气、注水钮控制。

(3)同步闪光插头:内有导线通于操作部的目镜旁,在摄影时使用相机与光源内同步闪光装置相连可自动曝光。

(4)连接圈:又称O形圈,用于固定插入光源部分。

(5)注气注水嘴:外接贮水瓶,供注水时应用。

(6)S导线接头:与高频电发生器的S导线相接,做电外科时如产生电流,能通过此接头使电流回路,保证患者和操作者的安全。

(7)吸引嘴:接负压吸引器,按操作部的吸引钮可吸引腔内气、水及颗粒较小的组织碎屑及食物残渣。

(二)纤维胃镜的导光导像原理

光在透明可曲的光导纤维中传导,由纤维或纤维束的一端传到另一端,是纤维胃镜导光导像的基本原理。

当光线经一个介质传到另一个介质时,在界面上可看到反射和折射现象,如果入射光线不折射到第二介质中,而是完全反射回原介质,称此现象为全反射。纤维胃镜就是应用全反射特性的光导纤维组成的,光学纤维的导光导像基本原理就是利用这种全反射现象。纤维导光束和导像束是由拉成极细的玻璃纤维组成的,每根玻璃纤维直径只有十几微米或相当于发丝的1/10,每一根光导纤维只能传递一个像元或光点,要传递一定范围的图像和光束需要一定数量单根光学纤维捆扎在一起,组成导光束和导像束,一般纤维胃镜导光、导像束有20 000～50 000根纤维,玻璃纤维愈细,数目愈多,导像愈清楚,分辨力愈高,光能传递愈大。

为了达到纤维束全反射的目的,目前玻璃纤维均用燧石作核心纤维,其外涂以一层冕玻璃,称被覆层,被覆层解决了光的绝缘问题,因为燧石玻璃的折射率高于冕玻璃,因此照射在燧石玻璃内表面的光线全被反射到对侧内表面,冕玻璃作为被覆层,解决了所谓的绝缘问题,使光不泄漏,经过反复的全反射,光线由纤维的另一端射出。导光纤维断裂,光的传导便中断,如断裂的数目越多,则导出的光亮度便越弱,视野则越昏暗。

导像束的传导要求较导光束高,当玻璃纤维弯曲时,反射角发生变化,但光线仍以全反射的方式传导,要将光学图像的形态和位置,毫不失真地由一端传到另一端,要求玻璃纤维两端的排列次序完全相同,首尾正确对应。所有数万光点从一端传到另一端,每根纤维之间排列越紧密,两端愈整齐,传导图像的光亮度愈大,分辨率愈高,图像愈清晰;如果光纤玻璃断裂,此处的光线传导阻断,则出现黑点,光亮度下降,图像的清晰度亦下降;黑点愈多,光亮度下降愈多,图像暗而且黑点多。导像的原理,除了纤维导像束外,尚有一系列的物镜和目镜组成一导像系统,使物像能无误地传到目镜。

三、适应证及禁忌证

(一)适应证

(1)有上消化道症状,需做检查以确诊者。

(2)不明原因上消化道出血者。

(3)疑有上消化道肿瘤者。

(4)X线钡餐检查发现病变,但不能确定其性质者。

(5)反复或持续出现上消化道症状和/或粪便隐血阳性,尤其是年老者。

(6)需随诊的病变,如溃疡病、萎缩性胃炎、息肉病等。

(7)胃十二指肠溃疡手术或药物治疗后随访。

(8)需内镜治疗者。

(二)禁忌证

(1)严重心脏病。

(2)严重肺部疾病。

(3)上消化道大出血,生命体征不稳者。

(4)精神不正常,不能配合检查者。

(5)咽部急性炎症者。

(6)明显主动脉瘤。

(7)腐蚀性食管炎急性期。

(8)疑有胃肠穿孔者。

(9)严重食管静脉曲张。

(10)明显出血性疾病。

(11)活动性肝炎。

(12)全身衰竭者。

四、操作流程

(一)操作前准备

1.评估患者并解释

(1)评估患者:年龄、性别、病情、意识、治疗及是否装有心脏起搏器等情况,活动能力及合作程度。

（2）向患者解释胃镜检查的目的、方法、注意事项及配合要点。

2.患者准备

（1）了解胃镜检查的目的、方法、注意事项及配合要点。

（2）检查前禁食禁饮 6 小时，保证空腹状态。

（3）愿意合作，取左侧卧位，头微曲，下肢屈曲。

（4）解开衣领或领带，宽松裤带。

（5）如患者装有活动义齿，应将其取出置于冷水中浸泡。

（6）常规口服咽部麻醉祛泡药。

3.护士自身准备

衣帽整洁，修剪指甲，洗手，戴口罩，系围裙，戴手套及袖套，必要时戴护目镜。

4.用物准备

完整的纤维胃镜标准套，包括纤维胃镜、冷光源、注水瓶、吸引器、内镜台车、弯盘、牙垫、治疗巾、活检钳、滤纸条、玻片、细胞刷、标本固定瓶和/或缸、乳胶手套、生理盐水、祛泡剂、麻醉霜或2％利多卡因、各种规格的注射器、干净纱布块、纸巾等。备有氧气、急救物品车，车内包括吸氧面罩、吸氧管、简易球囊呼吸器、复苏药物及局部止血药物等。

5.环境准备

调节室温，关闭门窗及照明灯，拉上遮光窗帘。

6.设备检查及调试

（1）在使用前，把胃镜与光源、吸引器、注水瓶连接好，注水瓶内装有 1/2～2/3 的蒸馏水或冷开水。

（2）检查胃镜插入管表面有无凹陷及凸出的地方，检查内部是否松弛，有无异常。检查内镜弯曲功能：旋转各角度钮，看弯曲部是否能圆滑地弯曲；查看角度钮是否能使角度钮的转动停下来；检查弯曲部的外皮是否有细微孔洞、破损及其他不正常。检查光学系统：用沾了 70％乙醇溶液的干净纱布，擦拭电气接点和镜头的所有表面；把导光端插入光源插座；调整调焦环，使胃镜能清晰对焦，直到能清晰地看到约 15 mm 的物体。检查管道系统，确认钳道管通过钳子通畅。

（3）一切连接妥善后，将冷光源的电源插头插入电源插座中，开启冷光源的电源开关，可见光从胃镜先端射出，并听到气泵转动的声音，证明光源工作正常。注意：在胃镜各部没接好之前，不能打开光源的开关，防止损伤胃镜或造成操作者的身体伤害。

（4）用一大口杯装 1/2 杯水，将胃镜先端置入水中，用示指轻轻堵住送气送水按钮，检查送气送水功能。

（5）将胃镜先端置入盛水的杯中，按下吸引按钮，踩下吸引器脚踏开关，观察吸引功能是否正常。

（二）操作步骤

1.核对

核对患者姓名、性别、年龄、送检科室是否与申请单一致。

要点与说明：确认患者。

2.摆体位

协助患者取左侧卧位，躺于诊查床上，在患者头下放一治疗巾，弯盘置于治疗巾上，嘱患者张口咬住牙垫。

要点与说明:防止口水污染检查床及患者衣物。注意枕头与肩同高,以利于顺利插镜。防止咬坏胃镜镜身。

3.插镜配合

左手扶住患者头部,右手握住镜身前端,将胃镜弯曲部轻度弯曲成适应人口咽部的弯曲形状,再将镜子头端送入口咽部,顺着咽后壁轻柔地送至喉部食管入口处。

要点与说明:以双人插镜法为例。操作时动作要轻柔,速度不要过快。

4.送镜配合

嘱患者做吞咽动作,食管入口开启,顺势将镜头送入食管、胃、十二指肠降部,送镜时,持镜的手要靠近牙垫。

要点与说明:送镜勿过快,以免医师尚未观察清楚就伤及食管占位性病变或血管性病变。速度不要过快,以减轻咽喉部的刺激。

5.退镜配合

紧握住镜身,与操作者保持一定的抵抗力,使镜身呈一直线,慢慢退镜,至咽喉部约 15 cm,快速将镜退出。

要点与说明:以防镜子移动或滑出。速度不宜过快,以防遗漏病灶,以及防止分泌物进入气管。

6.观察

病情与患者反映。

要点与说明:观察有无恶心、呕吐,观察呼吸、心率、血压、血氧饱和度的变化,观察有无发绀、呼吸困难等。

7.用物处理

备用。

8.洗手记录

记录检查结果、消毒时间、患者反映。

(三)注意事项

(1)如为单人插镜法,由医师独立完成。操作时,护士位于患者头侧或医师旁,注意保持患者头部位置不动,患者在插镜有恶心反应时,护士一手固定患者头部,一手扶住牙垫,以防牙垫脱出。

(2)胃镜检查过程中,要嘱患者不要吞咽唾液,以免呛咳,让唾液流入盘内或用吸引管将其吸出。

(3)当镜头通过幽门,进入十二指肠降段,反转镜身观察胃角及胃底时可引起患者较明显不适及恶心呕吐症状,此时护士要适时作些解释工作,嘱患者深呼吸,肌肉放松。

(4)对于特别紧张、普通插镜法屡屡失败的患者,可采用指压插镜法。

(5)术中发现病变组织需钳取活组织送病理检查时,护士要熟练配合活检术及标本处理。

五、常见并发症及处理

胃镜检查为一侵入性操作,因患者自身因素、操作者因素及设备等原因均可造成一些并发症。近年来,由于内镜医师操作技术的普遍提高、胃镜性能的改善及无痛胃镜的应用,胃镜检查所致的并发症已不多见,特别是严重并发症,如心脏意外、消化道穿孔、严重感染(吸入性肺炎、菌血症)等已非常少见。但一般的并发症,如插镜困难、咽喉部擦伤、上消化道出血、贲门部黏膜撕裂等较常见,因此应对此有充分的认识和足够的重视,及早发现,及时处理。

(一)插镜困难

1.发生原因

(1)操作者对上消化道解剖与生理欠熟悉,操作技术欠熟练,镜头未能对准食管入口,镜子进入梨状隐窝或气管。

(2)由于患者过度紧张或食管有阻塞性病变者,使食管入口处的环咽肌痉挛。

(3)过度使用角度钮,使镜子在咽喉部打弯。

(4)患者烦躁不安,不能配合。

2.临床表现

胃镜进入梨状隐窝后出现插镜阻力大,视野中一片红,看不到任何结构;镜头送入气管时,患者有呛咳,严重时出现口唇发绀、躁动,血氧饱和度下降,镜下可看到环形的气管壁;镜子在咽喉部打弯,术者可看到镜身,患者有明显的痛苦不适;最后导致插镜不成功。

3.预防及处理

(1)对于清醒患者,插镜前向其解释病情,耐心讲解胃镜检查的意义,以得到其合作。对于烦躁不合作的患者,可适当使用镇静药。

(2)培训医护人员熟练掌握专业知识及专科操作技能。

(3)插胃镜动作要轻柔、快捷,将胃镜的弯曲部轻度弯曲成适应人口咽部的弯曲形状,顺着咽后壁轻柔地送入约 15 cm(喉部食管入口处),嘱患者做吞咽动作,食管入口开启,顺势将镜头送进食管。

(4)如镜子进入梨状隐窝,切不可盲目用力送镜,以免损伤梨状隐窝,甚至穿孔。此时应将胃镜退后至看清口咽部的结构后,对准食管入口处插入胃镜。

(5)如镜头送入气管,一旦患者发生呛咳,立即把胃镜退出,重新进镜。

(6)如镜子在咽喉部打弯,应把角度钮放松,慢慢把镜子退出重新插入。

(7)对于紧张型患者,可反复向患者做解释工作,尽量取得配合。如仍插镜困难,可退镜让患者休息片刻再插。如仍不能成功,而又必须检查者,可在镇静药物辅助下再次试插。

(8)对于食管有阻塞性病变者,可在目视下帮助确定位置协助入镜,并可及时发现高位阻塞性病变,如仍不能插入,可改用其他方法试插。

(二)咽喉部擦伤

1.发生原因

(1)由于患者紧张、恐惧、不合作或操作者技术欠熟练加上胃镜质地较大较硬,导致插入困难。强行插入损伤咽喉部黏膜。

(2)操作者动作粗暴或反复插镜损伤咽喉部黏膜。

(3)胃镜插入前未充分润滑,造成咽喉部黏膜损伤。

(4)患者因不能耐受插胃镜所带来的不适或患者不合作,出现剧烈呕吐或强行拔镜。

2.临床表现

患者感咽喉部疼痛或不适,吞咽时有异物感或障碍。

3.预防及处理

(1)对于清醒患者,插镜前向其解释病情,耐心讲解胃镜检查的意义及配合。对于烦躁不合作的患者,可适当使用镇静药。

(2)插管前用润滑油充分润滑胃镜,操作时动作尽量轻柔,争取一次插镜成功,避免多次插镜。

(3)改进胃镜插入方法。①二步插镜法,对初学者或镜端较粗、柔软性欠佳者,插镜时可分两步来做,即入镜至口咽转弯处时让患者咽一下,帮助镜子进入咽部;至喉部时,再咽一次进入食管。有时可借患者作呕时食管入口张开或嘱患者深吸一口气呼出时食管入口松弛,顺势将胃镜送入食管。②指压插镜法,用于特别紧张、普通插镜法屡屡失败的患者。具体方法是:先将牙垫套入胃镜插入部,操作者右手呈执笔状抓住镜身前端处,左手示指、中指伸入患者张大的口中,向下压住舌根部,右手送镜从左手中指、示指之间位置正中部插入。到达喉部,借其呕吐反射时迅速插进食管。注意操作时伸入口腔中的手指位置要固定好,不要乱动。镜子进入食管后,左手指不能马上退出,而应先用右手将已套在镜身上的牙垫送入口中,置于上、下牙之间后左手指才能从患者口中退出,嘱患者咬住牙垫。这种插镜法具有准确度高、入镜迅速的优点。

(4)对呕吐剧烈者,操作者可以双手拇指按压患者双侧内关穴 3～5 分钟,由重到轻,然后插入胃镜;另可嘱其深呼吸,暂停插管让患者休息;或选用适当的镇静药或阿托品肌内注射,10 分钟后再试行插镜。

(5)发生咽喉部擦伤者,可用混合液咽部喷雾法治疗,即用 2% 甲硝唑 15 mL、2% 利多卡因 5 mL、地塞米松 5 mg 的混合液,加入喷雾器内,向咽部喷雾 4 次,2～3 mL,每天 3 次。

(三)上消化道出血

1.发生原因

(1)插镜创伤。

(2)患者剧烈呕吐造成食管黏膜撕裂。

(3)烦躁、不合作的患者,反复、强行插镜引起食管、胃黏膜出血。

2.临床表现

吸出液呈淡红色或鲜红色,清醒患者主诉胃部不适、胃痛,严重者脉搏细弱、四肢冰凉、血压下降、呕血、黑便等。

3.预防及处理

(1)插管动作要轻柔,快捷。患者出现剧烈恶心、呕吐时,暂停插镜,让患者休息片刻,待恶心、呕吐缓解后再缓缓将镜头送入,切勿强行插镜。

(2)做好心理疏导,尽可能消除患者过度紧张的情绪,积极配合检查,必要时适当加用镇静药。

(3)如发现吸出液混有血液应暂停胃镜检查,退镜检查出血原因及部位,经胃镜活检孔注入止血药,如冰生理盐水加去甲肾上腺素 8mg 冲洗胃腔以促进止血,亦可根据引起出血的原因,采取不同的胃镜下介入治疗方法,如钛夹止血;生物蛋白胶喷洒止血;注射止血合剂止血等。静脉滴注制酸药及止血药。

(4)大量出血时应及时输血,以补充血容量。

(5)如上述措施无效,出血不止者可考虑选择性血管造影,采用吸收性明胶海绵栓塞出血血管;内科治疗无效者,行外科手术治疗。

(四)贲门部黏膜撕裂

1.发生原因

(1)插镜时患者剧烈呕吐造成贲门黏膜撕裂。

(2)食管下段狭窄、贲门失弛缓症、食管静脉曲张患者,在插镜时易在贲门部打弯打折,强行插镜。

2.临床表现

患者感胸骨后疼痛或不适,呕吐出新鲜血液或暗红色凝血块。

3.预防及处理

(1)插镜前详细询问患者的病史,及时向检查医师反馈。

(2)患者出现剧烈恶心、呕吐时,暂停插镜,让患者休息片刻,待恶心、呕吐缓解后再缓缓将镜头送入,切勿强行插镜。

(3)插镜动作要轻柔,进入食管后遇有阻力,不能强行插镜,先将镜子后退,看清楚后再插镜。

(4)已发生贲门黏膜撕裂者,根据撕裂的情况,可选择胃镜下微创治疗,如钛夹封闭术、带膜金属支架置入术等,再使用制酸、止血、抗感染治疗;如撕裂创面过大,则送外科手术治疗。

六、常见故障及排除方法

胃镜在长期使用的过程中,难免会出现一些故障。但胃镜护士(或技师)由于技术、材料及设备限制,只能对如下一些常见故障进行处理。除此之外的其他修理,要及时送往厂家特约维修中心维修。

(一)胃镜与光源连接不适

1.故障原因

所用的胃镜型号与光源不配套。

2.故障排除方法

(1)将胃镜输出插座环旋转至合适位置。

(2)使用厂家提供的转接器。

(二)图像与亮度问题

1.故障原因

(1)没有图像:在使用胃镜电视时有时会出现。

(2)图像模糊:①目镜焦点调节环没调节好;②透镜表面不干净;③摄影凸缘移位等。

(3)图像过亮或过暗:①导光窗玻璃或导光束端被污染,如胃肠道的分泌物、真菌等;②光源所用灯泡规格与要求不符,灯泡使用过久,安装有问题;③导光纤维老化或大量折断。

2.故障排除方法

(1)如果没有图像:①检查各电源开关是否打开;②检查胃镜电视转接头或胃镜电缆是否装好;③检查光源灯泡是否点亮;④检查主机视频信号与监视器连线是否连接好;⑤检查监视器的模式是否正确;⑥连接有胃镜图像的打印机时,检查打印机开关是否打开。

(2)为了使图像不失真,可调节焦点环,用辅助注水冲洗物镜;用蘸有清洁剂的拭镜纸擦拭目镜、物镜表面污物。如经上述处理后仍不见效,用漏水检测器检查是否有渗漏现象(只限于防水型胃镜),如有问题应立即停止使用,送专业维修站修理。

(3)导光窗玻璃被污染,可用蘸乙醇的纱布擦去前端部导光窗污物;导光束端被污染,则需送专业维修站修理。灯泡有问题,则按要求正确更换与使用光源规格一致的灯泡即可解决。导光纤维老化或大量折断,需送维修站更换导光束。

(三)操作部调节旋钮故障

1.故障原因

调节前端部弯曲角度与规定角度相差过大,可能为长期使用后内部牵拉钢丝过长。

2.故障排除方法

如不影响操作,不予处理。如调节费力,要检查锁钮是否处于自由活动位置上。如以上检查没有问题,则可能是内部机械故障,应停止使用,送专业维修站修理。如果影响操作,亦需送维修站修理。

(四)吸引故障

1.故障原因

(1)吸引器故障:胃镜检查吸引不畅,主要发生在普通负压吸引器,常见原因如下。①各部连接不当;②排污瓶盖未盖紧;③脚踏开关接触不良;④吸引管老化、有裂口、成锐角打折等;⑤排污瓶内污水过满,进入吸引器的电机内,引起线圈短路,吸引器失灵损坏。

(2)胃镜内吸引管道堵塞。

(3)活检管阀开口漏气。

2.故障排除方法

(1)如吸引器故障,针对引起故障的不同原因进行排除:①检查各管道的连接是否正确,吸引管是否接错;②检查排污瓶盖是否盖紧,如无盖紧,则将瓶盖拧紧;③打开脚踏开关检查,如已损坏,则打开踏板焊接导线;④更换胶管;⑤排污瓶内的污水盛至2/3及时倒掉,如吸引器已失灵损坏,需送至专门维修部门修理。

(2)在吸引器没有问题的前提下,检查胃镜内吸引管道是否堵塞,如被堵,应卸下吸引按钮,用管道清洗刷来洗涤全部吸引管道,并在吸引按钮胶阀上涂些专用硅油后重新安装好。

(3)经上述处理仍不见效,再检查活检管阀有无磨损和安装是否正确,如磨损较严重或安装不正确,应予重新更换或安装。

(五)送气/送水故障

1.故障原因

(1)气/水送不出或送出量少,此时气/水管道可能被堵塞。

(2)送气/注水钮按压不灵活。

(3)胃镜只送气不送水。

2.故障排除方法

(1)遇到气/水送不出或送出量少这种情况,应反复按压送气/送水钮,如堵塞不严重,此即可解决问题。如堵塞过于严重,将前端浸在清水或75%乙醇溶液中数分钟后,再按压下送气/送水钮并堵住送水接头的情况下,用大型注射器从导光缆连接部送气管口用力进行注水,则可能冲通。用此法无效时,则要送专业维修站。

(2)如送气/注水钮按压不灵活,则卸下按钮洗涤清洁后涂些专用硅油,重新安装好即可。

(3)如胃镜只送气不送水,应检查送水瓶盖是否盖紧,与胃镜连接是否有问题,送水瓶内的水以装到2/3瓶高为宜。

(六)附件操作故障

1.故障原因

(1)附件不能通过活检通道:①胃镜前端高度弯曲时,插入的某些器械不能顺利通过管道;

②管道内有异物阻塞时;③使用附件与胃镜型号不适合。

(2)抬钳器不动或动作不灵活:①可能是抬钳钢丝被拉断;②抬钳器轴、钢丝管被分泌物玷污。

(3)活检钳开闭不灵活。

(4)摄片的质量出现问题。

2.故障排除方法

(1)胃镜前端高度弯曲时,应将前端取直先通过器械,再弯曲前端,送达到病变部位;如管道内有异物阻塞时,用管道清洗刷清洗活检管道即可疏通,如上述方法无效,则重新选择适当的附件;附件与胃镜型号不适合,亦可更换合适的附件解决问题。

(2)抬钳钢丝被拉断,需送维修站维修;抬钳器轴、钢丝管被分泌物玷污,可用清水或75％乙醇溶液浸泡清洁后轻轻操作抬钳器,使之动作灵活,并滴少量硅油润滑。

(3)虽然每次活检钳使用后都清洗、消毒,并滴硅油保存,但有时仍开闭不灵活,此时需把活检钳前端浸泡在过氧化氢或75％乙醇溶液内数分钟,以便清除残留污垢,使开闭动作灵活。

(4)对于摄片质量出现的问题,应检查所用的胶片是否与胃镜摄影的要求相符合,光源的曝光指数及相机的快门速度是否合适,胶片是否过期,胃镜及相机接触点是否有问题。

七、设备管理与维护

为了延长胃镜和附件的使用寿命,必须注意胃镜和附件的保养和保管,设置专人管理,建立贵重仪器使用与保养记录本。

(一)安全使用

(1)非专业人员不许拆开设备检查。在使用该设备时,注意勿用有腐蚀性液体涂抹镜子,否则可能导致镜子外皮损坏。

(2)使用胃镜前,从镜柜取出镜子时,要一手握住胃镜的操作部和导索接头部,一手握住胃镜的先端部,两手之间距离略宽过双肩的距离。握操作部和接头部的手注意一要握住该部的硬性部分,不能握其软性部分,否则因软性部分承受不住操作部和接头部的重负发生弯曲,造成玻璃纤维的折断;二要注意用一手指隔开操作部和接头部,避免两部的凸起部分互相碰撞,伤及胃镜外皮,导致胃镜漏水。

(3)检查胃镜弯曲功能时,旋转各角度钮不要用力过猛,以免损坏角度钮。

(4)连接冷光源时,要一手握住胃镜的接头部,一手固定冷光源,将胃镜接头部对准冷光源的内镜插座插入,避免未对准插口强行插入,引起胃镜接头部的损坏。待O形圈全部插入后,胃镜才能与冷光源紧密连接。

(5)在插入注水管接头时,要一手扶住胃镜接头部,一手插入注水管接头,单手插入容易因用力不均损伤胃镜接头部。

(6)在胃镜各部没接好之前,不要开光源的开关,防止损伤胃镜或造成操作者的身体伤害。

(7)在进行胃镜检查前,必须让患者咬住牙垫。在胃镜检查过程中,如为单人插镜法,护士位于患者头侧或医师旁固定牙垫,防止在插镜患者有恶心、呕吐反应时牙垫脱出,咬坏镜身。对于意识不清、烦躁不安、小儿、不合作者,可在镇静或全身麻醉下进行胃镜检查。

(8)如需给患者取活检,在活检钳尚未送出胃镜先端时,钳瓣始终保持关闭状态,不能做张开的动作,否则会损伤内镜钳道管。

(二)清洁消毒

胃镜作为一种侵入人体腔内的仪器,使用中不采取适当的预防性措施,确实可以引起交叉感染。污染的器械可通过 3 条途径引起感染:①病原体在受检者间传播。②患者的感染传播给工作人员。③栖居于内镜及其附件的条件致病菌传入。为了防止因内镜检查引起的医源性感染,确保内镜检查治疗的安全性,我国消化内镜学会于 1997 年制订了消化内镜(含附件)的消毒试行方案。2004 年卫生部(现卫健委)公布了《内镜清洗消毒技术操作规范》,使国内内镜消毒工作有了规范。内镜的清洁消毒方法目前有完全人工消化内镜清洗消毒方法、人工控制消化内镜清洗消毒方法、消化内镜自动洗消机法等,本文主要介绍完全人工浸泡法。

每天检查前应先将要使用的胃镜在消毒液中浸泡 20 分钟,为保证内镜管道的消毒效果,要拔去注水注气按钮,换上专用活塞,以保持连续注气状态;去除活检孔阀门,装上专用阀门,用注射器反复抽吸 2～3 次,使活检孔道内充满消毒液。洗净镜身及管道内的消毒液后,分别用消毒纱布和 75％乙醇纱布擦拭镜身后备用。每次使用胃镜检查后,护士立即接过胃镜,然后按下述步骤进行清洁消毒。

1.擦净与水洗

用纱布擦去附着的黏液,放入清洗槽内进行充分清洗。方法为去除活检孔阀门,在流水下清洗镜身并抽吸活检孔道,再用洗洁刷刷洗活检孔道 2～3 次。为保证活检管道能充分刷洗,洗刷中必须两头见刷头,水洗时间不得少于 3 分钟。

2.酶洗液洗涤

洗刷程序同清洗槽,槽内酶洗液需每天更换(8 mL 多酶＋1 000 mL 清水)。使用酶洗可预防有机物和蛋白质凝固,避免注水注气孔道堵塞和内镜表面发黄、结痂,从而增强内镜消毒效果。

3.水洗

同样擦洗镜身和抽吸活检孔道,清除残留酶洗液。

4.浸泡消毒

清洗后将胃镜放入消毒槽内,按规定时间将胃镜在消毒液(目前世界各地使用最广的内镜消毒剂仍为戊二醛)中浸泡 10 分钟。

5.洁净水洗

去除残留消毒液,洗毕以消毒纱布擦干镜身,再以 75％乙醇纱布擦拭后备用。如行治疗性内镜手术(如注射硬化剂、息肉摘除等),要求用灭菌用水冲洗活检孔道,用量不少于 300 mL。

6.胃镜检查结束后的终末消毒方法

清洗消毒过程同上,但胃镜浸泡时间不短于 30 分钟。

(三)日常维护

(1)胃镜每次使用后要严格清洗、消毒、干燥,要确认胃镜上完全没有水滴。特别是要认真擦净先端部、各镜片和电气接点上的水分。擦拭先端部的物镜、导光窗时,一定要多加小心,不能用硬布擦拭,应使用拭镜纸擦拭。擦净后,用拭镜纸蘸硅蜡或镜头清洁剂,轻轻擦拭镜头表面,使镜片清洁明亮。

(2)送气/送水按钮及吸引按钮在清洗、消毒、干燥后,涂上硅油,再安装在胃镜上。

(3)有抬钳器的胃镜,要特别注意抬钳器、抬举钢丝及管道的保养。

(4)附件在清洗消毒后,要彻底擦干水分,有管道的附件都应将管道中的水分吹干。拆开清洗消毒的附件,安装时要小心,不要过快,避免打折和扭曲。像活检钳这样前端带开合关节的附件,其关节处还应涂上医用硅油或防锈油。

(5)不常用的胃镜要定期进行消毒与保养,重点检查镜面是否有污物或霉点,各牵引钢丝活动是否灵活,器械管道是否干燥,根据需要一般可隔周或每个月1次,南方梅雨季节一定要隔周1次(方法同上)。

(6)建立内镜维修登记册,为确保使用安全和延长设备寿命,发现问题及时修理。每半年或1年由维修站进行一次彻底检查维修。

(四)保管要求

(1)选择清洁、干燥、通风好、温度适宜的地方保管。要避开阳光直射、高温、潮湿和X线照射的地方。气候潮湿区域,存放胃镜的房间应备有除湿机。

(2)胃镜尽量以拉直的状态进行保管。将角度钮放到自由位,松开角度钮锁。存放胃镜的方式有卧式和悬挂式两种,卧式镜柜如不够大,需弯曲保管,其弯曲半径要大于搬运箱中的保管状态;悬挂式保管时,光源接头部较重,要将光源接头部托起,以免损伤导光纤维。

(3)不要用搬运箱保管胃镜。胃镜搬运箱只是为了运输而设计的。因箱内潮湿、阴暗、不透气。在这种环境中进行常规保管,有可能使胃镜发霉,导光纤维老化而使胃镜发黑。

(4)附件要尽量采用放开保管(悬挂或平放),若不得不进行弯曲时,盘卷直径不要少于20 cm。

(5)胃镜需要送维修中心修理时,要使用原有的搬运箱。长途运输纤维镜要将ETO帽(通气帽)安在通气接头上。

八、使用期限

该设备在正常使用情况下,使用期限为10年。具体使用期限见设备使用说明书。

(郭成圆)

第六节 电子胃镜检查技术及护理

一、发展史

正当纤维内镜不断改进并向治疗内镜迅速发展过程中,1983年美国Welch Allyn公司又发明了电子内镜并用于临床。电子内镜系在纤维内镜的前端将光纤导像束换上微型摄像电荷耦合器件(charge coupled divice,CCD),经过光电信号转换,于监视器屏幕上显示彩色图像。由于CCD的像素超过30 000,配套高分辨率的监视器(电视机),图像非常清晰,色泽逼真,且可供多人共同观察、会诊,又可同步照相和录像,深受内镜工作者的欢迎。但由于该公司早期生产的电子内镜其镜身的硬度和机件性能逊色于纤维内镜,加之售后服务未能跟上,1986年当Olympus电子内镜以及继后的Pentax双画面电子内镜输入中国,以其优异的性能优势,迫使Welch Allyn公司退出中国市场。目前国内引进较多的有Olympus、Pentax电子内镜,近几年来,日本Fujinon宽屏幕、高分辨电子内镜亦进入中国。

由于电子内镜价格昂贵,国内基层医院难以推广应用。近年来,Fujinon和Olympus都开发了简易电子内镜,价格低廉而图像却优于纤维内镜的电视摄像系统。再加之随着电子元件性能的提高,生产成本的下降,电子内镜的售价日趋低廉,以其超越纤维内镜的多种提高诊断的功能,记录、分析、存储功能等优势,预测电子内镜将逐步取代纤维内镜。

二、基本结构及原理

(一)电子胃镜的基本结构

一套完整的电子胃镜设备包括电子内镜、图像处理中心、冷光源和电视监视器。电子内镜由操作部、插入部、万能导索及连接部组成;图像处理中心将电子内镜传入的光电信号转变成图像信号,并将其在电视监视器上显示出来。

1.操作部

操作部的结构及功能与纤维内镜相似,包括活检阀、吸引钮、注气注水钮、弯角钮及弯角固定钮。操作部无目镜而有 4 个遥控开关与图像处理中心联系,每个控制开关的功能在图像处理中心选择。

2.先端部

先端部包括 CCD、钳道管开口、送气送水喷嘴及导光纤维终端。如 EVIS-200 有两条导光束,EVIS-100 只有一条导光束。

3.插入部

包括两束导光纤维、两束视频信号线的 CCD 电缆、送气管、注水管、弯角钮钢丝和活检管道。这些管道和导索的外面包以金属网样外衣,金属外衣的外层再包以聚酯外衣。

4.弯曲部

转动角度钮,弯曲部可向上、下、左、右方向弯曲,最大角度可达:上 180°～210°,下 180°,左160°,右 160°。

5.电子处理部

包括导光纤维束和视频信号线,视频信号线与电子内镜先端部的 CCD 相连,与导光纤维束一起经插入部及操作部,由电子内镜电缆与光源及图像处理中心耦合。此外,送气、注水管也包在其中。

6.连接部

电子内镜连接部除有光源插头、送气接头、吸引管接头、注水瓶接口外,还有视频线接头。

7.送气送水系统及吸引活检系统

电子内镜的送气送水及吸引活检孔道设计与纤维镜相同,电子内镜光源内亦装有电磁气泵与送气送水管道相通,内镜与光源接头处有吸引嘴与负压吸引器相接。

(二)电子胃镜的传光传像原理

与纤维内镜相似,其照明仍用玻璃纤维导光束,但其传像则以电子内镜前端所装的电荷耦合器件或电感耦合器件即 CCD 所代替。CCD 是 20 世纪 70 年代开发的一种器件,属于固体摄像管器件,相当于电子摄像管的真空管,但其具有把图像光信号变成电信号在监视器上表达的功能,因此,CCD 代替了纤维内镜的导像束,称为电子内镜。

CCD 的结构由光敏部分、转换部分和输出电路 3 个部分组成,受光部分由能把光信号变成电信号的二极管组成,这些二极管之间是绝缘的,一个独立的二极管叫一个像素,二极管有传像传色的功能,有多少二极管就有多少像素,二极管愈多,则像素愈多,图像愈清晰。

电子内镜对彩色图像接收的处理有顺次方式及同时方式两种。顺次方式是于光源装置的灯光前加 20～30 r/s 旋转的红、绿、蓝(RGB)三原色滤光片,使用黑白 CCD 束捕捉 RGB 的依次信号,通过记忆装置变换成同时信号,在内镜的前端部形成高品质的图像。同时方式则在 CCD 的成像镜前镶嵌彩色的管状滤光片,使用彩色管状滤光 CCD。顺次方式分辨率高,颜色再现性好,可制成细径镜子。缺点是被照物体移动度大时,可以引起套色不准,出现彩条现象。同时方式最大的特点是可以使用纤维内镜光源,可以使用 1/205 秒的高速快门,故对运动较快的部位不会出现套色不准。缺点是颜色再现能力差,可出现伪色,分辨率低。目前 EVIS-200 系列消化内镜,其摄像方式均用顺次方式。

三、适应证及禁忌证

见纤维胃镜。

四、操作流程

(一)操作前准备

1.评估患者并解释

(1)评估患者:年龄、性别、病情、意识、治疗及是否装有心脏起搏器等情况,活动能力及合作程度。

(2)向患者解释胃镜检查的目的、方法、注意事项及配合要点。

2.患者准备

(1)了解胃镜检查的目的、方法、注意事项及配合要点。

(2)愿意合作,取左侧卧位,头微曲,下肢屈曲。

(3)解开衣领或领带,宽松裤带。

(4)如患者装有活动义齿,应将其取出置于冷水中浸泡。

(5)常规口服咽部麻醉祛泡药。

3.护士自身准备

衣帽整洁,修剪指甲,洗手,戴口罩,系围裙,戴手套及袖套,必要时戴防护目镜。

4.用物准备

完整的电子胃镜标准套,包括主机、操作键盘、电子胃镜、监视器、冷光源、吸引器、内镜台车;有条件者配备图像记录和打印系统。弯盘、牙垫、治疗巾、活检钳、滤纸条、玻片、细胞刷、标本固定瓶和/或缸、乳胶手套、生理盐水、祛泡剂、麻醉霜或 2％利多卡因、各种规格的注射器、干净纱布块、纸巾等。备有氧气、急救物品车,车内包括吸氧面罩、吸氧管、简易球囊呼吸器、复苏药物及局部止血药物等。

5.环境准备

调节室温,关闭门窗及照明灯,拉上遮光窗帘。

6.设备检查及调试

(1)在使用前,把胃镜与冷光源、吸引器、注水瓶连接好,注水瓶内装有 1/2～2/3 的蒸馏水或冷开水。

(2)连接:①连接主机和监视器,将 RGB 连接线的一端接到主机后面板的 RGB 接口的"OUT"接口上,另一端接到监视器后面的 RGB 接口的"IN"接口上;②连接键盘和主机,将键盘的连接线插头插入主机后面板上的"?"插口上;③连接主机和冷光源;④连接主机和图像记录及打印系统,将 Y/C 连接线的一头接到主机后面板的 Y/C 接口的"OUT"接口上,另一端接到打印机后面 Y/C 接口的"IN"接口上;⑤连接主机和图像记录手控装置,此线接好后,可完成通过内镜操纵部的手控按钮控制图像摄影工作。

(3)一切连接好后,将冷光源的电源插头插入电源插座中,开启冷光源的电源开关,可见光从胃镜先端射出,并听到气泵转动的声音,证明光源工作正常。注意:在胃镜各部没接好之前,不能打开光源的开关,防止损伤胃镜或造成操作者的身体伤害。

(4)做白平衡调节。打开光源,见到光从胃镜头端传出后,将胃镜头端对准内镜台车上附带的白色塑料帽 2~3 分钟,电子内镜会自动进行白色平衡。白色是所有色彩的基本色,只有白色是纯白了,其他色彩才有可比的基础,因而电子内镜都设有白平衡系统。

(5)用一大口杯装 1/2 杯水,将胃镜先端置入水中,用示指轻轻塞住送气送水按钮,检查送气送水功能。

(6)将胃镜先端置入盛水杯中,按下吸引按钮,踩下吸引器脚踏开关,观察吸引功能是否正常。

(二)操作步骤

电子胃镜检查操作见纤维胃镜。此处介绍取活检时的配合操作步骤。

1.核对

核对患者姓名、性别、年龄、送检科室是否与申请单一致。

要点与说明:确认患者。

2.检查活检钳

右手持活检钳把手,来回推拉把手滑杆,左手握住活检钳的先端,观察活检钳瓣是否开闭灵活,关闭时钳瓣是否能完全闭拢。

要点与说明:活检钳必须是经过消毒处理过的干净钳。一切正常,方可使用。如果发现有不正常出,应该立即更换一把。

3.送入活检钳配合

右手握住活检钳把手,左手用一块乙醇溶液纱布包住活检钳末端 10 cm 处,在活检钳处于关闭状态下将活检钳递与术者。术者接住活检钳末端,将其插入胃镜活检通道。

要点与说明:将金属套管绕成一个大圈握在手中,以便于操作,防止套管拖到地上污染套管。送钳过程中,始终保持活检钳金属套管垂直于钳道管口,避免套管成锐角打折而损坏活检钳套管。

4.取活检配合

活检钳送出内镜先端后,根据意思指令张开或关闭活检钳钳取组织。

要点与说明:活检钳未送出内镜先端时,不能做张开的动作,以免损坏内镜钳管。钳取标本时,不能突然过度用力,防止损坏钳子里面的牵引钢丝或拉脱钳瓣开口的焊接点。如果遇到某些癌肿组织较硬,钳取时关闭速度要慢才能取到大块组织。

5.退活检钳配合

在钳取组织后,右手往外拔出钳子,左手用乙醇溶液纱布贴住活检孔,既擦去钳子身上的黏液血迹,又可初步消毒。

要点与说明:活检钳前端有一个焊接点连接前后两部分,该焊点易折弯、折断,操作时注意保护该处,防止受损。防止胃液溅至术者。

6.留取活检组织

活检钳取出后张开钳瓣在滤纸上轻轻一夹,钳取的组织便附在滤纸上,将多块组织一起放入盛有10%溶液的小瓶中,写上姓名、取样部位,并填写病理检查申请单送检。

要点与说明:不同部位钳取的活检组织应分别放入不同的小瓶中。小瓶要给予编号。申请单上要注明不同编号组织的活检部位。

7.观察

病情与患者反映。

要点与说明:观察有无恶心、呕吐,观察呼吸、心率、血压、血氧饱和度的变化,观察有无发绀、呼吸困难等。

8.用物处理

备用。

9.洗手记录

记录检查结果、患者反映等。

五、常见并发症及处理

见纤维胃镜。

六、常见故障及排除方法

内镜常见故障的排除一般来说由内镜厂家的技术人员来完成,然而,许多有经验的内镜工作者都知道,掌握这些知识对于内镜诊疗技术的开展是非常重要的,通过对内镜的结构原理的认识,一方面,可以尽量减少内镜故障的发生,在故障出现时也可以尽快进行处理,减少维修服务的环节和时间,从而提高使用效率;另一方面,在真正出现故障时可以理解维修的内容及服务的概念,缩短维修周期。设备的故障如人类的疾病一样,有病因,也有它的处理方法。下面以最常见的日本 Olympus 电子内镜为例,介绍使用和维护过程中常见的故障及排除方法。

(一)喷嘴堵塞

1.故障原因

(1)在使用、运送或清洗的过程中内镜的先端部不小心与硬物相碰撞,外力则可能会作用于喷嘴,从而导致喷嘴变形、内腔狭窄甚至堵塞。

(2)内镜使用后没有立即进行床侧清洗、反复送水及送气等有效的维护措施,使检查过程中进入到喷嘴的黏液、组织碎片、血液等滞留在喷嘴腔内没有得到及时的清理,干结淤积,长期如此最终导致喷嘴堵塞。

(3)使用内有杂质、污物的冲洗管等附件对内镜管道进行加压冲洗,将杂质、污物冲入内镜管道内,最终淤积在最狭窄的喷嘴内部导致堵塞。

(4)在戊二醛浸泡前没有用酶液将附着在内镜管道内的体液和血液彻底分解、洗净,当使用戊二醛浸泡时,残留在内镜管道内的体液或血液中的蛋白质在喷嘴内部结晶,导致堵塞。

(5)使用纱布来回擦拭内镜镜面,当逆着喷嘴开口方向进行擦拭的时候容易将棉纱塞入喷嘴,导致堵塞。

(6)喷嘴堵塞后用针挑喷嘴或自行拆卸喷嘴,使喷嘴内部腔道变形或损坏,导致堵塞,这是非常危险的行为。

2.故障排除方法

(1)在操作、运送、清洗和保存内镜的时候注意保护好内镜的先端部,避免与内镜台车、检查床、清洁台或其他任何硬物相碰撞。注意拿镜子的时候运用标准的持镜手法,保护好内镜的先端部,避免镜身下垂的时候晃动碰到硬物。悬挂保持内镜时注意避免挂镜柜门挤压内镜。

(2)在出血量较大的情况下,血液容易倒流入喷嘴内形成堵塞,因此在操作过程中不时地少量送水送气,一则随时检查喷嘴的通畅程度,二则避免血液倒流入喷嘴内凝固。

(3)勿使用污染的内镜清洗附件,如刷毛脱落的清洗刷,内有杂质的冲洗管等,在清洗前检查清洗附件。

(4)使用标准的内镜清洗程序,使用符合标准的酶液进行标准冲洗可将体液和血液中的蛋白质很好地分解,避免在戊二醛浸泡程序中蛋白质形成无法去除的结晶堵塞喷嘴。

(5)顺着喷嘴的方向擦拭镜面,切勿逆着喷嘴的方向进行擦拭。

(6)通常在喷嘴有少许堵塞时,通过检测进行判断。将内镜先端部放入带有刻度的量杯中,持续送水 1 分钟,如果出水量超过 30 mL,则喷嘴的堵塞情况尚不严重,而低于此数值就可以认为已经堵塞并需要进行处理。

(7)喷嘴堵塞后的处理:将水气管道注满浓度较高的酶液,其浓度为正常浓度的 2～3 倍,将内镜浸泡在 40 ℃左右的酶液中 2～3 小时,然后进行全管道灌流加压冲洗。如果喷嘴通畅了,就可以继续使用。如果堵塞是突然形成的,则不宜强行进行加压冲洗内管道,否则容易造成管道内部接头爆裂。如上述方法仍无法解决喷嘴堵塞的问题,则需通知厂家的工程技术人员进行处理。

(二)附件插入困难

1.故障原因

(1)内镜在体内处于大角度弯曲的状态下时是很难插入附件的,如胃镜反转观察胃角的时候。

(2)当内镜的插入部遭受不正常的外力挤压或弯折角度过大的时候,可能会使内部的活检管道受折。活检管道是用特殊的硬塑料制成,一旦受折则无法恢复原来的形状。

(3)没有经过酶洗的管道内部蛋白质结晶阻碍了附件的顺利通过。

(4)附件的插入部受折或其他原因导致的损坏,都可导致插入困难。

2.故障排除方法

(1)在操作、运送、清洗和保存内镜的时候注意保护好内镜,避免过度弯曲内镜,以防内镜的活检管道受折。

(2)内镜必须正确地清洗消毒,避免杂质淤积,酶洗可避免活检管道内蛋白质结晶,保证通畅的附件通道。如因未经酶洗造成的内镜活检管道堵塞,可将活检管道内注满浓度较高的酶液,其浓度为正常浓度的 2～3 倍,将内镜浸泡在 40 ℃左右的酶液中 2～3 小时,然后进行全管道灌流加压冲洗,使活检管道通畅。

(3)如果附件已经损坏,切忌勉强插入,以免对内镜造成损害,一旦发现,立即更换正常的附件。

(4)插入附件时要细心,动作轻柔,当内镜处于大角度弯曲状态时,须将镜身取直后,再插入附件进行操作。

（三）内镜漏水

内镜漏水是常见的故障，也是最为危险的故障。漏水可导致电子内镜短路，烧毁严重者导致医疗事故。因此，要针对引起漏水的原因，采取有效的处理方法。

1.故障原因

（1）弯曲部橡皮套漏水：①术中没有使用口垫或口垫脱落，或因口垫的质量问题；②保养不良，如内镜长期放置于内镜的包装箱内，使弯曲橡皮老化；如使用非厂家指定消毒剂导致弯曲橡皮被腐蚀等；③内镜与尖锐的硬物放置在一起被扎伤；④若挂镜子的台车或贮存柜是金属铁板喷漆制成，当表层的漆部分掉落，会产生尖锐的毛刺损伤内镜；⑤内镜先端部受到敲击导致脆弱的弯曲橡皮套破裂漏水；⑥在消毒以及放置内镜入有盖的容器时，不小心会夹住内镜造成损坏。

（2）活检管道漏水：①使用破旧的清洗刷，损坏管道；②使用不配套的附件，如使用较大的附件鲁莽插入活检管道导致管道破裂；③不正确使用附件，如在管道内张开活检钳，将注射针头露出管鞘或其他不规范的操作导致管道破损；④使用设计不当或损坏的带针活检钳；⑤使用设计不良的注射针；⑥使用激光、微波、热探头时，探针的温度尚未降低就撤回，造成钳子管道烧坏。

（3）其他部位漏水：①先端部受外力碰撞导致镜头破裂漏水；②插入管被挤压；③浸泡时忘了盖防水盖；④老化的插入外管长期操作或受不规则力弯折时可能导致皱褶。

2.故障排除方法

（1）进行胃镜检查前，必须先使用口垫，术中注意保护，防止口垫脱落，建议使用有固定带的口垫。

（2）内镜保存在干燥的环境，勿使用带臭氧消毒的镜柜；严格遵循清洗消毒规程，每次操作结束后清洗之前进行测漏。

（3）在清洗之前必须盖上防水盖。

（4）轻拿轻放，保护内镜的先端部，使用正确的持镜手法。

（5）使用质量好、与内镜匹配性好的内镜附件，在挑选附件前把好质量关。

（6）正确维护治疗附件，使用前检查是否已经损坏，一旦发现有损坏，立即更换新附件。

（7）如因浸泡清洗时忘了盖上防水盖引起的漏水，则要根据浸泡清洗时间的长短来处理，如内镜刚浸泡清洗就发现未盖防水盖，马上捞出内镜，立即用内镜吹干机将所有管道吹干，再测漏，如无漏水，则可继续使用；如浸泡清洗时间过长，仍要马上捞出内镜，立即用内镜吹干机将所有管道吹干，必须通知专门维修部门修理。如弯曲部橡皮套、活检管道、外力造成先端部漏水，则需送至专门维修部门修理或通知厂家的工程技术人员进行处理。

七、设备管理与维护

由于内镜是精密设备，维护与维修的难度大，对零部件的材料要求高，导致维护成本与维修成本较大多数设备要昂贵，故日常维护和使用方法关系着消化内镜科室的设备使用效率和维护成本的高低。

（一）安全使用

（1）非专业人员不许拆开设备检查。在使用该设备时，注意勿用有腐蚀性的液体涂抹镜子，否则可能导致镜子外皮损坏。

（2）使用胃镜前，从镜柜取出镜子时，要一手握住胃镜的操作部和导索接头部，一手握住胃镜的先端部，两手之间距离略宽过双肩的距离。握操作部和接头部的手注意：一要握住该部的硬性部分,不能握其软性部分,否则因软性部分承受不住操作部和接头部的重负发生弯曲,造成玻璃纤维的折断;二要注意用一手指隔开操作部和接头部,避免两部的凸起部分互相碰撞,伤及胃镜外皮导致胃镜漏水。

(3)检查胃镜弯曲功能时,旋转各角度钮不要用力过猛,以免损坏角度钮。

(4)连接冷光源时,要一手握住胃镜的接头部,一手固定冷光源,将胃镜接头部对准冷光源的内镜插座插入,避免未对准插口强行插入,引起胃镜接头部的损坏。待 O 形圈全部插入后,胃镜才能与冷光源紧密连接。

(5)在插入注水管接头时,要一手扶住胃镜接头部,一手插入注水管接头,单手插入容易因用力不均损伤胃镜接头部。

(6)在胃镜各部没接好之前,不要打开光源的开关,防止损伤胃镜或造成操作者的身体伤害。

(7)在进行胃镜检查前,必须让患者咬住牙垫。在胃镜检查过程中,如为单人插镜法,护士位于患者头侧或医师旁固定牙垫,防止在插镜患者有恶心、呕吐反应时牙垫脱出,咬坏镜身。对于意识不清、烦躁不安、小儿、不合作者,可在镇静或全身麻醉下进行胃镜检查。

(8)如需给患者取活检,在活检钳尚未送出胃镜先端时,钳瓣始终保持关闭状态,不能做张开的动作,否则会损伤内镜钳道管。

(二)清洁消毒

电子胃镜在临床应用非常广泛,故其消毒就显得非常重要。本文重点介绍全自动内镜洗消机法。

全自动的概念,就是要按照卫生部(现卫健委)所规定的全浸泡五部法。将做完检查后胃镜放在水槽中并盖防水帽,让蒸馏水冲洗镜子外部,同时用软纱布擦洗掉镜子上的黏液及组织,然后测漏。

(1)把镜子按消毒机的槽子结构自然弯曲摆放好,将消毒机 3 条接管和测漏头接在镜子上(如需测漏时)。消毒 Olympus 的镜子时,3 个接头分别接在送气管、吸引连接器和钳子口,同时把全管路冲洗器接在镜子上,盖上机盖,打开电源,按"启动"开关,消毒开始。清洗消毒的全过程需要 18 分钟。

(2)如需在机上测漏,则可打开正面的小门。开启测漏电源,观察是否有气泡,连续 30 秒至1 分钟,如有气泡立即按主板上的"启动/暂停"键,然后按一下排气开关,等 30 秒至 1 分钟后,把镜子取出,拧开测漏开关,取出镜子待修。如没有气泡,按一下排气开关,继续消毒。待设定的时间到后,机器有声音报警,液晶屏连续闪烁,提示消毒完毕。戴上干净的手套把镜子取出,用高压气枪吹干。

(3)如果是当天最后一次消毒,可按正面板上"乙醇消毒"键,再按"确认"键,此时机器会对镜子管腔进行乙醇消毒 2 分钟。如果需要吹干,再按一下正面板上的"吹干"键,再按"确认",此时机器会对管腔吹干 6 分钟。

(4)消毒 Fujinon 镜子时,消毒机的两条管接在专用的接头上,再把此接头接在镜子的吸引管口和送水送气管口。消毒机另一条管接在镜子的活检孔道口上,同时把光电连接头连接好防水帽后放在槽内的中间突出部位,避免全浸泡在水中,其他操作与上面一致。

(5)消毒机的全过程需要 18 分钟,除消毒时间 10 分钟外,其他的时间各为 2 分钟,如需要进行调整,可在正面的面板设置。

（三）日常维护

（1）见纤维胃镜的保养。

（2）某些情况下内镜需要灭菌,只能采用低温灭菌的方式,而有些环氧乙烷设备要求 55 ℃ 的灭菌温度时,内镜仍然可能耐受该温度,但不能长期在该温度下灭菌,尤其是弯曲橡皮会老化,建议使用频率为低于每周 3 次。

（3）送气/送水按钮、吸引按钮要根据按钮的类型对其进行保养:通常按钮可分为无硅油型和硅油型两种。无硅油型按钮千万不能使用硅油,否则会导致按钮橡胶圈过于润滑,在内镜操作中很容易弹出,长时间上硅油还会导致按钮橡胶老化;硅油型的按钮应该经常用硅油给予润滑,但是一定要注意两点,首先在上硅油时保持按钮的清洁和干燥,上硅油时用棉签将硅油均匀地涂抹在橡胶和金属上,通常硅油瓶上应有涂抹部位的指示,涂抹的量不要太多,通常送气/送水和吸引两个按钮以一滴为宜,一般使用 20～30 例可以重新再上一次硅油。其次,在涂抹硅油后,可以立即将按钮安装在内镜中使用,但是,在不使用时,必须将按钮拆下,不能长时间放在内镜中,因为硅油可以使按钮上的密封橡胶圈膨胀,如果长时间没有空间给予伸展,则密封圈容易变形而导致内镜操作困难。因此,日常存放时,应该把按钮拿出放在小的器皿中,拥有两种不同按钮时也应该将它们分开放置。

（四）保管要求

（1）见纤维胃镜的保管。

（2）内镜保管时的环境温度要求在 10～40 ℃,温度过低时,内镜插入管会变硬,低于零下 10 ℃ 时会造成部分零件损坏。因此,应安装空调以保证内镜的使用。

（3）内镜对气压的要求是 70～106 kPa(525～795 mmHg),平原地区无需做任何处理,而高原地区就需要进行放气操作,但也只需安装时操作,将内外气压导通达到平衡即可。

八、使用期限

该设备在正常使用情况下,使用期限为 10 年。具体使用期限,见设备使用说明书。

（郭成圆）

第十二章

体检中心护理

第一节　健康体检的重要性

影响国民的常见慢性病主要有心脑血管疾病、糖尿病、恶性肿瘤和慢性呼吸系统疾病等,慢性病发生和流行与生态环境、生活方式和饮食习惯等因素密切相关。近年来,我国居民慢性病患病率逐年增长,流行现状日益严峻,已经发展成重大的公共卫生问题和社会经济问题。《中国自我保健蓝皮书(2015—2016年)》发布的数据显示,我国居民慢性病患病率由2003年的123.3‰上升到2013年的245.2‰,10年增长了1倍。2012年5月,原卫生部(现国家卫健委)等15部门印发的《中国慢性病防治工作规划(2012—2015年)》指出,现有确诊慢性病患者2.6亿人,疾病的经费负担占总疾病负担的70%。目前,估计慢性病患者已超过3亿,而且在现有的医疗技术条件下绝大部分慢性病均是不可治愈的。慢性病死亡人数占中国居民总死亡的构成已上升至85%。慢性病已经呈现年轻化发展趋势,开始侵袭四五十岁的中年人。所以,如何预防慢性病或推迟慢性病的发生发展,成为越来越多的民众关注的健康话题。而健康体检作为一种早期发现身体异常状况的有效手段,受到了广大国民的欢迎。

一、健康体检的意义

健康体检是一种医疗行为,是通过医学手段和方法对受检者进行身体检查,了解受检者健康状况,早期发现疾病线索和健康隐患的诊疗行为。其目的是对疾病进行提前预防、早期发现、及时诊断和积极治疗。通过体检数据观察身体多项功能反应,适时给予干预,改变不良的生活习惯,建立健康生活方式。

健康是人生的第一大财富。从预防医学角度讲,所有健康人群至少应每年参加1次健康体检,尤其是35岁以上的人更应每年进行1次健康体检。这样做的好处是及时消除健康隐患,有助于重症疾病的防治。

世界卫生组织曾经提出一个口号:"千万不要死于无知。"很多人由于无知,将小病熬成大病,最终发展成不治之症。要改变这种状况,最好的办法就是体检。通过定期健康体检,可以明确了解自己身体处于何种状态。

(一)健康人群

热爱健康的群体已认识到健康的重要性,但由于健康知识不足,希望得到科学的、专业的、系统的、个性化的健康教育与指导,这类人需要的是促进健康。

(二)亚健康人群

处于四肢无力、心力交瘁及睡眠不好等症状人群,身体中存在某些致病因素,需要管理健康,消除致病隐患,向健康转归。

(三)疾病者群

如发现了早期疾病或各种慢性病,需要前往医院就医,在治疗的同时希望积极参与自身健康改善的群体。需要对生活环境和行为方面进行全面改善,从而监控危险因素,降低风险水平,延缓疾病的进程,提高生命质量。

疾病特别是慢性非传染性疾病的发生、发展过程及其危险因素具有可干预性。一般来说,从健康到疾病的发展过程,是从健康到低危险状态,再到高危险状态,然后发生早期病变,出现临床症状,最后形成疾病。这个过程可以很长,往往需要几年到十几年,甚至几十年的时间。其间变化的过程多也不易被察觉。但是,健康体检通过系统检测和评估可能发生疾病的危险因素,帮助人们在疾病形成之前进行有针对性的预防性干预,可以成功地阻断、延缓、甚至逆转疾病的发生和发展进程,实现维护健康的目的。

二、健康体检的作用

(1)可早期发现身体潜在的疾病。对社会人群进行定期健康体检使受检人员在没有主观症状的情况下,发现身体潜在的疾病。以早期发现、早期诊断、早期治疗,从而达到预防保健的目的。

(2)健康体检是制定疾病预防措施和卫生政策的重要依据。利用健康体检的大量体检资料数据,通过卫生统计、医学科研方法,对某地区、某群体的健康状况及疾病的发病情况和流行趋势进行统计分析,为制定卫生政策法规等提供科学依据。

(3)社会性体检是发现某些职业禁忌证或某些人群的传染病、遗传病、保证正常工作和生活的重要手段。

(4)招生、招工、招聘公务员和征兵等体检是必不可少的工作。健康体检是对他们适应环境、保障工作能力的基本评估,也是培养合格人才的重要条件。

(5)对从事出入境、食品和公共场所的工作人员进行体检。能及时发现他们中的传染病,是控制传染源、切断传播途径的重要措施,从而使社会人群免受传染,同时也能保证被检者身体健康。

(6)对从事或接触有职业危害因素的人员进行上岗前的职业性和定期性的健康体检。可以早期发现职业病和就业禁忌证,尽快采取有效预防措施,降低或消灭职业病的发生,早期治疗职业病或阻止病态发展,以保证职工健康和改善职工工作环境。

(7)婚前健康检查可以发现配偶双方中的遗传病、传染病及其他暂缓或放弃婚姻的疾病,是保证婚后家庭幸福、婚姻美满、减少和预防后代遗传性疾病发生以及提高人口素质的重要手段。

通过体检,可以随时掌握自己身体的状况,建立起自己的健康档案,若有病症,提早发现并及时采取对策;能够在疾病的早期进行预防和治疗,大大降低了发病率、致残率和死亡率。健康体检的目的就是让大家合理地恢复健康、拥有健康和促进健康,有效地降低医疗费用的开支,更好地提高我们的生活质量和工作效率,使我们保持健康状态。

三、单位职工健康体检的意义

(一)提高工作效率

通过健康体检,单位可以了解员工身体状况,更加有效合理地安排员工的工作任务和计划,减少因生病缺勤等产生的工作不协调影响工作进度;对员工健康关心,提高员工企业归属感和工作热情,提高工作效率。

(二)节约人才损失

通过健康体检,单位可以及时对员工进行健康干预来降低发病率,避免因身体状况出现的人才损失和精英的流失,更能对于员工体检所检查出的疾病,采取及时的医疗手段,让员工早日康复,回归工作岗位。

(三)提升单位福利

定期的健康体检,可作为提升员工福利的一种手段,将单位对员工的关怀落到实处。关心员工的身体健康,为员工安排健康体检,也能起到激励员工士气的作用。

四、健康体检的价值

(1)健康是"1",智慧、财富、地位、荣誉等都是"0"。只有拥有健康这个1,其他所有的0才能十倍、百倍的呈现价值;而一旦失去了健康这个1,所有的智慧、财富、荣誉、地位都将失去意义。健康是人生最大的财富,是一切生命意义的基础。

(2)从医学角度讲,疾病的发生可分为5个阶段:易感染期、临床前期、临床期、残障期、死亡。这是一个进行性的过程,对健康的忽视将导致疾病逐渐深入,向前发展,直至终止人的生命。遗憾的是,一般人总是要等到疾病出现症状时才会被动的去寻求治疗。治疗疾病的最好方法就是提前预防,如果在疾病的易感染期或者临床前期就通过体检的手段发现疾病隐患,并采取相应的措施,那么疾病就会被扼制在最初阶段,通过保健或者治疗轻松消除疾病,大大减轻了患者的身体和经济负担,也避免了疾病对身体的损害。

(3)建立健康档案:系统完整的健康档案可为医师提供患者全面的基础资料,是医师全面了解患者情况、做出正确临床决策的重要基础。健康档案记录为解决健康问题提供资料。通过对受检者疾病谱等资料进行统计分析,全面了解受检者的主要健康问题,制订出切实可行的卫生服务规划。健康档案是评价体检中心服务质量和医疗技术水平的重要工具之一。

进入21世纪以来,人类寿命在延长,但是亚健康状态人群的大量存在。随着人们生活水平的不断提高,保健意识的不断增强,人们对健康也有了更为深刻的理解和认识,并形成了需求,健康体检越来越受到社会和政府的普遍关注和重视。在自我感觉身体健康时,每年进行全面的身体检查,通过专业的医疗仪器的检查和专家的诊断,对自己的健康状况有了一个更详细的了解,做到"未雨绸缪""防患于未然",这种关注自己健康的行为已被大多数人所接受,并把健康体检成为现代人生活水平提升的重要标志。因此,要重视和按时进行健康体检,定期健康体检是社会发展的必然趋势。

（李伟伟）

第二节　健康体检的质量控制

体检作为早期发现疾病、全面了解身体状况的重要手段,严格质量管理非常关键。随着体检机构的不断增加,社会公众对体检服务与质量要求越来越高。为顺应体检市场的发展,满足不同层次体检人群的需要,取得良好的经济与社会效益,各体检机构应按照岗位特点制定各岗位工作职责和工作流程,规范操作程序,把握好体检的每个环节,使体检的服务和质量达到优质标准。

一、健康体检机构管理

(一)机构执业资质

(1)健康体检机构是专门从事成人健康体检服务的独立或附设医疗机构,应具有合法有效的《医疗机构执业许可证》。

(2)执行国家卫生计生委制定的《健康体检基本项目目录》。

(3)体检收费标准应执行当地物价相关部门关于各级医疗机构的收费标准。体检项目、价格等应在公共区域公示。

(二)医护人员资质及配置

(1)至少具有 2 名内科或外科副主任医师及以上专业技术职务任职资格的执业医师,每个诊查科室至少有 1 名中级及以上专业技术职务任职资格的执业医师。

(2)主检医师由主治医师及以上专业技术职务任职资格的执业医师担任。

(3)医技人员具有专业技术任职、资格,医师按照《医师执业证书》规定的执业范围和职业类别执业。专业技术人员必须具有相应的专业执业资质证书和上岗证。

(三)健康体检场所要求

(1)有相对独立的健康体检场所及候检场所,应与医疗机构门诊、急诊场所分开,体检人员与就医人员分离。

(2)健康体检区域的建筑总面积不小于 400 m²,环境清洁、整齐。

(3)体检区域布局和流程合理,符合医院感染控制要求及医院消毒卫生标准。

(4)具有候诊区域,体检秩序有序、连贯和良好。

(5)备有抢救车/箱、急救设备和必要的抢救药品,专人管理,良好备用。

(6)备有便民服务设施,如轮椅、饮水设施和残疾人卫生间等设施。

(7)设有健康教育宣传栏、健康宣传册等多种形式的健康教育宣传方式。

(四)诊室要求

(1)设有独立诊查室,每个诊查室面积不小于 6 m²。

(2)X 射线检查室及使用分区符合国家相关标准的规定(应达到《医用 X 射线诊断放射防护要求》(GBZ 130-2013)中相关要求)。

(3)有清楚、明确的诊室标识。

(4)相应检查有公示告知。

(5)诊室有保护体检人员隐私设施。

（6）诊室清洁整齐,布局规范、合理,配备有效、便捷的手卫生设施及设备。

（五）消防安全

（1）环境布局、建筑符合消防规范。

（2）有消防安全管理制度、应急预案及安全员。

（3）根据消防安全要求,认真开展消防安全检查,有完整的检查记录。

（4）保持消防通道畅通、防护器材完好,在有效期内。

二、健康体检质量控制管理

各体检机构有完整的科室管理制度、各岗位工作职责、工作流程和操作规程。体检机构各岗位工作人员上岗工作,均需佩戴有本人相关信息的标牌。

（一）各岗位工作职责

1.诊室体检医师岗位职责

（1）主动热情接待每位受检者,耐心细致沟通。

（2）检查前认真核对受检者个人信息,包括姓名、年龄、性别和身份证号。

（3）严格按照体检的技术指标和操作规范,确保体检质量和体检结果的准确性,努力做到不漏诊、不误诊。

（4）如在体检过程中受检者出现急危重症情况,应及时上报领导,并建议到相关科室进一步诊治。

（5）体检医师应具有对体检中的疑难病、少见病的独立诊断能力,不能解决时与上级领导沟通。

（6）体检医师均为该诊室"危急值"第一责任人。

2.体检报告主检医师工作职责

（1）熟悉各种临床多发病及常见病的诊断标准及治疗原则,具备一定的沟通能力及技巧,做好体检报告书修改的沟通事宜。

（2）主检医师应熟悉并掌握各诊室阳性体征与科室小结所提供的不同临床意义。

（3）综合受检者的全面资料,包括疾病史、一般检查、各科室查体结论、实验室结果和辅助检查结果,做出全面合理的诊断及健康体检建议,并提交总检医师审核,对该报告负有相应的临床责任。

3.体检报告总检医师工作职责

（1）熟悉各种临床多发病及常见病的诊断标准及治疗原则,具备一定的沟通能力及技巧,做好体检报告书修改的沟通事宜,指导下级医师工作。

（2）综合受检者的全面资料,包括疾病史、一般检查、各科室查体结论、实验室结果和辅助检查结果,对主检医师审核的报告书进行评价审核、修改,为体检报告书的整体质量把关。

（3）对主检医师报告中可能出现的漏诊、误诊及时判断、更改,并指导主检医师提高工作。

（4）认真学习新技术的应用,提出相应的体检意见,不断提高体检报告书水平。

4.检查室护士工作职责

（1）严格执行消毒隔离制度及无菌技术操作原则。

（2）主动热情接待每位受检者,并做好检前解释工作,维持良好体检秩序。

（3）协助体检医师诊查,随时清理诊台,保持良好的诊室环境卫生。

（4）妇科检查前与受检者核对好个人婚姻情况,讲解妇科检查注意事项,并指导受检者如何配合医师完成体检,做好解释工作。

（5）掌握各诊室治疗椅、治疗台和诊疗器械的使用情况,保证正常使用。

5.采血室护士工作职责

（1）严格执行消毒隔离制度及无菌技术操作原则。

（2）主动热情接待每位受检者,并做好解释工作。

（3）静脉采血认真执行一人一针一管一巾一带制度。

（4）严格执行核对制度:认真与受检者核对个人信息,做好化验项目的核对工作。

（5）熟练掌握静脉取血操作技术。

（6）掌握晕针、晕血人员的救护方案,做好紧急救护,必要时卧位取血。

6.技师工作职责

（1）熟练掌握仪器正常操作规程,严格按仪器操作流程进行检查。

（2）认真做好仪器日常维护及使用记录,保证机器正常使用。

（3）检前认真做好受检者信息、项目核对及病史询问等工作。

（4）检查时注意保护受检者的隐私。

（5）严格掌握各项检查禁忌证,并做好解释工作。

（6）检查完成后,认真核对检查报告单内容,检查无误交于诊断医师出最终报告。

7.导检员工作职责

（1）具有主动热情的服务意识,耐心解释受检者提出的疑问。

（2）正确引导及指导受检者进入体检流程。

（3）维持导检区域内的候检秩序,做到有序、安静和噪音小。

（4）熟练掌握体检内容及体检流程,合理安排体检流程,避免体检项目漏检、误检。

8.预约接待员工作职责

（1）随时热情接待体检咨询,耐心介绍体检项目、答疑。

（2）与体检客户确定体检项目及体检日期,协助咨询受检者准确无误办理各项体检手续。

（3）向体检受检者讲解体检注意事项,做好检前准备工作。

（4）单位体检结束后根据需要提供体检统计分析报告。

（5）体检项目确定后联系体检单位提供受检者名单,认真核对单位体检项目内容并对名单进行初步分类后交登录室。

（二）设备管理

（1）体检机构应具有开展健康体检项目要求的仪器设备及相关许可证书,如《医疗器械生产企业许可证》《中华人民共和国医疗器械注册证》《中华人民共和国医疗器械经营企业许可证》,医疗器械的购置和使用符合国家相关规定。

（2）设备计量管理符合相关要求,每项设备都应具有计量合格证书。

（3）根据医学设备情况建立相应的设备管理制度。

（4）有设备管理员岗位职责。

（5）有医用设备使用安全监测制度,定期对设备进行安全考核和评估。

（三）医院感染管理

（1）依据《医院感染管理办法》制定相应的规章制度和工作流程。

（2）配备专职或兼职人员,负责院内感染管理工作。

（3）能按照制度和流程要求,监测《医院感染监测规范》要求的全部项目,并有记录。

（4）有医院感染暴发报告流程与处置预案,并按要求上报医院感染暴发事件。

（5）体检机构手卫生设施种类、数量、安置位置和手卫生用品等符合《医护人员手卫生规范》要求。重点科室（检验科、妇科、外科和采血室）的手卫生设施,如非接触式水龙头、流动水、洗手液、干手器或纸巾和速干手消毒剂等要求更严格。

（6）体检机构医务工作人员手卫生依从性与正确性应符合《手卫生规范》。

（7）体检机构应为医务工作人员提供必要合格的防护用品,如在采血室、清洗消毒间和医疗废物暂存处等必备防护用品。

（8）体检机构医疗用品重复使用的消毒工作应符合《医院消毒技术规范》《医院消毒供应中心清洗消毒及灭菌技术操作规范》《医院消毒供应中心清洗消毒及灭菌效果监测标准》的要求。

（9）一次性使用医疗用品管理,如医疗用品的资质、验收、储存条件、使用前检查及使用后处置等参照《一次性使用无菌医疗器械监督管理办法》。

（10）体检机构医疗废物的管理应执行《医院废物管理条例》,加强医院感染的预防与控制,做好健康体检医疗废物的处理工作。定期进行医疗废物知识培训、并做好医疗废物处理流程、环节记录和转运合同等明细。损伤性废物处理应使用利器盒。

（11）体检机构应为受检者提供必要的合格的清洁消毒隔离设施,包括眼罩、采血用品（一人一巾一带一针）、妇科和腔内超声等供受检者使用的隔离单等一次性用物。

（四）体检信息管理

（1）依据国家卫生行政部门相关卫生信息标准和规范,制定体检报告管理制度及信息保密管理制度,保护体检人员隐私。

（2）体检机构有独立的"健康体检计算机管理信息系统",体检信息系统操作权限分级管理。

（3）体检信息系统应配备专职或兼职信息系统专业维护人员。

（4）有体检信息安全监管制度及记录,专人管理。

（五）实验室管理

（1）按照《医疗机构临床实验室管理办法》开展临床实验室项目检测。

（2）检验项目符合卫生计生委《医疗机构临床检验项目目录（2013年版）》范围。

（3）检验试剂、仪器设备应三证齐全（仪器注册证、经营许可证和生产许可证）,符合国家有关部门标准和准入范围,检验设备应有标识并定期校准、保养、维修等维护制度和相关记录。

（4）有实验室安全流程,制度和相应的标准操作流程。

（5）具有相关资质人员负责检验全程的质量控制工作。

（6）执行实验室室间质控相关制度,有室间质控和室间质评程序文件。

（7）委托其他实验室检验的应符合《委托医学检验管理规范》,体检机构应有"委托检验服务协议书",协议书应规定双方的职责、委托服务应达到的标准,协议书须有法人或法人制定的委托人签署,并有单位公章。受托实验室应具有执业许可证,具有通过认可、认证或权威评审的证明材料、质量保证文件、作业指导书、标本交接记录和报告单交接发送纸质或电子记录等。

（六）医学影像学质量控制管理

（1）医学影像检查应通过医疗机构执业诊疗科目许可登记,符合《放射诊疗管理规定》,取得

《放射诊疗许可证》。

（2）有放射安全管理相关制度与落实措施。

（3）有专职人员负责对设备进行定期校正和维护，并有记录。

（4）诊断报告书写规范，有审核制度与流程。

（5）放射检查室门口设有电离辐射警告标志，并通过环境评估。

（6）有完整的放射防护器材与个人防护用品，保障医患防护需求，具有放射防护技术服务机构出具的设备及场所的年度《检测报告》。

（7）放射检查项目设置合理，严格遵守《卫生部办公厅关于规范健康体检应用放射检查技术的通知》。

三、健康体检医疗安全管理

（一）医疗安全制度及应急流程

（1）制定严格的医疗安全工作制度及意外应急处理流程及预案。

（2）在诊查活动中，要严格执行"查对制度"，确保对受检者实施正确的操作。

（3）对受检者实施唯一标识（体检号或身份证号）管理。

（4）定期进行质量检查，召开质量管理会议，有分析、有整改、有落实、有记录。

（5）体检区域内应设有安全器材及设施（如应急灯、消防器材和无障碍通道等），安全类警示牌（如小心碰头、当心滑到及当心触电等）和消防类警示牌（如安全逃生图、紧急出口、禁止吸烟和灭火器等）。

（二）体检结果危急值紧急处理制度和流程

（1）制定适合本单位的"危急值"报告制度与流程。

（2）根据工作需要制定"危急值"项目和范围。

（3）专人管理，有完整的"危急值"报告登记资料。

（4）对高危异常结果做到及时通知、登记，并有随访记录。

（5）传染病上报符合国家相关规定，做到及时上报。

（三）投诉管理相关制度

（1）具有投诉管理部门处理投诉，设立有效的投诉电话或投诉岗位。

（2）具有明确的投诉管理制度和处理流程以及投诉处理记录、改进措施。

（3）具有明确的投诉电话、意见箱和投诉处理时限。

（4）在显要位置公布投诉管理部门、地点和投诉电话。

（5）有完整、明确的投诉登记记录，体现投诉处理全过程。

（四）服务管理相关制度

（1）体检机构应设有体检流程相关指引或指示，体检科室标识准确，公告设施牌，如洗手间、电梯、公用电话和楼梯灯等标识应明显独立。

（2）体检机构应在体检场所公共区域进行明显展示有关体检项目公示内容，如基础体检项目、价格和项目意义介绍等；以及委托公示项目如体检项目外送单位名称和资质。

（3）体检区域内应设立方便受检者看到的体检相关情况的指导或告知，如具体工作时间、体检须知和体检流程。

（4）妇科检查和腔内超声检查针对女性（未婚者）应设有告知栏和知情同意书。

（5）体检时有身体暴露检查的科室（如内科、外科、妇科和 B 超等），应做到一受检者一室，检查时关门或有遮挡。

（李伟伟）

第三节　健康体检中心护士职责

一、体检中心护士长职责

体检中心护士长在体检中心主任和体检部主任的领导下，履行下列职责。

（1）全面负责体检中心护理部的日常管理工作。

（2）组织拟制中心护理工作计划和管理制度。

（3）安排中心护理人员的日常管理、培训、排班和考勤等各项工作。

（4）组织领导中心护理教学、科研、业务训练和技术考核工作。

（5）组织落实各项护理规章制度和技术操作常规，并监督检查。

（6）组织中心护理交班和护理巡查，分析中心护理、心理服务工作质量和安全情况。

（7）负责安排各岗位护士的具体工作，根据需要进行适当调整，提出本科室护理人员调整的建议。

（8）做好与各部门协调工作，加强医护配合。

（9）掌握每天预约的参检人数、人员组成和具体要求，合理安排人员。

（10）负责体检中心消毒隔离制度的修订和组织实施。

（11）负责对中心的内部环境的全面管理。

（12）做好护理相关部门每月的物耗预算上报及日报、月报统计工作。

（13）指导中心护理人员开展新业务、新技术和信息化项目的应用。

（14）完成中心主任交办其他工作。

二、前台护士职责

（1）在护士长的领导下进行工作。

（2）提前 15 分钟到岗，做好体检前准备工作。

（3）负责制作、发放受检客人的《体检指引单》，嘱客人填写个人资料。

（4）负责向受检客人发放标本管（尿、便和尿 TCT 等标本），并负责说明标本管使用方法及注意事项。

（5）熟悉各检测项目、目的和价格等内容，做到熟练掌握。

（6）负责体检客人临时加减项目的录入与确认。

（7）体检结束后，负责收集《体检指引单》并进行认真仔细的查对，防止体检表遗失或体检漏项，一旦发现立即联系相关部门予以弥补。

（8）负责每天体检统计工作，与财务核对个检、团检收费和体检单项收费总额，填写体检日报表。

(9)负责为个检客人开具收费单。

(10)负责做好《体检指引单》在前台期的临时管理与交接工作。

(11)负责做好体检客人的相关咨询与解释工作。

(12)负责做好待查、漏查项目的统计,并在规定时间向外联人员上报及时通知客人补检。

三、导检护士职责

(1)在护士长和主管护士的领导下进行工作。

(2)负责迎接与指引体检客人。

(3)负责协助客人办理存包手续。

(4)负责体检客人体检顺序的组织,根据客人的多少,合理安排体检顺序(餐前餐后)。

(5)对空腹项目检查完毕的客人,引导其用餐。

(6)随时根据体检流程情况合理安排检测项目,防止科室忙闲不均,减少客人等候时间。

(7)维持现场秩序,做好客人的疏导工作。

(8)熟悉各检查项目、目的和价格等内容,耐心回答受检客人提出的问题。

(9)对检查完毕的客人嘱其将《体检指引单》交到前台。

(10)负责指导、监督保洁人员将体检客户的尿、便标本及时收集送至检验科。

(11)负责及时收集妇科检查标本,并及时送至检验科。

(12)负责更换体检公共场所的饮用水。

(13)协助相关人员做好客户投诉的处理工作。

四、测量血压、身高、体重室护士职责

(1)在护士长的领导下进行工作。

(2)负责体检客人的身高、体重和血压的测量。

(3)负责体检前的准备工作,检查测量仪器是否正常,确保检测数据准确无误。

(4)熟练掌握测量方法、步骤及注意事项,准确记录测量结果。

(5)认真核对受检者姓名、性别及检测项目,防止测量或记录错误。

(6)对异常血压要进行复测并与相关科室联系。

(7)负责测量仪器的使用与保管,需要维修时,要提前申报,不得影响体检工作。

五、采血室护士职责

(1)在护士长的领导下进行工作。

(2)负责体检客人的血液采集工作。

(3)严格执行无菌技术操作规程,熟练掌握静脉穿刺技术。

(4)认真执行"三查七对"制度,核对化验单与客人的名字并与客人确认,一旦发现有误,须速与前台核对。

(5)严格执行一次性医疗用品的使用管理有关规定,做到一人、一针、一管、一巾和一条止血带。

(6)按照医疗废物管理规定,负责对使用过的棉签和一次性注射器的处理,并及时送交收集地点集中管理。

(7)做好当日工作量的核对、登记及统计工作(体检表、化验单和外送标本等)。

(8)负责采血物品的请领和保管,并做好使用消耗登记。

(9)负责采血室内的消毒工作。

(10)负责收集整理各科检查报告。

(李伟伟)

第四节　健康体检项目及其临床意义

如今健康体检越来越普及,想保证自身健康指数的大多数朋友都会选择每年定期体检,但是大家清楚某些健康体检的项目和意义吗? 了解了每个体检项目的具体内容及意义,才能让每次的健康体检更有意义,下面对于健康体检的项目和意义做全面的介绍。

一、一般情况

(一)身高

正常人体的身高随年龄变化也会有不同,从出生开始,男性到 25 岁左右,女性到 23 岁左右停止长高,从 40 岁开始男性的身高平均要降低 2.25%,女性平均要降低 2.5%,甚至一天中也会有 1～3 cm 的改变。影响身高的因素有很多,遗传因素较为普遍但也不是绝对,一个人后天的生活习惯,运动方式,都会影响到身高。国际上也有不同年龄段身高的计算方法,可适用于大多数人群。一般在常规检查中用身高增长来评定生长发育、健康状况和疲劳程度。

(二)体重

体重是反映和衡量一个人健康状况的重要标志之一。

(三)体质指数(BMI)

BMI＝体重(kg)/[身高(m)]²

正常体重:18.5≤BMI＜24。

超重:24≤BMI＜28。

肥胖:BMI≥28。

(四)血压

血管内的血液对于单位面积血管壁的侧压力。通常所说的血压是指动脉血压。

(1)理想血压:收缩压＜16.0 kPa(120 mmHg)、舒张压＜10.7 kPa(80 mmHg)。

(2)正常血压:收缩压＜17.3 kPa(130 mmHg)、舒张压＜11.3 kPa(85 mmHg)。

(3)血压升高:血压测值受多种因素的影响,如情绪激动、紧张、运动等;若在安静、清醒的条件下采用标准测量方法,至少 3 次非同日血压值达到或超过收缩压 18.7 kPa(140 mmHg)和/或舒张压 12.0 kPa(90 mmHg),即可认为有高血压,如果仅收缩压达到标准则称为单纯收缩期高血压。高血压绝大多数是原发性高血压,约 5% 继发于其他疾病,称为继发性或症状性高血压,如慢性肾炎等。高血压是动脉粥样硬化和冠心病的重要危险因素,也是心力衰竭的重要原因。

(4)血压降低:凡血压低于 12.0/8.0 kPa(90/60 mmHg)时称低血压。低血压也可有体质的原因,患者自诉一贯血压偏低,患者口唇黏膜,使局部发白,当心脏收缩和舒张时则发白的局部边缘发生有规律的红、白交替改变即为毛细血管搏动征。

二、体格检查

(一)内科检查

1.脉搏

脉搏是心脏搏动节律在外周动脉血管的表现,检查的常用部位有桡动脉、颞动脉、足背动脉。其节律同心律。

2.胸廓

检查胸廓的前后、左右径,是否对称,有无扁平胸、桶状胸、鸡胸,有无胸椎后凸(驼背)、侧弯,有无呼吸困难所致"三凹征"等。

3.肺部

肺部主要检查气管是否居中、呼吸动度、呼吸音是否正常,有无过清音、实音,有无干湿啰音、胸膜摩擦音,并叩诊肺下界,初步诊断肺炎、慢性支气管炎、肺气肿、气胸、胸腔积液等。

4.心率

心脏搏动频率,正常 60～100 次/分;＞100 次/分为心动过速;＜60 次/分为心动过缓。

5.心界

用叩诊法在前胸体表显示出的心脏实音区,初步判断心脏大小及是否存在左、右心室肥大。

6.心律

心脏搏动节律正常为窦性心律,节律规整,强弱一致,且心率在正常范围。否则为心律不齐,常见异常心律有室性期前收缩(早搏)、二联律或三联律、心房颤动(房颤)等。

7.杂音

血流在通过异常心脏瓣膜时发出的在第一、二心音以外的声音。根据杂音发生时限可分为收缩期或舒张期杂音;根据杂音强弱可分为 6 级杂音;根据杂音所在听诊区可确定某处瓣膜病变。正常心脏无杂音或仅闻及一到二级收缩期杂音。三级以上收缩期或舒张期杂音均视为异常。瓣膜病变的确诊须行心脏彩超检查。

8.腹部压痛

正常腹部触诊为柔软、无压痛、无反跳痛、无包块,如有压痛应考虑所在部位病变。腹部以九分法分区,腹部分区相对应的器官如下。

(1)右上腹:肝、胆、十二指肠、结肠肝曲。

(2)上腹部:胃、横结肠、胰。

(3)左上腹:脾、胰尾,结肠脾曲。

(4)右侧腹:右肾、右输尿管、升结肠。

(5)中腹部:小肠。

(6)左侧腹:左肾、左输尿管、降结肠。

(7)右下腹:回盲部(阑尾)、右输尿管。

(8)下腹部:膀胱。

(9)左下腹:左输尿管、乙状结肠。

9.肝脏

肝脏呈楔形位于右上腹,上界为右锁骨中线第5肋间,下界于剑突下小于3 cm,右肋缘下不能触及质地柔软,边缘锐,无结节,无压痛。肝脏主要功能为糖、蛋白、脂肪代谢场所;分泌胆汁;并有防御及解毒功能。肝脏疾病时其上下限可发生改变。

10.脾脏

脾脏位于左上腹,正常于左肋下不能触及。其主要功能为处理衰老红细胞及血小板,并能储存血液。如脾大常为肝脏、血液、免疫系统疾病。

11.肾脏

肾脏呈半圆形,左右各一,位于腰椎两侧肋脊角。主要功能是产生尿液,调节体液,排泄代谢废物。如有病变常表现肾区叩痛。

12.肿块

医师可通过视触叩听的检查方法初步判断有无腹部包块,并提出进一步检查的建议。

(二)外科检查

1.淋巴结

人体皮下有许多表浅淋巴结群,其主要分布在头颈部、腋下、腹股沟,这些淋巴结汇集相应皮肤表层淋巴液。淋巴结是人体防御器官,将淋巴液中有害物质吞噬清除。当淋巴结肿大压痛时常表示相应区域有病变。

2.甲状腺

甲状腺呈蝶形位于颈前气管甲状软骨两侧,其分泌的甲状腺素对人体新陈代谢起重要作用。正常甲状腺外观不明显,不可触及,无血管杂音,无结节。甲状腺常见病变有单纯性肿大、甲状腺炎、甲亢、甲减、腺瘤、囊腺瘤,极少数有癌症。

3.脊椎

人体脊柱由32个椎体相互连接从头后枕骨大孔直至臀部尾骨,其中颈椎7个,胸椎12个,腰椎5个,骶椎5个,尾椎3个。正常脊柱无侧弯,有4个生理弯曲:颈、腰椎稍前凸;胸、骶椎稍后凸。胸椎和骶椎无活动度,颈椎和腰椎具有一定的活动度,不注意保护易造成损伤如颈椎病、腰椎间盘突出等。组成人体脊柱的32个椎体的椎弓相连形成椎管,穿行其内的脊髓是神经传导的重要组成部分,自椎间孔发出外周神经控制躯干及四肢的运动和感觉。故脊椎病变还可表现外周神经损伤的症状。

4.四肢

注意患者步态,检查上下肢有无畸形、外伤、感染、活动障碍及水肿等。

5.关节

检查有无关节畸形、红、肿、热、痛及活动障碍等。

6.皮肤

检查皮肤颜色:苍白、发红、发绀、黄染及色素;有无皮疹:斑疹、丘疹、荨麻疹等;有无脱屑;有无皮肤出血:瘀点、瘀斑;有无肝掌及蜘蛛痣、水肿、皮下结节及瘢痕等。

7.外周血管

有无下肢静脉曲张、有无动脉血管搏动减弱或消失。

(三)眼科检查

1.视力

常使用远视力表(在距离视力表 5 m 处)及近视力表(在距离视力表 33 cm 处),两表均能看清 1.0 视标者为正常视力。近视力检查能了解眼的调节功能,配合远视力检查可初步诊断屈光不正(包括散光、近视、远视)、老视或器质性病变(如白内障、眼底病变)。

2.辨色力

辨色力可分为色弱和色盲两种。可分为先天性和后天性。先天性以红绿色盲最常见;后天性多由视网膜病变、视神经萎缩和球后神经炎引起。

3.外眼

外眼包括眼睑、泪器、结膜、眼球位置和眼压的检查。

4.内眼

内眼包括角膜、前房、虹膜、瞳孔、晶状体、玻璃体和眼底的检查。常见疾病有角膜炎、青光眼、白内障、视网膜病变等。

(四)耳鼻喉科检查

1.耳

检查外耳(耳郭、外耳道)、中耳(鼓膜)、乳突、听力。常见疾病有外耳道疖肿、中耳炎、鼓膜穿孔、胆脂瘤和听力减退等。

2.鼻

检查鼻外形、鼻腔(鼻甲、鼻黏膜、鼻中隔、鼻腔分泌物)、鼻窦(上颌窦、额窦、筛窦等)。常见疾病有鼻中隔偏曲、鼻炎、鼻出血、鼻息肉、鼻甲肥大及萎缩和鼻窦炎等。

3.咽

咽分为鼻咽、口咽及喉咽部。常见疾病有咽炎、扁桃体炎、扁桃体肿大和鼻咽癌等。

4.喉

检查声带和会厌。常见疾病有喉炎、声带小结、会厌囊肿、声带麻痹和喉癌等。

(五)口腔科检查

1.牙齿

牙齿主要是检查有无龋齿、残根、缺齿等。

2.黏膜

口腔黏膜及腺体有无异常。

3.牙周

牙龈、牙周及下颌关节有无异常。

(六)妇科检查

1.外阴部

已婚妇女处女膜有陈旧性裂痕,已产妇处女膜及会阴处均有陈旧性裂痕或会阴部可有倒切伤痕。必要时有时医师会嘱患者向下屏气,观察有无阴道前后壁膨出、子宫脱垂或尿失禁等。

2.阴道

阴道壁黏膜色泽淡粉,有皱襞,无溃疡、赘生物、囊肿、阴道隔及双阴道等先天畸形。

3.子宫颈

子宫颈糜烂的分度(轻、中、无),宫颈肥大的程度,以及赘生物的大小、位置等。

4.子宫及附件

子宫位置,有无肌瘤。卵巢及输卵管合称"附件",有无囊肿。

三、实验室检查

(一)糖尿病筛查

1.空腹血糖

空腹血糖即空腹时血液中的葡萄糖浓度,葡萄糖是供给人体能量最重要的物质,它在血中的浓度受肝脏、胰岛素及神经系统等的调节,保持在正常范围内。参考范围:3.8～6.1 mmol/L,若≥7.0 mmol/L(126 mg/dL)应考虑为糖尿病,如血糖超过肾糖阈(9 mmol/L)即可出现尿糖。如果长时间的糖尿病未治疗,可能引起心脏血管、脑血管、神经系统、眼底病变及肾脏功能障碍等并发症。此外血糖增高还可见于内分泌疾病(肢端肥大症、皮质醇增多症、甲亢、嗜铬细胞瘤、胰高血糖素瘤),应激性高血糖(如颅脑损伤、脑卒中、心肌梗死),药物影响(口服避孕药等)。亦可见于生理性增高(如饱食后、高糖饮食、剧烈运动、情绪紧张)。

2.餐后 2 小时血糖

当空腹血糖稍有升高时,需做餐后 2 小时血糖测定,它是简化的葡萄糖耐量实验,可以进一步明确有无糖尿病。若餐后 2 小时血糖值界于 7.8～11.1 mmol/L(140～200 mg/dL),应考虑为糖耐量降低,表示体内葡萄糖代谢不佳,可能存在胰岛 β 细胞分泌胰岛素功能减退,或胰岛素抵抗,应予以饮食和运动治疗。若≥11.1 mmol/L(200 mg/dL),就可诊断为糖尿病,应进一步咨询糖尿病专科医师。

3.糖化血红蛋白

糖化血红蛋白是血糖与血红蛋白的结合产物,由于糖化过程非常缓慢,一旦形成不易解离,故反映的是在检测前 120 天内的平均血糖水平,而与抽血时间,患者是否空腹,是否使用胰岛素等因素无关,不受血糖浓度暂时波动的影响。对高血糖、特别是血糖、尿糖波动较大的患者有独特的诊断意义,也是判定糖尿病各种治疗是否有效的良好指标。糖化血红蛋白的测定结果以百分率表示,指的是和葡萄糖结合的血红蛋白占全部血红蛋白的比例。

糖化血红蛋白正常值为:4%～6%。<4%:控制偏低,患者容易出现低血糖;6%～7%:控制理想;7%～8%:可以接受;8%～9%:控制不好;>9%:控制很差,是糖尿病并发症发生发展的危险因素。慢性并发症包括糖尿病性肾病、动脉硬化、白内障等,并有可能出现酮症酸中毒等急性并发症。

4.糖尿病风险评估

通过汗腺离子密度的测定来分析自主神经病变的程度,检测出胰岛素抵抗的病变程度,判断出糖尿病并发症罹病风险。

(二)血流变检测

血液流变学是研究血液中各种成分的流变规律。当血液的流动性和黏滞性(即黏稠度)发生异常时,可出现血流缓慢、停滞和阻断,可致血液循环障碍,组织缺血缺氧,引起一系列的病理变化。临床常见的与血黏度增高有关的疾病有:高脂血症、冠心病、高血压病、糖尿病、动脉硬化、脑血栓、心力衰竭、急性肾炎、肾病综合征、慢性肾衰竭、急性肾衰竭等。例如血液中脂蛋白和胆固醇增加,可使血液黏稠度增加,血流速度减慢,血管内皮损害,血管壁内膜粗糙,形成粥样硬化,造成血管弹性变差,易导致血栓形成。此外吸烟、超重(肥胖)也是血栓性疾病的发病因素。因此检测全血黏度、血浆黏度、红细胞变性的临床意义,要结合患者具体情况综合判断。

(三)血常规

血常规检查项目及临床意义见表 12-1。

表 12-1　血常规检查项目及临床意义

项目	参考值	临床意义
红细胞(RBC)	男:$(4.0\sim5.5)\times10^{12}/L$ 女:$(3.0\sim5.5)\times10^{12}/L$	升高:生理性增高见于禁(脱)水、重体力劳动、妊娠、高原居住。病理性增高见于真性红细胞增多症,各种先天性心脏病、慢性肺疾病、异常血红蛋白病 降低:各种贫血,如再障、营养不良、阵发性睡眠性血红蛋白尿、溶血、失血如消化道出血、功能子宫出血、痔疮、外伤
血细胞比容(Hct)	0.37～0.49	升高:可能有脱水或红细胞增多症 降低:可能有贫血,但贫血程度与红细胞数不一定平行,有助于贫血分型
平均红细胞体积(MCV)	80～100 fL	升高:见于缺乏维生素 B_{12} 和叶酸的贫血,如巨幼红细胞性贫血、口服避孕药、停经妇女及老人。 降低:见于缺铁性贫血,地中海性贫血以及慢性疾病造成的贫血
血红蛋白(Hb)	男:120～165 g/L 女:110～160 g/L	同红细胞计数。但不同性质的贫血,红细胞数量与血红蛋白数量不一定平行
血小板(PLT)	$(100\sim300)\times10^{9}/L$	升高:骨髓增生异常综合征、脾切除后、急性大出血、血小板增多症等 降低:骨髓生成障碍和体内消耗过多。常见于再障、放射病、骨髓原发和转移性肿瘤、急性白血病、弥散性血管内凝血(DIC)、血小板减少性紫癜、脾功能亢进(脾亢)及药物等
白细胞计数(WBC)	$(4.0\sim10.0)\times10^{9}/L$	升高:急性细菌感染,极度增高则可能存在白血病 降低:病毒感染,射线照射,药物化疗,再生障碍性贫血(再障),脾亢等

(四)冠心病危险因素检测指标

同型半胱氨酸(HCY):HCY 水平升高与遗传因素和营养因素有关。现认为 HCY 反应性的增高是引起血管壁损伤的重要因素之一,它与心肌梗死和心绞痛的发生率和死亡增高有关,目前国内外逐渐把它作为心血管疾病临床常规检查指标。

超敏 C 反应蛋白(hs-CRP):hs-CRP 是用高灵敏度的方法检测的血浆 C 反应蛋白水平,大量研究证实,hs-CRP 可能是比 LDL-C 更有效的独立的心血管疾病预测指标。个体 hs-CRP 的观测值应取两次(最好间隔 2 周)检测的平均值。hs-CRP 可对表观健康的人群预示未来发生脉管综合征的可能性,对急性冠脉综合征(ACS)患者则是预后指标。心肌梗死后的 hs-CRP 水平预示未来冠心病的复发率和死亡率,和梗死面积无关。

(五)胃蛋白酶原检测

胃蛋白酶原(PG)分为 Ⅰ、Ⅱ 两个亚型。目前普遍认为萎缩性胃炎是很重要的癌前病变,在癌症的发病机制中起着至关重要的作用。PGⅠ/PGⅡ可作为萎缩性胃炎的标志物,实现对于胃癌高风险人群的识别。PGⅠ降低对检出胃癌相对不够敏感,但如果与PGⅠ/PGⅡ比值相结合,则检出胃癌的灵敏度(64%～80%)和特异性(70%～84%)都大大提高,可用于胃癌普查。目前日本专家一般建议用PGI≤70 ng/mL和PGⅠ/PGⅡ≤3.0作为入选标准。

(六)骨代谢指标

1.甲状旁腺激素

甲状旁腺激素是由甲状旁腺主细胞分泌而来。其生理作用主要是升高血钙、降低血磷,调节钙离子水平。通常,血浆钙离子水平与血浆甲状旁腺激素水平成反比。测定甲状旁腺激素对鉴别高钙血症和低钙血症上具有一定的价值,同时对甲状旁腺疾病的诊断及血液透析的监测都有重要意义。

参考值范围(RIA法):0.1～1.8 μg/L。

升高见于:①原发性甲状旁腺功能亢进症、假性特发性甲状旁腺功能低下;②继发性甲状旁腺功能亢进症、慢性肾衰竭、单纯甲状腺肿;③甲状腺功能亢进、老年人、糖尿病性骨质疏松、异位甲状旁腺激素分泌综合征;④药物或化学性,如磷酸盐、降钙素、氯中毒等。

降低见于:①特发性甲状旁腺功能减退症、低镁血症性甲状旁腺功能减退症,由于甲状旁腺激素分泌减少引起低钙血症;②非甲状腺功能亢进性高钙血症如恶性肿瘤、结节病、维生素D中毒、甲状腺功能亢进症及其他由于高钙血症抑制甲状旁腺激素分泌。

2.25-羟基维生素D

维生素D又称抗佝偻病维生素,是类固醇衍生物,属脂溶性维生素。维生素D主要包括维生素D_2(又称麦角钙化醇)及维生素D_3,在体内主要的储存形式为25-羟基维生素D,其在血液中的含量是具有活性的1,25-双羟基维生素D的1 000倍。其生物学作用主要包括①促进小肠钙吸收;②促进肾小管对钙、磷的重吸收;③调节血钙平衡;④对骨细胞呈现多种作用;⑤调节基团转录作用。

参考值范围(酶联免疫法):47.7～144 nmol/L。

维生素D缺乏常见于以下几种。①骨质软化症:表现为骨质软化、腰腿部骨疼痛、易变形等;②骨质疏松症:常见于老人,由于其肾功能降低,胃肠吸收欠佳,户外活动减少,影响骨钙化可发生自发性骨折;③佝偻病。

维生素D过多常由于过量摄入维生素D引起。其主要毒副作用是血钙过多,早期征兆主要包括痢疾或者便秘、头痛、无食欲、头昏眼花、走路困难、肌肉骨头疼痛,以及心律不齐等。晚期症状包括发痒、骨质疏松症、体重下降、肌肉和软组织石灰化等。严重可引起肾、脑、肺、胰腺等脏器有异位钙化灶和肾结石。

(七)尿常规

尿常规检查项目包括尿糖、尿酮体、尿胆原、尿比重、尿蛋白、尿红细胞、尿白细胞、尿酸碱度、尿胆红素、尿亚硝酸盐。

(八)大便常规

大便常规检查项目包括大便的颜色、形态、细胞、潜血,粪胆素,粪胆红素。

四、影像学检查

(一)心电图

心电图是诊断心血管疾病最常用的辅助手段。分析各波形出现的顺序及基线水平的变化可为诊断各种心脏疾病或全身疾病提供线索。P 波为心房兴奋产生;QRS 波为心室所形成;T 波为心室激动恢复(复极)的结果;P-R 间期代表激动由心房传到心室时所需的时间,正常值为 0.12~0.20 秒,当 P-R 间期延长时提示房室间传导障碍;QRS 间期为心室除极时间,正常应在 0.08 秒以内,Q-T 间期代表心室复极的时间,在某些疾病时 Q-T 间期可明显延长。

可用心电图诊断的疾病包括以下几种。①心律失常:如房性及室性早搏、室性及室上性心动过速、病窦综合征、房室及室内传导阻滞。其主要表现为 P、QRS 波群出现的顺序及形态,节律的异常以及 P-R 段的延长或 P、QRS 波无固定关系。②心肌梗死:主要表现为异常 Q 波及 ST 段的上移,T 波倒置等。③冠心病心绞痛:主要表现为 S-T 段下移和 T 波倒置或低平。④药物中毒或电解质紊乱:可表现为 QRS 波增宽,Q-T 间期延长及巨大 U 波等。⑤心包积液:表现为肢体导联低电压。

心电图与运动试验相结合称为运动心电图,主要用于诊断冠心病及某些心律失常如窦性心动过缓及室性心动过速。平时心电图正常者,若运动后出现 S-T 段压低则为冠心病的临床诊断提供了重要依据。

(二)胸部 X 线片

1.如何数肋骨

数肋骨是看片的基础,看片时常常是以肋骨作为标志。正常胸部 X 线片肋骨从后上向前下数,第 1 肋与锁骨围成一个类圆形的透亮区,这一部分也是肺尖所在的区域,两侧对比有利于发现肺尖的病灶。

2.如何判断肺纹理是否正常

一侧肺野从肺门到肺的外周分为三等份,分别称为肺的内、中、外带,正常情况下肺内中带有肺纹理,外带无,如果外带出现了肺纹理则有肺纹理的增多,反之内中带透亮度增加则肺纹理减少。对肺内、中、外带的区分还有一个意义,那就是对肺气肿时肺压缩的判断,一般来说肺内、中、外带占肺的量分别为 60%、30%、10%。

3.纵隔与肺门

肺门前方平第 2~4 肋间隙,后平对第 4~6 胸椎棘突高度,在后正中线与肩胛骨内侧缘连线中点的垂直线上。这有什么意义呢?举个例子:在纤维空洞性肺结核时,有"肺门上吊",如果你知道了正常肺门的位置就很容易判断是否是肺门上吊。关于纵隔主要是判断是否有移位。

4.心脏

心脏后对第 5~8 胸椎,前对第 2~6 肋骨,心胸比<0.5。主动脉结是主动脉弓由右转向左出突出于胸骨左缘的地方,它平对左胸第 2 肋软骨。肺动脉段位于主动脉结下方,对判断肺动脉高压很有意义。

5.膈肌和肋膈角

一般右肋膈顶在第 5 肋前端至第 6 肋前间水平,由于右侧有肝脏的存在,右膈顶通常要比左侧高 1~2 cm。意义:胸腔或腹腔压力的改变可以改变膈肌的位置,如气胸时膈位置可以压低;膈神经麻痹出现矛盾呼吸。正常的肋膈角是锐利的,如果肋膈角变钝则有胸腔有积液或积血存在,一般地说肋膈角变钝:积液 300 mL;肋膈角闭锁:500 mL。

6.乳头位置

男性乳头一般位于第 4 肋前间,女性乳头位置可较低,两侧不对称的乳头阴影易误诊为结节病灶。

7.如何判断病灶是来自肺内还是来自胸膜腔

一般来说如果病灶大部分在肺内则病灶来自肺内;可以结合侧位 X 线片来判断,同时 CT 可以精确鉴别。

(三)骨密度检查

骨密度检查检测部位为腰椎 $L_1 \sim L_4$、髋关节及股骨颈。骨密度测定是目前诊断早期骨质疏松最敏感的特异指标。

(四)经颅多普勒

经颅多普勒是检测颅内、外血管病变的无创伤性新技术,是目前诊断脑血管疾病的必备设备。经颅多普勒在临床上主要应用于高血压病;此外尚可用于脑血管疾病,包括脑动脉硬化症、脑供血不足、脑血管狭窄及闭塞等;以及椎动脉及基底动脉系统疾病等。还可应用于临床疾病的病因学诊断,包括头痛、头晕、眩晕、血管性头痛、功能性头痛、神经症、偏头痛等,并可用于脑血管疾病治疗前后的疗效评价等方面。

五、特殊检查

(一)呼气试验

1.^{13}C 尿素呼气试验

^{13}C 尿素呼气试验是敏感性和特异性都较高的无创性检测方法;能方便、快捷地反映出胃内幽门螺杆菌感染的情况,且无放射性,广泛适用于各种人群,尤其是老年人及患高血压、心脏病等不能耐受胃镜检查者。并能监测幽门螺杆菌经治疗后的效果。

2.^{14}C 检测

^{14}C 呼气试验对上消化道疾病中胃幽门螺杆菌感染的检出率及胃幽门螺杆菌感染对上消化道疾病具有诊治意义。

(二)女性 TCT 检查

TCT 是液基薄层细胞检测的简称,TCT 检查是采用液基薄层细胞检测系统检测宫颈细胞并进行细胞学分类诊断,它是目前国际上最先进的一种子宫颈癌细胞学检查技术,与传统的宫颈刮片巴氏涂片检查相比明显提高了标本的满意度及宫颈异常细胞检出率。

(三)人乳头瘤病毒(human papillomavirus,HPV)检查

HPV 检查主要检测是否携带有 HPV 病毒的。HPV 某些分型具有高度致子宫颈癌危险。HPV 包括 HPV6、HPV11、HPV42、HPV43、HPV44 等型别,常引起外生殖器湿疣等良性病变包括宫颈上皮内低度病变(CIN Ⅰ),高危险型 HPV 包括 HPV16、HPV18、HPV31、HPV33、HPV35、HPV39、HPV45、HPV51、HPV52、HPV56、HPV58、HPV59、HPV68 等型别,与子宫颈癌及宫颈上皮内高度病变(CIN Ⅱ/Ⅲ)的发生相关,尤其是 HPV16 和 HPV18 型。不属于此范围,都属于正常。妇女感染 HPV 后,有 30%～50% 的妇女出现宫颈上皮细胞的轻度病变,但大部分妇女会在清除病毒后 3～4 个月时间内转为正常,所以如果在这段时间内同时检查 HPV 和细胞学,会出现 HPV 阴性而细胞学为异常的现象。

(四)动脉硬化检测

脉搏波传播速度、踝臂血压指数。

1.意义

通过脉搏波传播速度、踝臂血压指异常,诊断下肢动脉疾病,常提示可能存在全身动脉粥样硬化疾病。及时进一步检查、通过改变不良生活习惯及药物治疗等方式进行干预,避免将来重大心脑血管疾病的发生。

2.适用人群

(1)年满20周岁以上。

(2)已被诊断为高血压(包括临界高血压)、高脂血症、糖尿病(包括空腹血糖升高和糖耐量异常)、代谢综合征、冠心病和脑卒中者。

(3)有早发心脑血管疾病家族史、肥胖、长期吸烟、高脂饮食、缺乏体育运动、精神紧张或精神压力大等心脑血管疾病高危因素者。

(4)有长期头晕不适等症状尚未明确诊断者;有活动后或静息状态下胸闷、心悸等心前区不适症状尚未明确诊断者。

3.不适于检查的人群

(1)外周循环不足(有急性低血压、低温)。

(2)频发心律失常。

(3)绑袖捆绑位置局部表皮破损、外伤。

(4)正在静脉注射、输血、血液透析行动静脉分流的患者。

(五)人体成分分析

对身体脂肪比例和脂肪分布进行测定可以对身体进行健康检查及老年病,如高血压、动脉硬化和高血脂的筛查诊断。另外,它还可以广泛应用于肥胖的诊断、营养状态评估、康复治疗后肌肉物质的变化、身体平衡、物理治疗、透析后体内水分改变和激素治疗后身体成分的改变。通过人体成分分析仪的分析检测,可以找到身体状况改善的轨迹;查找健康隐患,为体检者提供保持健康的建议和知识。对细胞内外液的质量以及比例进行分析尤其适合儿童青少年生长发育过程中的监控。

(李伟伟)

第五节 护理体检的准备和基本方法

一、检查前准备

(一)用物准备

治疗盘内备有体温计、血压计、手电筒、压舌板、叩诊锤、听诊器、棉签、弯盘、记录用纸、笔等。并对每件用物逐一进行检查,保证用物的完好性。

(二)环境准备

体检环境应安静、温暖、光线适宜,必要时可用屏风遮挡。

(三)患者准备

检查前应对患者做好说明、解释工作,以免引起患者惊慌不安。患者应取舒适的体位。

二、基本方法

护理体检的基本方法有视诊、触诊、叩诊、听诊和嗅诊,操作时可互相配合运用。护士要熟练掌握和运用这些方法并使检查结果准确可靠,必须要有丰富的医学基础知识和护理专业知识,加上反复练习和临床实践才能做到。

（一）视诊

护士用视觉来观察患者全身或局部状态的一种检查方法。视诊适用范围广,简单易行,是护士观察病情的一种基本和重要的方法。视诊的内容如下。

（1）全身一般状态,如年龄、性别、发育、营养、面容、表情等。

（2）局部状态,如皮肤颜色、心尖冲动、骨骼、关节外形等。

多数情况下,视诊可通过护士的眼睛直接观察进行,但某些不便直接观察的特殊部位（如耳膜、眼底）,亦可借助某些简便仪器（如耳镜、眼底镜）帮助观察。在判定患者特异征象及病情变化方面,也需运用视诊,如通过观察患者的呼吸频率、节律和深度,以判断有无呼吸困难和呼吸困难的性质等。视诊时,被观察的部位一定要充分暴露,应在适宜的自然光线下进行,观察搏动、蠕动及肿块轮廓等时,应在侧面来的光线下观察。

（二）触诊

护士通过手的感觉来判断患者器官或组织物理特征的一种检查方法。触诊适用于身体各部位的检查,尤其以腹部检查更为重要。触诊可以进一步确定视诊所不能肯定的体征,并补充视诊所不能观察到的情况,如温度、湿度、震颤、波动感、摩擦感以及肿块的位置、大小、移动度、压痛、表面性质、硬度等。手的感觉以指腹和掌指关节的掌面皮肤最为敏感,因此触诊时多用这两个部位。

触诊前护士应向患者讲清检查的目的和配合动作,触诊时要注意:①触诊的手要温暖轻柔,避免引起患者精神和肌肉紧张。②护士站在患者的右侧。面向患者,密切观察患者的面部表情。③采取适宜的位置,如检查腹部时,患者取仰卧位,两腿屈膝,以使腹肌放松;检查脾脏、肾脏也可嘱患者取侧卧位;检查下腹部时应嘱患者先排尿或排便,避免将充盈的膀胱或肠腔内粪便误认为腹内肿块。④触诊时应从健侧开始,渐及疑有病变处,动作由浅入深。触诊时,由于目的不同而施加的压力有轻有重,因而可分为浅部触诊法和深部触诊法两种。

1.浅部触诊法

护士将右手平放在被检查的部位上,利用掌指关节和腕关节的协同动作轻柔地进行滑动触摸。适用于检查体表浅在病变,如浅部包块、皮肤温度、脉搏、心尖冲动、阴囊和精索等。

2.深部触诊法

护士用一手或两手重叠,由浅入深,逐渐加压,以达深部。适用于检查腹腔脏器等。根据检查目的和手法不同,又可分为深部滑行触诊法、双手触诊法、深压触诊法及冲击触诊法。

（1）深部滑行触诊法:检查者用稍弯曲并拢的第二、三、四指末端,逐渐触向腹腔的脏器或包块,在被触及的脏器或包块上做上下左右的滑动触摸,以了解其形状、大小、硬度、活动度、有无压痛和表面情况等。适用于腹腔和盆腔的深部检查。

（2）双手触诊法:用左手置于被检查脏器或包块后部,并将被检查部位推向右手方向,达到固定作用。适用于肝、脾、肾及腹部肿块等检查。

（3）深压触诊法:用一两个手指逐渐深压,以探测腹腔深部病变的压痛点,如阑尾压痛点、胆囊压痛点等。检查反跳痛时,则是在深压的基础上迅速将手抬起,询问患者有无疼痛加剧或观察面部是否出现痛苦表情。

（三）叩诊

叩诊是用手指叩击或手掌拍击被检查部位体表，使之震动而产生音响，并根据其震动和音响特点来判断被检查部位脏器状态有无异常的一种检查方法。适用于检查脏器的位置、大小、形状和密度，如确定肺下界、胸膜的病变及胸膜腔中有无液体和气体及其量的多少、肺部病变大小与性质、心界的大小、肝脾的边界、腹水的有无与量、膀胱有无充盈等。

1.叩诊方法

由于叩诊的目的和手法不同，叩诊方法可分为以下两种。

（1）直接叩诊法：护士用右手中间三指的掌面直接拍击被检查部位，借拍击的音响和指下的振动感觉来判断病变情况。适用于检查胸部或腹部面积较广泛的病变，如胸膜粘连或增厚、大量胸腔积液或腹水等。

（2）间接叩诊法：护士用左手中指第二节指骨紧贴于被叩诊部位，其余手指稍微抬起，勿与体表接触；右手手指自然弯曲，以中指指端叩击左手中指第二节指骨前端；叩击方向应与被叩部位的体表垂直，叩诊时应以腕关节与掌指关节的活动为主，避免肘关节及肩关节参与活动；叩击动作要灵活、短促又富有弹性；叩击后右手中指应立即抬起，在一个部位叩诊时，每次只需连续叩击2～3下，不明确时，可再叩击2～3下；时间间隔均匀，用力大小相同。叩诊时要随时注意与对称部位的比较；要注意听取叩诊所产生的音响，以便正确判断叩诊音的变化。

2.叩诊音

被叩击部位的组织或器官因密度、弹性、含气量及与体表间距离不同，故在叩击时可产生不同的音响。根据音调高低、音响的强弱、振动时间长短的不同，叩诊音可分为清音、鼓音、过清音、浊音和实音。

（1）清音：是一种音调低、音响较大、振动持续时间较长的叩诊音。为正常肺部的叩诊音，提示肺组织弹性、含气量、密度正常。

（2）鼓音：是一种和谐的低音、与清音相比音响更强、振动持续时间也较长的叩诊音。在叩击含大量气体的空腔器官时产生，如正常的胃泡区及腹部。病理情况下，可见于气胸、肺内大空洞、气腹等。

（3）过清音：是属于鼓音范畴的一种变音，介于清音和鼓音之间，与清音相比音调较低、音响较强的叩诊音。临床上主要见于肺组织含气量增多、弹性减弱时，如肺气肿。

（4）浊音：是一种音调较高、音响较弱、振动持续时间较短的叩诊音。在叩击被少量含气组织覆盖的实质性脏器时产生，如心脏的左、右缘或肝脏上部被肺边缘所覆盖的部位。病理状态下，可见于肺炎，由肺组织含气量减少所致。

（5）实音：亦称绝对浊音，较浊音音调更高、音响更弱、振动持续时间更短的叩诊音。在叩击未被含气组织覆盖的实质件脏器时产生，如心、肝等。病理情况下，可见于大量胸腔积液、肺实变等。

3.叩诊注意事项

（1）环境应安静，注意保暖。

（2）充分暴露被检查部位，肌肉放松。

（3）根据叩诊部位的不同，选择适当的叩诊方法和体位，并注意对称部位的比较。

（4）除注意辨别叩诊音的变化外，还要注意指下振动感的差异。

（四）听诊

听诊是直接用耳或借助听诊器听取患者体内某些脏器活动时发出的声音而判断正常与否的一种检查方法，在呼吸、循环系统的疾病诊断中十分重要。听诊方法可分直接听诊法和间接听诊法两种。

1.直接听诊法

直接听诊法是用耳直接贴附在患者体表进行听诊,仅用于特殊或紧急情况下。

2.间接听诊法

间接听诊法是借用听诊器进行听诊的方法,此法方便,可在任何体位使用,对听诊部位的声音还有一定的放大作用。应用范围很广,除可用于心、肺、腹部听诊外,还可听血管音、骨摩擦音等。

听诊器由耳件、体件和软管三部分组成。体件常用的有钟型和膜型两种,钟型适用于听取低音调的声音,如二尖瓣的雷鸣样舒张期杂音;鼓型适用于听取高音调的声音,如主动脉瓣关闭不全的叹气样舒张期杂音、呼吸音、肠鸣音等。

听诊的注意事项:①听诊前应注意听诊器耳件方向是否正确及管腔是否通畅。②听诊时,环境要安静、温暖、避风,寒冷可引起患者肌束颤动而产生附加音。③听诊器的体件要紧贴于被检查部位,避免太紧、太松或与皮肤摩擦而产生附加音。④听诊时注意力要集中,听诊肺部时要摒除心音的干扰,听心音时要摒除呼吸音的干扰。

(五)嗅诊

嗅诊是用嗅觉来辨别发自患者的各种气味及与其健康状况关系的检查方法。这些气味可来自皮肤、黏膜、呼吸道、胃肠道、分泌物、呕吐物、排泄物、脓液或血液等。通过嗅诊可为临床护理提供有价值的资料。

1.痰液味

正常痰液无特殊气味。血腥味见于大量咯血者,恶臭味提示厌氧菌感染。

2.脓液味

脓液恶臭者提示有气性坏疽或厌氧菌感染的可能。

3.呕吐物

酸臭味提示食物在胃内滞留时间过长,见于幽门梗阻患者。

4.呼气味

浓烈的酒味见于酒后;大蒜味见于有机磷中毒患者;烂苹果味见于糖尿病酮症酸中毒患者;氨味见于尿毒症患者;肝腥味(肝臭)见于肝性脑病患者。

5.粪便味

腐败性粪臭味多因消化不良而引起;腥臭味见于细菌性痢疾病者。

6.尿液味

浓烈的氨味见于膀胱炎,因尿液在膀胱内被细菌发酵所致。

(李伟伟)

第六节 体检注意事项

一、体检前注意事项

(1)体检前 3 天内保持正常饮食,不要大吃大喝,不吃太甜、太咸、过于油腻、高蛋白食品及大量海产品,不要饮酒及浓茶、咖啡等刺激食物,晚上应该早休息,避免疲劳及情绪激动。各类食物可能对体检造成的影响。①含碘高的食品:如深海鱼油、藻类、海带、海蜇皮等,会影响甲状腺功能检测。②含嘌呤类的食物:如动物内脏、海鲜类食品,会影响血尿酸的检测。③动物血液制品:对大便潜血试验检查有一定影响。④含糖过高食物:对血糖、尿糖的检测有一定影响。⑤高蛋白食品:对肾脏功能检测有一定影响。⑥高脂肪食品:影响血脂的检测。

(2)体检前需禁食至少 8 小时,否则将影响血糖、血脂、肝功能(但饮少量的清水,送服平时服用的药物,不会影响体检结果)。

(3)体检前 3 天不要服用非必需药物,因为各种药物在体内作用可能会影响到体检的准确性。

(4)为了保证体检后您能准确地了解自己的体检结果,请在体检前认真填写和核对体检表。

(5)体检前勿贸然停药。如高血压病患者每天清晨服降压药,是保持血压稳定所必需的,贸然停药或推迟服药会引起血压骤升,发生危险。按常规服药后再测血压,体检医师也可对目前的降压方案进行评价。服少量降压药对化验的影响是轻微的,所以高血压患者应在服完降压药物后体检。对糖尿病或其他慢性病患者,也应在采血后及时服药,不可因体检而干扰常规治疗。

二、体检中注意事项

(1)体检当天要注意先做要求空腹检查的项目,如采血、空腹彩超等。

(2)体检当天不要化妆,否则可能影响医师的判断(如贫血、心脏疾病和呼吸系统疾病等)。

(3)穿着简单衣物,女性勿穿连衣裙、高筒袜、连裤袜,男性不要打领带,穿高领套头衫或紧身衣。体检当天最好不要佩戴项链等饰品,不要穿带金属物品的衣服,女性内衣尽量不要带钢托。

(4)精神放松,用一种平常的心态参加体检,切忌紧张,以使检查结果得到客观、真实的反映。

(5)体检化验要求早上 7:30～8:30 采空腹血,最迟不宜超过 9:00。太晚会因为体内生理性分泌激素的影响,使血糖值失真。所以受检者应该尽早采血,不要轻易误时。静脉采血时心情要放松,抽血后立即压迫针孔 5 分钟,防止出血,勿揉局部。因个别人需较长时间才能凝血,若出现小片青紫,待 24 小时后进行局部热敷,会慢慢吸收。如有晕血史,请提前告知采血人员。

(6)内科检查前请先测血压、身高、体重。

(7)做 X 线检查时,宜穿棉布内衣,勿穿带有金属纽扣的衣服、文胸,请摘除项链、手机、笔、钥匙等物品。拟在半年内怀孕的夫妇及已怀孕的女士,请勿做 X 线检查、骨密度检查。

(8)做膀胱、前列腺、子宫、附件彩超时请勿排尿,如无尿需饮水至膀胱充盈。

(9)心电图检查前应安静休息 5 分钟左右,不能在跑步、饱餐、冷饮或吸烟后进行检查,这些因素都可以导致心电图异常,从而影响对疾病的判断。

(10)做经颅多普勒检查时,需停服对脑血管有影响的药物 3 天以上,检查前一天应洗头。

(11)做尿常规留取尿标本时,需要保持外阴清洁并留取中段标本,以确保化验结果的准确性,女士留取尿标本应避开月经期(至少经后 3 天)。

(12)便常规检查,可到体检中心后留取标本,也可在体检当日在家中使用干净容器留取。如大便有黏液或血液,应注意选取黏液及血液部分,以便提供准确的信息。

(13)女士做妇科检查(子宫颈癌筛查),请避开经期,筛查前 24 小时阴道不上药、不冲洗、不过性生活。未婚女性不做该项检查。

(14)在体检过程中,向体检医师提供尽可能全面准确的疾病病史。

(15)请配合医师检查,务必按预定项目逐科、逐项检查,不要漏检。

三、体检后注意事项

(1)请保存好体检结果,以便和历次体检结果对照,也可作为以后就医的参考资料。

(2)如果在当次体检中身体状况良好,请保持良好的生活习惯,并且定期进行全面检查。

(3)如果体检结果反映出您的健康状况存在问题,请根据体检医师建议对异常指标进行复查、进一步检查或就医。

(4)当检查方法不足以作为诊断根据时,就必须到医院做进一步检查。

(5)当体检结果提示有疾病,需要治疗,应及时就医,以明确诊断疾病,以免耽误疾病治疗。

(李伟伟)

第七节 职业病体检护理与管理

一、职业病体检护理中护患关系构建

(一)完善和优化流程

完善和优化体检护理的流程,并为患者提供良好、温馨的氛围。通过多年来的体检护理观察和经验总结来看,高效的体检流程不仅能够使患者保持良好的情绪,同时也能够使医务人员保持良好的态度,对于构建和谐医患关系具有重要意义。因此,在体检护理中我们可以通过以下几个途径来对体检护理的流程进行完善和优化。

第一,对各个功能区的设置进行优化,在为等候体检的患者留有充足空间的前提下,应使各个功能区的位置尽量比较靠近,这样可以使患者不必再来来回回的奔跑。

第二,进行职业病体检的患者往往都是同一个单位的同事,他们都比较熟悉,因此很容易会发生人员扎堆聊天的情况,对于这个问题,医务人员应提前安排好错峰、分批次体检,而对于发生扎堆的现场应及时的给予疏通,对患者给予耐心的疏导。另外,在检查开始之前医务人员就应提前安排好进行体检的人数,控制体检者的流量,这样可以使体检活动有序、高效地进行。

第三,在体检护理进行前应对患者发放体检须知、体检流程等资料,使患者对于体检的流程、过程以及项目等情况有一个大致的了解和掌握,进而能够根据自身的情况合理地安排体检计划,并能够配合医护人员顺利完成体检活动。

第四,环境会对人的心理状态和情绪产生很大的影响,医务人员要为患者营造良好的体检环境,比如以整洁、明亮的环境取得患者的认同,以醒目的科室标志为患者的体检提供明确的路线指标,在体检过程中合理放置和摆放体检器械,并且护理操作也要合格到位,并且医务人员自身的形象也要美观、整洁,态度要大方、温和,让患者能够感受到温馨、专业的护理,这对于促进和谐医患关系具有关键性的作用。

(二)坚持"以人为本"的护理理念和服务态度

在体检护理中应坚持"以人为本"的护理理念和服务态度。在职业病体检护理中的"以人为本"主要体现在对患者疾病的观察和询问方面:首先,在职业病体检护理中医务人员应注重对患者的观察,比如通过观察患者的身体状态,对患者是否适合这个项目的检查进行了解,或者通过观察患者体检过程中的反应,看患者是否需要帮助,另外,还要善于从患者的表现中发现信息,进

而更好地与患者进行交流和沟通。其次,医务人员应注意对患者的倾听,通过对患者各个方面的提问,并结合自身的知识和经验,给予患者适当的建议。在整个体检的过程中医务人员要始终保持耐心、亲切的态度和语气,与患者交谈要语句清晰,明确。

二、健康教育用于职业病预防性体检

针对对照组的体检者在接受职业病预防性体检时实行常规体检护理服务方式,而观察组体检者在接受职业病预防性体检中实行常规体检护理服务方式时再加以健康教育方式展开干预,其中以健康教育方式展开干预的具体内容如下。

(一)为体检者建立体检档案

评估其健康状况,为体检者备份体检档案用以今后健康状况的对比分析,并且随时接受体检者的咨询,医护人员及时正确地解答疑惑,定期了解患者的健康现状,建议体检者培养健康的生活习惯,重视自身健康状况。

(二)个体化的健康教育

了解体检者的职业,对其职业特点进行分析从而制定出一对一针对性的健康教育计划,以宣讲会为平台促进体检者对职业病预防知识的认知程度,如对粉尘作业人员普及尘肺病、肺结核等常见疾病的预防、病情;对办公人员普及颈椎病、高血压等疾病的预防措施。同时在日常中采取发放宣传手册等措施,全面性宣传,让体检者对本身职业会出现的潜在疾病加以了解,明白发生原因、疾病出现前的症状、预防措施及治疗等。

(三)体检前的健康教育

医护人员在指导体检者正确填写体检表时,通过询问的方式了解体检者的职业状况、有无病史、职业时长等,详细告知体检者体检地点及流程,并提醒体检者空腹进行抽血和 B 超检查、膀胱保持充盈状态进行前列腺检查等;同时结合患者自身情况,针对性对其职业引起的疾病进行讲解,以及普及其中存在的危害因素,告知体检者需要体检的项目、体检的周期以及体检方式。

(四)体检后的健康教育

体检者进行职业病预防性体检后,医院根据各类体检者的情况,由专业医师到相关企业、工作单位开展如何预防及医治职业病的讲座,为广大职业者分析体检的结果,普及职业中潜在的疾病,讲座后进行一对一的讲解,引导广大职业者重视潜在的职业疾病和预防的必要性,鼓励大家积极定期进行体检,了解职业病相关知识,对自己的健康状况加以认知。

(五)预防保健知识的健康教育

针对不同职业的体检者,医护人员对其进行个体化的预防保健知识的健康教育,以及倡导体检者采取健康生活方式,如在日常生活中进行适当运动、远离烟酒、饮食合理健康、保持良好的心情等,在工作、心情、作息、饮食、锻炼等方面全面采取健康的方式。

三、职业病体检护理中不良事件分析与管理对策

(一)开展优质护理服务

给体检者提供一个舒适的环境,保证门诊环境整洁干净,维持体检秩序,定期对门诊硬件及软件设施进行检修和维护。加强对其职业素养教育,树立以人为本的服务理念,提高服务主动意识,为体检者提供一系列人性化服务。对职业病体检门诊护理人员定期进行专业知识及沟通技巧培训,定期开展相关培训课程,举办讲座,强化优质护理理念,要求掌握职业病体检门诊的护理常规、专业技能,熟悉常用仪器使用规范,学习医患沟通技巧,培养与体检者进行平等、积极、有效

沟通的意识。同时鼓励护理人员学习新知识、新技术,在工作中总结经验,举办交流分享活动,并做好专业技术考核。

(二)加强健康教育

开设健康知识宣传栏、版报、发放健康手册等,使体检者认识到职业病体检的重要性,积极配合,使检出职业病的患者能对自身病情有客观认识,缩小医患认知差距,实事求是,降低不适当的期望值。

(三)优化体检流程和资源配置

收集人力资源信息和数据,进行人力资源评估,对护理人力资源不足的体检科室增设人员,并合理配置相关资源。整合规范体检流程,职业病体检多以单位为团体,由专门的导诊护士导检,避开门诊患者,在各体检科室高峰期及时疏导分流,划分功能区,设计并应用护理标识指导体检者体检流程,减轻护理人员负担。

(四)加强信息交流和反馈

提前与用人单位沟通,结合门诊情况控制好体检者流量,避免扎堆现象,有条件可以提前告知体检项目及大致流程,帮助体检者熟悉体检环境。体检档案和结果均需进行核对,责任落实到人,提交的检查报告应信息准确、格式完整,对所检项目做出科学的体检结论,由审核人员签字确认留档后方可送出,护理人员可给予职业病患者适当的治疗建议。

(五)完善管理质量监测考核体系

建立护理专业能力和绩效考核方案,建立完善的岗位责任制度和自主灵活、重实绩、重贡献的分配激励机制,同时成立检查小组对日常工作进行监督,不良事件无责报告,深入临床一线调查研究,及时发现护理工作中存在的问题,优化体检流程和项目整合,合理配置人力资源,对监督考核中反映出的问题,分析原因,寻找解决方法和预防措施,对存在的薄弱环节及时改进,进一步完善管理方案。

职业病体检多为事业单位、企业等用人单位,组织员工进行接触职业病危害项目的健康检查,预防职业病,明确职业禁忌,便于追究健康损害的责任,保障劳动者权益。目前我国职业病防治在劳动者中覆盖范围约为10%,与发达国家仍有较大差距。职业病体检的体检者多为一线生产工人和农民工,文化水平有限,服务较难控制。护理工作一直以来的核心特质就是以尊重、关怀、服务为基本要求,近年来随着社会发展,职业病防治已成为大家广泛关注的热点。职业病体检是职业健康工作的重要一环,定期职业病体检作为职业病防治的有效措施之一,能保障劳动者身心健康,维护其合法权益,而且有国家政策支持。探讨有效的职业病体检护理管理方法,提高护理质量受到了临床的广泛关注。

医院通过对易产生护理不良事件的因素进行分析,包括沟通障碍、认知差异、护理人员技术及其他,其中医患双方沟通障碍占比最大,是导致护理不良事件的重要原因。由于体检者文化水平不高,对医疗知识了解甚少且不熟悉相关法律,部分体检者依从性差,而且双方认知水平差异较大,职业病体检流程复杂,护理人员工作量大,可能会存在疏漏。与用人单位前期沟通协调不到位,可能导致体检者扎堆,排队时间过长,部分需空腹检查的项目易发生晕针、晕血、低血糖等现象。对此,医院采取了一系列加强护理管理的措施,例如树立提供优质护理服务理念,从细节出发给予其真诚的关怀,努力缩小护理服务质量与患者期望间的差距。

综上所述,加强对医院职业病体检护理管理方法改进,可有效降低护理不良事件发生率,改善护患关系。

(李伟伟)

第十三章

公共卫生护理

第一节 公共卫生的概念

一、公共卫生的定义

至于公共卫生的概念,各个国家和组织之间没有一个统一的、严格的定义。简单来讲,公共卫生实际上就是大众健康。它是相对临床而言的,临床是针对个体的,公共卫生是关注人群的健康。

1920年,美国耶鲁大学的Winslow教授首次提出了早期经典的公共卫生概念。公共卫生是通过有组织的社区行动,改善环境卫生,控制传染病流行,教育个体养成良好的卫生习惯,组织医护人员对疾病进行早期诊断和预防性治疗,发展社会体系以保证社区中的每个人享有维持健康的足够的生活水准,最终实现预防疾病、延长寿命、促进机体健康、提高生产力的目标。随着社会和公共卫生实践的发展、人们认识的更新,公共卫生的概念也在不断地发展之中。

1988年,艾奇逊将公共卫生定义为"通过有组织的社会努力预防疾病、延长生命、促进健康的科学和艺术。"这一概念高度概括了现代公共卫生的要素。

1995年,英国的Johnlast给出了详细的定义,即"公共卫生是为了保护、促进、恢复人们的健康。是通过集体的或社会的行动,维持和促进公众健康的科学、技能和信仰的集合体。公共卫生项目、服务和机构强调整个人群的疾病预防和健康需求"。尽管公共卫生活动会随着技术和社会价值等的改变而变化,但是其目标始终保持不变,即减少人群的疾病发生、早死、疾病导致的不适和伤残。因此,公共卫生是一项制度、一门学科、一种实践。随着社会经济的发展,医学模式的转变,公共卫生的概念和内涵有了进一步发展。公共卫生通常涉及面都很广泛,包括生物学、环境医学、社会文化、行为习惯、政治法律和涉及健康的许多其他方面。现代公共卫生最简单的定义为"3P",即 Promotion(健康促进),Prevention(疾病预防),Protection(健康保护)。

在我国,公共卫生的内涵究竟是什么? 公共卫生包括哪些领域? 对此至今尚无统一认识和明确定义。2003年7月,中国原副总理兼卫生部(现为国家卫生健康委员会)部长吴仪在全国卫生工作会议上对公共卫生做了一个明确的定义:公共卫生就是组织社会共同努力,改善环境卫生条件,预防控制传染病和其他疾病流行,培养良好卫生习惯和文明的生活方式,提供医疗服务,达到预防疾病,促进人民身体健康的目的。因此,公共卫生建设需要政府、社会、团体和民众的广泛参与,共同努力。其中,政府主要通过制定相关法律、法规和政策,促进公共卫生事业发展;对社会、民众和医疗卫生机构执行公共卫生法律法规实施监督检查,维护公共卫生秩序;组织社会各界和广大民众共同应对突发公共卫生事件和传染病流行;教育民众养成良好卫生习惯和健康文明的生活方式;培养高素质的公共卫生管理和技术人才,为促进人民健康服务。

从这一定义可以看出,公共卫生就是"社会共同的卫生"。公共即共同,如公理公约。卫生是个人、集体的生活卫生和生产卫生的总称,一般指为增进人体健康,预防疾病,改善和创造合乎生理要求的生产环境、生活条件所采取的个人和生活的措施,包括以除害灭病、讲卫生为中心的爱国卫生运动。

一般情况来讲,公共卫生是通过疾病的预防和控制,达到提高人民健康水平的目的。如对传染病、寄生虫病、地方病,还有一些慢性非传染性疾病的预防控制;借助重点人群或者高危人群,如职业人群,妇女、儿童、青少年、老年人等人群进行的健康防护;通过健康教育、健康政策干预等措施,促进人群健康的社会实践。具体讲,公共卫生就是通过疾病预防控制,重点人群健康防护、健康促进来解决人群中间的疾病和健康问题,达到提高人民健康水平的目的。公共卫生就是以生物－心理－社会－医学模式为指导,面向社会与群体,综合运用法律、行政、预防医学技术、宣传教育等手段,调动社会共同参与,消除和控制威胁人类生存环境质量和生命质量的危害因素,改善卫生状况,提高全民健康水平的社会卫生活动。由此可见,公共卫生具有社会性、系统性、政策法制性、多学科性和随机性等特征。公共卫生的实质是公共政策。

二、公共卫生特征

2004 年,Beaglehole 教授将现代公共卫生的特征进行了总结,认为公共卫生是以持久的全人群健康改善为目标的集体行动。这个定义尽管简短,但是充分反映了现代公共卫生的特点:①需要集体的、合作的、有组织的行动;②可持续性,即需要可持久的政策;③目标是全人群的健康改善,减少健康的不平等。

现代公共卫生的特征包括 5 个核心内容:①政府对整个卫生系统起领导作用,这一点对实现全人群的健康工程至关重要,卫生部门只会继续按生物医学模式关注与卫生保健有关的近期问题;②公共卫生工作需要所有部门协作行动,忽视这一点只会恶化健康的不平等现象,而政府领导是协作行动、促进全人群健康的核心保障;③用多学科的方法理解和研究所有的健康决定因素,用合适的方法回答相应的问题,为决策提供科学依据;④理解卫生政策发展和实施过程中的政治本质,整合公共卫生科学与政府领导和全民参与;⑤与服务的人群建立伙伴关系,使有效的卫生政策能够得到长期的社区和政治支持。

(夏敬如)

第二节　公共卫生的主要内容

传统公共卫生是在生物医学模式下,以传染病、地方病和职业病的防治作为工作重点,提供以疾病为中心的公共卫生服务。按照行政区划设置的公共卫生机构,执行同级卫生行政部门的指令,独立开展辖区内的公共卫生工作。随着公共卫生实践与认识的重大变化,公共卫生的内容也逐渐丰富和完善。

一、公共卫生体系建设

公共卫生体系建设是我国卫生改革与发展面临的重要问题。医疗卫生体制改革的重点之一应加强公共卫生体系的建设,保证绝大多数人的健康,提高疾病预防控制能力,让大多数人不得病、少得病、晚得病。按照WHO的相关定义,基本医疗服务应纳入公共卫生的范畴,因此公共卫生体系建设应覆盖到医疗机构。因为传染病疫情一旦发生,医疗机构就处在疾病预防控制的第一线。

在公共卫生体系的建设过程中,应以系统的观念统筹规划、平衡发展。应综合考虑卫生资源的投入与分配,以最大限度地发挥公共卫生体系的作用。在体系建设中,应着重考虑如何确定正确的目标规划、完善的基础设施、灵敏的信息系统、科学的决策指挥和有效的干预控制策略。

加强疾病预防控制能力建设是公共卫生体系建设的核心内容。所谓疾病预防控制能力,是指履行疾病预防控制、突发公共卫生事件处置、疫情报告和健康信息管理、健康危害因素干预和控制、检验评价、健康教育与健康促进、科研培训与技术指导等公共职责的能力。在公共卫生体系建设过程中,应完善机制、落实职责,加强能力建设,加大人才队伍建设的力度,以推动公共卫生工作不断发展。

当前,我国已在公共卫生体系建设方面取得了成功经验,使公共卫生水平得到了不断提高。我国已建立了比较全面的公共卫生体系,提供的公共卫生服务从中央辐射到省、市、县,并建立了县、乡、村"三级农村卫生网络"。我国将政府的承诺和意愿与专家技术结合起来,促进了公共卫生体系的发展,为其他国家提供了较好的范例。例如,2004年初正式启动的疫情及突发公共卫生事件的网络直报系统,覆盖包括乡镇卫生院在内的全国所有卫生医疗机构,是世界上最大的疾病监测系统。目前,全国93.5%的县以上医疗卫生机构和70.3%的乡镇卫生院均实现了疫情和突发公共卫生事件网络直报。通过不断建立和完善全国传染病疫情和突发公共卫生事件信息网络,我国已实现对传染病疫情、健康危害因素监测、死因监测等重要公共卫生数据的实时管理,传染病控制和应急反应能力明显提高。

公共卫生体系建设和完善是一个长期的庞大的系统工程,事关国民健康、国家安全大局,涉及每个人的健康、安全利益。公共卫生体系建设中的各种项目的设立和决策的正确与否,直接影响到公众的健康和安全。为保证公众公共卫生安全,建设和完善我国的公共卫生体系,需要大力提倡公共卫生体系建设的战略和战术研究。

循证公共卫生决策学的兴起为我国公共卫生体系的建设和完善准备了新型的科学工具,应该充分地利用新工具的优点,不断地学习和加强循证公共卫生决策的能力。高效、可靠、科学的公共卫生体系应来自对科学技术、公众交流、公众健康需求和各种政治意愿的高度整合。

二、健康危险因素的识别与评价

能对人造成伤亡或对物造成突发性损害的因素,称为危险因素;能影响人的身体健康,导致疾病或对生物造成慢性损害的因素,称为有害因素。通常情况下,对两者并不加以区分而统称为健康危险因素。

健康危险因素包括物理性因素、化学性因素、生物性因素以及社会—心理—行为因素。如果能够早期识别到危险因素,并加强自我保健与防护,可以有效避免受到危险因素的侵害。采用筛检手段在"正常人群"中发现无症状患者是一种有效的预防策略,如果及时采取干预措施,阻断致病因素的作用,可以防止疾病的发生。由于人体有很强的自我修复功能,如果能及时发现和识别影响健康的危险因素,并及早采取适当的措施,阻止危险因素的作用,致病因素引起的疾病病程即可出现逆转,症状即可消失,并有可能恢复健康。当致病因素导致疾病发生后,要采取治疗措施并消除健康危险因素,改善症状和体征,防止或推迟伤残发生,减少劳动能力丧失。如果由于症状加剧,病程继续发展,导致生活和劳动能力丧失,此时的主要措施是康复治疗,提高其生命质量。

临床医学服务的起始点是在患者出现症状和体征后主动找医师诊治疾病,而健康危险因素评价是在症状、体征、疾病尚未出现时就重视危险因素的作用,通过评价危险因素对健康的影响,促使人们保持良好的生活环境、生产环境和行为生活方式,防止危险因素的出现。在危险因素出现的早期,可以测评危险因素的严重程度及其对人们健康可能造成的危害,预测疾病发生的概率,以及通过有效干预后可能增加的寿命。健康危险因素评价的重点对象是健康人群,开展的阶段越早,意义越大,因此它是一项推行积极的健康促进和健康教育的技术措施,也是一种预防和控制慢性非传染性疾病的有效手段。

三、疾病的预防与控制

疾病预防与控制是公共卫生的核心内容之一。我国疾病预防控制机构的主要职责包括:①为拟定与疾病预防控制和公共卫生相关的法律、法规、规章、政策、标准和疾病防治规划等提供科学依据,为卫生行政部门提供政策咨询;②拟定并实施国家、地方重大疾病预防控制和重点公共卫生服务工作计划和实施方案,并对实施情况进行质量检查和效果评价;③建立并利用公共卫生监测系统,对影响人群生活、学习、工作等生存环境质量及生命质量的危险因素进行营养食品、劳动、环境、放射、学校卫生等公共卫生学监测,对传染病、地方病、寄生虫病、慢性非传染性疾病、职业病、公害病、食源性疾病、学生常见病、老年卫生、精神卫生、口腔卫生、伤害、中毒等重大疾病发生、发展和分布的规律进行流行病学监测,并提出预防控制对策;④处理传染病疫情、突发公共卫生事件、重大疾病、中毒、救灾防病等公共卫生问题,配合并参与国际组织对重大国际突发公共卫生事件的调查处理;⑤参与开展疫苗研究,开展疫苗应用效果评价和免疫规划策略研究,并对免疫策略的实施进行技术指导与评价;⑥研究开发并推广先进的检测、检验方法,建立质量控制体系,促进公共卫生检验工作规范化,提供有关技术仲裁服务,开展健康相关产品的卫生质量检测、检验,安全性评价和危险性分析;⑦建立和完善疾病预防控制和公共卫生信息网络,负责疾病预防控制及相关信息搜集、分析和预测预报,为疾病预防控制决策提供科学依据;⑧实施重大疾病和公共卫生专题调查,为公共卫生战略的制定提供科学依据;⑨开展对影响社会经济发展和国民健康的重大疾病和公共卫生问题防治策略与措施的研究与评价,推广成熟的技术与方案;⑩组织并实施健康教育与健康促进项目,指导、参与和建立社区卫生服务示范项目,探讨社区卫生服务的工作机制,推广成熟的技术与经验。

此外,各级疾病预防控制机构还负责农村改水、改厕工作技术指导,研究农村事业发展中与饮用水卫生相关的问题,为有关部门做好饮用水开发利用和管理提供依据;组织和承担与疾病预防控制和公共卫生工作相关的科学研究,开发和推广先进技术;开展国际合作与技术交流,引进和推广先进技术等。

四、公共卫生政策与管理

公共卫生是一个社会问题,其实施涉及社会的方方面面,是单个机构无力承担、短期内难以获得回报却又关系到国家整体利益和长远利益的社会工程。从某种角度来说,公共卫生的实质是公共政策问题,要靠政府的政策支持和法律法规的保障。公共卫生政策是国家政策体系的一个重要组成部分,公共卫生政策的制定是一个复杂的过程,受众多因素的影响,包括意识形态、政治理念、传统价值观念、公众压力、行为惯性、专家意见、决策者的兴趣与经验等。

公共卫生管理的长效机制必须建立在法治的基础上。要建立公共卫生的法治机制,必须加强公共卫生的立法,并提高立法的质量。构建公共卫生管理机制,应建立职责明确、相互协调、有财政保障的公共卫生管理机构,建立完善的法制化的公共卫生管理制度,并建立起稳定的、持久的公共卫生管理长效机制。

五、突发公共卫生事件与公共卫生危机管理

突发公共卫生事件(公共卫生危机事件)是指突然发生,造成或者可能造成公众健康严重损害的重大传染病、群体性不明原因疾病、重大中毒、放射性损伤、职业中毒,以及因自然灾害、事故灾难或社会安全事件引起的严重影响公众身心健康的事件。公共卫生危机事件大多表现为突发性事故危机,其特点表现为:①危机的不可预见性,危机产生的诱因难以预测,危机的发生、发展和造成的影响难以预测;②危机的多发性、多样性和复杂性;③危机的紧迫性,使得迟缓的危机管理可能导致严重后果;④危机的危害性,公共卫生危机已经突破了地区界限,某一国家或地区的危机处理不当,就有可能在短时间内发展为全球危机。

公共卫生危机管理主要是指政府、卫生职能部门和社会组织为了预防公共卫生危机的发生,减轻危机发生所造成的损害并尽早从危机中恢复过来,针对可能发生和已经发生的危机所采取的管理行为。主要包括危机风险评估、危机监测、危机预防、信息分析、危机反应管理和危机恢复等。公共卫生危机管理的基础工作应贯穿于危机管理全过程,主要包括危机管理的组织机构、社会支持和公共卫生人力资源等。

公共卫生危机管理应遵循公众利益至上、公开诚实和积极主动的原则。政府和相关职能部门必须把公众利益放在首位,所采取的一切行动和措施都必须优先保障公众利益。在危机出现的第一时间采取有效措施,及时公开危机的相关信息,否则会导致政府公信度降低,造成不应有的混乱。公共卫生危机一旦发生,就会成为公众舆论关注的焦点,地方政府和职能部门必须快速反应,积极沟通协调,主动寻求社会各界的理解和支持,积极控制和掌握发言权。

六、公共卫生安全与防控

公共卫生安全如同金融安全、信息安全一样,已成为国家安全的重要组成部分,需要引起足够的重视和关注。在全球化时代,既要重视传统安全因素,也要重视非传统安全因素。

非传统安全是相对于传统安全而言的,是一个泛化的概念,其内容涵盖政治安全、经济、文化、科技、生态环境、人类健康和社会发展等。非传统安全更加关注人类安全和社会可持续发展,是对非军事化安全的理解,即公众更加关注经济、社会、环境、健康等发展问题,甚至将其提高到与军事、政治问题同等的位置,从而使人们的安全观更加非国界化。2003年的SARS事件对我国政府和民众传统的安全观是一个严重的挑战,使公众充分认识到公共卫生安全对于维护国家

安全、构建和谐社会的重要性。

在分享全球化带来的好处的同时,务必要防范全球化带来的更多的不确定因素和风险。例如,传染病跨国界传播的可能性大大增加,很多以前局限于特定地区的未知病毒或细菌以及已知的传染病可能随着人流、物流迅速传播到全球;随着食品等与健康相关的产品贸易日趋活跃,境外食品污染流入的可能性不断增加,食品的微生物、化学和放射性污染问题一旦在某一国家或地区出现,就可能在全球范围内长距离、大面积地迅速波及蔓延;全球化带来的国际产品结构调整,可能促使污染密集型产业向发展中国家转移,导致职业病危害从经济发达地区向经济发展较慢的地区转移;生物恐怖带来的威胁明显增大,生物技术的迅猛发展使制造强杀伤性生物武器的能力大为提高。因此,有效预防和控制各类突发性公共卫生事件,确保公共卫生安全,保护公众的健康是现代公共卫生工作的重要任务。全球化加剧了公共卫生安全的危险因素,迫使人们要更加重视非传统安全因素。加强公共卫生安全必须强化政府对公共卫生的领导责任,建立突发性公共卫生事件应急处理机制,加强公共卫生领域的国际合作。

公共卫生安全是非传统安全的重要组成部分,也是构建和谐社会的重要内容,应从国家安全的高度考虑公共卫生问题。在突发公共卫生事件、突发伤害事件、突发环境污染事件、突发灾害事件以及恐怖袭击事件的处置过程中,应积极防治各种潜在风险,还应积极构建能够迅速调动社会资源的应急处理系统,并通过加强法律、制度建设以及平战结合系统的建设,合理配置和使用应急储备物资和资源。

每年4月7日是世界卫生日。"世界卫生日"是从1950年开始的,其宗旨就是要动员国际社会和社会各界,共同为控制疾病、为人类的安全做出贡献。历届世界卫生日的主题,从1950年的"了解你周围的卫生机构"、1960年的"消灭疟疾——向世界的宣战"、1963年的"饥饿,大众的疾病"、1970年的"为抢救生命,及时发现癌症"、1980年的"要吸烟还是要健康,任君选择"、1990年的"环境与健康"、2000年的"血液安全从我做起"到2007年的"国际卫生安全",从中不难看出公共卫生的发展轨迹。根据"世界卫生日"主题的变化,可以发现一个非常明显的规律,就是从原来的注重单个局部性问题发展为关注全局性、影响面大的问题。

七、公共卫生伦理

伦理学是人类行动的社会规范,伦理学根据人类的经验确定某些规范或标准来判断某一行动是否应该做,应该如何做。"道德"与"伦理学"均为人类行动的社会规范。道德是一种社会文化现象,体现在教育、习俗、惯例、公约之中,传统道德依靠权威,无须论证,"道德"偏重于讲做人。而伦理学是道德哲学,必须依靠理性的论证,现代"伦理学"更强调做事。科学告诉我们能干什么,而伦理学则告诉我们该干什么。

公共卫生伦理是公共卫生机构和工作人员行动的规范,包括有关促进健康、预防疾病和伤害的政策、措施和办法等。在人群中所采取的促进健康、预防疾病和伤害行动,公共卫生伦理起指导作用,其行动规范体现在公共卫生伦理的原则之中。

公共卫生伦理的原则是评价公共卫生行动是否应该做的框架,可概括为四个方面:①公共卫生行动产生的结果要实现利益最大化,即公共卫生行动要使目标人群受益,避免、预防和消除公共卫生行动对目标人群的伤害,受益与伤害和其他代价相抵后盈余最大;②公正性原则,包括分配公正和程序公正,即受益和负担公平分配(即分配公正)和确保公众参与,包括受影响各方的参与(程序公正);③对于人的尊重,即尊重自主的选择和行动,保护隐私和保密,遵守诺言,信息透明和告知真相;④建立和维持信任,即公共卫生机构和工作人员与目标人群之间应建立信任关系,公共卫生行动应取信于民。

按照公共卫生伦理的原则,公共卫生行动也是对公众应尽的义务,但这些义务并不是绝对的,而是初始义务。所谓初始义务是指假设情况不变时必须履行的义务。也就是说,如果情况有变,就不履行初始义务。其理由是,为了要完成一项更重要的义务时,不可能同时履行此初始义务。在公共卫生工作中发生原则或义务冲突的情况下,就面临一个伦理难题。例如,在 SARS 防控期间,保护公众和个人健康与尊重个人自主性发生矛盾。对 SARS 患者、疑似患者以及接触者必须采取隔离的办法,这对保护公众以及他们的健康都是不可少的,这种情况下不能履行尊重个人自主性和个人自由的初始义务。但如果情况没有改变,而不去履行初始义务,就违反了伦理学的规范。

八、公共卫生领域的国际合作

在现代社会中,伴随着科技的发展、通信与交通工具的发达,"非典"、禽流感、艾滋病等在短时间内迅速蔓延,不仅严重危害着公众的生命安全,而且严重损害着疾病来源国的国际形象、经济发展与社会稳定,其影响已经远远超出了公共卫生领域,在国家安全问题上应受到高度的重视。经济上的国际合作为其他社会生活领域中的国际合作奠定了基础,国际合作是各国实现发展的迫切需要。

在面对全球性的公共卫生问题时,主权国家不可能去他国实施自己的政策,这样就促生了公共卫生领域的国际合作。在面对公共卫生领域内的全球问题上,只有国际合作才是正确的选择。例如,在"非典"期间,通过采取隔离措施,抑制了"非典"的迅速蔓延,但在由飞鸟带来的禽流感病毒的防治上,隔离却起不到任何作用。可见,隔离并不能解决全球性的公共卫生问题,唯有国际合作才能有效地解决全球性的公共卫生问题。

公共卫生领域的国际合作,涉及新国际卫生条例下的全球公共卫生监测系统、传染病的实验室研究与诊断和治疗、国际合作的公共卫生应急机制的建立、公共卫生安全、高级卫生行政人员和专业技术人员的培训、公共卫生管理国际培训项目等诸多领域。自 20 世纪末期以来,全球在非洲抗疟疾行动、艾滋病防治、禽流感全球行动以及中国—东盟自由贸易区公共卫生安全合作机制、东亚公共卫生合作机制、国际公共卫生实验室网络建设等方面的国际合作堪称典范。

(夏敬如)

第三节　公共卫生的体系与职能

公共卫生体系一直是一个模糊的概念。普遍倾向,疾病预防控制机构、卫生监督机构、传染病院(区),构成了公共卫生体系。

一、发达国家公共卫生体系

美国、英国、澳大利亚、WHO 等国家和组织陆续制定了公共卫生的基本职能或公共卫生体系所需提供的基本服务。

美国提出的 3 项基本职能,即评估→政策发展→保证,并进一步具体化为 10 项基本服务。基本服务的概念与其他国家/组织提出的基本职能概念相似。在此框架下,美国疾病预防控制中心(CDC)与其他伙伴组织联合开展了国家公共卫生绩效标准项目研究,设计了 3 套评价公共卫生体系绩效的调查问卷,分别用于州公共卫生体系、地方公共卫生体系和地方公共卫生行政管理部门的绩效评估。调查问卷规定了每一项基本服务的内涵,并制定有具体的指标和调查内容。澳大利亚提出了公共卫生 9 项基本职能,阐述了每条职能的原有的和新的实践内容。

美国提出的公共卫生体系定义:在辖区范围内提供基本公共卫生服务的所有公、私和志愿机构、组织或团体。政府公共卫生机构是公共卫生体系的重要组成部分,在建设和保障公共卫生体系运行的过程中发挥着关键的作用。但是,单靠政府公共卫生机构无法完成所有的公共卫生基本职能,公共卫生体系中还应包括医院、社区卫生服务中心等医疗服务提供者,负责提供个体的预防和治疗等卫生服务;公安、消防等公共安全部门,负责预防和处理威胁大众健康的公共安全事件;环境保护、劳动保护、食品质量监督等机构,保障健康的生存环境;文化、教育、体育等机构为社区创造促进健康的精神环境;交通运输部门,方便卫生服务的提供和获取;商务机构提供个体和组织在社区中生存和发展的经济资源;民政部门、慈善组织等,向弱势人群提供生存救助和保障以及发展的机会。

公共卫生基本职能是影响健康的决定因素、预防和控制疾病、预防伤害、保护和促进人群健康、实现健康公平性的一组活动。公共卫生基本职能需要卫生部门,还有政府的其他部门以及非政府组织、私营机构等来参与或实施。公共卫生基本职能属于公共产品,政府有责任保证这些公共产品的提供,但不一定承担全部职能的履行和投资责任。

公共卫生基本职能的范畴大大超出了卫生部门的管辖范围,在职能的履行过程中卫生部门发挥主导作用。卫生部门负责收集和分析本部门及其他部门、民间社团、私人机构等的信息,向政府提供与人群健康相关的、涉及国家利益的综合信息;卫生部门是政府就卫生问题的决策顾问,负责评价公共卫生基本职能的履行情况;同时,向其他部门负责的公共卫生相关活动提供必要的信息和技术支持,或展开合作;负责健康保护的执法监督活动。

二、我国公共卫生体系的基本职能

通过分析上述国家和组织制定的公共卫生基本职能框架,结合我国的现状,我们总结出 10 项现代公共卫生体系应该履行的基本职能,其中涉及三大类的卫生服务提供:①人群为基础的公共卫生服务,如虫媒控制、人群为基础的健康教育活动等;②个体预防服务,如免疫接种、婚前保健和孕产期保健;③具有公共卫生学意义的疾病的个体治疗服务,如治疗肺结核和性传播疾病等,可减少传染源,属于疾病预防控制策略之一;再比如治疗儿童腹泻、急性呼吸道感染、急性营养不良症等。在此基础上,我国现代公共卫生体系的基本职能应包括以下 10 个方面。

(一)监测人群健康相关状况

(1)连续地收集、整理与分析、利用、报告与反馈、交流与发布与人群健康相关的信息。

(2)建立并定期更新人群健康档案,编撰卫生年鉴。其中与人群健康相关的信息包括:①人口、社会、经济学等信息;②人群健康水平,如营养膳食水平、生长发育水平等;③疾病或健康问题,如传染病和寄生虫病、地方病、母亲和围生期疾病、营养缺乏疾病、非传染性疾病、伤害、心理疾病以及突发公共卫生事件等;④疾病或健康相关因素,如生物的、环境的、职业的、放射的、食物的、行为的、心理的、社会的、健康相关产品的;⑤公共卫生服务的提供,如免疫接种、农村改水改厕、健康教育、妇幼保健等,以及人群对公共卫生服务的需要和利用情况;⑥公共卫生资源,如经费、人力、机构、设施等;⑦公共卫生相关的科研和培训信息。

(二)疾病或健康危害事件的预防和控制

(1)对正在发生的疾病流行或人群健康危害事件,如传染病流行,新发疾病的出现,慢性病流行,伤害事件的发生,环境污染,自然灾害的发生,化学、辐射和生物危险物暴露,突发公共卫生事件等,开展流行病学调查,采取预防和控制措施,对有公共卫生学意义的疾病开展病例发现、诊断和治疗。

(2)对可能发生的突发公共卫生事件做好应急准备,包括应急预案和常规储备。

(3)对有明确病因或危险因素或具备特异预防手段的疾病实施健康保护措施,如免疫接种、饮水加氟、食盐加碘、职业防护、婚前保健和孕、产期保健等。

上述第一项和第二项内容包括我国疾病预防控制机构常规开展的疾病监测、疾病预防与控制、健康保护、应急处置等工作。

(三)发展健康的公共政策和规划

(1)发展和适时更新健康的公共政策、法律、行政法规、部门规章、卫生标准等,指导公共卫生实践,支持个体和社区的健康行动,实现健康和公共卫生服务的公平性。

(2)发展和适时更新卫生规划,制定适宜的健康目标和可测量的指标,跟踪目标实现进程,实现连续的健康改善。

(3)多部门协调,保证公共政策的统一性。

(4)全面发展公共卫生领导力。

(四)执行公共政策、法律、行政法规、部门规章和卫生标准

(1)全面执行公共政策、法律、行政法规、部门规章、卫生标准等。

(2)依法开展卫生行政许可、资质认定和卫生监督。

(3)规范和督察监督执法行为。

(4)通过教育和适当的机制,促进依从。

(五)开展健康教育和健康促进活动

(1)开发和制作适宜的健康传播材料。

(2)设计和实施健康教育活动,发展个体改善健康所需的知识、技能和行为。

(3)设计和实施场所健康促进活动,如在学校、职业场所、居住社区、医院、公共场所等,支持个体的健康行动。

(六)动员社会参与,多部门合作

(1)通过社区组织和社区建设,提高社区解决健康问题的能力。

(2)开发伙伴关系和建立健康联盟,共享资源、责任、风险和收益,创造健康和安全的支持性环境,促进人群健康。

(3)组织合作伙伴承担部分公共卫生基本职能,并对其进行监督和管理。

第(三)~(六)项融合了国际上健康促进的理念,即加强个体的知识和技能,同时改变自然的、社会的、经济的环境,以减少环境对人群健康及其改善健康的行动的不良影响,促使人们维护和改善自身的健康。第(四)项的职能与1986年《渥太华宪章》中提出的健康促进行动的5项策略相吻合,即"制定健康的公共政策、创造支持性的环境、加强社区行动、发展个人技能、重新调整卫生服务的方向和措施"。

(七)保证卫生服务的可及性和可用性

(1)保证个体和人群卫生服务的可及性和可用性。

(2)帮助弱势人群获取所需的卫生服务。

(3)通过多部门合作,实现卫生服务公平性。

(八)保证卫生服务的质量和安全性

(1)制定适当的公共卫生服务的质量标准,确定有效和可靠的测量工具。

(2)监督卫生服务的质量和安全性。

(3)持续地改善卫生服务质量,提高安全性。

第(七)项和第(八)项是对卫生服务的保证,即保证卫生服务的公平和安全性。

(九)公共卫生体系基础结构建设

(1)发展公共卫生人力资源队伍,包括开展多种形式的、有效的教育培训,实现终身学习;建立和完善执业资格、岗位准入、内部考核和分流机制;通过有效的维持和管理,保证人力资源队伍的稳定、高素质和高效率。

(2)发展公共卫生信息系统,包括建设公共卫生信息平台;管理公共卫生信息系统;多部门合作,整合信息系统。

(3)建设公共卫生实验室,发展实验室检测能力。

(4)加强和完善组织机构体系,健全公共卫生体系管理和运行机制。

本项是对公共卫生体系基础结构的建设。公共卫生体系的基础结构是庞大的公共卫生体系的神经中枢,包括人力资源储备和素质、信息系统、组织结构等。公共卫生体系的基础结构稳固,整个公共卫生体系才能统一、高效地行使其基本职能。

(十)研究、发展和实施革新性的公共卫生措施

(1)全面地开展基础性和应用性科学研究,研究公共卫生问题的原因和对策,发展革新性的公共卫生措施,支持公共卫生决策和实践。

(2)传播和转化研究结果,应用于公共卫生实践。

(3)与国内外其他研究机构和高等教育机构保持密切联系,开展合作。这项职能为公共卫生实践和公共卫生体系的可持续发展提供科学支撑。

上述这十项职能的履行又可具体分解为规划、实施、技术支持、评价和质量改善、资源保障(包括人力、物力、技术、信息和资金等)等 5 个关键环节。不同的环节需要不同的部门或机构来承担。

三、卫生体系内部职能

疾病预防控制体系建设研究课题组对我国疾病预防控制机构应承担的公共职能进行了界定,共 7 项职能、25 个类别、78 个内容和 255 个项目。2005 年卫生部(现为国家卫生健康委员会)发布施行了《关于疾病预防控制体系建设的若干规定》和《关于卫生监督体系建设的若干规定》,分别明确了疾病预防控制机构和卫生监督机构的职能。这些工作对我国疾病预防控制体系和卫生监督体系的建设具有重要的意义。

公共卫生体系是包括疾病预防控制体系、卫生监督体系、突发公共卫生事件医疗救治体系等在内的一个更大的范畴。首先应该将公共卫生体系作为一个整体来看待,明确其职能,避免体系中的各个成分如疾病预防控制体系、卫生监督体系等各自为政。这样将有助于实现公共卫生体系的全面建设,保证部门间的协调与合作,提高公共卫生体系总体的运作效率。

另外,公共卫生基本职能的履行必须有法律的保障。公共卫生体系的构成、职权职责及其主体都应该是法定的,做到权责统一,并应落实法律问责制。至今为止,我国已颁布了10部与公共卫生有关的法律,如母婴保健法、食品卫生法、职业病防治法、传染病防治法等,以及若干的行政法规和部门规章。虽然这些对我国公共卫生事业的发展起到了重要的保障作用,但是其中没有一部是公共卫生体系的母法,因而无法形成严密的、统一规划设计的、协调一致的法规体系。解决公共卫生问题所需采取的行动远远超出了卫生部门的职权和能力范围,需要政府其他部门以及非政府组织、私营机构等共同参与。因此,制定公共卫生体系的母法,明确公共卫生体系的构成及其所需履行的基本职能,协调体系中各成分体系或机构间相互关系,是当务之急。

（夏敬如）

第四节 大规模传染病的救护

一、大规模传染病的概述

各类重大传染病疫情、各类生物恐怖袭击事件等,可能在短时间内产生大批量伤病员,超出基层卫生机构的救治范围和收治能力。有组织的医学救援可以迅速控制疫情,尽快治疗病员,减少对公众健康的危害,稳定民心和维护社会秩序。此外,医学救援还可以借助上级医疗单位专家的智慧,对于不明原因的传染病疫情尽快做出诊断,提出治疗措施。

"新发突发传染病的应对,是一个永恒的课题。"传染病防控既是一个科学问题又是一个技术问题,同时还是一个管理问题。专家们建议,下一步应从国家、科技、地方政府层面着手,真正使传染病防控为我国全面实现小康社会和经济社会发展保驾护航。

（一）基本概念

1.传染病

传染病是由病原微生物(病毒、细菌、螺旋体等)和寄生虫(原虫或蠕虫)、朊毒体感染人体后引起的,能在人群、动物或人与动物之间相互传播,造成流行的常见病和多发病。

2.突发传染病

突发传染病是指突然发生、严重影响社会稳定、对人类健康构成重大威胁,需要对其采取紧急处置措施的急性传染病疫情。在实际生活中,任何过去已知的传染病在某一时间段突然集中暴发,对人群健康造成严重危害,甚至导致人员死亡的,是突发传染病。

（二）传染病的分类及特征

1.传染病的分类

（1）甲类传染病:指鼠疫、霍乱。

（2）乙类传染病:指传染性非典型肺炎、艾滋病、病毒性肝炎、脊髓灰质炎、人感染高致病性禽流感、甲型 H1N1 流感、麻疹、流行性出血热、狂犬病、流行性乙型脑炎、登革热、炭疽、细菌性和阿米巴性痢疾、肺结核、伤寒和副伤寒、流行性脑脊髓膜炎、百日咳、白喉、新生儿破伤风、猩红热、布鲁氏菌病、淋病、梅毒、钩端螺旋体病、血吸虫病、疟疾。

（3）丙类传染病：指流行性感冒、流行性腮腺炎、风疹、急性出血性结膜炎、麻风病、流行性和地方性斑疹伤寒、黑热病、棘球蚴病、丝虫病，除霍乱、细菌性和阿米巴性痢疾、伤寒和副伤寒以外的感染性腹泻病、手足口病。

上述规定以外的其他传染病，根据其暴发、流行情况和危害程度，需要列入乙类、丙类传染病的，由国务院卫生行政部门决定并予以公布。传染病管理制度是依据《传染病防治法》，确保传染性疫情报告的及时性、准确性、完整性和加强传染病的科学管理制定的专业性部门规章制度。

能够有效处置突发传染病的前提是医护人员掌握了传染病学所涉及的基本理论、基本知识和基本技能，并针对传染病的基本特征、流行的基本条件、突发传染病的临床表现特点采取相应措施。

2.传染病的基本特征

（1）有病原体：每一种传染病都是由特异病原体所引起，包括各种致病微生物和寄生虫。有些新发传染病的病原体在疾病流行之前不能马上明确，需要科研人员反复研究确定，如英国流行的疯牛病、我国流行的传染性非典型肺炎等。在实行医学救援时，如果已经确知了本次突发传染病的病原，就要针对此病原体做好防治准备。如果不明确病原，医护人员要做好个人防护，带好必要的检测设备，并且通过各种手段尽快判明病原体。

（2）有传染性：这是传染病与其他感染性疾病的主要区别。突发传染病时医护人员暴露于某种传染病环境中，所以要做好个人防护，并采取隔离患者、对其他暴露者采取服用药物和预防接种的措施，以防止疾病传播对人群造成进一步危害。

（3）有流行病学特征：传染病有散发、暴发、流行和大流行之分。散在性发病是指某一种传染病发病率在某地区处于常年一般水平的发病；暴发是指短时间（数天内）集中发生大量同一病种的传染病患者；当某种传染病发病率水平显著高于该地区常年一般发病水平时称为流行；若某种传染病流行范围很广，甚至超出国界或洲界时，则称为大流行。许多传染病的流行与地理条件、气候条件和人民生活习惯等有关，构成其季节性和地区性特点。需要医学救援的一般是暴发或暴发流行的传染病。

（4）有感染后免疫：人体感染病原体后，无论是显性或隐性感染，都能产生针对病原体及其产物的特异性免疫，感染后免疫属于自动免疫，其持续时间在不同传染病中有很大差异。感染后所产生的特异性抗体，可通过胎盘转移给胎儿，使之获得被动免疫。由于病原体种类不同，感染后所获得的免疫力持续时间的长短和强度也不同。突发传染病医学救援由于具有被感染的危险，医护人员应该对自身抵抗某种传染病的能力做一评估。如果过去没有暴露史，也没有接种过疫苗，那就属于对该传染病高度易感者，应该做好个人防护，必要时接种疫苗。对于身处疫区的民众，要科学评估其对该种传染病的抵抗力，采取被动和主动免疫措施增强其免疫力。

（三）传染病的临床特点

1.临床分期

按传染病的发生、发展及转归可分为四期。

（1）潜伏期：从病原体侵入人体起，至首发症状时间，称为潜伏期。不同传染病其潜伏期长短各异，短至数小时，长至数月乃至数年；同一种传染病，各患者之潜伏期长短也不尽相同。每一种传染病的潜伏期长短不一，相当于病原体在体内繁殖、转移、定位、引起组织损伤和功能改变导致临床症状出现之前的整个过程。每种传染病的潜伏期都有一个相对不变的限定时间，并呈常态分布，是检疫工作观察、留验接触者的重要依据。

（2）前驱期：是潜伏期末至发病期前，出现某些临床表现的短暂时间，一般 1～2 天，呈现乏力、头痛、微热、皮疹等表现。多数传染病，看不到前驱期。

（3）症状明显期：又称发病期，是各传染病之特有症状和体征，随病日发展陆续出现的时期。症状由轻而重，由少而多，逐渐或迅速达高峰。随机体免疫力之产生与提高趋向恢复。

（4）恢复期：病原体完全或基本消灭，免疫力提高，病变修复，临床症状陆续消失的时间。多为痊愈而终止，少数疾病可留有后遗症。

2.常见症状和体征

（1）发热和热型：发热是传染病重要症状之一，具有鉴别诊断意义，常见热型有稽留热、弛张热、间歇热、回归热、马鞍热等。

传染病的发热过程可分为三个阶段。①体温上升期：体温可骤然上升至 39 ℃以上，通常伴有寒战，见于疟疾、登革热等；亦可缓慢上升，呈梯形曲线，见于伤寒。②极期：体温升至一定高度，然后持续数天至数周。③体温下降期：体温可缓慢下降，几天后降至正常，如伤寒、副伤寒；亦可在一天之内降至正常，如间日疟和败血症，退热时多伴大量出汗。

（2）皮疹：许多传染病在发热的同时伴有皮疹，称为发疹性传染病。疹子的出现时间、分布和先后顺序对诊断和鉴别有重要参考价值。

（3）毒血症状及单核-吞噬细胞系统反应：病原体的各种代谢产物，可引起除发热以外的多种症状如疲乏、全身不适、厌食、头痛，肌肉、关节、骨骼疼痛等，严重者可有意识障碍、谵妄、脑膜刺激征、中毒性脑病、呼吸及外周循环衰竭等，还可引起肝、肾损害，甚至充血、增生等反应，以及肝、脾和淋巴结的肿大。

（四）传染病的流行条件及影响因素

传染病的流行过程就是传染病在畜、人群中发生、发展和转归的过程。流行过程的发生需要有三个基本条件，就是传染源、传播途径和畜（人）群易感性。流行过程本身又受社会因素和自然因素的影响。

1.传染源

传染源是指病原体已在体内生长繁殖并能将其排出体外的动物（人）。

（1）患畜：是重要的传染源，急性患畜及其症状（咳嗽、吐、泻）而促进病原体的播散；慢性患畜可长期污染环境；轻型患畜数量多而不易被发现；在不同传染病中其流行病学意义各异。

（2）隐性感染者：在某些传染病（沙门菌病、猪丹毒）中，隐性感染者是重要传染源。

（3）病原携带者：慢性病原携带者不显出症状而长期排出病原体，在某些传染病（如伤寒、猪喘气病）有重要的流行病学意义。

（4）受感染的人：某些传染病，如人型结核，也可传给动物，引起严重疾病。

2.传播途径

病原体从传染源排出体外，经过一定的传播方式，到达与侵入新的易感者的过程，谓之传播途径。分为四种传播方式。

（1）水与食物传播：病原体借粪便排出体外，污染水和食物，易感者通过污染的水和食物受染。菌痢、伤寒、霍乱、甲型病毒性肝炎等病通过此方式传播。

（2）空气飞沫传播：病原体由传染源通过咳嗽、喷嚏、谈话排出的分泌物和飞沫，使易感者吸入受染。流脑、猩红热、百日咳、流感、麻疹等病，通过此方式传播。

（3）虫媒传播：病原体在昆虫体内繁殖，完成其生活周期，通过不同的侵入方式使病原体进入易感者体内。蚊、蚤、蜱、恙虫、蝇等昆虫为重要传播媒介。如蚊传疟疾,丝虫病,乙型脑炎,蜱传回归热、虱传斑疹伤寒、蚤传鼠疫,恙虫传恙虫病。由于病原体在昆虫体内的繁殖周期中的某一阶段才能造成传播,故称生物传播。病原体通过蝇机械携带传播于易感者称机械传播。如菌痢、伤寒等。

(4)接触传播:有直接接触与间接接触两种传播方式。如皮肤炭疽、狂犬病等均为直接接触而受染,乙型肝炎之注射受染,血吸虫病,钩端螺旋体病为接触疫水传染,均为直接接触传播。多种肠道传染病通过污染的手传染,谓之间接传播。

3.易感人群

易感人群是指人群对某种传染病病原体的易感程度或免疫水平。新生人口增加、易感者的集中或进入疫区,部队的新兵入伍,易引起传染病流行。病后获得免疫,人群隐性感染,人工免疫,均使人群易感性降低,不易传染病流行或终止其流行。

4.影响流行过程的因素

自然因素包括地理、气候、生态条件等,对流行过程的发生和发展起着重要影响,比如呼吸道传染病冬季多发,肠道传染病夏季多发,就是受气候影响所致;有些传染病在某一区域多发,如鼠疫、血吸虫病、疟疾、麻风病,是受地理和生态条件的影响。社会因素包括社会制度、经济和生活条件以及人群的文化水平等,对传染病的流行过程有着决定性的影响。

二、大规模传染病的应急预案

(一)工作原则

(1)预防为主,按照"早发现、早诊断、早治疗"的传染病防治原则,提高警惕,加强监护,及时发现病例,采取有效的预防与治疗措施,切断传染途径,迅速控制重大疫病在本地区的传播和蔓延。

(2)切断传染病的传播,根据有关法律法规,结合重大疫病的流行特征,在采取预防控制措施时,对留院观察病例、疑似病例、临床诊断病例及实验室确诊病例依法实行隔离治疗,对疑似病例及实验室确诊病例的密切接触者依法实行隔离和医学观察。

(3)预防和控制重大疫病,坚持"早、小、严、实"的方针,对留院观察病例、疑似病例、临床诊断病例及实验室确诊病例,要做到"及时发现、及时报告、及时治疗、及时控制"。同时,对疑似病例、临床诊断病例及实验室确诊病例的密切接触者要及时采取实行隔离控制措施,做到统一、有序、快速、高效。

(4)实行属地管理,应急人员必须服从本单位和卫生主管部门统一指挥。

(二)预警制度

预警制度包括现场预警、区域预警、全体预警。当出现下列情况时立即启动预警:

(1)某种在短时间内发生、波及范围广泛,出现大量的伤病员或死亡病例,其发病率远远超过常年发病率水平的重大传染病疫情。

(2)群体性不明原因疾病是指在一定时间内某个相对集中的区域或者相继出现相同临床表现的伤病员、病例不断增加、呈蔓延趋势有暂时不明确诊断的疾病。

(3)其他严重影响公众健康事件,具有重大疫情特征,及突发性、针对不特定社会群体,造成或者可能造成社会公众健康严重损害,影响社会稳定的重大事件。

（三）信息报告制度

一旦发生传染病疫情，现场人员应尽可能了解和弄清事故的性质、地点、发生范围和影响程度，然后迅速向本单位上级如实汇报。

（1）发现甲类传染病和乙类传染病中的肺炭疽、传染性非典型肺炎、脊髓灰质炎、人感染高致病性禽流感的伤病员、疑似伤病员或不明原因疾病暴发时，于 2 小时内将传染病报告卡通过网络报告；未实行网络直报的医疗机构于 2 小时内以最快的通信方式，如电话、传真等，向当地疾病预防控制机构报告，并与 2 小时内寄送出传染病报告卡。

（2）乙类传染病为要求发现后 6 小时内上报，并采取相应的预防控制措施。

（3）丙类传染病在发病后 24 小时内向当地疾病控制中心报告疫情。

（四）应急响应

1.成立护理应急管理小组

成立由护理部、感染科、急诊科、ICU 等护士长及医院感染控制科组成的护理应急管理小组，负责应急护理救援工作的指挥、协调、检查与保障等工作。

2.人员调动

护理应急管理小组根据伤病员数量及隔离种类等需要，启动医院护理人力资源应急调配方案，合理调配人力资源。应急护理队伍主要由具有丰富的传染病护理经验、熟练掌握危重伤病员抢救知识和技能、身体素质好的护士组成。

3.组织救援

成立应急护理救援专家组，组织专家对疑难伤病员进行护理会诊，制定科学合理的护理方案，实施有效的救护；负责病房的随时消毒、终末消毒和相关部门的消毒技术指导工作；严格清洁区、半污染（缓冲）区、污染区的区域划分，在缓冲区、污染区分别贴有医护人员防护、污染物品处理流程与路线的醒目标识，防止医院内交叉感染；建立健全各项规章制度，做到有序管理。

4.物资保障

物资保障包括必要的通信设备、急救设备、抢救设备、测量设备、标志明显的服装或显著标志、旗帜等。指定专人保管，并定期检查保养，使其处于良好状态。

（五）善后处理

应急处置结束后，进入临时应急恢复阶段，应急救援指挥部要组织现场清理、人员清点和撤离。并组织专业人员对应急进行总结评审，评估事故后期的损失，尽快恢复医疗护理秩序。

三、大规模传染病的救护

突发传染病发病病种多样，发生时间往往不确定，发生地域广泛，而可能造成突发传染病的因素复杂，表现形式差异较大，本节仅根据以往世界范围和我国传染病突发事件的特点予以简述。

（一）烈性呼吸道传染病

1.传染性非典型肺炎

传染性非典型肺炎又名严重急性呼吸道综合征，为一种由冠状病毒（SARS-CoV）引起的急性呼吸道传染病，世界卫生组织（WHO）将其命名为严重急性呼吸综合征（severe acute respiratory syndrome，SARS）。临床特征为发热、干咳、气促，并迅速发展至呼吸窘迫，外周血白细胞计数正常或降低，胸部 X 线为弥漫性间质性病变表现。又称传染性非典型肺炎、SARS。

2002年11月,该病首先在我国广东出现,随后蔓延我国多个省、市、自治区,并波及世界29个国家和地区。

目前发现的传染途径有经呼吸道传播或经密切接触传播;易感人群包括与SARS患者密切接触的医护人员、家庭成员及青壮年人群。该病潜伏期为2~12天,多数为4~5天,首发的症状是发热(100%),体温较高,多在38℃以上,可有寒战或畏寒、肌痛、头痛等,呼吸道症状较多的为咳嗽、咳痰少,伴胸闷及呼吸困难。偶有恶心、呕吐或腰痛,有些患者可有腹泻。严重的病例可导致急性呼吸窘迫综合征(ARDS)、多器官功能衰竭综合征(MODS)。肺部体征一般较少,有时可闻少许湿啰音,有皮疹、淋巴结肿大及发绀。实验室检查见大多数患者白细胞数正常或降低,在病程中部分病例常有淋巴细胞计数减少和血小板计数减少。23.4%的患者ALT升高,71%的患者LDH升高,有6%~10%的患者心肌酶谱升高,部分患者有低钠。

影像学检查见胸片显示一侧或双侧肺多肺叶病变,最突出的特征是病变进展迅速。病变形态无典型特征,可为片状、斑片状、网状、毛玻璃样改变。目前传染性非典型肺炎的病因尚没有完全确定,又缺乏特效治疗方法,只能采用综合治疗方法。2003年后,本病没有再次出现,但需要密切关注。

目前尚无针对SARS-CoV的药物,临床治疗主要根据病情采取综合性措施,应全面密切观察病情,监测症状、体温、脉搏、呼吸频率、血象、SpO_2或动脉血气分析,定期复查胸片(早期不超过3天),以及心、肝、肾功能和水电解质平衡等。患者均应严格隔离,并注意消毒和防护措施。

(1)对症支持:①卧床休息,避免用力活动。②发热:超过38℃者可做物理降温(冰敷、酒精擦浴)或解热镇痛药(儿童忌用阿司匹林)。③镇咳祛痰药:用于剧咳或咳痰者,如复方甘草合剂、盐酸氨溴索等。④氧疗:有气促症状尽早作氧疗,可作持续鼻导管或面罩吸氧,以缓解缺氧。⑤营养支持治疗:由于能量消耗及进食困难,患者常有营养缺乏,影响恢复,应注意足够的营养支持和补充,可经肠内或全肠外营养给予,如鼻饲或静脉途径。总热量供应可按每天每公斤实际体重83.7~104.6 kJ(20~25 kcal/kg)计算,或按代谢能耗公式计算[代谢消耗量(HEE)=基础能量消耗(BEE)×1.26],营养物质的分配一般为糖40%,脂肪30%,蛋白质30%。氨基酸摄入量以每天每公斤体重1.0g为基础,并注意补充脂溶性和水溶性维生素。患者出现ARDS时,应注意水、电解质平衡,结合血流动力学监测,合理输液,严格控制补液量(25 mL/kg体重),要求液体出入量呈轻度负平衡,补液以晶体液为主。

(2)糖皮质激素。糖皮质激素治疗早期应用有利于减轻肺部免疫性损伤,减轻低氧血症和急性呼吸窘迫综合征(ARDS)的发生和发展,并可预防和减轻肺纤维化的形成,大部分患者用药后改善中毒症状,缓解高热,但是大量长期应用糖皮质激素,可能削弱机体免疫力,促进病毒增生繁殖,以及引起三重感染(细菌和真菌),因此激素的合理应用值得进一步探讨。①指征:有严重中毒症状,高热3天持续不退;48小时内肺部阴影进展超过50%;出现ALI或ARDS。②用法和剂量:一般成人剂量相当于甲泼尼龙80~320 mg/d,静脉滴注;危重病例剂量可增至500~1 000 mg/d,静脉滴注。体温恢复正常后,即应根据病情逐渐减量和停用,以避免和减少不良反应的发生,如消化道出血、电解质紊乱、继发感染等。采用半衰期短的糖皮质激素如甲泼尼龙较为安全有效。

(3)抗病毒药。抗病毒药物治疗效果报道不一,利巴韦林和干扰素的应用报道较多。利巴韦林可阻断病毒RNA和DNA复制,宜在早期应用,用法和剂量(成人)宜参照肾功能情况:①肌酐清除率>60 mL/min者,利巴韦林400 mg,静脉滴注,每8小时1次,连用3天;继以1 200 mg,

口服,每天 2 次,共用 7 天。②肌酐清除率 30～60 mL/min 者,利巴韦林 300 mg,静脉滴注,每 12 小时 1 次,连用 3 天;继而 600 mg,口服,每天 2 次,共用 7 天。③肌酐清除率<30 mL/min 者,利巴韦林 300 mg,静脉滴注,每 24 小时 1 次,连用 3 天;继而改用每天 600 mg,口服。主要不良反应有骨髓抑制、溶血性贫血、皮疹和中枢神经系统症状,应加强注意。

（4）机械通气。机械通气治疗是对患者的重要治疗手段,宜掌握指征及早施行。①无创通气（NPPV）指征:鼻导管或面罩吸氧治疗无效,PaO₂<9.3 kPa（70 mmHg）,SaO₂<93%,呼吸频率≥30 次/分,胸片示肺部病灶恶化。②方法:用面罩或口鼻罩,通气模式为持续气道正压通气。

2.肺鼠疫

鼠疫是鼠疫耶尔森菌（旧称鼠疫杆菌）引起的自然疫源性疾病。自然宿主为鼠类等多种啮齿类动物,主要是通过染菌的鼠蚤为媒介进行传播。经人皮肤传入引起腺鼠疫;经呼吸道传入引起肺鼠疫,都可发生败血症。临床表现为发热、严重的毒血症状,腺鼠疫有急性淋巴腺炎;肺鼠疫有胸痛、咳嗽、呼吸困难和发绀;败血症型鼠疫多为继发,可有广泛皮肤出血和坏死。该病传染性强,死亡率极高,是危害最严重的传染病之一,属国际检疫传染病。我国把其列为法定甲类传染病之首。

肺鼠疫患者是人间鼠疫的重要传染源,病菌借飞沫或尘埃传播。原发性肺鼠疫是由呼吸道直接吸入鼠疫杆菌而引起,感染后潜伏期可短至数小时。

肺鼠疫起病急,除高热、寒战等严重全身中毒症状外,并发生咳嗽、剧烈胸痛、呼吸急促。病初咳嗽轻,痰稀薄,很快转为大量泡沫样血痰,内含大量鼠疫杆菌。患者呼吸极为困难、发绀,肺部体征不多,仅有散在湿性啰音及胸膜摩擦音,与严重的全身症状不相称,多在 2～3 天内因心力衰竭、出血、休克而死亡。

肺鼠疫患者要严密隔离,单独一室,室内无鼠无蚤。联合应用抗生素,是降低死亡率的关键。可应用链霉素、庆大霉素、四环素、氯霉素。其中链霉素,每次 0.5g,每 6 小时 1 次肌内注射,2 天后剂量减半,疗程 7～10 天,也可和其他抗生素合用,加强对症治疗。

预防传播的措施:灭鼠、灭蚤,监测和控制鼠间鼠疫;疫情监测,加强疫情报告;工作人员每 4 小时更换帽子、口罩及隔离衣一次。严格隔离患者,患者与疑似患者分开隔离。腺鼠疫隔离至症状消失,淋巴结肿完全消散后再观察 7 天。肺鼠疫隔离至临床症状消失,痰培养 6 次阴性可解除隔离。接触者医学观察 9 天,接受过预防接种者检疫 12 天。患者的分泌物、排泄物彻底消毒或焚烧,尸体应用尸体袋严密包套后焚烧。加强国际检疫与交通检疫,对可疑旅客应隔离检疫。医务和防疫人员在疫区工作必须穿五紧服、穿高筒靴、戴面罩、戴符合标准的口罩、防护眼镜、橡皮手套等,必要时接种疫苗。

3.禽流感

人禽流行性感冒（以下称人禽流感）是由禽甲型流感病毒某些亚型中的一些毒株引起的急性呼吸道传染病。早在 1981 年,美国即有禽流感病毒 H7N7 感染人类引起结膜炎的报道。1997 年,我国香港特别行政区发生 H5N1 型人禽流感,导致 6 人死亡,在世界范围内引起了广泛关注。近年来,人们又先后获得了 H9N2、H7N2、H7N3 亚型禽流感病毒感染人类的证据,荷兰、越南、泰国、柬埔寨、印尼及我国相继出现了人禽流感病例。尽管目前人禽流感只是在局部地区出现,但是,考虑到人类对禽流感病毒普遍缺乏免疫力,人类感染 H5N1 型禽流感病毒后的高病死率以及可能出现的病毒变异等,世界卫生组织认为,该疾病可能是对人类潜在威胁最大的疾病之一。禽流感病毒属正黏病毒科甲型流感病毒。已证实感染人的禽流感病毒亚型为 H5N1,

H9N2、H7N7、H7N2、H7N3等,其中感染H5N1的患者病情重,病死率高。

禽流感病毒对乙醚、氯仿、丙酮等有机溶剂均敏感。常用消毒剂容易将其灭活,如氧化剂、稀酸、卤素化合物(漂白粉和碘剂)等都能迅速破坏其活性。病毒对热较敏感,在低温中抵抗力较强,65 ℃加热30分钟或煮沸2分钟以上可灭活。

传染源主要为患禽流感或携带禽流感病毒的鸡、鸭、鹅等禽类。野禽在禽流感的自然传播中扮演了重要角色,目前尚无人与人之间传播的确切证据。经呼吸道传播,也可通过密切接触感染的家禽分泌物和排泄物、受病毒污染的物品和水等被感染,直接接触病毒毒株也可被感染。一般认为,人类对禽流感病毒并不易感。尽管任何年龄均可被感染,但在已发现的H5N1感染病例中,13岁以下儿童所占比例较高,病情较重。从事家禽养殖业者及其同地居住的家属、在发病前1周内到过家禽饲养、销售及宰杀等场所者、接触禽流感病毒感染材料的实验室工作人员、与禽流感患者有密切接触的人员为高危人群。

感染H9N2亚型的患者通常仅有轻微的上呼吸道感染症状,部分患者甚至无任何症状;感染H7N7亚型的患者主要表现为结膜炎;重症患者一般均为H5N1亚型病毒感染。患者呈急性起病,早期类似普通型流感。主要为发热,大多持续在39 ℃以上,可伴流涕、鼻塞、咳嗽、咽痛、头痛、肌肉酸痛和全身不适。部分患者有恶心、腹痛、腹泻、稀水样便等消化道症状。重症患者可出现高热不退,病情发展迅速,几乎所有患者都有临床表现明显的肺炎,可出现急性肺损伤、急性呼吸窘迫综合征、肺出血、胸腔积液、全血细胞减少、多脏器功能衰竭、休克及雷耶综合征等多种并发症。可继发细菌感染,发生败血症;重症患者可有肺部实变体征等。

H5N1亚型病毒感染者可出现肺部浸润。胸部影像学检查可表现为肺内片状影,重症患者肺内病变进展迅速,呈大片状毛玻璃样影及肺实变影像,病变后期为双肺弥漫性实变影,可合并胸腔积液。白细胞总数一般不高或降低;重症患者多有白细胞总数及淋巴细胞减少,并有血小板降低。取患者呼吸道标本采用免疫荧光法(或酶联免疫法)检测甲型流感病毒核蛋白抗原(NP)或基质蛋白(M1)、禽流感病毒H亚型抗原。还可用RT-PCR法检测禽流感病毒亚型特异性H抗原基因;从患者呼吸道标本中可分离禽流感病毒;发病初期和恢复期双份血清禽流感病毒亚型毒株抗体滴度4倍或以上升高,有助于回顾性诊断。

人禽流感的预后与感染的病毒亚型有关。感染H9N2、H7N7、H7N2、H7N3者大多预后良好,而感染H5N1者预后较差,据目前医学资料报告,病死率超过30%。影响预后的因素还与年龄、基础疾病、合并症以及就医、救治的及时性等有关。

对疑似病例、临床诊断病例和确诊病例应进行隔离治疗。抗病毒治疗应在发病48小时内使用抗流感病毒药物神经氨酸酶抑制剂奥司他韦,并辅以对症治疗,可应用解热药、缓解鼻黏膜充血药、止咳祛痰药等。儿童忌用阿司匹林或含阿司匹林以及其他水杨酸制剂的药物,避免引起儿童雷耶综合征。

4.呼吸道传染病的护理

(1)卧床休息。

(2)饮食宜清淡为主,注意卫生,合理搭配膳食。

(3)避免剧烈咳嗽,咳嗽剧烈者给予镇咳,咳痰者给予祛痰药。

(4)发热超过38.5 ℃者,可使用解热镇痛药,儿童忌用阿司匹林,因可能引起Reye综合征,或给予冰敷、酒精擦浴等物理降温。

(5)鼻导管或鼻塞给氧是常用而简单的方法,适用于低浓度给氧,患者易于接受。氧气湿化瓶应每天更换。

（6）行气管插管或切开经插管或切开处给氧,有利于呼吸道分泌物的排出和保持气道通畅。但应按气管切开护理常规去护理。

（7）心理护理:患者因受单独隔离,且病情重,常易出现孤独感和焦虑、恐慌等心理障碍,烦躁不安或情绪低落,需要热情关注,并有针对性进行心理疏导治疗。

（8）健康教育:保持良好的个人卫生习惯,不随地吐痰,避免在人前打喷嚏、咳嗽、清洁鼻腔,且事后应洗手;确保住所或活动场所通风;勤洗手;避免去人多或相对密闭的地方,应注意戴口罩。建立良好的卫生习惯和工作生活环境,劳逸结合,均衡饮食,增强体质。

（9）对临床诊断病例和疑似诊断病例应在指定的医院按呼吸道传染病分别进行隔离观察和治疗。对医学观察病例和密切接触者,如条件许可应在指定地点接受隔离观察,为期14天。在家中接受隔离观察时应注意通风,避免与家人密切接触,并由卫生防疫部门进行医学观察,每天测量体温。

（10）完善疫情报告制度:按传染病规定进行报告、隔离治疗和管理。发现或怀疑呼吸道传染病时,应尽快向卫生防疫机构报告。做到早发现、早隔离、早治疗。

（二）严重肠道传染病

1.霍乱

霍乱是由霍乱弧菌所致的烈性肠道传染病。发病急、传播快,可引起世界大流行,属国际检疫传染病。在我国《传染病防治法》中列为甲类。一直认为霍乱是由O1群霍乱弧菌的两种生物型,即古典生物型与埃尔托生物型所致的感染。1992年发现非O1群新的血清型,即O139引起霍乱样腹泻大量患者的暴发或流行,已引起人们的重视。

霍乱弧菌对热、干燥、直射日光、酸及一般消毒剂(如漂白粉、来苏儿、碘、季铵盐和高锰酸钾等)均甚敏感。干燥2小时或加热55℃持续10分钟,弧菌即可死亡,煮沸后立即被杀死。自来水和深井水加0.5 ppm的氯,经15分钟即可杀死。1 L水加普通碘酊2~4滴,作用20分钟亦可杀死水中的弧菌。在正常胃酸中霍乱弧菌能生存4分钟,在外界环境中如未经处理的河水、塘水、井水、海水中,埃尔托行弧菌可存活1~3周,在各类食品上存活1~3天。O139型霍乱弧菌在水中存活时间较O1霍乱弧菌更长。

霍乱患者和带菌者是霍乱的传染源,患者在发病期间,可连续排菌,时间一般为5天,亦有长达2周者。尤其是中、重型患者,排菌量大,每毫升粪便含有10^7~10^9个弧菌,污染面广,是重要的传染源。可通过水、食物、日常生活接触和苍蝇等不同途径进行传播或蔓延,其中水的作用最为突出。缺乏免疫力的人,不分种族、年龄和性别对霍乱弧菌均普遍易感。病后免疫力不持久,再感染仍有可能。潜伏期一般为1~3天,短者3~6小时,长者可达7天。

典型患者多为突然发病,临床表现可分3期。①泻吐期:多数以剧烈腹泻开始,继以呕吐。多无腹痛,亦无里急后重,少数有腹部隐痛,个别可有阵发性绞痛。每天大便数次至数十次或更多,少数重型患者粪便从肛门直流而出,无法计数。排便后一般有腹部轻快感。初为稀便,后为水样便,以黄水样或清水样为多见,少数为米泔样或洗肉水样,无粪臭,稍有鱼腥味,镜检无脓细胞。少数人有恶心、呕吐(喷射状),呕吐物初为食物残渣,继为水样,与大便性质相仿。一般无发热,少数有低热。本期可持续数小时至2天。②脱水虚脱期:由于严重泻吐引起水和电解质丧失,可出现脱水和周围循环衰竭。碳酸氢根离子大量丧失可产生代谢性酸中毒。此期一般为数小时至3天。③反应期及恢复期:脱水纠正后,大多数患者症状消失,尿量增加,体温逐渐恢复正常。约 1/3 患者出现发热性反应。

按临床症状、脱水程度、血压、脉搏及尿量等可分为轻、中、重三型。此外尚有罕见的特殊临床类型即"干性霍乱",起病急骤,不待泻吐症状出现即迅速进入中毒性循环衰竭而死亡。可以通过粪便涂片镜检,动力实验,制动实验和粪便培养获得诊断。霍乱病后不久,可在血清中出现抗菌的凝集素、抗弧菌抗体及抗毒抗体。前二者可于第 5 天出现,半月时达峰值,有追溯性诊断价值。

采用补液疗法,补充液体和电解质是治疗本病的关键。原则是早期、快速、足量、先盐后糖、先快后慢、纠酸补碱、见尿补钾。输液总量应包括纠正脱水量和维持量。对患者应及时严格隔离至症状消失 6 天,大便培养致病菌,每天 1 次,连续 2 次阴性,可解除隔离出院。

2.细菌性痢疾

细菌性痢疾简称菌痢,为夏秋季常见肠道传染病。病原体是痢疾杆菌,经消化道传播。一些卫生状况差的学校和其他人群聚居地可以发生本病暴发和流行。目前痢疾杆菌分为 4 群及 47 个血清型,即 A 群痢疾志贺菌、B 群福氏志贺菌、C 群鲍氏志贺菌和 D 群宋内志贺菌。各型痢疾杆菌均可产生内毒素,是引起全身毒血症的主要因素;痢疾杆菌在外界环境中生存力较强,在瓜果、蔬菜及污染物上可生存 1～2 周,但对各种化学消毒剂均很敏感。

传染源为菌痢患者及带菌者,病原菌随患者粪便排出,污染食物、水经口通过消化道传播使人感染;苍蝇污染食物也可传播,均可造成夏、秋季流行。人群普遍易感,病后可获得一定的免疫力,但短暂而不稳定,且不同菌群及血清型之间无交叉免疫,但有交叉抗药性,故易复发和重复感染。

急性典型菌痢有发热、腹痛、腹泻、脓血便、里急后重等症状,易于诊断。不典型病例仅有黏液稀便,应予注意。夏秋季遇急性高热或惊厥的学龄前儿童需考虑中毒型菌痢的可能,可用肛拭或温盐水灌肠取粪便做检查。

本病主要采用敏感有效的喹诺酮类抗菌药物进行治疗。按肠道传染病隔离。休息,饮食以少渣易消化的流食及半流食为宜,保证足够水分、维持电解质及酸碱平衡。中毒型菌痢病势凶险,应及时采用山莨菪碱改善微循环,综合措施抢救治疗。

3.肠道传染病的护理

(1)急性期患者要卧床休息,大便次数频繁的,应用便盆、布兜或垫纸,以保存体力。

(2)饮食以流食为主,开始 1～2 天最好只喝水,进淡糖水、浓茶水、果子水、米汤、蛋花汤等,喝牛奶有腹胀者,不进牛奶。病情好转,可逐渐增加稀饭、面条等,不宜过早给予刺激性、多渣、多纤维的食物。不要吃生冷食品,可鼓励患者多吃点生大蒜。

(3)保护肛门:由于大便次数增多,尤其是老人和小孩肛门受多次排便的刺激,皮肤容易淹坏溃破,因此每次便后,用软卫生纸轻轻擦后用温水清洗,涂上凡士林油膏或抗生素类油膏。

(4)按时服药:要坚持按照医嘱服药 7～10 天,不要刚停止腹泻就停止服药,这样容易使细菌产生抗药性,很容易转为慢性腹泻。

(三)严重虫媒传染病

1.流行性乙型脑炎

流行性乙型脑炎简称乙脑,是以脑实质炎症为主要病变的中枢神经系统传染病。病原体是乙脑病毒,经蚊虫传播,多在夏秋季流行,多见于儿童。理论上人和多种家畜均可成为本病的传染源,在乙脑流行区,猪感染率高达 100%,且血中病毒数量多,病毒血症时间长,故猪是主要传染源。带喙库蚊是主要的传播媒介人群普遍易感；病后可获得稳定的免疫力。我国是乙脑高发区，除新疆、西藏和青海等少数地区无乙脑疫情报告外，其他省份均有出现。2003年广东出现局部流行，2006年山西、河北出现局部暴发流行，表明当对此病监控减弱后，本病就会卷土重来。

本病起病急，有高热、呕吐、惊厥、意识障碍以及脑膜刺激征。实验室检查：白细胞总数及中性粒细胞增高，脑脊液细胞增多，压力和蛋白增高，糖、氯化物正常。特异性IgM抗体检查早期出现阳性。补体结合试验双份血清抗体效价呈4倍增高，有助于回顾性诊断。死亡主要由于中枢性呼吸衰竭所致。

本病无特效疗法，一般采用中西医结合治疗，重点是对高热、惊厥、呼吸衰竭等危重症的处理，这是降低病死率的关键；加强护理，防止呼吸道痰液阻塞、缺氧窒息及继发感染，注意营养及加强全身支持疗法。

2.疟疾

疟疾是疟原虫寄生于人体所引起的传染病。经疟蚊叮咬或输入带疟原虫者的血液而感染。不同的疟原虫分别引起间日疟、三日疟、恶性疟及卵圆疟。本病主要表现为周期性规律发作，全身发冷、发热、多汗，长期多次发作后，可引起贫血和脾大。儿童发病率高，大都于夏秋季节流行。是一种严重危害人民健康的传染病。全球约有40%的人口受疟疾威胁，每年有2 000万人感染疟疾，超过200万人死于疟疾。世界卫生组织估计，全球有59%的疟疾病例分布在非洲，38%分布在亚洲，3%分布在美洲。我国传染病网络报告系统数据显示，疟疾年报告病例数由2002年的2.4万增加到2006年的6.4万，2007年，全国共报告疟疾病例46 988例，死亡15例，较2006年下降22.2%。发病主要集中在经济相对落后、交通不便的边远、贫困地区。

疟疾是疟原虫按蚊叮咬传播的寄生原虫病。临床特点是周期性寒战、高热，继以大汗而缓解，可出现脾大和贫血等体征。间日疟、三日疟常复发。恶性疟的发热不规则，常侵犯内脏，引起凶险发作。典型发作是诊断的有力依据，非典型发作要仔细分析，可通过血涂片查疟原虫获得诊断。

抗疟原虫治疗是最有效手段，并且辅助以对症处理。①积极治疗传染源：常用的药物主要有羟基喹哌、乙胺嘧啶、磷酸咯啶等。另外常山、青蒿、柴胡等中药治疟的效果也很好。以上这些药物要根据疟原虫的种类和病情的轻重由医师来对症使用，剂量和用法一般人不易掌握，千万不要自己乱吃。除此之外，还要对患者进行休止期治疗，即对上一年患过疟疾的人，再用伯氨喹治疗，给予8天剂量，以防止复发。②彻底消灭按蚊：主要措施是搞好环境卫生，包括清除污水，改革稻田灌溉法，发展池塘、稻田养鱼业，室内、畜棚经常喷洒杀蚊药等。③搞好个人防护：包括搞好个人卫生，夏天不在室外露宿，睡觉时最好要挂蚊帐；白天外出，要在身体裸露部分涂些避蚊油膏等，以避免蚊叮。④切断传播途径：主要是消灭按蚊，防止被按蚊叮咬。清除按蚊幼虫滋生场所及使用杀虫药物。个人防护可应用驱避剂或蚊帐等，避免被蚊虫叮咬。彻底消灭按蚊。

3.登革热

登革热是由伊蚊传播登革热病毒引起的急性传染病。临床上主要以高热、头痛、肌肉痛、骨骼和关节痛为主，还有疲乏、皮疹、淋巴结肿大及白细胞减少。本病是一种古老的疾病，现在已成为一种重要的热带传染病。20世纪在世界各地发生过多次大流行，病例数可达百万。我国广东、海南、广西等地近年已数次发生流行，已知的4个血清型登革病毒均已在我国发现。

传染源主要是患者和隐性感染者。传播途径是埃及伊蚊和白纹伊蚊，新流行区人群普遍易感，成人发病为主。主要发生于夏秋雨季。本病潜伏期3～14天，通常5～8天。世界卫生组织按登革热的临床表现将其分为典型登革热和登革出血热。

登革热无特殊治疗药物,主要采取支持及对症治疗。单纯隔离患者不能制止流行,因为典型患者只是传染源中的一小部分。灭蚊是预防本病的根本措施。

4.虫媒传染病的护理

(1)早期患者宜卧床休息,恢复期的患者也不宜过早活动,体温正常,血小板计数恢复正常,无出血倾向方可适当活动。

(2)保持病室内凉爽、通风、安静。昆虫隔离,病室彻底灭蚊,须有防蚊设备。采取以灭蚊、防蚊及预防接种为主的综合性预防措施。

(3)严密观察精神、意识、心率、血压、体温、呼吸、脉搏及出血情况等,异常时及早通知医师处理。并准确记录出入量。

(4)发热的护理:高热以物理降温为主,不宜全身使用冰袋,以防受凉发生并发症,但可头置冰袋或冰槽,以保护脑细胞,对出血症状明显者应避免酒精擦浴,必要时药物降温,降温速度不宜过快,一般降至38 ℃时不再采取降温措施。

(5)皮肤护理:出现瘀斑、皮疹时常伴有瘙痒、灼热感,提醒患者勿搔抓,以免抓破皮肤引起感染,可采用冰敷或冷毛巾湿敷,使局部血管收缩,减轻不适,避免穿紧身衣。有出血倾向者,静脉穿刺选用小号针头,并选择粗、直静脉,力求一次成功,注射结束后局部按压至少5分钟。液体外渗时禁止热敷。

(6)疼痛的护理:卧床休息,保持环境安静舒适,加强宣教,向患者解释疼痛的原因,必要时遵医嘱使用止痛药。

(7)饮食护理:给予高蛋白、高维生素、高糖、易消化吸收的流质、半流饮食,如牛奶、肉汤、鸡汤等,嘱患者多饮水,对腹泻、频繁呕吐、不能进食、潜在血容量不足的患者,可静脉补液。

(四)严重动物源性传染病

1.肾综合征出血热

出血热是多种病毒引起的临床以发热和出血为突出表现的一组疾病。世界各地冠以"出血热"的疾病达几十种,按肾脏有无损害,分两大类。我国一直沿用流行性出血热(epidemic hemorrhagic fever,EHF),现统称肾综合征出血热(HFRS)。

HFRS 是由汉坦病毒引起,以鼠类为主要传染源的自然疫源性疾病。临床以起病急、发热、出血、低血压和肾损害为特征。我国除青海、台湾外均有疫情发生。本病呈多宿主性,我国发现自然感染汉坦病毒的脊椎动物有53 种。其中黑线姬鼠是农村野鼠型出血热的主要传染源;林区为大林姬鼠;褐家鼠为家鼠型出血热的主要传染源;大白鼠则为实验室感染的主要传染源。携带病毒的鼠类等排泄物污染尘埃后形成气溶胶,通过呼吸道而感染人体。此外,携带病毒的动物排泄物污染食物,可以通过消化道而感染人体。被鼠咬伤或破损伤口接触带病毒的鼠类血液和排泄物,也可以被感染。本病毒还可以通过患病孕妇胎盘传给胎儿。寄生于鼠类身上的革螨和恙螨也可能具有传染作用。感染人群以男性青壮年、工人多见。

本病潜伏期4~46 天,一般1~2 周。典型病例分发热期、低血压休克期、少尿期、多尿期、恢复期。重者可发热、休克和少尿期相互重叠。实验室检查有白细胞第3~4 天逐渐升高,可达$(15\sim30)\times10^9/L$,少数重者可达$(50\sim100)\times10^9/L$,并出现较多的异型淋巴细胞。发热后期和低血压期血红蛋白和红细胞明显升高,血小板减少。尿常规可出现蛋白尿,4~6 天常为(++++)~(++++),对诊断有明确意义。部分患者尿中出现膜状物。尿沉渣中可发现巨大的融合细胞,此细胞能检出 EHF 病毒抗原。免疫学检查中的特异性抗体检查:包括血清 IgM 和 IgG 抗体。一周后 4 倍以上增高有诊断意义。重症患者可因并发症,如腔道出血、大量呕血、便血引起继发性休克,大量咯血引起窒息。还可能出现心力衰竭性肺水肿、呼吸窘迫综合征、脑炎和脑膜炎、休克、凝血功能障碍、电解质紊乱和高血容量综合征等,并可能出现严重的继发性呼吸系统、泌尿系统感染及心肌损害、肝损害等。

早发现、早休息、早治疗,减少搬运是本病的治疗原则。防休克、防肾衰、防出血。采取综合治疗,早期可应用抗病毒治疗,中晚期对症治疗。灭鼠防鼠是关键,做好食品卫生和个人卫生工作。防止鼠类排泄物污染食品,不用手接触鼠类及排泄物。动物试验要防止被大、小白鼠咬伤。必要时可进行疫苗注射,有发热、严重疾病和过敏者忌用。

2.钩端螺旋体病

钩端螺旋体病简称钩体病。是由致病性钩端螺旋体引起的急性传染病,属自然疫源性疾病。鼠类和猪是其主要传染源。人接触被钩体污染的水、周围环境及污染物,通过皮肤、黏膜进入人体。另外可在消化道传播。临床表现为急性发热,全身酸痛,结膜充血、腓肠肌压痛、浅表淋巴结肿大和出血倾向,疾病后期可出现各种变态反应并发症等。重者可并发黄疸、肺出血、肾衰竭、脑膜炎等,预后差。

钩体病的治疗包括杀灭病原治疗、对症治疗及并发症的治疗。病原治疗首选青霉素 G。早期剂量不宜过大,以防止赫克斯海默尔反应(一般在首剂后 2~4 小时发生,突起发冷,寒战、高热甚至超高热,头痛、全身酸痛、脉速、呼吸急促等比原有症状加重,持续 30 分钟至 2 小时。继后大汗,发热骤退。重者可发生低血压、休克。一部分患者在反应过后,病情加重,可促发肺弥漫性出血)。首剂:50 000 U 单位肌内注射,4 小时后再用 50 000 U 单位肌内注射,再 4 小时后才开始$2\times10^5\sim$ 4×10^5 U肌内注射,每 6~8 小时 1 次,至退热后 3 天,疗程约 1 周。对青霉素过敏者,可选用四环素 0.5 g,口服,每 6 小时 1 次;庆大霉素 80 000 U 单位肌内注射,每 8 小时 1 次。

3.动物源性传染病的护理

(1)发热期的护理:早期卧床休息,创造舒适、安静的环境。减少噪声,减少对患者的刺激。予以高热量、高维生素、易消化饮食。随时观察体温的变化,特别是高热的患者,体温过高时应及时采取物理降温。由于此病有毛细血管中毒性损害,故不宜用酒精擦浴。尽量少用解热镇痛药,定期测量血压。患者发热后期多汗,应鼓励患者多口服补液。必要时给予右旋糖酐-40 等防止休克和保护肾脏。

(2)低血压期的护理:严密观察血压的变化,每 30 分钟测血压、脉搏 1 次,做好记录及时报告医师;注意补液速度,低血压早期应快速补液,必要时加粗针头或多静脉通道,但对老年体弱及心、肾功能不全者,速度应适当放慢,减少用量以防止肺水肿的发生,准确记录 24 小时尿量,尽早发现少尿倾向;低血压期患者注意保暖,禁止搬动。

(3)少尿期的护理:少尿期应注意尿量每天 3 000 mL 为依据。此时鼓励患者食用营养丰富、易消化、含钾量较高的饮食,对严重贫血者可酌情输入新鲜血液。尿量每天>3 000 mL,补钾时应以口服为主。必要时可缓慢静脉滴入,同时注意钠、钙等电解质的补充。对尿量每天<500 mL者,可试用氢氯噻嗪、去氧皮质酮、神经垂体后叶素、吲哚美辛等。由于免疫功能低下,应注意预防感染。注意病室内空气消毒。特别是加强口腔及皮肤的护理。

(4)恢复期的护理:加强营养,高蛋白、高糖、多维生素饮食。注意休息,一般需 1~3 个月,应逐渐增加活动量,重型病例可适当延长时间。

(5)并发症的护理：①观察是否有鼻出血、咯血、呕血、便血；是否有烦躁不安、面色苍白、血压下降、脉搏增快等休克的表现。根据出血部位的不同给予相应的护理，并按医嘱给予止血药。②心力衰竭、肺水肿患者，应减慢输液或停止补液，半卧位，注意保暖。氧气吸入保持呼吸道通畅。③脑水肿发生抽搐等中枢神经系统并发症时，应镇静、止痉脱水。注意观察疗效。④高血钾患者静脉注射葡萄糖酸钙时宜慢。输注胰岛素时应缓慢静脉滴注，随时观察患者的生命体征，必要时血液透析治疗。⑤进行预防流行性出血热的宣教，特别是宣传个人防护及预防接种的重要性和方法。以降低本病的发病率。向患者及家属说明，本病恢复后，肾功能恢复还需较长时间，应定期复查肾功能、血压垂体功能，如有异常及时就诊。

（夏敬如）

第五节　群体性食物中毒的救护

近年来，群体性食物中毒事件时有发生，在食源性疾病报告系统中，过去 20 多年里，仅在美国，每年就有 7 600 万食物中毒病例，导致 32 万人住院、5 000 人死亡，发展中国家情况更加严重。中国作为世界上最大的发展中国家，据卫生部（现为国家卫生健康委员会）发布的信息显示，在我国人口死亡原因中，中毒原因致死居第五位，群体性食物中毒事件是造成居民急性死亡的重要原因之一。其实许多食物中毒的暴发是有局限性的，如 2009 年 2 月 18 日新疆伊犁 5 名儿童食用自制酸菜中毒，次日广州46 人吃猪内脏引起中毒等，这些中毒均与食用某种食物有明显关系，且多数表现为胃肠炎的症状。因此，群体性食物中毒的现状应引起我们的高度重视，一旦发生应立即进行紧急现场医疗救援，经食品药监局部门等调查，抽取标本，明确中毒物质，控制好污染源，预防新增患者的再出现。

一、群体性食物中毒的概述

（一）基本概念

1.食物中毒

我国国家标准 GB 14938-1994《食物中毒诊断标准及技术处理总则》将食物中毒定义为：摄入了含有生物性、化学性有毒物质的食品或者把有毒有害物质当作食品摄入后出现的非传染性（不属于传染性）的急性、亚急性疾病。

食物中毒属于食源性疾病的范畴，但不包括食源性肠道传染病、食物过敏引起的腹泻、暴饮暴食引起的急性胃肠炎以及寄生虫病等，也不包括因一次大量或长期少量多次摄入含有有毒有害物质的食物引起的以慢性毒害为主的疾病。

2.群体性食物中毒

群体性食物中毒指在一定时间内，在某个相对的区域内，因食入或吸入特定有毒物质后，同时或相继出现 3 例及以上相同临床症状、体征者。有群体性、复杂性、紧迫性、共同性、艰苦性的特点。

3.突发公共卫生事件

《突发公共卫生事件应急条例》将突发公共卫生事件定义为"突然发生、造成或可能造成社会公众健康严重损害的重大传染病疫情、群体性不明原因疾病、重大食物和职业中毒以及其他影响公众健康的事件"。

突发公共卫生事件对公众健康的影响表现为直接危害和间接危害两类。直接危害一般为事件直接导致的及时性损害。间接危害一般为事件的继发性损害或危害,例如,事件引起公众恐惧、焦虑情绪等,对社会、政治、经济产生影响。

4.现场急救

现场急救指在最短的时间内,把确切而有效地救治措施带到危重患者身边,现场实施干预,然后直接转送相关医院或重症监护病房。

(二)群体性食物中毒的原因

(1)食品生产、运输或保存等环节卫生管理不当,造成食品被微生物或其他有毒物质污染。

(2)食品消费者因缺乏相应知识或鉴别能力,误食有毒动、植物。

(3)违法使用工业原料或其他含有毒物质的原料,生产和销售假冒伪劣食品。

(4)在食品中进行人为投毒。

(三)食物中毒的机制

1.局部刺激腐蚀作用

强酸、强碱可吸收组织中的水分,并与蛋白质或脂肪结合,使细胞变性坏死。

2.缺氧毒物引起机体缺氧

毒物破坏了呼吸功能,抑制或麻痹了呼吸中枢,或引起喉头水肿、支气管痉挛、呼吸肌痉挛及肺水肿等;毒物引起血液成分的改变,如发生碳氧血红蛋白症、溶血等;毒物使机体组织细胞的呼吸受抑制,如氰化物、硫化物中毒;毒物破坏心血管功能,如毒物对心脏及毛细血管破坏并可引起休克。

3.麻醉作用

有机溶剂和吸入性麻醉剂有强嗜脂性,可蓄积于脂类丰富的脑组织和细胞膜,干扰氧和葡萄糖进入细胞内,从而抑制脑功能。

4.抑制酶的活力

多数毒物由其本身或其代谢产物抑制酶的活力而产生毒性作用。

(1)破坏酶的蛋白质部分的金属离子或活性中心。如氰化物能迅速与氧化型细胞色素氧化酶(Fe^{3+})结合,并阻碍其被细胞色素还原为还原型细胞色素氧化酶(Fe^{2+}),结果破坏了其传递氧的作用,引起组织缺氧及坏死。

(2)毒物与基质竞争同一种酶而产生抑制作用。例如,丙二酸与琥珀酸结构相似,因而竞争抑制琥珀酸脱氢酶,从而影响三羧酸循环。

(3)毒物与酶的激活剂作用,如氟化物可与 Mg^{2+} 结合,形成复合物,结果使金属离子失去作用。

(4)抑制辅酶合成,例如铅中毒时,烟酸消耗增多,从而抑制辅酶Ⅰ和辅酶Ⅱ的合成。

(5)毒物与基质直接作用,例如氟乙酸可直接与柠檬酸结合成氟柠檬酸,从而阻断三羧酸循环的进行。

5.干扰细胞膜和细胞器的生理功能

例如四氯化碳在体内产生自由基,自由基使细胞膜中脂肪酸发生过氧化而导致线粒体、内质网变性,细胞死亡。酚类如二硝基酚、五氯酚、棉酚等,可使线粒体内氧化磷酸化作用解偶联,妨碍高能磷酸键的合成与贮存,结果释放出大量能量而发热。

6.毒物对传导介质的影响

例如有机磷化合物可抑制胆碱酯酶活性,使组织中乙酰胆碱过量蓄积,而引起一系列以乙酰胆碱为传导介质的神经处于过度兴奋状态,最后转为抑制和衰竭。

7.毒物通过竞争作用引起中毒

如一氧化碳可与氧竞争血红蛋白,形成碳氧血红蛋白,破坏了正常的输氧功能。

8.毒物通过影响代谢引起中毒

如芥子气影响核糖核酸的正常代谢,引起机体中毒。

(四)群体性食物中毒的流行病学特征

虽然食物中毒的原因不同,症状各异,但一般都具有如下流行病学特征:

(1)潜伏期短,发病突然,呈暴发性。一般由几分钟到几小时,很快形成高峰,呈暴发流行。

(2)临床表现相似,多以恶心、呕吐、腹痛、腹泻等胃肠道症状为首发或常见症状。

(3)发病与食物有明显关系,几乎所有患者在近期同一段时间内都食用过同一种"有毒食物",发病范围与食物分布呈一致性,不食者不发病,停止食用该种食物后很快不再有新病例。

(4)一般人与人之间不直接传染,发病曲线呈骤升骤降的趋势,没有传染病流行时不发病。

(五)群体性食物中毒的诊断、治疗原则

1.诊断

应根据流行病学调查资料、患者的临床表现和实验室检验资料做出诊断。其中,实验室检验包括对可疑食物、患者的呕吐物和粪便及血液等进行细菌学与血清学检查,必要时可进行动物实验,检测细菌毒素或测定细菌毒力。

2.治疗原则

中毒发生后,应立即采取下列措施救治患者并保全中毒线索。

(1)停止食用可疑中毒食品。

(2)在用药前采集患者血液、尿液、吐泻物标本,以备送检。

(3)积极救治患者。①催吐、洗胃、清肠等,特别是对病死率高且尚无特效治疗药物的食物中毒。②对症治疗:纠正酸中毒和电解质紊乱,保护肝肾功能,治疗腹痛和腹泻等。③特殊治疗:对于症状较重的感染性食物中毒者及时进行抗感染治疗。

3.中毒复苏原则

(1)保证现场安全,迅速清除毒源,有效消除威胁生命的中毒效应。

(2)尽快明确毒物接触史,快速准确对中毒患者做出病情评估。

(3)尽早足量的使用特效解毒药。

(4)严密注意病情变化,及时有效地进行对症处理。

(5)尽早地行脏器功能支持,降低死亡率与致残率。

(6)认真做好救治的医疗文书。

(7)主动、负责地做好病情与救治的报告工作。

(六)群体性食物中毒的预防

1.防止食品污染

(1)加强对污染源的管理:搞好食品卫生监督和食堂卫生,禁止食用病死禽畜肉或其他变质肉类,如醉虾、腌蟹;加强对海产品的管理,以防污染其他食品;炊事员、保育员等患传染病和化脓性皮肤病,治愈前不得接触与食品有关的工作。

(2)防止食品在加工、贮存和销售等环节的污染:搞好场所卫生清洁工作,餐具、刀、蔬菜筐、抹布等用具要洁净,并做好消毒工作,加工食物的容器,生熟食物、卤制品等都要分开,避免交叉污染;及时做好灭蚊虫,避免蚊虫滋生,食品从业人员注意个人卫生。

2.控制细菌繁殖及形成外毒素

注意低温存放食物,以控制细菌繁殖和毒素的形成。

3.杀灭病原菌和破坏毒素

食物食用前充分加热,以彻底杀灭病原菌或破坏形成的毒素。如蛋类应煮沸 8~10 分钟,肉块内部温度达到 80 ℃应持续 12 分钟,制作发酵食品的原料要高温灭菌等。

(七)群体性食物中毒监管部门

县级以上地方人民政府卫生行政部门主管管辖范围内食物中毒事故的监督管理工作。跨辖区的食物中毒事故由食物中毒发生地的人民政府卫生行政部门协助调查处理,由食物中毒肇事者所在地的人民政府卫生行政部门协助调查处理。对管辖有争议的,由共同上级人民政府卫生行政部门管辖或者指定管辖。

县级以上地方人民政府卫生行政部门应当指定食物中毒接报单位。

二、群体性食物中毒的救护

近年来,地震、洪涝事件等频频发生,灾后由于居住条件、饮用水供应系统破坏等原因,食物短缺、极易导致群体性食物中毒的发生和流行;其次,不健康的饮食也经常造成群体性食物中毒,因此,医务人员应在了解各类食物中毒的特点、症状及救治原则的基础上,进行紧急的现场救护,以便在第一时间内保证中毒人员的生命安全。

(一)各类群体性食物中毒的特点

1.细菌性食物中毒

(1)特点。①季节:在气候炎热地区和夏秋季节高发,常常为集体突然暴发。②发病:表现为胃肠道症状或神经症状。发病率高,病死率低,一般病程短,预后良好。③中毒食品:主要为动物性食物,例如肉、奶、蛋等及其制品,植物性食品如剩饭、冰糕、豆制品、面类发酵食品也引起食物中毒。④常见病原菌:沙门氏菌属、葡萄球菌、芽孢杆菌、副溶血性弧菌、肉毒梭菌、大肠埃希菌等。

(2)临床表现。①潜伏期:潜伏期一般在 1~48 小时,最短 0.5 小时。②特点:感染型有发热和急性胃肠炎的症状,毒素型无发热而有急性胃肠炎的症状。③症状:细菌性食物中毒以胃肠道症状为主,如恶心、呕吐、腹痛、腹泻,腹泻水样便,偶有黏液、脓血。此外,还有神经精神系统症状,如头痛、怕冷发热、乏力、瞳孔散大、视力模糊、呼吸困难等,中毒严重者,可因腹泻造成脱水而危及生命。

(3)救治原则。①迅速排出毒物:对潜伏期短的中毒患者可催吐、洗胃以促使毒物排出;对肉毒中毒可用清水或 0.05%的高锰酸钾溶液洗胃。②对症治疗:止吐、止泻、补液,纠正酸中毒和酸碱平衡紊乱。③特殊治疗:重症患者可用抗生素治疗,但葡萄球菌毒素中毒一般不需要用抗菌药,以保暖输液调节饮食为主。肉毒中毒患者应以尽早使用多价抗毒血清,注射前要做过敏试验;并用盐酸胍以促进神经末梢释放乙酰胆碱。

2.真菌毒素和霉变食物中毒

(1)特点:中毒的发生主要通过被霉菌污染的食物,被污染的食品和粮食用一般烹调方法加热处理不能将其破坏。机体对霉菌毒素不产生抗体有明显的季节性和地区性。霉菌生长繁殖和产生毒素需要一定的温度和湿度,常见的种类有赤霉病变、霉玉米中毒、霉变甘蔗中毒等。

(2)临床表现:潜伏期一般为10～30分钟,长者可延长至1～5小时。以胃肠道症状为主,主要症状恶心、呕吐、腹痛腹泻、头晕、嗜睡、流涎、乏力。少数患者有发热、畏寒等,症状一般在一天左右,慢者一周左右自行消失,预后良好。

(3)救治原则:一般采取对症治疗,无须治疗可自愈。严重呕吐者可补液。

3.化学性食物中毒

(1)特点:①发病快,潜伏期较短,多在数分钟至数小时,少数也有超过一天的。②中毒程度严重,病程比细菌性毒素中毒长,发病率和死亡率较高。③季节性和地区性均不明显,中毒食品无特异性,多以误食或食入被化学物质污染的食品而引起,偶然性较大。

(2)临床表现:急性中毒发病急骤,病情较复杂,变化迅速。

(3)救治原则。①清除毒物:如催吐、洗胃、灌肠、导泻、利尿等。②其他措施:根据毒物的理化性质,可分别选用中和剂、沉淀剂,如牛奶、蛋清等,或液体石蜡。③血液净化疗法:不同毒物选用不同的净化技术,有指证者及早实施。④特殊解毒剂:排毒剂,如二巯基丙环酸钠等;拮抗剂,如急性有机磷中毒用抗胆碱能剂,急性酒精中毒、吗啡中毒用盐酸纳洛酮等;复能剂,如急性有机磷中毒用氯解磷定,高铁血红蛋白用亚甲蓝等;非特异性拮抗剂,如糖皮质激素等。⑤其他对症、支持治疗:改善患者内环境、增加抵抗力、减少痛苦、防止并发症以及重症护理工作、良好的营养、心理治疗等都十分重要。⑥中医药治疗:可根据辨证论治原则来进行。

4.有毒动植物食物中毒

(1)中毒原因。①动植物本身含有某种天然有毒成分(如河豚、毒蕈)。②由于贮存条件不当产生某种有毒物质(如发芽马铃薯)。③加工过程中未能破坏或祛除有毒成分的可食的植物食品(如木薯、苦杏仁)。

(2)临床表现。①河豚毒素可引起中枢神经麻痹,阻断神经肌肉间传导,使随意肌出现进行性麻痹;直接阻断骨骼纤维;导致外周血管扩张及动脉压急剧降低。潜伏期10分钟到3小时。早期有手指、舌、唇刺痛感,然后出现恶心、呕吐、腹痛、腹泻等胃肠症状。四肢无力、发冷、口唇和肢端知觉麻痹。重症患者瞳孔与角膜反射消失,四肢肌肉麻痹,以致发展到全身麻痹、瘫痪。呼吸表浅而不规则,严重者呼吸困难、血压下降、昏迷,最后死于呼吸衰竭。目前对此尚无特效解毒剂,对患者应尽快排出毒物和给予对症处理。②毒蕈中毒:一种毒蕈可含多种毒素,多种毒蕈也可含有一种毒素。毒素的形成和含量常受环境影响。胃肠炎型可能由类树脂物质,胍啶或毒蕈酸等毒素引起,潜伏期10分钟至6小时,表现为恶心、剧烈呕吐、腹痛、腹泻等,病程短,预后良好。神经精神型引起中毒的毒素有毒蝇碱、蟾蜍素和幻觉原等,潜伏期6～12小时,中毒症状除有胃肠炎外,主要有神经兴奋、精神错乱和抑制,也可有多汗、流涎、脉缓、瞳孔缩小等,病程短,无后遗症。溶血型同鹿蕈素、马鞍蕈毒等毒素引起,潜伏期6～12小时,除急性胃肠炎症状外,可有贫血、黄疸、血尿、肝大、脾大等溶血症状,严重者可致死亡。肝肾损害型主要由毒伞七肽、毒伞十肽等引起,毒素耐热、耐干燥,一般烹调加工不能破坏,毒素损害肝细胞核和肝细胞内质网,对肾也有损害,潜伏期6小时至数天,病程较长,临床经过可分为六期:潜伏期、胃肠炎期、假愈期、内脏损害期、精神症状期、恢复期。该型中毒病情凶险,如不及时积极治疗,病死率甚高。③木薯中毒:木薯的根、茎、叶中都含有亚麻苦苷,经水解后可析出游离态的氢氰酸,致组织细胞窒息中毒。潜伏期6～9小时,也有1小时发病者。主要是氢氰酸中毒症状。可因抽搐、缺氧、休克,呼吸麻痹而死亡。

(3)救治原则:早期用催吐、导泻等措施排出毒物,并给予其他对症治疗。

(二)群体性食物中毒调查与处理的目的

(1)查明食物中毒事件的发生经过:①确定食物中毒病例。②查明中毒食品。③确定食物中毒致病因素。④查明造成食物中毒的原因。

(2)提出并采取控制食物中毒的措施。

(3)对中毒患者进行抢救和治疗。

(4)收集对违法者实施处罚的依据。

(5)提出预防类似事件再次发生的措施和建议。

(6)积累食物中毒资料,为改善食品卫生管理提供依据。

(三)群体性食物中毒现场自救基本常识

中毒后一旦出现上吐、下泻、腹痛等食物中毒症状,首先应立即停止食用可疑食物,同时,立即拨打急救中心120呼救。在急救车来到之前,可以采取以下自救措施。

1.催吐

对中毒不久而无明显呕吐者,可先用手指、筷子等刺激其舌根部的方法催吐,或让中毒者大量饮用温开水并反复自行催吐,以减少毒素的吸收。如经大量温水催吐后,呕吐物已为较澄清液体时,可适量饮用牛奶以保护胃黏膜。如在呕吐物中发现血性液体,则提示可能出现了消化道或咽部出血,应暂时停止催吐。

2.导泻

如果患者吃下去的中毒食物时间较长(如超过两小时),而且精神较好,可采用服用泻药的方式,促使有毒食物排出体外。用大黄、番泻叶煎服或用开水冲服,都能达到导泻的目的。

3.保留食物样本

由于确定中毒物质对治疗来说至关重要,因此,在发生食物中毒后,要保存导致中毒的食物样本,以提供给医院进行检测。如果身边没有食物样本,也可保留呕吐物和排泄物,以方便医师确诊和救治。

(四)现场处置基本原则

1.群体性食物中毒现场救护基本原则

(1)及时报告当地卫生行政部门。根据食物中毒事故处理办法规定,发生食物中毒或者疑似食物中毒事故的单位、接收食物中毒或者疑似食物中毒患者进行治疗的单位,应当及时向当地政府卫生行政部门报告发生食物中毒事故的单位、地址、时间、中毒人数、可疑食物等有关内容。

(2)对患者采取紧急处理。停止食用可疑中毒食品;采集患者呕吐物、血液、尿液等标本,以备送检;急救处理,包括催吐、洗胃和清肠;对症治疗与特殊治疗,如纠正水和电解质失衡,使用特效解毒药。①惊厥与抽搐:首选安定。②休克:补充血容量,尤其注意观察是发生中毒性心肌炎。③心律失常:密切观察、处理好中毒性心肌炎,调整好内环境。④呼吸困难:保持呼吸道通畅,合理、有效给氧。⑤颅内压增高:及时发现并应用脱水剂。⑥尿少:注意肾功能、补充血容量,最好应用活血、扩血管药和利尿药,不用对肾脏损害的药物。⑦高热:查明原因,对症处理。⑧心搏呼吸骤停:心搏呼吸骤停是急性中毒最为严重的危象,及时有效地心肺复苏可达到有效地临床疗效。

(3)对中毒食品控制处理。保护现场,封存中毒食品或可疑中毒食品;采集剩余中毒食品或可疑中毒食品,以备送检;追回已售出的中毒食品或可疑中毒食品;对中毒食品进行无害化处理或销毁。

(4)根据不同的中毒食品,对中毒场所采取相应的消毒处理。

2.食物中毒事件的分级

食物中毒事件的发病人数达到30例及以上时,应按照突发公共卫生事件进行处理,事件分级如下:

(1)属重大突发公共卫生事件的食物中毒事件:一次食物中毒人数超过100人并出现死亡病例;或出现10例以上死亡病例。

(2)属较大突发公共卫生事件的食物中毒事件:一次食物中毒人数超过100人;或出现死亡病例。

(3)属一般突发公共卫生事件的食物中毒事件:发病人数在30～99人,未出现死亡病例。

对影响特别重大的食物中毒事件由国务院卫生行政部门报国务院批准后可确定为特别重大食物中毒事件。各省、自治区、直辖市人民政府卫生行政部门可结合本行政区域实际情况,对特殊环境和场所的分级标准进行补充和调整。

(五)群体性食物中毒现场处置流程

1.接报

建立首接负责制,由接报人做好详细记录,包括报告人姓名、联系电话,事件发生的时间、地点和现场情况,了解事件属性,填写食物中毒来电来访接报记录表。接报后核实报告内容,按规定程序立即上报,并通知救援队成员。

2.赴现场前的准备

(1)人员准备:指派与中毒人员数量相适应的医护人员,食品卫生监督专业人员、流行病学、中毒控制、检验、药理学或其他部门有关人员协助前往现场救援。

(2)采样用物准备(根据中毒人员数量准备充足):采样用的刀、剪、勺、镊子、夹子、吸管等;供采粪便用的采便管、培养基;供采呕吐物用的无菌平皿、采样棉球;供采血用的一次性注射器、灭菌试管;保藏样品的冷藏设施;盛装食物的灭菌广口瓶、塑料袋、75％酒精、酒精灯、记号笔等;防污染的工作衣或隔离衣、帽、消毒口罩、手套、靴子等;供涂抹用的生理盐水试管,棉拭子若干包,有条件的应配备选择性培养基。

(3)取证工具准备:照相机、录音机、摄像机等。

(4)现场快速检测设备:食物中毒快速检测箱、毒物快速分析设备、温度计等。

(5)调查用表和记录单准备:食物中毒个案调查登记表、调查结果汇总表、现场卫生检查笔录、询问笔录、采样单、卫生监督意见书、卫生行政控制决定书等卫生监督文书。

(6)参考资料准备。

(7)其他准备:如化学性、动物性食物中毒的特效解毒药。

3.人员分组及职责

到达现场后,一般情况下分两个小组,一组人员对病例开展个案调查,另一组人员抓紧时间开展相关现场调查,同时采集相关样品。特殊情况可以结合现场情况临时决定。对大规模食物中毒,调查处理组负责人应统一组织、协调、指挥调查人员分组分别赶赴不同的食物中毒现场进行调查处理。

(1)个案调查组,应对患者逐一进行认真全面的调查,并填写中心统一印制的食源性疾病个案调查记录表,对个案调查表上的所有项目均作详细询问和记录,调查完毕后应请被调查者在个案调查表上签字认可。调查过程中的注意事项:①对最早发病和症状较重的患者进行重点调查。②对每项症状和体征进行仔细询问和记录,要注意对诉说的主观症状真实性的分析判断,应避免诱导性的询问,多收集客观的表现。③应特别注意是否出现特殊临床表现,如指甲口唇青紫、阵发性抽搐等。④若中毒餐次不清,则需结合临床症状,对72小时内进餐食品进行调查。⑤如果患者以恶心、呕吐为主要症状,可以重点询问发病前数小时内所吃的食物;若患者以腹痛、腹泻为主要症状,应重点调查发病前20小时内的进餐食品;如疑为化学性食物中毒,则重点调查发病前一餐的食品,调查时应注意了解是否存在食物之外的其他可能与发病有关的暴露因素。

(2)现场调查组,应对可疑中毒食品的加工环境及其制作和销售过程进行详细调查询问,同时完成相关样品的采集。根据就餐食谱、患者临床表现特点和就餐情况、食品的加工方法等确定重点食品优先调查。①采样品种包括三类,分别是可疑食物和水样、环节类样品(食品容器和加工用具等物品表面涂抹液)、患者生物材料(粪便、呕吐物、血液、尿液等),可能条件下还应采集厨师和直接接触食品人员的手、肛拭子等。对腹泻患者要注意采集粪便和肛拭子,对发热患者注意采集血液样品,对怀疑化学性中毒者应采集血液和尿液。②采样要求:送微生物检验时,用具必须是无菌的,并以无菌操作进行采样;样品需在合适的容器中密封,需冷藏应在最短时间内送检;对规模较大的食物中毒事件应采集10～20名具有典型临床症状的患者的检验样品,同时应采集部分具有相同进食史但未发病者的同类样品作为对照。③特殊情况时的采样:如果样品是必须的,不管患者是否已经使用过抗生素,也不管设备工具等是否已进行过消毒,均需按常规采样。④样品的现场检测:有条件时,应尽可能用快速检验方法在现场进行定性检验,不要求灵敏度,但应简便、快速,以协助诊断为抢救患者提供依据。⑤样品的保管与送检:不能进行现场检测的样品必须贴上标签,填写名称、时间、地点、数量、现场条件、采样人等,做到严密封闭包装,置冰箱内保存,温度通常控制在4℃左右,并应在4小时内送至实验室,无条件时,在样品采集和运送途中应用冰壶冷藏;如发现容器可能影响检验结果时,应在检验报告上注明;送检材料必须注明材料件数、数量、采样的条件、样品名称、采样时间、送检时间;为使化验室明确样品的送检目的,应注明送检理由,食物中毒情况以及食物中毒可疑原因;化验室接到样品必须签字,注明接到时间,并立即进行化验。

4.急救与护理

一般来讲,群体性食物中毒现场处理中的任务主要有4项:①迅速对现场患者进行检查及伤害程度分类,对危重患者进行紧急处置。②了解中毒人员自救措施实施程度。③保持危重患者的气道通畅、供氧,维持其血液循环,满足生命需要。④迅速安全地将所有患者疏散、转送到有救治能力的医院。

群体性食物中毒发生后,应立即停止食用可疑中毒食品,并且在用药前采集患者血液、尿液、吐泻物标本,以备送检。具体方法如下:

(1)清除胃内毒物,阻止继续吸收,加速排泄:立即给予中毒症状较轻、神志清醒且能合作的患者口服温盐水催吐洗胃;对中毒时间长且神志不清者,用洗胃机洗胃,直至呕吐物及洗出物无味为止。洗胃时要密切观察患者的神志、呼吸、脉搏、回流液等情况。如发现异常应暂停洗胃并采取相应的措施处理。洗胃完毕从胃管内注入33%硫酸镁溶液20 mL,以加速毒物的排泄。

(2)快速建立静脉通道:重患者在洗胃同时,迅速建立静脉通道,按医嘱给予相应的治疗,如给予10%葡萄糖或生理盐水加相应的解毒剂、护肝剂等药物;较轻患者也立即给予静脉输液及相应的药物治疗。

（3）密切观察病情：由于患者数量较多，在抢救的同时也应注意患者的神志、呼吸、脉搏、瞳孔、皮肤颜色、血压、大便次数（特别观察是否带脓血），记录好尿量、监测血钾、钠等情况变化，并及时给予相应的处理。

（4）做好基础护理，预防并发症的发生：认真记录护理病历，为治疗患者提供可靠资料。对于患者身上污染的衣物及时脱下，进行消毒处理。

（5）心理护理：此类患者由于突发性事件，多无心理准备且多无家属，往往表现为恐惧、紧张、激动，对预后甚为担忧，且患者由于心理作用，因相互影响而使自觉症状加重。而发生事件的单位则表现为紧张、不知所措、怕负责任。这时作为医护人员给予充分的理解，做好解释工作，并由后勤部门协助他们办理有关手续，护送患者检查、入院；安排无症状人员的生活等工作，耐心解除他们紧张、恐惧及无助的心理，让他们主动配合抢救及治疗的工作。在抢救工作顺利进行后，碰到患者家属的疑问时，我们要及时解答，并做好疾病相关知识的健康教育。

（6）认真执行消毒隔离，防止交叉感染。

5.事件现场的临时控制措施

（1）保护现场，封存中毒食品或可疑中毒食品。

（2）封存被污染的食品用工具、用具和设备，并责令进行清洗消毒。

（3）暂时封锁被污染的与食物中毒事件相关的生产经营场所。

（4）责令食品生产经营单位追回已售出的中毒食品或可疑中毒食品。

（5）对已明确的中毒食品进行无害化处理或销毁。

（6）做好垃圾的分类处理，防止水源污染。

6.善后处理

（1）封存物品、场所处理：①对被封存的食品、食品用工具和用具及有关生产经营场所，应当在封存之日起15天内完成检验或卫生学评价工作，并作出以下处理决定：属于被污染或含有有毒有害物质的食品，依法予以销毁或监督自行销毁；属于未被污染且不含有有毒有害物质的食品，以及已消除污染的食品相关用具及有关生产经营场所，予以解封。②因特殊原因，需延长封存期限的，应作出延长控制期限的决定。

（2）行政处罚：调查结束后，依据中华人民共和国食品卫生法及食品卫生行政处罚办法等法律规定，对肇事者实施行政处罚。对受害者的赔偿等，由政府相关部门按相应法律、依法处理。

（3）食物中毒事件评估：在食物中毒事件处理完毕后，应对事件进行科学、客观地评估。评估内容包括食物中毒事件种类和性质、事件对社会、经济及公众心理的影响、应急处理的响应过程、调查步骤和方法、对患者所采取的救治措施、调查结论等，评估应包括有关经验和教训的总结。

7.防止事件危害进一步扩大的措施

（1）停止出售和摄入中毒食品和疑似中毒食品。

（2）当发现中毒范围仍在扩展时，应立即向当地政府报告。发现中毒范围超过本辖区时，应通知有关辖区的卫生行政部门并向共同的上级卫生行政部门报告。

（3）如有外来污染物，应同时查清污染物及其来源、数量、去向等，并采取临时控制措施。

（4）如中毒食品或疑似中毒食品已同时供应其他单位，应追查是否导致食物中毒。

（5）根据时间控制情况的需要，建议政府组织卫生、医疗、医药、公安、工商、交通、民政、广播电视和新闻单位等部门采取相应的措施和预防措施。

（6）其他有关措施。

（六）常见食物中毒的救护

1.肉毒芽孢菌（简称肉毒梭菌）食物中毒

（1）尽快排除毒物。立即催吐后用0.05％高锰酸钾溶液、2％碳酸氢钠溶液或活性炭混悬液洗胃、导泻、高位灌肠等。

（2）抗毒素治疗。此为本病的特效疗法，一般在进食污染食物24小时内或肌肉麻痹前给予最为有效。多价抗毒素（A、B、E型）$1×10^4～2×10^4$ U静脉注射或肌内注射，或静脉及肌肉各半量注射，必要时于6小时后同量重复1次。使用前必须做过敏试验，如出现变态反应，则需用脱敏方法给药。①过敏实验法：吸取0.1 mL血清制品，用生理盐水稀释到1 mL，在前臂掌侧皮内注入0.1 mL，注射后观察10～30分钟，注射后如有红肿、皮丘者为阳性反应，无红肿、皮丘者为阴性。②脱敏法：将血清制品稀释10倍，分数次皮下注射，每次间隔10～30分钟，第一次注射0.2 mL，观察有无气喘、发绀、脉搏加速等反应，没有上述反应可酌情增量注射，共注射观察3次，如仍无异常，即可将全量做皮下或肌内注射。

（3）对症和支持治疗。①患者应安静、卧床休息，休息期限依病情轻重而定，注意保暖。②吞咽困难时，用鼻饲或胃肠外营养；防止水、电解质及酸碱平衡失调。而呼吸困难时应给氧，必要时行人工呼吸或气管插管，呼吸衰竭时应迅速抢救。按医嘱给予肌松剂，忌用麻醉剂、镇静剂。③给予青霉素，防止并发感染，禁用氨基糖苷类抗生素如庆大霉素等，以防加重症状。④便秘者应灌肠，一方面可缓解腹胀，另一方面又可加速毒物排出。⑤婴儿肉毒中毒：一般不用抗毒素，而用青霉素类抗生素口服或肌内注射，以减少肠道内肉毒杆菌的数量，防止毒素的产生和吸收，同时进行对症及支持治疗。

2.沙门菌食物中毒

（1）洗胃、催吐、导泻：中毒后立即用0.05％高锰酸钾溶液反复洗胃，洗胃越早效果越好。在无呕吐的情况下，可催吐。机械性刺激或用催吐剂，如吐根糖浆。但是在中毒时间较长，可给硫酸钠15～30 g，一次口服。吐泻严重的患者，可不用洗胃、催吐和导泻。

（2）抗生素治疗：一般病例无须使用抗生素。严重患者可用氯霉素，静脉滴注或口服。亦可使用头孢唑林等。

（3）补充水分和纠正电解质紊乱：胃肠炎型及霍乱型患者，吐、泻较重，损失大量水分，应根据失水情况，补充适当水分。补充水分，一是口服，二是静脉滴注。凡能饮用者，应尽力鼓励患者多喝糖盐水、淡盐水等，这在人数很多的食物中毒现场时十分必要的。如有酸中毒，应补充碱性药物，如有低钾血症，应补充钾盐。补充水分和纠正电解质紊乱，应贯穿于急救治疗的全过程。这样，往往会收到事半功倍的效果。

（4）对症治疗：腹痛、呕吐严重者，可用阿托品0.5 mg肌内注射。烦躁不安者给镇静剂，如有休克，进行休克治疗。

3.副溶血弧菌食物中毒

抗生素治疗，副溶血性弧菌对氯霉素敏感，脱水应及时补充水分、纠正电解质紊乱。

4.志贺菌属食物中毒

可用抗生素治疗，一般用于治疗的抗生素有氨苄西林、甲氧苄嘧啶/磺胺甲唑（也被称作复方新诺明或Septra磺胺类抗生素）、环丙沙星。适当的治疗可以杀死患者粪便中的致病菌，并缩短病程。但一些志贺菌属越来越具有耐药性，一些症状较轻的患者不用抗生素治疗，通常也会很快恢复。因此当在一个社区有许多人感染志贺菌属时,抗生素有时只用于治疗那些较重的病例。止泻灵类药物,如洛哌丁胺或地芬诺酯都含有阿托品,会导致病情加重,应当避免使用。

5.李斯特菌食物中毒

本菌对氨苄西林、四环素、氯霉素、红霉素、新霉素敏感,对多粘菌素 B 有抗药性,不过首选药物为氨苄西林。如果孕妇发生感染,要迅速应用抗生素,可以防止胎儿和新生儿的感染。婴儿感染李斯特杆菌病,应用和成人相同的抗生素,一般联合使用抗生素直到医师明确诊断。

6.创伤弧菌食物中毒

抗生素治疗,如多西环素、第三代头孢菌素(头孢曲松、头孢他啶等)。

7.空肠弯曲菌食物中毒

空肠弯曲菌都是自限性疾病,不经过特殊的治疗都可以康复,如果患者腹泻时间较长,需要补充液体。对一些严重的病例,可以应用红霉素或庆大霉素等抗生素治疗,来缩短病程。如果早期用药,一定要经过医师,确定抗生素是否必须使用。

8.小肠结肠炎耶尔森菌食物中毒

腹泻较轻的病例,通常不需要抗生素治疗就可以痊愈。然而,较重的合并感染者,可用氨基糖苷类、多西环素、氟化喹啉酮类等,对第一代头孢不敏感,亦可试用第二代、第三代头孢。

9.椰毒假单胞菌酵米面亚种食物中毒

在本菌中毒发生后,应立即组成急救组织,将患者分成轻、中、重型,于不同病室分别进行急救与治疗,以免互相干扰。根据现场经验,急救与治疗主要分为以下四项。

(1)危重患者重点急救,轻症患者当重症治,未发病者当患者治。在本菌食物中,医务人员忽视了对其进行及时、彻底地洗胃和清肠,未发病者可突然发病或轻症者病情恶化,而造成死亡。这种沉痛的教训必须很好地吸取。因此,我们务必采取危重患者重点急救,轻症患者当重症治,未发病者当患者治的急救与治疗原则。

(2)排除毒物要及早、坚决、彻底。洗胃、清肠以排除本菌食物中毒患者的体内毒素,应当作为急救与治疗的首要措施。这项措施执行的早晚和彻底与否,与预后关系甚大。洗胃、清肠越彻底,病死率可以大大降低。因此,一旦发生本菌食物中毒,凡进食者,不论其是否发病、轻重程度、发病早晚、发病迁延多久,甚至 2～3 天,只要是未有彻底排除毒物的,一律都要洗胃、清肠。但是,洗胃、清肠往往被忽视,一般又多认为中毒时间较久,毒素已吸收入体内,就无须洗胃、清肠了。实际不然,曾有进食臭米面食品后 48 小时和 72 小时死亡的患者,尸检时胃内仍有大量的臭米面食物。这可能与胃肠麻痹,胃肠排空能力降低有关。因此,我们在排毒措施上,一定要早、要彻底,可以收到事半功倍的效果,提高治愈率。如果发现本菌食物中毒者后,应立即令其用各种方法刺激咽部催吐。催吐不成则应反复、彻底地洗胃。洗胃以用洗胃机(器)为宜,一定要把臭米面残渣和黏液彻底洗出来。洗胃之后口服或注入硫酸钠 25～30 g,以便清肠。投予药物而来排便者,则应考虑重复给药。也可在洗胃同时用温肥皂水高位灌肠,油类泻剂以不用为宜。

(3)保肝、护肾、防止脑水肿是对症治疗的重点。本菌食物中毒患者,常常出现不同程度的多种脏器损害。一旦出现肝、肾损害时,治疗上多有矛盾。因此,在保肝、护肾方面要早期采取措施,而不要等待症状出现后再给予处置。其中护肾尤为重要,如果一旦出现肾功衰竭,各种药物的应用十分困难。

(4)控制感染。本菌食物中毒患者机体抵抗力大为降低,很容易感染,如一旦发现则很难控制,常迅速发展,引起死亡。对于插管、导尿必须严格注意消毒与无菌操作,对于呼吸道感染必须予以注意。

10.河豚鱼食物中毒

(1)争取尽快排出毒物,用5‰碳酸氢钠溶液洗胃。洗胃完毕时,从胃管注入硫酸钠溶液导泻。

(2)及时补液,并维持水与电解质平衡,促进毒物排泄。

(3)肌肉麻痹用士的宁2 mg肌内或皮下注射。

(4)呼吸困难者可用洛贝林等肌内注射。一般认为尽早应用肾上腺皮质激素,可收到良好的疗效。

11.亚硝酸盐食物中毒

使患者处于空气新鲜,通风良好的环境中注意保暖。进食时间短者可催吐。用筷子或其他相似物品轻轻刺激咽喉部,诱发呕吐。或大量饮温水也能产生反射性的呕吐。如病情严重,且中毒时间较长者,应速送到医院进行抢救。

(夏敬如)

第六节　避孕药具的咨询与随访

避孕药具的使用是人口与优生优育工作重要的组成部分之一,是完成人口计划,作出避孕节育措施的物质基础和有力保障。

很多育龄群众对如何正确选择和使用避孕药具存在很多错误的认知。譬如:许多年轻育龄人群在一月内领取几次紧急避孕药具——毓婷,把它当作常备避孕药来服用,有些因妇科肿瘤暂不能行节育环置放术者或乳腺疾病者,毫无选择性地要求口服避孕药避孕,甚至于口服药和避孕套交替使用。有些打算怀孕的妇女也盲目的服用口服避孕药,认为停药就可以怀孕,大多数妇女漏服后不知补服,有的竟然服用毓婷时只服用一片,造成避孕失败,给生理上造成不必要的痛苦。还有相当多数的育龄人群在使用避孕药具时因为耐受不了不良反应,突然停止服用,造成生理周期的紊乱,也有的夸大避孕药具的不良反应不敢服用,而多次做人工流产。总之,因为对避孕药具知识的匮乏,给广大育龄妇女造成的伤害是不容忽视的。

一、概述

(一)咨询

1.咨询的概念和目的

咨询者就咨询对象提出的问题给予解答,并提供有针对性的信息,供服务对象选择的过程,即为咨询。咨询的目的,是经过咨询,使咨询对象在获得信息后,能结合自己的情况认真考虑,并为自己作出最佳的选择。

2.药具咨询的主要内容

(1)首先告知服药者适应证,指导群众选择适合自己避孕方法。

(2)知道这种方法的作用、有效性利弊和不良反应。

(3)懂得如何使用。

（4）掌握失败时补救方法。

3.咨询记录

要求每名基层药具发放人员必须有咨询记录本一个,每次咨询必须有记录,以便随访时使用情况。

（二）随访

1.随访的概念

随访是跟踪服务对象访问并进行指导服务的一种工作方式。开展药具随访是药具管理主要工作内容,是药具管理人员对被服务对象提供信息和技术服务后对效果、适应性等结果跟踪并进行继续服务的过程。

2.药具随访的对象

已婚育龄妇女人群中,凡采用了避孕药具的育龄妇女,都是随访工作的对象。

以下对象必须进行重点随访:心脏病、肺病、妇科病患者;聋哑育人对象;新使用避孕药具者;服药长达 10 年左右的人员;哺乳期用药具对象;更换节育措施或避孕药具品种者;使用避孕药具已发生不良反应者;药具使用后失败者。

3.药具随访的形式

上门随访;约定随访;书面随访;电话随访;

4.药具随访的方法

（1）村（居）委会药具管理员每月对全村（居）委会药具使用对象上门随访一次,乡（镇）药具管理人员每 2～3 个月进村入户随访一次。

（2）村（居）委会对重点随访对象应在每月开始使用药具后 10 天左右为宜。

（3）边随访边做好记录。一人一卡的避孕药具"发放、查访"登记卡,要按月逐栏目进行填写,记录要及时、情况要真实,而且应有随访对象本人的签名。

二、宫内节育器(IUD)具不良反应的随访

使用 IUC 避孕,不良反应中常见的为月经异常、疼痛、腰酸、阴道分泌物增多等。手术并发症:术时出血、子宫损伤、心脑综合征和术后感染,节育器具异位、断裂、变形等。要熟知宫内节育器的相关知识,做好随访工作,指导使用者处理宫内节育器使用的相关问题。

（一）月经异常

月经异常是 IUC 主要的不良反应,其发生率为 $5\%\sim10\%$。世界卫生组织（WHO）的资料,未用任何避孕措施妇女的月经出血量,正常范围为 $31\sim39$ mL;中国妇女为 $47\sim59$ mL。目前常将经血量＞80 mL 作为月经过多;经期＞7 天作为经期延长;月经期外的出血,量少者为点滴出血,量偏多者为不规则出血。

1.临床表现

（1）月经异常表现为月经量增多或过多或过少、流血时间延长、点滴或不规则出血,而月经周期较少改变。

（2）含铜 IUD 放置后 $6\sim12$ 个月内,常可伴有经血量的增加,一般比放置前增加 $40\%\sim50\%$。一般在 2 年内好转,少数持续 $4\sim5$ 年逐渐接近正常。

（3）左炔诺孕酮 IUS,可使经血量减少。使用早期点滴阴道出血常见,少数闭经等。

（4）出血严重者,血浆铁储备及血红蛋白检查低于正常。

2.处理

放置左炔诺孕酮－IUS后：常见的点滴阴道出血和少见的闭经无需治疗。点滴阴道出血,多为间断发生,随着使用时间的延长,其发生的概率降低程度减轻或缓解。闭经一般在取出IUS后月经即可恢复。

放置含铜IUD后：出现月经过多时,可在经前期开始预防用药或经量多时用药至出血量明显减少；经期延长,常于经前期预防用药。可选用以下药物。

(1)抗纤溶药物。①氨甲环酸(AMCA)：口服片剂,2～4次/天,≤4.5 g/d；或注射液每次0.2 g,2次/天,肌内注射。静脉用药,0.75～2.00 g/d,静脉注射液以5％葡萄糖液稀释,静脉滴注液以5％～10％葡萄糖液稀释。②氨甲苯酸(止血芳酸,PAMBA)：每次0.25～0.50 g,2～3次/天,口服;或注射液每次0.1～0.3 g,≤6 g/d,静脉注射或滴注。③氨基己酸(EACA)：首次3 g,以后每次1 g,4次/天,口服;注射液每次4～6 g,1次/天,静脉滴注。

(2)酚磺丁胺(止血敏)：每次1 g,3次/天,连服10天;或注射液每次0.5 mg,2～3次/天,肌内注射或静脉注射。

(3)前列腺素合成酶抑制剂(有消化道溃疡者慎用)。①吲哚美辛(消炎痛)：每次25～50 mg,3～4次/天,口服。②氟芬那酸：每次200 mg,4次/天,口服。③甲芬那酸：每次250～500 mg,4次/天,口服。④萘普生：每次200 mg,2～3次/天,口服。

(4)其他止血药物：如云南白药、宫血宁等均有一定疗效。

(5)甾体激素的应用：复方短效口服避孕药周期治疗,可减少经期出血量、经期延长或经前出血发生。

(6)抗生素的应用：由于放置术为上行性操作,同时可能存在轻度损伤及放置后的组织反应,或因长期出血使宫口开放,破坏了正常宫颈的保护屏障,易于诱发感染。因此,在止血的同时宜应用抗生素预防感染。

(7)对长期放置后出现异常出血者,应考虑IUC的位置下移、部分嵌顿、感染或因IUC质量变化等因素,若经保守治疗无效则应取出,同时进行诊断性刮宫,刮出物送病理检查。

(8)如出血多难以控制或出现明显贫血,给相应治疗同时应取出IUC。

3.注意事项

(1)正确选择IUC：①根据宫腔大小及形态,选择合适形态和大小的IUC。②月经量偏多者,可选择左炔诺孕酮IUS。③同时含吲哚美辛的带铜IUD可以在使用第一年中减少一定的经量,亦可减少经期延长和点滴出血的发生。④严格掌握适应证及禁忌证,根据手术操作常规选择对象。

(2)把握放置技巧,稳、准、轻巧地把IUC放至正确位置。

(3)说明IUC可能发生的不良反应,增加耐受性。

(二)疼痛

与IUC有关的疼痛包括下腹与腰骶部疼痛、性交痛。其发生率在10％左右,因疼痛的取出率仅次于子宫异常出血。

IUC引起的疼痛可能是生理性的或病理性的。病理性疼痛可由于损伤、继发感染等原因引起;引起生理性疼痛指非IUC并发症引起的下腹痛和腰骶部坠痛及性交痛,一般取器后疼痛即消失。根据疼痛出现时间不同,又可分为早期疼痛、延迟性疼痛和晚期疼痛。

1.临床表现

(1)早期疼痛：发生在放置IUC过程中和术后10天以内,多为生理性疼痛。由于IUC进入宫腔使宫颈内口的疼痛感受器受到机械刺激、子宫体受到机械和化学性(内膜释放的前列腺素)作用,而产生宫缩致痉挛样疼痛和宫底部的弥散性疼痛。也可因受术者精神紧张、痛阈低下而倍感疼痛。

(2)延迟性疼痛:指疼痛持续 10 天以上者。如 IUC 与子宫大小、形态不相适合,可对子宫产生明显的机械性刺激,使前列腺素的合成和释放持续增加,致子宫收缩延续可引起钝痛。延迟性疼痛,一般提示了 IUC 与宫腔不匹配。疼痛时间持续愈长,可能说明 IUC 与宫腔的一致性愈差。

(3)晚期疼痛:指放置 IUC 后或早期和延迟性疼痛缓解后 4 周以上出现的疼痛。多数为病理性,应进一步查明原因。应重点排除感染或异位妊娠,尚需考虑 IUC 变形、嵌顿、下移、粘连等。

(4)性交痛:常因 IUC 过大、子宫形态和 IUC 不相容或 IUC 下移引起,也可因带尾丝 IUC 的尾丝过硬、过短或过长末端露于宫口,性交时可刺激男方龟头引起疼痛。

2.处理

(1)保守治疗:给予小剂量抗前列腺素合成药物治疗,如甲芬那酸、吲哚美辛(消炎痛)等。

(2)取出 IUC:如放置 IUC 后持续疼痛,经药物治疗无效时可取出。根据具体情况调整 IUC 类型或改用其他避孕措施。

(3)可改换含左炔诺孕酮 IUS,其疼痛发生率低。亦可放置固定式带铜节育器,因无支架,减少机械性压迫,疼痛也可较轻。

(4)性交痛者需检查尾丝位置和长度,短而硬的尾丝或无法改变尾丝方向者,宜取出 IUC 或剪去外露的尾丝。

3.注意事项

(1)放置前后对 IUC 使用者进行咨询和随访,讲解放置的过程,以减轻放置早期的疼痛。

(2)选择种类、形态大小合适的 IUC,减少对子宫壁的刺激。

(三)阴道分泌物增多

IUC 在宫腔内对子宫内膜刺激,引起无菌性炎症可使子宫液分泌增加。有尾丝者尾丝刺激子宫颈管上皮也可能引起宫颈分泌物增加。一般经数月,组织适应后方能逐渐减少。多数不需治疗。

(四)变态反应

目前常用的带铜活性 IUD 其金属铜多以铜丝、铜套或铜块形式存在,在宫腔、宫颈、输卵管液中有较高铜离子浓度。近年来常有个案报道,放置带铜 IUD 后出现与其他变应原致敏相似的临床症状。多数出现皮疹、全身瘙痒,个别出现心慌、腹痛等。如临床上怀疑铜过敏者应及时取出 IUD,并给予抗过敏治疗。有临床病例报道,放置带铜 IUD 后引起速发性严重变态反应,病情类似青霉素所引起的过敏性休克临床表现,抢救休克同时立即取出所放置带铜 IUD,病情才可以快速控制。

三、复方短效口服避孕药的随访

目前国内外常用的复方短效口服避孕药(combined oral contraceptives,COC),是含有低剂量雌激素和孕激素的复合甾体激素制剂。避孕原理是通过抑制排卵、改变子宫颈黏液性状、改变子宫内膜形态及功能、改变输卵管功能等多环节共同作用。其优点是具有高效、简便、可逆等优势,且可在早期人工流产后、中期妊娠引产后或感染性流产后立即使用。正确使用时,其避孕有效率可达99%以上。掌握复方短效口服避孕药的服用的相关知识,做好随访工作,指导使用者处理药物服用的相关问题。

(一)适应证

要求避孕的健康育龄妇女,无使用甾体避孕药的禁忌证者,均可选用。

(二)绝对禁忌证

(1)血栓栓塞性疾病或病史。

(2)脑血管、心血管及其他血管疾病。

(3)高血压:血压≥21.3/13.3 kPa(160/100 mmHg)或伴血管疾病。

(4)乳腺癌。

(5)确诊或可疑雌激素依赖性肿瘤(子宫肌瘤除外)。

(6)良、恶性肝脏肿瘤。

(7)糖尿病伴肾、视网膜、神经病变及其他心血管病,或患糖尿病20年以上。

(8)重度肝硬化、病毒性肝炎急性期或活动期。

(9)妊娠。

(10)产后6周内母乳喂养。

(11)每天吸烟≥15支且年龄≥35岁的妇女。

(12)有局灶性神经症状的偏头痛,或年龄≥35岁的妇女无局灶性神经症状的偏头痛。

(13)经历大手术且长期不能活动者。

(14)已知与凝血相关的突变者(如V因子雷登;凝血酶原突变,蛋白s、蛋白c和抗凝血酶缺乏)。

(15)复杂性心脏瓣膜病,并发肺动脉高压、房颤及有亚急性细菌性心内膜炎病史者。

(16)系统性红斑狼疮 抗磷脂抗体阳性或不清。

(17)具有冠状动脉疾病多重风险因素:高龄、吸烟、糖尿病、高血压、血脂异常。

(三)相对禁忌证

(1)高血压:血压在(18.7～21.2)/(12～13.2)kPa[(140～159)/(90～99)mmHg]。

(2)高血压病史(不包括妊娠期高血压,目前血压测量正常)。

(3)胆道/胆囊疾病,或有与服用口服避孕药相关的胆汁瘀积症病史。

(4)吸烟每天<15支,但年龄≥35岁。

(5)持续的无局灶性神经症状的偏头痛、年龄<35岁;或初发的无局灶性神经症状的偏头痛、年龄≥35岁。

(6)服用利福平、巴比妥类及拉莫三嗪抗癫痫药。

(7)产后42天内,未哺乳。

(8)哺乳:产后6周～6个月。

(9)乳腺癌病史,近5年来未发病。

(四)注意事项

(1)告知可能的不良反应,权衡需求和风险后知情选择。常见的不良反应通常较轻,一般坚持正确服药几个月后可缓解或消失;严重不良反应较罕见。

(2)使用前应有相关体检,包括测量血压、体重、乳房检查、妇科检查等,必要时宫颈细胞涂片等相关实验室检查。

（3）建议每天相对固定时间服用，应注意不可随意更改服药时间，以保障避孕效果。

（4）药片潮解或有裂隙时不宜服用，需服用同样的未受损的药片，以避免影响避孕效果或引起不规则子宫出血。

（5）漏服、迟服者发生妊娠可能性增加，应及时补服。

（6）如有呕吐或腹泻，会影响药物的吸收，可能导致避孕失败，宜暂时加用其他避孕方法。

（7）使用利福平、抗惊厥药会降低复方口服避孕药的效果，如长期使用这些药物建议改用其他避孕方法；如短期使用，可在服用复方口服避孕药的同时加用其他避孕方法。

（8）不必定期停止使用，只有规律的服药才能预防妊娠。

（9）服药妇女可定期随访或常规健康体检，包括测量血压及乳房检查、妇科检查、宫颈细胞涂片检查，必要时做相关实验室检查。

（10）吸烟妇女服药，应劝告戒烟。

（11）出现可疑严重不良反应早期危险信号，包括下肢肿胀疼痛、腹痛、胸痛、头痛、眼睛问题（视力障碍、复视、视盘水肿、视网膜血管病变等）等，及时停药，暂用其他避孕方法，并做相应检查，待明确诊断后再考虑是否重新开始服用。

（12）因手术或其他原因使得下肢制动1周以上，应停药（如果为择期手术，需至少提前4周），暂用其他避孕方法。恢复走动2周后可重新开始服用。

（13）服药妇女出现右上腹痛，应考虑做肝脏影像学检查及肝功能检查，发现异常，建议停药。

（14）如在服药期间妊娠，应告知目前无已知风险，是否继续妊娠自行决定。

（15）相对禁忌证者，服药期间应加强随访，如有异常及时诊治。

（五）漏服或迟服处理

（1）延迟服用1片含激素药物＜24小时，在任一周迟服：尽快补服1片含激素药物并继续每天1片用药直至本周期用药结束。

（2）漏服1片以上含激素药物。①在第1周，漏服≥1片：尽快补服1片含激素药物并继续每天1片用药直至本周期用药结束。使用备用避孕方法7天，如果近5天内有无保护性生活，考虑紧急避孕。②在第2或第3周，漏服＜3片：尽快补服1片含激素药物并继续每天1片用药直至本周期用药结束。丢弃所有不含激素药物，开始新的一个服药周期。③在第2或第3周，漏服≥3片：尽快补服1片含激素药物并继续每天1片用药直至本周期用药结束。丢弃所有不含激素药物，开始新的一个服药周期。使用备用避孕方法7天，如果反复或持续漏服，可考虑紧急避孕。

四、阴道避孕环的随访

阴道避孕环是将甾体激素避孕药放在无活性的环形载体中，由妇女自行放置于阴道穹隆处，通过恒定释放一定剂量的避孕药物，经阴道黏膜吸收，达到避孕的目的。属药物缓释系统中的一种。

目前使用最广泛的复方阴道避孕环为核心型（贮库型）载药阴道环，环外径为54 mm，横截面直径为4 mm，每环内含合成孕激素依托孕烯11.7 mg和炔雌醇2.7 mg，在3周的使用期间每天持续释放依托孕烯120 μg和炔雌醇15 μg，每个环可持续使用3周。其避孕有效性类似于复方短效口服避孕药（COC），Pear指数为0.64～0.74。

掌握阴道避孕环使用的相关知识，做好随访工作，指导使用者处理阴道避孕环使用的相关问题。

（一）适应证

健康育龄妇女，对雌孕激素无禁忌证者。

（二）禁忌证

（1）雌孕激素相关禁忌证，同复方短效口服避孕药。

（2）子宫脱垂。

（3）阴道前后壁膨出。

（4）尿失禁、反复泌尿系统感染。

（5）慢性咳嗽。

（6）严重便秘，有腹内压增高。

（7）阴道宫颈炎症。

以上（2）～（6）情况放置阴道避孕环时容易脱落。

（三）用法及注意事项

（1）使用前做好咨询工作，向服务对象详细介绍阴道避孕环的作用和优缺点，以及可能发生的不良反应和注意事项。

（2）于月经周期的第 1 天用拇、中两指将阴道避孕环捏扁，向上向后置入阴道。如果感到不适，可以轻推阴道避孕环，直到不适感消失。阴道避孕环将持续使用 3 周，3 周后从阴道中取出，保持 1 周无环期，1 周后开始使用一个新的阴道避孕环。首次使用应有医务人员指导。

（3）性交时不必取出，如性交时有不适感可以取出，在性交后尽快重新放入阴道，离开阴道不能超过 3 小时。

（4）新的阴道避孕环植入时间应与第一个环的植入时间相同，如果植入晚于 3 小时，则在随后 7 天内应使用避孕套避孕。

（5）如果无环期超过 7 天，则在此后的 7 天内性交时应当使用避孕套。

（6）如环脱出阴道口，可用手指推入阴道深部。如环自行脱落出阴道，可用冷开水冲洗后尽快放入阴道。如果阴道避孕环脱出阴道超过 3 小时，则在随后 7 天内应使用避孕套避孕，且阴道避孕环保持在阴道内至少 7 天。

（7）出现下列情况应警惕意外妊娠：①阴道避孕环在使用的第 1 周内脱出阴道且超过 3 小时；②无环间期超过 7 天；③阴道避孕环持续在阴道内超过 4 周；④连续 2 个周期没来月经。

（四）不良反应及处理

1. 不规则出血

不规则出血多发生在 3 个月内，处理以咨询为主，一般不需特殊治疗，随着使用时间的延长多会自然好转。若持续存在则需要排除恶性疾病或妊娠。

2. 环脱落、性交问题和异物感

处理见本节注意事项。

3. 阴道分泌物增加

除外生殖道感染则不需治疗。

五、紧急避孕药的随访

紧急避孕是指在无保护性交后的一定时间内，采用服药或放置含铜宫内节育器，以避免非意愿妊娠。无保护性交包括：未使用任何避孕方法、避孕失败或使用失误、遭到性强暴。紧急避孕是一种补救性避孕措施。

由于应用药物紧急避孕只能对此次无保护性生活起保护作用，而本周期再发生性交时必须采用避孕套等其他避孕方法；同时研究表明，反复使用紧急避孕药的妇女比持续使用其他避孕方法的妇女更有可能发生非意愿妊娠，所以紧急避孕药不能作为常规避孕方法使用。

紧急避孕药物（ECPs）主要通过阻止或延迟排卵发挥避孕作用。目前应用种类包括：单孕激素（左炔诺孕酮）、雌孕激素复合制剂（国内使用含左炔诺孕酮复方短效避孕药）、米非司酮（仅限于我国及周边少数国家使用）。

（一）适应证

（1）未采用任何避孕措施。

（2）避孕套破裂、滑脱或使用不当。

（3）安全期计算错误，易受孕期禁欲失败。

（4）阴道隔膜或宫颈帽放置位置不当、破裂、撕脱或取出过早。

（5）体外排精失误，如阴道内或阴道口射精。

（6）外用杀精剂起效前性交或性交时间超过 30 分钟。

（7）复方短效口服避孕药漏服。

（8）单纯孕激素避孕针注射时间延误 2 周以上，如醋酸甲羟孕酮（DMPA）。

（9）雌孕激素复合避孕针注射时间延误 3 天以上。

（10）阴道避孕环脱落超过 3 小时，复方阴道避孕环未按说明使用。

（11）IUC 脱落。

（12）遭受性暴力的伤害。

（二）禁忌证

（1）已确诊妊娠。紧急避孕药对已妊娠的妇女无作用。

（2）左炔诺孕酮制剂紧急避孕药的禁忌证与单纯孕激素避孕药相似。

（3）紧急避孕药防止意外妊娠的作用大于对身体的潜在不利影响，但有心血管、肝脏疾病，偏头痛等情况，应在咨询后确定是否使用。频繁重复使用，建议进行评估。

（三）种类和用法

1.单方孕激素制剂

包括左炔诺孕酮片（每片 0.75 mg 或 1.5 mg）、左炔诺孕酮肠溶胶囊（每个胶囊 0.75 mg 或 1.5 mg）：性交后 72 小时内口服 0.75 mg，12 小时后重复 1 次；或者单次口服 1.5 mg。

2.雌孕激素复合剂

复方左炔诺孕酮短效口服避孕药（炔雌醇 0.03 mg＋左炔诺孕酮 0.15 mg）：首次在性交后 72 小时内服用 4 片，相隔 12 小时再服用 4 片。

3.米非司酮

性交后 72 小时内口服 1 片（10 mg 或 25 mg）。

（四）不良反应及处理

1.恶心和呕吐

常发生在服药 3 天内，持续时间一般不超过 24 小时。通常不必特殊处理。米非司酮的发生率最低。左炔诺孕酮肠溶胶囊可减少胃肠道不良反应。如在服药后 3 小时内呕吐，应补服 1 次。

2.乳房胀痛、头痛、头晕、乏力

常发生在服药后1~2天,持续时间一般不超过24小时,通常不必特殊处理。严重者可用止痛药对症处理。

3.不规则子宫出血

通常为点滴状,一般不必特殊处理。但应让服药者了解这不是月经来潮,也不意味着紧急避孕成功,应警惕异位妊娠的风险。

4.月经提前或延迟

服用紧急避孕药物后,月经通常会在预期月经日的前后1周之间来潮。使用左炔诺孕酮紧急避孕药后月经提前的发生率明显高于米非司酮;而使用米非司酮紧急避孕药后月经延迟比较常见。如果月经延迟1周,应行妊娠试验,以明确是否为避孕失败。

(五)注意事项

(1)紧急避孕药越早使用避孕效果越好。

(2)紧急避孕药不增加异位妊娠的发生,但对紧急避孕失败者应排除异位妊娠。

(3)服用紧急避孕药的周期,不应再有无防护措施的性生活,因紧急避孕药只对距离服药最近的一次无保护性交产生避孕作用,对服药后发生的性交无避孕作用。

(4)按规定、按剂量服药,不必多服。多服或同1个月经周期多次服药不能提高紧急避孕的有效率,只会增加不良反应的发生率和严重程度。

(5)与常规避孕方法相比,紧急避孕药激素含量大、避孕有效率低,因此不能替代常规避孕方法。服用紧急避孕药后应尽快落实常规避孕措施。

(6)如与其他药物(尤其是苯巴比妥、苯妥英钠、卡马西平、利福平、大环内酯类抗生素、咪唑类抗真菌药、西咪替丁以及抗病毒药等)同时使用,可能会发生药物相互作用,影响避孕效果。

(7)紧急避孕药不能治疗和预防性传播疾病。

(8)含左炔诺孕酮紧急避孕药失败的妇女可以知情选择继续妊娠。

六、避孕药具随访面临的问题与解决措施

(一)避孕药具随访面临的问题

1.孕龄信息难以掌握

生育行为具有隐蔽性,农村流动人口数量多、素质低、时间长,就业行为具有随意性,育龄信息难以掌握,在很大程度上增加了管理难度、服务难度,现行的药具管理体制不能适应新时期需求。

2.药具管理水平低

药具干部队伍整体素质低,人员更换频繁,随访服务不到位,导致药具管理水平低,不能向深层次、全方位发展,此外,许多群众对药具服务不知情,不能及时与药具干部沟通自身遇到的问题。

3.管理体制欠协调,职能部门联动性弱

近年来,国民经济发展迅速,外出经商、进城务工的农民越来越多,人户分离现象严重,直接导致药具管理体制不能满足新时期发展需求;公安部在申报户口登记、办理暂住证时已经取消了查验计划生育的相关证明,给外出人员掌握信息增添了困难。

(二)避孕药具管理的完善措施

1.突出重点,明确职责

加强药具工作领导,组织避孕药具工作领导小组,配齐配强专职药管员,明确专人职责,保证计划生育避孕药具管理工作协调、顺利发展;应争取领导重视,加大资金投入,保证各镇备有足够用量的药,满足群众需求。

2.增加投入,夯实工作基础

各级工作者应掌握各乡镇药具使用情况,发放随访登记卡,确保药具发放、随访到位。首先,应加大基础建设力度,加强县、乡、村三级网络建设,建立健全计划生育技术服务机构;其次,应加大业务培训力度,对药具管理员进行培训,让其了解药具的基本性能、避孕节育的基本知识,药具基本性能、使用方法及毒副作用;再次,应加大宣传力度,充分利用报刊、电视、广播的宣传工具,大力宣传药具免费发放政策,让广大群众了解基本避孕节育知识。

3.整合资源,强化管理意识

避孕药具的服务、管理、发放是一项社会系统工程,需社会上各部门共同完成,计划生育部门应协调药监、卫生、公安等管理部门,用科学发展的态度对待避孕药具工作,充分挖掘各方优势,全面提高避孕药具服务水平,保持低生育水平的持续稳定。

4.改革管理模式

药具管理工作是一项系统工程,应与其他工作互为平台、互相配合,应按照全国、全省、全市有关药具改革的文件精神,结合本地实际,制定相适应的改革方案,为药具改革任务、措施落到实处提供参考。首先,应与法规联合,建立良好秩序,整顿市场管理,建立良好的工作秩序;其次,应与技术联合,做好孕前管理工作,降低非意愿妊娠发生率;再次,应与规划统计联合,充分利用平台互通信息,加强宣传,提高群众对药具知识的接受率;此外,药具管理工作还应与计划生育协会相联合,发挥群众队伍的作用,实现自我督促、自我服务、自我教育。

5.强化服务意识

家庭是药具服务对象,人是药具服务主体,药具管理工作人员应以人为本,强化服务意识。首先,应规范乡村二级药具卡册,做好药具发放对象清,药具进、发、存、数量清,药具使用效果清;其次,应建立药具使用反馈制度,及时收集育龄群众意见,整合意见并由专家进行分析研究,提出合理化建议;再次,建立避孕药具随访制度,确保药具按月发放,按月随访,真正做到送药到户、宣传到户、随访到户。

6.其他应对措施

加大对医药零售市场的监管力度,采取属地辖区管理模式进行医疗门诊、性保健品店、医药零售点的督查工作,与各商家签订"不销售国家免费提供避孕药具"的承诺,明确利、权、责,每月清理检查医药零售市场,每季度联合清理清查性保健品店、医药零售点、医药批发部,净化医药零售市场,保证免费避孕药具发放渠道通畅;药具管理是一项实践性和理论性都很强的工作,应充分考虑广大群众的需求变化,从大局出发,加强学习和调查研究,提供队伍整体素质。

(王树梅)

参 考 文 献

[1] 郑进,蒋燕.基础护理技术[M].武汉:华中科技大学出版社,2023.

[2] 周淑萍,叶国英.外科护理[M].杭州:浙江大学出版社,2022.

[3] 王美芝,孙永叶,隋青梅.内科护理[M].济南:山东人民出版社,2021.

[4] 肖芳,程汝梅,黄海霞,等.护理学理论与护理技能[M].哈尔滨:黑龙江科学技术出版社,2022.

[5] 程东阳,郝庆娟.外科护理[M].上海:同济大学出版社,2021.

[6] 李红芳,王晓芳,相云,等.护理学理论基础与护理实践[M].哈尔滨:黑龙江科学技术出版社,2022.

[7] 刘爱杰,张芙蓉,景莉,等.实用常见疾病护理[M].青岛:中国海洋大学出版社,2021.

[8] 杨青,王国蓉.护理临床推理与决策[M].成都:电子科学技术大学出版社,2022.

[9] 崔杰.现代常见病护理必读[M].哈尔滨:黑龙江科学技术出版社,2021.

[10] 张翠华,张婷,王静,等.现代常见疾病护理精要[M].青岛:中国海洋大学出版社,2021.

[11] 张俊英,王建华,宫素红,等.精编临床常见疾病护理[M].青岛:中国海洋大学出版社,2021.

[12] 杨春,李侠,吕小花,等.临床常见护理技术与护理管理[M].哈尔滨:黑龙江科学技术出版社,2022.

[13] 邵秀德,毛淑霞,李凤兰,等.临床专科护理规范[M].济南:山东大学出版社,2021.

[14] 张晓艳.临床护理技术与实践[M].成都:四川科学技术出版社,2022.

[15] 窦超.临床护理规范与护理管理[M].北京:科学技术文献出版社,2020.

[16] 高淑平.专科护理技术操作规范[M].北京:中国纺织出版社,2021.

[17] 潘红丽,胡培磊,巩选芹,等.临床常见病护理评估与实践[M].哈尔滨:黑龙江科学技术出版社,2022.

[18] 申璇,邱颖,周丽梅,等.临床护理常规与常见病护理[M].哈尔滨:黑龙江科学技术出版社,2022.

[19] 万霞.现代专科护理及护理实践[M].开封:河南大学出版社,2020.

[20] 李艳.临床常见病护理精要[M].西安:陕西科学技术出版社,2022.

[21] 吴雯婷.实用临床护理技术与护理管理[M].北京:中国纺织出版社,2021.

[22] 任丽,孙守艳,薛丽.常见疾病护理技术与实践研究[M].西安:陕西科学技术出版社,2022.

［23］张占堆.外科护理［M］.南昌:江西科学技术出版社,2020.

［24］于翠翠.实用护理学基础与各科护理实践［M］.北京:中国纺织出版社,2022.

［25］王庆秀.内科临床诊疗及护理技术［M］.天津:天津科学技术出版社,2020.

［26］苏文婷,赵衍玲,马爱萍,等.临床护理常规与常见病护理［M］.哈尔滨:黑龙江科学技术出版社,2022.

［27］王玉春,王焕云,吴江,等.临床专科护理与护理管理［M］.哈尔滨:黑龙江科学技术出版社,2022.

［28］雷颖.基础护理技术与专科护理实践［M］.开封:河南大学出版社,2020.

［29］赵衍玲,梁敏,刘艳娜,等.临床护理常规与护理管理［M］.哈尔滨:黑龙江科学技术出版社,2022.

［30］王婷,王美灵,董红岩,等.实用临床护理技术与护理管理［M］.北京:科学技术文献出版社,2020.

［31］王虹.实用临床护理指南［M］.天津:天津科学技术出版社,2020.

［32］任秀英.临床疾病护理技术与护理精要［M］.北京:中国纺织出版社,2022.

［33］张苹蓉,卢东英.护理基本技能［M］.西安:陕西科学技术出版社,2020.

［34］张红芹,石礼梅,解辉,等.临床护理技能与护理研究［M］.哈尔滨:黑龙江科学技术出版社,2022.

［35］陈若冰,朱慧,安晓倩.内科护理［M］.北京:中国医药科学技术出版社,2022.

［36］刘思阳.整体护理对十二指肠溃疡患者护理质量与满意度的影响观察［J］.中国冶金工业医学杂志,2023,40(3):343-344.

［37］于晨.舒适护理在急性阑尾手术治疗过程中的效果评价［J］.中国医药指南,2023,21(6):146-148.

［38］王颖,王玲玲,李博.人文关怀护理对异位妊娠患者心理韧性、舒适度及生活质量的影响［J］.临床研究,2023,31(5):172-174.

［39］邱兰林,刘瑶,肖玲,等.分娩后羊水栓塞的抢救护理干预措施探讨分析［J］.基层医学论坛,2022,26(30):142-144.

［40］余志刚.肺结核患者的心理特点及针对性护理干预降低负性情绪、改善症状的效果［J］.中国医药指南,2023,21(14):186-189.